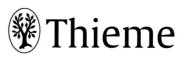

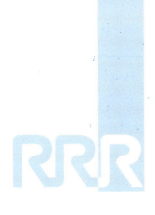

Referenz-Reihe Radiologie

Herausgegeben von Ulrich Mödder

Kinderradiologie

Herausgegeben von
Gabriele Benz-Bohm

Mit Beiträgen von

G. Alzen
G. Benz-Bohm
D. Färber
H. Glöbl
H. Hahn
A. E. Horwitz
W. A. Kalender
T. von Kalle
H. Kemperdick
M. Lüdemann

E. Richter
J. Schaper
K. Schneider
G. Staatz
B. Stöver
H. Tschäppeler
E. Willich
P. Winkler
R. Wunsch

2., erweiterte und vollständig überarbeitete Auflage

677 Abbildungen
 38 Tabellen

Georg Thieme Verlag
Stuttgart · New York

Bibliographische Information der Deutschen Bibliothek
Die Deutsche Bibliothek verzeichnet diese Publikation in der Deutschen Nationalbibliographie; detailliertere bibliographische Daten sind im Internet über http://dnb.ddb.de abrufbar

Wichtiger Hinweis: Wie jede Wissenschaft ist die Medizin ständigen Entwicklungen unterworfen. Forschung und klinische Erfahrung erweitern unsere Erkenntnisse, insbesondere was Behandlung und medikamentöse Therapie anbelangt. Soweit in diesem Werk eine Dosierung oder eine Applikation erwähnt wird, darf der Leser zwar darauf vertrauen, dass Autoren, Herausgeber und Verlag große Sorgfalt darauf verwandt haben, dass diese Angabe **dem Wissensstand bei Fertigstellung des Werkes** entspricht. Für Angaben über Dosierungsanweisungen und Applikationsformen kann vom Verlag jedoch keine Gewähr übernommen werden. **Jeder Benutzer ist angehalten**, durch sorgfältige Prüfung der Beipackzettel der verwendeten Präparate und gegebenenfalls nach Konsultation eines Spezialisten festzustellen, ob die dort gegebene Empfehlung für Dosierungen oder die Beachtung von Kontraindikationen gegenüber der Angabe in diesem Buch abweicht. Eine solche Prüfung ist besonders wichtig bei selten verwendeten Präparaten oder solchen, die neu auf den Markt gebracht worden sind. **Jede Dosierung oder Applikation erfolgt auf eigene Gefahr des Benutzers.** Autoren und Verlag appellieren an jeden Benutzer, ihm etwa auffallende Ungenauigkeiten dem Verlag mitzuteilen.

© 2005 Georg Thieme Verlag
Rüdigerstraße 14
D–70469 Stuttgart
Telefon: +49/0711/89 31-0
Unsere Homepage: http://www.thieme.de

Printed in Germany

Zeichnungen: Adrian Cornford, Reinheim-Zeilhard
Umschlaggestaltung: Thieme Verlagsgruppe
Redaktion: s|t|m Verlagsdienstleistungen GbR, Berkheim
Satz und Druck: Druckhaus Götz GmbH, Ludwigsburg
   System 3B2

ISBN 3-13-107492-2   1 2 3 4 5 6

Geschützte Warennamen (Warenzeichen) werden **nicht** besonders kenntlich gemacht. Aus dem Fehlen eines solchen Hinweises kann also nicht geschlossen werden, dass es sich um einen freien Warennamen handelt.

Das Werk, einschließlich aller seiner Teile, ist urheberrechtlich geschützt. Jede Verwertung außerhalb der engen Grenzen des Urheberrechtsgesetzes ist ohne Zustimmung des Verlages unzulässig und strafbar. Das gilt insbesondere für Vervielfältigungen, Übersetzungen, Mikroverfilmungen und die Einspeicherung und Verarbeitung in elektronischen Systemen.

dem Medizinstudenten Philipp gewidmet

Geleitwort

Der große Umfang des Faches Radiologie hat schon vor vielen Jahren dazu geführt, dass die Kinderradiologie als eigener Schwerpunkt eingerichtet und weiter entwickelt wurde. Bedeutung und Besonderheiten der Kinderradiologie werden aber dennoch in der Weiterbildung des Allgemeinradiologen nicht genügend berücksichtigt und gewürdigt. Intensives Training und ausreichende eigene Erfahrung bei kinderradiologischen Untersuchungen sind nur bedingt gegeben bzw. werden in der Weiterbildung vermittelt.

Umso wichtiger ist eine aktuelle, gründliche und gut nachvollziehbare Aufarbeitung aller kinderradiologischen Themen zum Nachlesen und Nachschlagen. Dazu gehört die Darstellung wichtiger Aspekte des Strahlenschutzes, die Erörterung spezieller anatomischer Gegebenheiten des wachsenden Skeletts sowie der besonderen Anatomie von Thorax und Abdomen beim Säugling und Kleinkind. Auch die Radiologie der Traumafolgen im Kindesalter und das „Battered child syndrome" verlangen besondere Expertise und Kenntnisse.

Die Autoren haben alle für die Radiologie wesentlichen Erkrankungen des Kindesalters organbezogen bzw. topographisch aufgearbeitet und systematisch dargestellt. Darüber hinaus sind in eigenen Kapiteln die untersuchungstechnischen Besonderheiten der Sonographie, Computertomographie und Magnetresonanztomographie im Kindesalter erläutert worden. Mit dieser Gliederung ist es möglich, sich über spezielle Krankheitsbilder zu informieren, sie erlaubt aber auch, sich in ein Untersuchungsverfahren einzuarbeiten und die Besonderheiten der Kinderradiologie kennen zu lernen.

In der vorliegenden 2. Auflage werden die Wünsche zahlreicher Leser berücksichtigt und notwendige Erweiterungen eingearbeitet. Ohne Übertreibung lässt sich feststellen, dass mit dem vorliegenden Band nicht nur der Facharztstandard optimal präsentiert wird, sondern auch ein Standardwerk der Kinderradiologie entstanden ist.

Düsseldorf, im Frühjahr 2005　　　　Ulrich Mödder

Vorwort zur 2. Auflage

Die gute Akzeptanz der 1. Auflage hat den Thieme Verlag, die Herausgeberin und die Autoren zu dieser 2. Auflage bewogen. Für die 2. vollständig überarbeitete Auflage wurden einige neue Autoren gewonnen. Unter Beibehaltung des Aufbaus wurden die einzelnen Kapitel erweitert und aktualisiert. Neue Kapitel sind hinzugekommen wie „Kindertraumatologie", „Multislice-CT", „MR-Urographie". Der Entwicklung entsprechend erfuhr das MRT-Kapitel die größte Erweiterung, das jetzt vom Zentralnervensystem über Körperstamm, Skelettsystem bis zum Herzen das wesentliche Spektrum beinhaltet. Auf die klinischen Hinweise aus der Pädiatrie wurde besonderer Wert gelegt, da diese für die Diagnosestellung entscheidend sind.

Etwa jeder 7. Einwohner in Deutschland ist jünger als 15 Jahre, weniger als 5 Kinderradiologen kommen auf 1 Mio. Kinder. Kenntnisse in der Pädiatrischen Radiologie sind nach jüngsten Richtlinien für die Facharztanerkennung in Diagnostischer Radiologie nicht mehr erforderlich. Das bedeutet: Die weitaus überwiegende Anzahl der Kinder wird von Radiologen untersucht, von denen die meisten keine oder nur eine unzureichende Ausbildung in der Pädiatrischen Radiologie haben.

Neben der Vermittlung von kinderradiologischem Basiswissen bleibt es unser Ziel, die Sensibilität für die speziellen diagnostischen Fragestellungen und Probleme der Kinderradiologie zu wecken. Für Kinder müssen bildgebende Verfahren sowohl in der Diagnostik als auch bei interventionellen Maßnahmen speziell angepasst werden. Dem Strahlenschutz kommt hierbei die entscheidende Rolle zu.

Mein Dank gilt allen, die an diesem Buch mitgewirkt haben, insbesondere den Autoren, meinen kinderradiologischen Freunden und Kollegen, die eine hohe Belastung auf sich genommen haben, und Frau Susanne Huiss vom Thieme Verlag, die nicht nur für eine zügige Bearbeitung der Beiträge sorgte, sondern immer mit Rat und Tat zur Seite stand.

Kinder machen 14,3% unserer Bevölkerung aus, sie stellen jedoch 100% unserer Zukunft dar. Möge dieses Buch zur Verbesserung der pädiatrisch-radiologischen Versorgung beitragen.

Köln, im Frühjahr 2005　　　　Gabriele Benz-Bohm

Anschriften

Herausgeberin

Benz-Bohm, Gabriele, Prof. Dr. med.
    Klinikum der Universität zu Köln
    Institut und Poliklinik für
    Radiologische Diagnostik
    Funktionsbereich Kinderradiologie
    Joseph-Stelzmann-Str. 9
    50924 Köln

Reihenherausgeber

Mödder, Ulrich, Univ.-Prof. Dr. med.
    Heinrich-Heine-Universität Düsseldorf
    Institut für Diagnostische Radiologie
    Moorenstr. 5
    40225 Düsseldorf

Mitarbeiter

Alzen, Gerhard, Univ.-Prof. Dr. med.
    Universitätsklinikum Gießen
    Medizinisches Zentrum für Radiologie
    Abt. Kinderradiologie
    Feulgenstr. 12
    35385 Gießen

Färber, Dieter, Prof. Dr. med.
    ehm. Leiter der Kinderradiologie
    Kinderklinik und Poliklinik der TU München
    Malsenstr. 33
    80638 München

Glöbl, Herbert, Dr. med.
    ehm. Chefarzt der Abt. Pädiatrische Radiologie
    und Sonographie
    Vestische Kinderklinik,
    Universität Witten/Herdecke
    Frauenhoferstr. 6
    45657 Recklinghausen

Hahn, Helmut, Prof. Dr. med.
    Krankenhaus München-Schwabing,
    Kinderklinik TUM
    Institut für Diagnostische und Interventionelle
    Radiologie, Kinderradiologie
    Kölner Platz 1
    80804 München

Horwitz, A. Eldad, Dr. med.
    Klinikum Krefeld
    Institut für Röntgendiagnostik
    Kinderradiologie
    Lutherplatz 40
    47805 Krefeld

Kalender, Ph. D., Willi A., Univ.-Prof. Dr. habil.
    Friedrich-Alexander-Universität
    Erlangen-Nürnberg
    Institut für Medizinische Physik
    Henkstr. 91
    91052 Erlangen

von Kalle, Thekla, Dr. med.
    Olgahospital
    Radiologisches Institut
    Bismarckstr. 8
    70176 Stuttgart

Kemperdick, Helmut, Prof. Dr. med. habil.
    ehm. Leiter der Kinderradiologie,
    Institut f. diagnostische Radiologie
    Medizinische Einrichtungen der
    Heinrich-Heine-Universität Düsseldorf
    Markgrafenstr. 66
    40545 Düsseldorf

Lüdemann, Monika, Dr. med.
    Universitätsklinikum Gießen
    Kinderherzzentrum
    Feulgenstr. 12
    35385 Gießen

Richter, Ernst, Univ.-Prof. Dr. med.
    ehm. Leiter der Abt. Pädiatrische Radiologie
    Kinderklinik
    Universitätskrankenhaus Eppendorf
    Borsteler Bogen 5
    22453 Hamburg

Anschriften

Schaper, Jörg, Dr. med.
Medizinische Einrichtungen der
Heinrich-Heine-Universität
Institut f. Diagnostische Radiologie
Kinderradiologie
Moorenstr. 5
40225 Düsseldorf

Schneider, Karl, Prof. Dr. med.
von Haunersches Kinderspital
der LMU München
Pädiatrische Radiologie
Lindwurmstr. 4
80337 München

Staatz, Gundula, Priv.-Doz. Dr. med.
Universitätsklinikum der RWTH Aachen
Klinik für Radiologische Diagnostik
Pauwelsstr. 30
52074 Aachen

Stöver, Brigitte, Univ.-Prof. Dr. med.
Universitäts-Klinikum Charité
Campus Virchow-Klinikum
Klinikum für Strahlenheilkunde
Abt. für Pädiatrische Radiologie
Augustenburger Platz 1
13353 Berlin

Tschäppeler, Heinz. Dr. med.
ehm. Leiter der Kinderradiologie, Inselspital Bern
Dorfmattenweg 18
3063 Ittigen
Schweiz

Willich, Eberhard, Univ.-Prof. Dr. med.
ehm. Leiter der Abt. für
Pädiatrische Radiologie
Universitätskinderklinik Heidelberg
Sitzbuchweg. 20
69118 Heidelberg

Winkler, Peter, Prof. Dr. med.
Olgahospital
Radiologisches Institut
Bismarckstr. 8
70176 Stuttgart

Wunsch, Rainer, Dr. med.
Vestische Kinderklinik
Universität Witten/Herdecke
Pädiatrische Radiologie, Sonographie und
Magnetresonanztomographie
Dr.-Friedrich-Steiner-Str. 5
45711 Datteln

Abkürzungen

^{123}I-MIBG	^{123}Iod-Metaiodbenzylguanidin	CF	cystic fibrosis (Mukoviszidose)
2D	zweidimensional	CLC	chloride channel
3D	dreidimensional	CMV	continous mandatory ventilation
^{99m}Tc-BRIDA	^{99m}Technetium-Bromo-2,4,6-trimethylacetanilidoiminodiacetat	CoA	Coarctatio aortae
		COL	Collagene
^{99m}Tc-DTPA	^{99m}Technetium-Diethylentriaminpentaessigsäure	COMP	cartildge oligomeric matrix protein
		CPAP	continuous positive airway pressure
^{99m}Tc-IDA	^{99m}Technetium-Iminodiacetat	CPH	Plexusblutung
^{99m}Tc-MAG3	^{99m}Technetium-Mercaptoacetyltriglycin	CRMO	chronisch multifokale Osteomyelitis
		CRP	C-reaktives Protein
^{99m}Tc-MDP	^{99m}Technetium-Methylendiphosphonat	CT	Computertomographie/-gramm
		CTDI(vol)	volumengewichteter CT-Dosisindex
ACE	Acetylcholinesterase	CTSK	Cathepsin K
ACTH	adrenokortikotropes Hormon	Cu	Kupfer
ADEM	akute disseminierte Enzephalomyelitis		
		DCM	dilatative Kardiomyopathie
ADPKD	autosomal dominant polycystic kidney disease	DD	Differenzialdiagnose
		DL	Durchleuchtung
AGS	adrenogenitales Syndrom	DMSA	Dimercaptobernsteinsäure
AI	Akzelerationsindex	DNT	dysembryoplastischer neuroepithelialer Tumor
AKZ	aneurysmatische Knochenzyste		
Al	Aluminium	DQE	digitale Quanteneffizienz
ALARA	as low as reasonably achievable	DSA	digitale Subtraktionsangiographie
ALEF	area length ejection fraction	DTDST	Diastrophische-Dysplasie-Sulfat-Transporter
ALL	akute lymphatische Leukämie		
a.-p.	anterior-posterior	d-TGA	dextro-TGA
ARPKD	autosomal recessive polycystic kidney disease	d.-v.	dorsovolar
		ED	enddiastolisch
ARSE	Arylsulfatase E	EKZ	einfache Knochenzyste
ARPKD	autosomal recessive polycystic kidney disease	EMP	emopamil-binding protein
		EPI	echo planar imaging
ARVD	arrhythmogene rechtsventrikuläre Dysplasie	Er	Erbium
		ERCP	endoskopische retrograde Cholangiopankreatikographie
ASD	atrialer Septumdefekt (Vorhofseptumdefekt)		
		ES	endsystolisch
AT	Akzelerationszeitindex	ESWL	extrakorporale Stoßwellenlithotripsie
AUG	Ausscheidungsurographie/-gramm		
AV (AV-Fistel)	arteriovenös (arteriovenöse Fistel)	EVC	Ellis-van Crefeld
AVSD	atrioventrikulärer Septumdefekt	EXT	Exostosen
BB	black blood	F	French
BNS-Krämpfe	Blitz-Nick-Salaam-Krämpfe	FCD	fokale kortikale Dysplasie
BPD	bronchopulmonale Dysplasie	FFE	fast field echo
Bq	Bequerel	FGFR	fibroblast growth factor receptor
BV	Bildverstärker	FISP	fast imaging with steady precession
BWS	Brustwirbelsäule	FKDS	farbkodierte Duplexsonographie
CBFA	core-binding factor, alpha subunit	FLAIR	fluid attenuated inversion recovery (T1w-assoziierte Unterdrückung des Wassersignals)
CCAM	congenital cystic adenomatoid malformation		

FLASH	fast low angle shot	LIP	lymphocytic interstitial pneumonitis
FOV	field of view		
FS	Fettsättigung	LSL	Linksseitenlage
FSE	Fast-Spin-Echo	LV	linker Ventrikel
		LVEF	linksventrikuläre Ejektionsfraktion
G	Gauge	LVOT	linksventrikulärer Ausflusstrakt
GALNS	Galaktosaminsulfatase	LWo	Lebenswoche
GCSF	granulocyte colony stimulating factor	M1-Segment	erster Abschnitt der Arteria cerebri media nach ihrem Abgang aus dem Circulus Willisii
Gd	Gadolinium		
Gd-DTPA	Gadolinium Diethylenetriamine-pentacetic acid, Magnevist	mA	Milliampère
		MAG₃	Merkaptoacetyltriglycin
GE	Gradienten-Echo	MAPCA	major aorto-pulmonary collateral arteries
GLB	Galaktosidase β		
GNAS	guanine nucleotide-binding protein, alpha subunit	mAs	Milliampèresekunde
		MATN	Matrillin
GPOH	Gesellschaft für pädiatrische Onkologie und Hämatologie	MCU	Miktionszystourethrographie/-gramm
Gy	Gray	MDP	Magen-Darm-Passage
		MELAS	mitochondrial myopathy, encephalopathy, lactacidosis and stroke-like events
HASTE	half Fourier single shot turbo spin echo		
HCC	hepatozelluläres Karzinom	MIBG	Meta-Iodo-Benzyl-Guanidin
HCM	hypertrophe Kardiomyopathie	MIP	maximum intensity projection
HFV	Hochfrequenzventilation	MMC	Meningomyelozele
HR-CT	High-Resolution-Computertomographie	Mo	Molybdän
		MPS	myelopoetisches System
HWK	Halswirbelkörper	MRA	Magnetresonanz-Angiographie
HWS	Halswirbelsäule	MRT	Magnetresonanztomographie
		MS	multiple Sklerose (Encephalitis disseminata)
i.v.	intravenös		
ICD	implantierbarer Defibrillator	MSCT	Mehrschicht-Spiralcomputertomographie
ICH	intrakranielle Blutung		
ICRP	internationale Strahlenschutzkomission	mSv	Millisievert
IDUA	Iduronidase	NAK	Nabelarterienkatheter
IE	interstitielles Ödem/internationale Einheiten	NBKS	Nierenbeckenkelchsystem
		NEC	nekrotisierende Enterokolitis
IR	inversion recovery	NHL	Non-Hodgkin-Lymphom
IRDS	idiopathic respiratory distress syndrome	NOF	nicht ossifizierendes Fibrom
		NSA	number of signal averages
IS-Fuge	Iliosakralfuge	NVK	Nabelvenenkatheter
IVH	intraventrikuläre Blutung		
		ONSD	Optikusnervenscheidendurchmesser
KBR	Komplementbindungsreaktion		
KE	Kolon-Kontrasteinlauf	OPG	Orthopantomogramm
KG	Körpergewicht		
KM	Kontrastmittel	P1-Segment	erster Abschnitt der Arteria cerebri posterior nach ihrem Abgang aus dem Circulus Willisii
KV	Kilovolt		
LA	linker Vorhof		
LAX	lange Achse	P2-Segment	zweiter Abschnitt der Arteria cerebri posterior nach ihrem Abgang aus dem Circulus Willisii
LDH	Lactatdehydrogenase		
LIH	last image hold		

Abkürzungen

p.-a.	posterior-anterior	SH3 BP2	SH3-binding protein
PA	Pulmonalarterie	SHOX	short stature homeo box
PCP	Pneumocystics-carinii-Pneumonie	SI	Signalintensität
PDA	persistierender Ductus arteriosus	SIOP	Societé Internationale d'Oncologie pédiatrique
PDw	proton density weighted		
PEG	perkutane Gastrostomie	SNR	signal to noise ratio
PET	Positronen-Emissions-Tomographie	SOX	SRY-Box, sex-determining region Y-box
PEX	Peroxisomen-Biogenese-Faktor		
PFC	persistierende fetale Zirkulation	SPECT	single photon emission computed tomography
PI	Pulsatilitätsindex		
PLH	pulmonary lymphoid hyperplasia	SPIR	spectral presaturation inversion recovery
PMG	Polymikrogyrie		
PNET	peripherer/primitiver neuroektodermaler Tumor	SSFP	steady state free precession
		SSW	Schwangerschaftswoche(n)
p.o.	per os, post operationem	STIR	short tau inversion recovery
PPHN	persistierende pulmonale Hypertension des Neugeborenen	SUS	suszeptibilitätssensitive Sequenz (T2w GE)
PS	Pulmonalstenose		
PTHR	parathyroid hormone receptor	T1w	T1-gewichtet
PVL	periventrikuläre Leukomalazie	T2w	T2-gewichtet
		TAPVD	total anomale Lungenvenenfehlbildung
RA	rechter Vorhof		
RAO	right anterior oblique	TBC	Tuberkulose
RARE	rapid acquisition with relaxation enhancement	TCIRG	T-cell immune regulator
		TCPC	totale kavopulmonale Anastomose
RI	resistant index (Widerstandsindex)	TE	Echozeit
RL	Rückenlage	TGA	Transposition der großen Arterien
RMRP	mitochondrial RNA processing endoribonuclease	TIRM	turbo inversion recovery magnitude
		TNSALP	tissue non specific alkaline phosphatase
ROI	region of interest		
RSL	Rechtsseitenlage	TR	recovery time
RSV	Respiratory-syncytial-Virus	TSE	Turbo-Spin-Echo
RV	rechter Ventrikel		
RVEF	rechtsventrikuläre Ejektionsfraktion	UTSE	Ultrashort Turbo-Spin-Echo
RVOT	rechtsventrikulärer Ausflusstrakt		
		VCI	Vena cava inferior
s	Sekunde	Ved	enddiastolische Flussgeschwindigkeit
S	Sulcus		
SAPHO	Synovitis, Akne palmoplantare Pustulose, Hyperostose, Osteitis	VSD	Ventrikelseptumdefekt
		VUR	vesikoureteraler Reflux
SAX	kurze Achse		
SE	Spin-Echo-Sequenz	WB	white blood
SEH	subependymale Blutung		
SENSE	sensitivity encoding spin echo	ZNS	Zentralnervensystem

Inhaltsverzeichnis

1 Besonderheiten der Aufnahmetechnik und des Strahlenschutzes 1
K. Schneider

Allgemeine Vorbemerkungen 2
Indikationsstellung 3
Röntgenaufnahmetechnik 5
Feldgröße 5
Röhrenspannung 6
Belichtungszeit 6
Filterung 6
Streustrahlenraster 7
Bildempfangende Systeme 8
Spezielle Probleme bei der Durchleuchtung 8
Strahlengang 14
Referenzdosiswerte 14
Strahlenschutzmaßnahmen 15

2 Spezielle Anatomie des frühen Kindesalters 17
E. Richter

Schädel und Gehirn 18
Schädel 18
Gehirn 19
Hals und Thorax 20
Hals 20
Thorax 21
Abdomen 23
Skelett 30

3 Skelett 31

Schädel 32
E. Richter
Konventionelle Röntgentechnik 32
Indikationen zur Röntgenuntersuchung des Schädels 32
Normalbefunde und Varianten in verschiedenen Altersstufen 33
Angeborene Fehlbildungen, Entwicklungsstörungen 38
Makrozephalus und Mikrozephalus ... 40
Erweiterung der Schädelnähte 41
Infektion 42
Tumoren und tumorähnliche Erkrankungen 42
Verschiedenes 45
Frakturen 48
D. Färber, H. Hahn
Untersuchungsverfahren 48
Allgemeine röntgenologische Beurteilung 50
Frakturheilung 59
Spezielle röntgenologische Diagnostik . 61
Kindesmisshandlung 77
B. Stöver
Misshandlungsfolgen am Skelett 78
ZNS-Trauma 85
Viszerale Verletzungen 91
Bildgebende Diagnostik bei Misshandlungsverdacht 93
Körperstamm und Extremitäten 94
J. Schaper, H. Kemperdick
Normvarianten und Skelettalterbestimmung 94
Stoffwechselstörungen des Skeletts ... 102
Osteomyelitis 105
Aseptische Knochennekrosen 107
Skelettdysplasien und Dysostosen 111

4 Thorax und Mediastinum ... 133

Thorax ... 134
R. Wunsch, H. Glöbl

Besonderheiten des kindlichen
Thorax, Normvarianten, Artefakte ... 134
Untersuchungstechnik ... 138
Thorakale Sonographie ... 139
Thorax im Neugeborenen- und
Säuglingsalter ... 140
Thorax auf der Intensivstation ... 151
Obere Luftwege ... 158
Untere Luftwege ... 161
Herz und große Gefäße ... 174
Thoraxwand ... 180
Lungen- und Pleuratumoren ... 180
Thoraxtrauma ... 181

Mediastinum ... 183
R. Wunsch, E. Willich

Thymus ... 183
Untersuchungstechnik ... 186
Anatomische Einteilung und
Erkrankungen ... 187

5 Gastrointestinaltrakt ... 193
A. E. Horwitz

Untersuchungstechnik ... 194
Lagerung ... 194
Abdomenübersichtsaufnahme ... 194
Durchleuchtung ... 195

**Entwicklungsstörungen des
Magen-Darm-Trakts** ... 196
Ösophagus ... 197
Magen ... 201
Dünndarm ... 202
Dickdarm ... 208
Anorektaler Bereich ... 210
Intestinale Duplikaturen ... 212

Gallenwege ... 212
Gallengangsatresie ... 212
Choledochuszyste, Caroli-Syndrom,
Common Channel Syndrome ... 213

Akutes Abdomen ... 213
Akutes Abdomen beim Neugeborenen . 213
Nekrotisierende Enterokolitis ... 214
Invagination ... 214
Meckel-Divertikel ... 217
Appendizitis ... 217
Nabelkoliken ... 218

Fremdkörperingestion ... 219
Ösophagus ... 219
Magen, Darm ... 219

Entzündliche Darmerkrankungen ... 220
Morbus Crohn ... 220
Yersiniose ... 221

Tumoröse Erkrankungen des Darms ... 221
Polypöse Veränderungen ... 221
Non-Hodgkin-Lymphom (B-Zell-
Lymphom) ... 222

6 Urogenitaltrakt 225
G. Alzen, G. Staatz

Diagnostische Verfahren 226
Sonographie 226
Röntgenologische Verfahren 231
Szintigraphische Verfahren 234
Computertomographie 236
MR-Urographie 237

**Embryologische Grundlagen von
Urogenitalfehlbildungen** 240

Nieren- und Harnwegsdiagnostik 246
Anlagestörungen 246
Zystische Nierenerkrankungen 248
Dilatative Uropathien 252
Entzündungen 255
Urolithiasis 256
Nephrokalzinose 256
Immunologische Erkrankungen der
Niere 257

Gefäßerkrankungen der Niere 257
Nierentumoren 258

**Funktionelle Störungen des Harn-
transports** 260

Nebennieren 261
Nebennierenblutung 261
Neuroblastom 261
Phäochromozytom 262
Adrenogenitales Syndrom 263

Genitalorgane 263
Männliche Genitalorgane 263
Weibliche Genitalorgane 267

7 Spezielle Sonographie 271
H. Hahn

Gehirn 272
Untersuchungstechnik 272
Normvarianten 276
Intrakranielle Blutungen und Infarkte . 277
Periventrikuläre Leukomalazie 279
Germinolyse 280
Infektiöse ZNS-Erkrankungen 280
Zerebrale Fehlbildungen 281
Intrakranielle Tumoren 283

Spinalkanal 284
Untersuchungstechnik 284
Indikationen 285
Sonographischer Normalbefund 285
Ausgewählte pathologische Befunde . . 286

Orbita 287
Untersuchungstechnik 287
Indikationen 287
Normalbefunde 287
Ausgewählte pathologische Befunde . . 288

Schilddrüsensonographie 290
Normalbefunde 290
Ausgewählte pathologische Befunde . . 290

Hüftgelenke 291
Dysplasiediagnostik 291
Andere Hüftgelenkerkrankungen 295

Weichteile 297
Untersuchungstechnik 297
Ausgewählte pathologische Befunde . . 297

8 Magnetresonanztomographie 303

Zentrales Nervensystem 304
P. Winkler

Vorbereitung und Untersuchungstechnik 304
Normalbefunde und Variationen 307
Hydrozephalus 311
Hypoxisch-ischämische Veränderungen 313
Blutung, Trauma und Kindesmisshandlung 316
Enzephalitis 317
Häufige Fehlbildungen einschließlich
Phakomatosen................... 318
Leukodystrophien 324
Häufige Tumoren 327
Häufigste Fehldiagnosen und
deren Vermeidung 332
Häufig übersehene Befunde oder Fehldeutungen 335

Körperstamm und Weichteile 339
B. Stöver

Technische Besonderheiten 339
Darstellung der Körperregionen 341

Knochentumoren und tumorähnliche Läsionen 359
T. von Kalle, P. Winkler

Untersuchungsverfahren 359
Technische Besonderheiten 360
Maligne Knochentumoren 362
Benigne Knochentumoren 366

Knochenmark 374
G. Benz-Bohm

Normales Knochenmark 374
Technische Besonderheiten und Darstellung 374
Veränderungen des Knochenmarks 377

Herz 382
G. Alzen, M. Lüdemann

Technische Besonderheiten 382
Untersuchungstechnik und Indikationen 383

9 Computertomographie 399
H. Tschäppeler, W. A. Kalender

Allgemeine Richtlinien 400
Invasivität 400
Indikationen 400
Gerätetechnik und Untersuchungsparameter 400
Sedierung 402
Kontrastmittel 403

Muskuloskelettale Computertomographie 404
Trauma 404
Infektion 405
Neoplasie 405
Weitere Indikationen 405

Computertomographie des Thorax ... 405
Thoraxwand, Pleura 406
Lungenparenchym, Luftwege 406
Mediastinum 407

Computertomographie des Abdomens 408
Trauma 408
Appendizitis – Abszess 409
Neoplasie 410
Urolithiasis 410

Kraniofaziale Computertomographie . 411
Neurokranium 411
Gesichtsschädel.................. 411

Computertomographie des Spinalkanals 412

10 Angiographie und Interventionen ... 415
G. Alzen

Allgemeine Richtlinien ... 416

Aufklärung ... 416

Narkose, Sedierung ... 417

Strahlenschutz ... 417

Lagerung ... 418

Materialien ... 418

Untersuchungsarten und Indikationen ... 419
Diagnostische Eingriffe ... 419
Therapeutische Eingriffe ... 420

Sachverzeichnis ... 428

1 Besonderheiten der Aufnahmetechnik und des Strahlenschutzes

K. Schneider

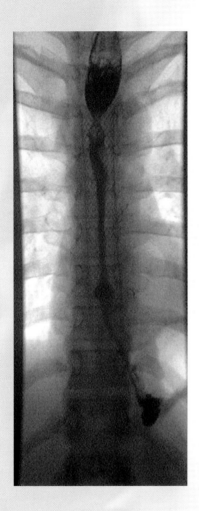

Allgemeine Vorbemerkungen ⋯> 2

Indikationsstellung ⋯> 3

Röntgenaufnahmetechnik ⋯> 5

    Feldgröße ⋯> 5

    Röhrenspannung ⋯> 6

    Belichtungszeit ⋯> 6

    Filterung ⋯> 6

    Streustrahlenraster ⋯> 7

    Bildempfangende Systeme ⋯> 8

Spezielle Probleme bei der Durchleuchtung ⋯> 8

Strahlengang ⋯> 14

Referenzdosiswerte ⋯> 14

Strahlenschutzmaßnahmen ⋯> 15

Allgemeine Vorbemerkungen

Der Strahlenschutz umfasst alle Maßnahmen, die zu einer Minimierung der Dosis röntgendiagnostischer Untersuchungen und interventioneller radiologischer Eingriffe führen. Aufgrund der höheren Lebenserwartung von Kindern, der Tatsache, dass sie potenzielle Eltern sind („genetisch signifikante Dosis") und der im frühen Lebensalter besonderen Empfindlichkeit strahlensensibler Organe kommt der Dosisreduzierung eine zentrale Bedeutung zu nach dem ALARA-Prinzip („as low as reasonably achievable") der internationalen Strahlenschutzkommission. Bei der Risikobeschreibung der diagnostischen Strahlenanwendung ist zu berücksichtigen, dass abhängig vom Lebensalter sowie abhängig von der zwischen Kindern und Erwachsenen unterschiedlichen Anatomie und der Verteilung risikorelevanter Gewebe die Organdosen für die gleiche Untersuchung erheblich variieren können (Abb. 1.1 u. Tab. 1.1).

Die ICRP hat in ihrer jüngsten Publikation deutlich geänderte Zahlen für das somatische Risiko nach diagnostischen Strahlenanwendungen vorgelegt. Darin erhalten die Lungen, der Magen und das Kolon eine deutlich höhere Wichtung als in früheren Dosis-Risiko-Abschätzungen.

Tab. 1.1 **Mittlere Knochenmarkdosis (rad) häufiger Röntgenuntersuchungen in verschiedenen Altersgruppen** (nach Hilton 1984)

Untersuchung	Neugeborenes	1 Jahr	5 Jahre	Erwachsene
Thorax a.-p./p.-a.	0,0004	0,0005	0,0008	0,0014
Abdomen a.-p.	0,0040	0,0040	0,0060	0,0160
Becken a.-p.	0,0020	0,0020	0,0100	0,0160
Schädel a.-p.	0,0150	0,0140	0,0180	0,0060
Schädel CT	0,5400	0,5000	0,4000	0,1900

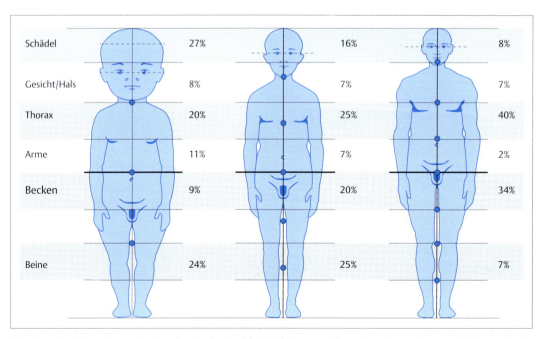

Abb. 1.1 **Verteilung des roten Knochenmarks in Abhängigkeit vom Lebensalter.** Neugeborenes, 5-jähriges Kind und Jugendlicher (mod. nach Cristy).

Indikationsstellung

Grundsätze. Die Indikationsstellung zur Anwendung ionisierender Strahlen aus diagnostischen Gründen sollte grundsätzlich von Überlegungen zur „efficacy" (Wirksamkeit) und „efficiency" (Nutzen) geleitet sein. Eine strenge Indikationsstellung und Optimierung der Röntgenaufnahmetechnik sind die Basis des Strahlenschutzes und führen zwangsläufig zu einer Minimierung der Dosis. In der neuen Röntgenverordnung, § 23, wurde daher der Begriff der „rechtfertigenden Indikation" eingeführt. Darüber hinaus muss aber noch eine Reihe weiterer Faktoren, welche zur Anwendung ionisierender Strahlen führen, berücksichtigt werden. Die bedeutsamsten Faktoren sind (Tab. 1.2 u. 1.3):

- Schwere der tatsächlichen oder vermuteten Erkrankung,
- Einsatzmöglichkeit alternativer Untersuchungsverfahren,
- Ertrag der jeweils in Betracht kommenden Diagnostik,
- Möglichkeiten einer kausalen/symptomatischen Therapie,
- Sicherheit der Einschätzung der Prognose.

Verfahrenswahl. Wann immer möglich, sollten radiologische Untersuchungen durch weniger strahlenbelastende oder alternative Verfahren ersetzt werden. Beispiele sind:

- Schädelsonographie statt Schädelröntgenaufnahmen bzw. CT-Untersuchungen,
- MRT oder Szintigraphie anstatt CT bei Untersuchungen der Wirbelsäule bzw. des Spinalkanals,
- Sonographie der Nieren und Harnwege statt AUG, MCU bzw. statische Nierenszintigraphie,
- Endoskopie statt einer Magen-Darm-Passage bzw. einem Kolon-Kontrasteinlauf.

Falls radiologische Untersuchungsverfahren eingesetzt werden, sollten einfache Röntgenuntersuchungen immer einer strahlenbelastenden Diagnostik (Durchleuchtung, CT) vorausgehen. Zum Beispiel kann eine aktuelle Thoraxaufnahme eine CT überflüssig machen. Meist ist bereits die Verlaufsbeurteilung konventioneller Aufnahmen ausreichend. Dies gilt in noch höherem Maße für die Übersichtsaufnahme beim akuten Abdomen. Eine CT-Untersuchung des Abdomens ist nur in sehr wenigen Fällen indiziert. Fast immer sind einfache

> Radiologische Untersuchungen sollten nach Möglichkeit durch weniger strahlenbelastende Verfahren ersetzt werden.

Tab. 1.2 ⇢ Röntgenuntersuchungen am Kopf mit geringem/keinem diagnostischen Wert bzw. ohne therapeutische Konsequenzen

Schädel-aufnahmen	- banales Schädeltrauma - Mikrozephalie (isoliert), Makrozephalie - lage-, haltungsbedingte Schädelasymmetrie - konnatale Meningoenzephalitis (serologisch gesichert) - Hydrozephalus (vor Shunt-Implantation) - Hirndruck im frühen Säuglingsalter - Entwicklungsrückstand - Kopfschmerzen
NNH	- Sinusitis vor dem Schulalter (bei normaler Immunkompetenz) - Kopfschmerzen
CT	- banales Schädeltrauma - Entwicklungsrückstand (ohne weitere Symptome) - Schädeldeformitäten (ausgenommen: Operationsplanung)

Tab. 1.3 ⇢ Röntgenuntersuchungen des Körperstamms mit geringem/keinem diagnostischen Wert bzw. ohne therapeutische Konsequenzen

Thorax	- routinemäßige seitliche Aufnahme - präoperativ (gesundes Kind) - akzidentelles Herzgeräusch - leichte Trichterbrust/Kielbrust - Verlaufskontrolle bei geringem Pleuraerguss
Wirbelsäule	- nicht schmerzbedingte, minimale Skoliose - minimales Trauma
Abdomenübersicht	- rezidivierende Bauchschmerzen (ohne sonstige Symptome) - Obstipation (ohne sonstige Symptome)
Becken a.-p.	- Ausschluss einer Hüftdysplasie vor dem 6. Monat - Coxitis simplex
AUG	- normaler sonographischer Befund an den Nieren/Harnwegen - Pyelektasie/minimale Hydronephrose - vesikoureteraler Reflux - Enuresis

Übersichtsaufnahmen und die Sonographie ausreichend zur Entscheidung für das weitere Vorgehen, z. B. konservative Behandlung oder chirurgischer Eingriff.

Besonders streng muss auch die Indikation zu lang dauernden und damit sehr strahlenbelastenden Röntgendurchleuchtungen (z. B. Herzkatheteruntersuchungen, Enteroklysma, interventionelle radiologische Eingriffe) gestellt werden, da bei diesen Untersuchungen die Patientendosis auf beträchtliche Werte ansteigen kann (Tab. 1.4).

Bei der radiologischen Diagnostik kommt es auf den gezielten Einsatz, die richtige Auswahl und Reihenfolge der Untersuchungsverfahren an.

Strahlenexposition. Die Strahlenexposition des Patienten wird durch 4 Faktoren bestimmt (Tab. 1.5):
- Röntgengerät (Generator, Röhrentyp, Blende, Belichtungsautomatik etc.),
- Aufnahmetechnik,
- bildempfangendes System,
- Bildverarbeitung.

Bei Röntgendurchleuchtungen ist der Untersucher von entscheidender Bedeutung für die Patientendosis, da er die Untersuchungszeit und das durchstrahlte Volumen bestimmt. Für die Erfassung der Dosis in der Röntgendiagnostik ist neben der Eintrittsdosis (μGy) die Feldgröße (durchstrahltes Volumen) entscheidend. Beide Größen gehen bei der Messung des Flächen-Dosis-Produktes (μGy · m^2) ein. Da das Flächen-Dosis-Produkt auch bei Röntgendurchleuchtungen leicht messbar ist, ist es ein sehr praktikabler Messparameter. Diese Messgröße ist besonders zur Dokumentation der Dosisbelastung, zu internen Qualitätssicherungsprogrammen und zu Ausbildungszwecken geeignet und muss für jede Untersuchung dokumentiert werden (Tab. 1.12).

> Bei der radiologischen Diagnostik kommt es auf den gezielten Einsatz, die richtige Auswahl und Reihenfolge der Untersuchungsverfahren an.

> Das Flächen-Dosis-Produkt eignet sich besonders gut zur Dokumentation der Dosisbelastung.

Tab. 1.4 Röntgendurchleuchtungen des Körperstamms mit geringem/keinem diagnostischen Wert bzw. ohne therapeutische Konsequenzen

MDP	• rezidivierende Bauchschmerzen (ohne sonstige Symptome)
	• Erbrechen (bei gleichzeitig gutem Gedeihen)
	• Ulkus-, Ösophagusvarizenblutung
	• Gedeihstörung
Kolon-Kontrasteinlauf	• chronische Appendizitis
	• habituelle Obstipation (ohne sonstige Symptome)
	• Hämatochezie
	• rezidivierende Bauchschmerzen (ohne sonstige Symptome)
MCU	• Enuresis
	• Hypospadie I°

Tab. 1.5 Röntgenaufnahmetechnik. Dosis beeinflussende Größen und empfohlene Richtwerte

Aufnahmetechnische Variable	Einheiten/Kenngrößen	Empfohlene Richtwerte	Dosis reduzierende Faktoren
Feldgröße/Volumen	cm^2/cm^3	variabel	Einblendung, Lichtvisier
Aufnahmespannung	kV	Tab. 1.**6** – 1.**9**	Form der kV-Kurve, Welligkeit; Generatortyp
Belichtungszeit	ms	Tab. 1.**6** – 1.**9**	Generatortyp, Grenzschaltzeit des Generators
Filterung	mm-Al-Gleichwert	1 mm Al + 0,1 mm Cu	Aluminium-, Kupferzusatzfilter
Raster	r; Linienzahl	8/40	Schachttiefe, Linien; Selektivität
Kassette	Transmission	Kohlefaser, Kevlar	Kunststoff; Kohlefaser, Kevlar
Bilderzeugende Systeme	speed (S), digitale Quanteneffizienz (DQE)	400 – 800 (200)	Seltene-Erden-Folien; Flachdetektor; Bildberechnungsprotokolle

Röntgenaufnahmetechnik

Feldgröße

Weites Aufblenden führt zu unnötig großen Feldern. Dies hat eine ungewollte direkte und indirekte Bestrahlung strahlensensibler Gewebe (Schilddrüse, Brustdrüsen, Gonaden, rotes Knochenmark) zur Folge. Die prozentuale Zunahme der Feldgröße bei einer Röntgenuntersuchung hängt von der Größe des Ausgangsfeldes ab. Diese Zunahme ist umso ausgeprägter, je kleiner das Ausgangsfeld ist. Dies ist vor allem bei Röntgenuntersuchungen von kleinen Säuglingen (Frühgeborenen) zu berücksichtigen. Bei der Einblendung in kraniokaudaler Richtung werden mehr strahlenempfindliche Gewebe getroffen als in transversaler (Abb. 1.2). Bei Neugeborenen und jungen Säuglingen spielt aber auch die transversale Richtung eine Rolle, da die Röhrenknochen in diesem Alter relativ viel rotes Knochenmark enthalten. Besonders viel rotes Knochenmark enthalten auch Gesichts- und Schädelknochen bei Säuglingen und Kleinkindern (Abb. 1.1). Da aufgrund der Kleinheit des kindlichen Organismus strahlenempfindliche Organe enger beieinander liegen, bedeutet jeder „Zentimeter" Feldgrößenzunahme eine deutlich höhere direkte und indirekte Dosisbelastung als beim Erwachsenen.

Unnötig große Felder sind in der Kinderradiologie durch folgende Einflussgrößen bedingt:
- unklare oder unsinnige Fragestellungen (anfordernder Arzt),
- unzureichende Immobilisierung des Patienten (MTRA, Haltepersonen),
- großzügiges Aufblenden durch Fehleinschätzung der Anatomie (abhängig vom Alter des Kindes und der Erfahrung/Unerfahrenheit des Untersuchers, MTRA, Arzt),
- fehlerhaft justiertes Lichtvisier.

Bei älteren Kindern und/oder sehr großem Volumen des abzubildenden Körperabschnitts führt ein zu großes Feld zusätzlich zur Verschlechterung der Bildqualität durch Streustrahlung. Auf diesem Weg steigt die Organdosis auch weit entfernter strahlensensibler Organe an. Dieser Effekt ist umso ausgeprägter, je kleiner das Ausgangsfeld bzw. der Patient selbst ist (Abb. 1.2). Ferner wird mit zunehmendem Aufblenden die unerwünschte extrafokale Strahlung erhöht.

> Ein zu großes Feld führt zu einer zu hohen Strahlenbelastung und zur Verschlechterung der Bildqualität.

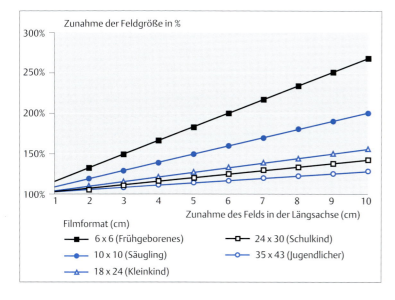

Abb. 1.2 **Zunahme der Feldgröße beim Aufblenden.** Prozentuale Zunahme der Feldgröße in der Körperlängsachse bei Thoraxaufnahmen in Abhängigkeit von der Größe des Ausgangsfeldes in verschiedenen Altersgruppen.

Röhrenspannung

> Die Röhrenspannung sollte so hoch wie möglich gewählt werden.

Am Körperstamm sollte eine Röhrenspannung von 60 kV nicht unterschritten werden. Je höher die Energie der Strahlung (höhere Röhrenspannung), desto energiereicher und damit durchdringungsfähiger ist sie. Dies hat bei gleicher Filmschwärzung eine deutlich geringere absorbierte Dosis zur Folge.

Die Röhrenspannung sollte daher – soweit dies die Grenzschaltzeit des Generators zulässt und die Kontrastminderung der erzeugten Bilder noch akzeptabel erscheint – so hoch wie möglich gewählt werden (Tab. 1.6 – 1.9).

Belichtungszeit

> Extrem kurze Belichtungszeiten sind nur mit modernen Generatortypen erreichbar.

Die kürzestmögliche Belichtungszeit und erwünschte Bildschwärzung ist das Ergebnis einer optimalen Wahl von Röhrenstrom, Fokusgröße, Gesamtfilterung, Rasteranwendung und bildempfangendem System. Extrem kurze Belichtungszeiten unter 4 ms sind aber nur mit modernen Generatortypen erreichbar (Konverter, Multipuls). Bei Belichtungszeiten nahe 1 ms ist außerdem zu berücksichtigen, dass die eingestellte Spannung häufig nicht erreicht wird. Für die häufigsten Aufnahmen sind empfohlene Expositionszeiten für die verschiedensten Aufnahmen in den Tab. 1.6 – 1.9 zusammengestellt

Filterung

Die Filterung der Primärstrahlung geschieht bereits in der Röhre und der Blende (Eigenfilterung, inhärente Filterung). Sie liegt je nach angewandter Spannung bei ca. 2 mm Aluminium-Gleichwert. Materialien, die am Röhrenfenster bzw. an der Blende zusätzlich in den Strahlengang eingebracht werden, sind Zusatzfilter. Am häufigsten werden Aluminium (Al) und Kupfer (Cu) als Zusatzfilter ver-

Tab. 1.6 ⇢ *Optimierte Aufnahmetechnik für Thoraxaufnahmen in verschiedenen Altersstufen*

Alter	Spannung (kV)	Belichtungszeit (ms)	Belichtungs-automatik	Zusatzfilterung (mm)	Streustrahlen-raster	Empfindlichkeits-klasse	Feldgröße
0 – 1 Monate	60 – 65	< 4	nein	1 Al + 0,1 Cu	nein	200 – 400	Mandibulaspitze – *T12/L1
1 – 18 Monate	60 – 65	4 – 10	nein	1 Al + 0,1 Cu	nein	400 – 600	*C4 – T12/L1
18 Monate – 7 Jahre	65 – 70	< 10	nein	1 Al + 0,1 Cu	nein	600 – 800	Apices – T12/L1
8 – 18 Jahre	115 – 125	< 10	nein/ja	1 Al + 0,1 Cu	ja 8/40	600 – 800	Apices – T12/L1

* T = Brustwirbel, L = Lendenwirbel, C = Halswirbel

Tab. 1.7 ⇢ *Optimierte Aufnahmetechnik für häufige Aufnahmen des Körperstamms und der Hand (ausgenommen Thoraxaufnahmen)*

Aufnahmeart	Spannung (kV)	Belichtungszeit (ms)	Belichtungs-Automatik	Zusatzfilterung (mm)	Streustrahlenraster 8/40	Empfindlichkeits-klasse
NNH (p.-a.)	65 – 85	< 50	ja	1 Al + 0,1 Cu	ja	200 – 400
Schädel a.-p./p.-a.	65 – 85	< 50	ja	1 Al + 0,1 Cu	ja	400 – 800
Schädel seitlich	65 – 85	< 20	ja	1 Al + 0,1 Cu	ja	600 – 800
Becken a.-p.	60* – 80	< 10* – 50	nein*/ja	1 Al + 0,1 Cu	nein*/ja	600 – 800
Abdomen a.-p./p.-a.	65* – 80	< 20	nein*/ja	1 Al + 0,1 Cu	nein*/ja	600 – 800
Hand p.-a.	55 – 60	< 10	nein	1 Al + 0,1 Cu	nein	100 – 200

* Säuglinge

wendet, viel seltener sog. Kantenfilter (Erbium, Niob u.a.). Generell werden heute 1 mm Al und 0,1 mm Cu empfohlen (Tab. 1.6 u. 1.7). Durch Zusatzfilterung wird das Bremsstrahlenspektrum zum kurzwelligen, durchdringungsfähigeren Anteil hin verschoben und damit insbesondere die Hautdosis erheblich reduziert. Da strahlensensible Organe bei Neugeborenen auf der Eintrittsseite direkt unter der Haut liegen, z.B. die Schilddrüse und die Brustdrüsen, kann mit einer Zusatzfilterung von 3,0 mm Al-Gleichwert die Hautdosis in den ersten 3 cm des Patienten um ca. 80% gesenkt werden. Dies bedeutet z.B. bei Thoraxaufnahmen von Neugeborenen eine erhebliche Reduzierung der Brustdrüsen- oder Schilddrüsendosis.

Nachteil einer starken Zusatzfilterung ist eine Verschlechterung des Bildkontrasts. Dies zeigt sich vor allem in der Darstellbarkeit feiner Lungenstrukturen, besonders bei Aufnahmen von unreifen Frühgeborenen oder bei Aufnahmen des kindlichen Skeletts, bei denen es auch um feine Details geht, z.B. Korbhenkelfrakturen der Metaphysen bei der Kindesmisshandlung. In diesen Fällen ist eine Reduzierung – unter Umständen das Weglassen – der Zusatzfilterung notwendig.

Streustrahlenraster

Für viele Röntgenuntersuchungen beim Säugling (z.B. Abdomen, Becken) ist wegen des geringen Körpervolumens kein Streustrahlenraster notwendig. Für Thoraxaufnahmen wird ein Raster erst ab 25 kg KG, also etwa ab dem 8. Lebensjahr benötigt. Wird eine Streustrahlenunterdrückung verwendet, so ist ein 8/40-Bucky-Raster oder ein Viellinienraster vergleichbarer Selektivität im Kindesalter ausreichend (Tab. 1.6–1.9). Ein Raster mit höherer Selektivität erhöht nur die Dosis ohne nennenswerten bildverbessernden Effekt. Die Dosis steigt bei Rasteranwendung ungefähr um den Faktor 3–5, ebenso die Belichtungszeit.

Tab. 1.8 ⇢ *Optimierte Aufnahmetechnik für Durchleuchtungsuntersuchungen des Ösophagus und des Magen-Darm-Trakts*

Untersuchung	Patientenposition	Spannung (kV)	Belichtungszeit (ms)	Raster 8/40
Ösophagus	aufrecht/liegend	65–75	<10	nein
Obere MDP	aufrecht/liegend	60–80 (110)	<20	nein/ja*
Fraktionierte MDP	aufrecht/liegend	60–110	<20	nein/ja*
Kolon	liegend	60–110	<20	nein/ja*
Ileostomie/Kolostomie	liegend	60–110	<20	nein
Rektographie, Defäkographie	aufrecht/liegend	60–110	<20	nein

* bei 110 kV

Tab. 1.9 ⇢ *Optimierte Aufnahmetechnik für Durchleuchtungsuntersuchungen der Nieren und ableitenden Harnwege*

Untersuchung	Patientenposition	Spannung (kV)	Belichtungszeit (ms)	Raster 8/40
MCU	aufrecht/liegend	60–110	<10	nein/ja*
Retrograde Urethrographie	liegend	60–80	<10	nein
AUG	liegend	60–80	<20	ja
Antegrade Pyelographie	aufrecht/liegend	60–80	<10	nein
Retrograde Pyelographie	aufrecht/liegend	60–80	<10	nein

* ja bei Patienten über 8 Jahre

Bildempfangende Systeme

> Digitale Speicherfolien können zu erheblichen Dosiseinsparungen führen, bei Skelettaufnahmen jedoch eine zu geringe Auflösung aufweisen.

Bildempfangende Systeme sind:
- Film-Folien-Kombinationen,
- digitale Speicherfolien,
- digitale Flachdetektoren,
- Bildverstärker.

Kassetten. Bei Verwendung von Film-Folien-Systemen und Speicherfolien ist auch das Kassettenmaterial von Bedeutung. So gelingt je nach Aufnahmespannung mit Kohlefaser- oder Kevlar-Kassetten eine zusätzliche Dosiseinsparung gegenüber Kassetten aus Aluminium oder Kunststoff zwischen 15 und 40%.

> In der Kinderradiologie sollten generell Folien der Empfindlichkeitsklasse 400 oder 600 verwendet werden.

Film-Folien-Systeme. In der Kinderradiologie sollten generell Folien der Empfindlichkeitsklasse 400 oder 600 verwendet werden (Tab. 1.**6** u. 1.**7**).

Ausnahmen sind bestimmte Aufnahmen am Skelettsystem, z.B. metaphysäre Frakturen bei Kindesmisshandlung. In der Diagnostik des akuten Abdomens, bei Kontrastuntersuchungen des Magen-Darm-Trakts und bei der MCU sowie für Stellungskontrollen in der Traumatologie können sogar Verstärkungsfolien der Empfindlichkeitsklasse 800 eingesetzt werden. Allerdings muss berücksichtigt werden, dass Seltene-Erden-Folien aufgrund des Spannungsgangs bei niedriger Aufnahmespannung einen geringeren Verstärkungsfaktor besitzen als im höheren kV-Bereich. Dieser Effekt ist bei grün leuchtenden Gadolinium-Folien stärker ausgeprägt als bei blau leuchtenden Yttriumtantalat-Folien.

> Seltene-Erden-Folien haben bei niedriger Aufnahmespannung einen geringeren Verstärkungsfaktor als im höheren kV-Bereich.

Digitale Speicherfolien. Digitale Speicherfolien haben in der Notfalldiagnostik und der Intensivmedizin gegenüber konventionellen Film-Folien-Kombinationen wegen des deutlich größeren Kontrastumfangs und der digitalen Bildbearbeitung (Bildtransfer, Archivierung etc.) beträchtliche Vorteile. Wiederholungsaufnahmen sind selten notwendig. Problematisch können Auslesefehler mit Darstellung flächenhafter Verdichtungen, Kantenartefakte und ein erhebliches Quantenrauschen sein. Der Dosisbedarf der digitalen Lumineszenzradiographie entspricht je nach verwendetem System einer Film-Folien-Kombination der Empfindlichkeitsklasse 200 bzw. 400. Allerdings gibt es hier Vorbehalte wegen nicht ausreichender Auflösung bei Skelettaufnahmen. Die Dosis für großformatige Aufnahmen, z.B. Wirbelsäulen- und Abdomenaufnahmen bei älteren Patienten (Schulkinder, Jugendliche), kann bei ausreichender Auflösung ganz beträchtlich reduziert werden.

Digitale Flachdetektoren. Eine noch größere Dosiseinsparung ist mit der digitalen Bildverstärkerradiographie und den digitalen Flachdetektoren möglich, da die Quanteneffizienz des verwendeten Detektormaterials (Cäsiumiodid-Silicium, Selen) deutlich besser ist als das der bisherigen bildempfangenden Aufnahmesysteme, z.B. Film-Folien-Systeme oder Speicherfolien. Von einem Hersteller (Fa. Canon) wird für tragbare Flachdetektoren Gadolinium (Abb. 1.**3**) mit sehr guter Bildqualität und sehr niedriger Dosis verwendet.

Spezielle Probleme bei der Durchleuchtung

Immobilisierung. Wie schon bei einfachen Röntgenaufnahmen, so sollte der Patient insbesondere bei Durchleuchtungen optimal fixiert werden. Dies ist bei nicht kooperierenden Patienten die Voraussetzung für kleine Felder und kurze Durchleuchtungszeiten. Durch geeignete Vorrichtungen zur Immobilisierung kann auch bei Untertischröhren der Abstand Fokus–Patient bei Säuglingen vergrößert werden (Abb. 1.**4**).

Dosisleistungseinstellung. Durchleuchtungsarbeitsplätze für pädiatrische Patienten sollten mit der Möglichkeit zur Einstellung unterschiedlicher Dosisleistungen ausgestattet sein, um bei Untersuchungen, bei denen die Detailerkennung nicht von so großer Bedeutung ist, ein Maximum an Dosiseinsparung zu erreichen. Dies ist z.B. möglich bei standardisierbaren Untersuchungen mit positiven Röntgen-KM (MCU, Prallfüllung des Ösophagus, Kolon-Monokontrastuntersuchungen; Abb. 1.**5**, Tab. 1.**8**

Spezielle Probleme bei der Durchleuchtung

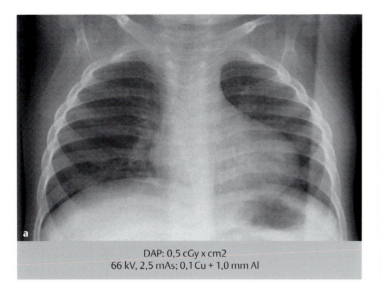

DAP: 0,5 cGy x cm2
66 kV, 2,5 mAs; 0,1 Cu + 1,0 mm Al

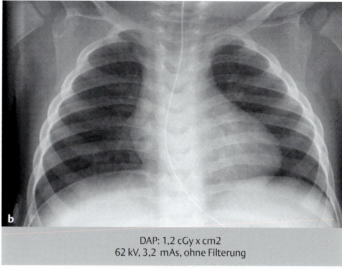

DAP: 1,2 cGy x cm2
62 kV, 3,2 mAs, ohne Filterung

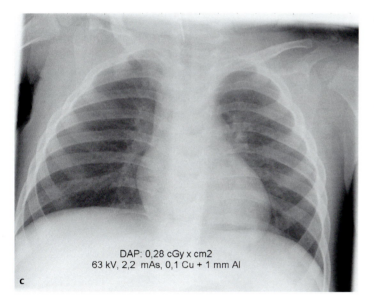

DAP: 0,28 cGy x cm2
63 kV, 2,2 mAs, 0,1 Cu + 1 mm Al

Abb. 1.3 a–c **Bildqualität und Dosis.** Thoraxaufnahmen bei gleichem Säugling, 8 Monate alt.
a Aufnahme am Thoraxstativ im Hängen, Speicherfoliensystem, Empfindlichkeitsklasse 600.
b Aufnahme mit dem fahrbaren Gerät, Speicherfoliensystem, Empfindlichkeitsklasse 600 versehentlich ohne Zusatzfilter.
c Aufnahme mit dem fahrbaren Gerät wie in **b**. Tragbarer Flachdetektor.

u. 1.9). Bei Kontrastuntersuchungen des Dünn- bzw. Dickdarms sollten – falls eine Durchleuchtungsanlage mit Untertischröhre verwendet wird – Übersichtsaufnahmen mit einer Obertischröhre durchgeführt werden.

Gepulste Durchleuchtung. Eine andere Möglichkeit der Dosiseinsparung ist der Einsatz der gepulsten Durchleuchtung, weil damit die effektive Durchleuchtungszeit erheblich gesenkt werden kann (Abb. 1.6). Nachteilig ist die Verschlechterung der Bildqualität, was von manchen Herstellern durch Bildintegration kompensiert wird.

Der Dosis sparende Effekt beträgt bei einer Verringerung der Pulsrate von 30 Pulsen/s (entspricht der kontinuierlichen Durchleuchtung) auf 3 Pulse/s ca. 90% (Abb. 1.7). Die Dosisreduktion war bei Patienten mit unauffälligem MCU deutlich höher als bei Patienten, welche einen pathologischen Befund aufweisen. Dieser Dosisunterschied erklärt sich daraus, dass zur Dokumentation eines pathologischen Befundes deutlich mehr digitale Aufnahmen gemacht werden als bei einem Normalbefund. Die

1 Besonderheiten der Aufnahmetechnik und des Strahlenschutzes

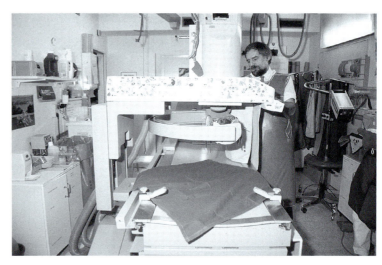

Abb. 1.4 **Immobilisierung eines Säuglings.** Babix-Drehhülle im C-Boden an einem Untertisch-Durchleuchtungsgerät.

Abb. 1.5 a u. b **Kolon-Kontrastuntersuchung bei einem Säugling.** Vergleich der Bildqualität von LIH-Speicherbildern mit gleicher Pulszahl. Bei höherer Dosisstufe ist das Rauschen deutlich geringer.

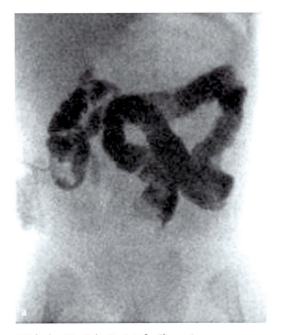
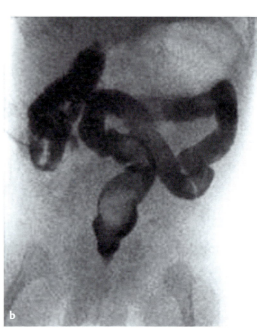

3 Pulse/s = 17 nGy/s, Dosisstufe: Fluoro 1   3 Pulse/s = 45 nGy/s, Dosisstufe: Fluoro 2

Bei zu langer Pulsdauer von über 15 ms besteht bei Kindern die Gefahr der Bewegungsunschärfe.

Pulsbreite bei der gepulsten Durchleuchtung kann je nach Patientendurchmesser, Fokusgröße und anderen Faktoren zwischen 2 und 40 ms schwanken. Bei zu langen Belichtungszeiten von über 15 ms besteht bei Kindern die Gefahr der Bewegungsunschärfe.

„**Last image hold" und „frame grabber".** Von beträchtlichem Dosis sparenden Effekt sind auch die Funktion „last image hold" (LIH) und die „Framegrabber"-Technik an digitalisierten Arbeitsplätzen. Solche Bilddokumentationen reichen für die Lagekontrolle von Kathetern bzw. Sonden und zur Darstellung der einfachen Anatomie nach KM-Anwendung aus. Um aber anatomische Details, z.B. einen Doppelureter oder den als Hochrisikofaktor bedeutsamen intrarenalen Reflux, eindeutig abzubilden, ist eine digitale Exposition notwendig (Abb. 1.8).

Digitale Fluoroskopie. Mit der digitalen Fluoroskopie kann die Dosis beträchtlich reduziert werden. So kann zur Darstellung von Funktionsvorgängen, wie z.B. bei einem Schluckakt, ein digitaler Videoloop verwendet werden (Abb. 1.9).

Spezielle Probleme bei der Durchleuchtung

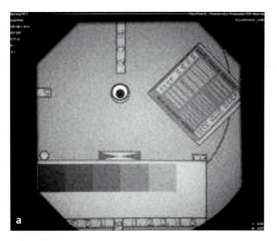

3 P/s = 17 nGy/s

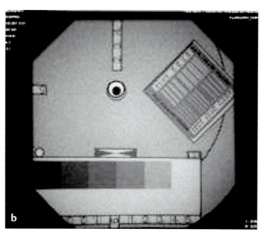

7,5 P/s = 43 nGy/s

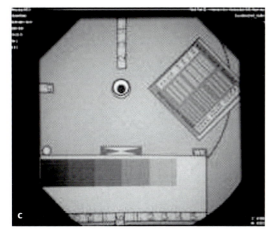

15 P/s = 87 nGy/s

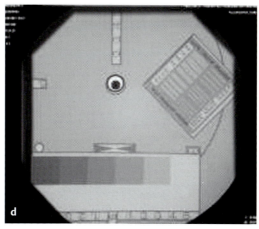

Aufnahme 200 nGy/s

Abb. 1.6 a–d **Einfluss der Pulszahl auf Dosis und Bildqualität bei Phantomaufnahmen.** Die Bildqualität ist am höchsten bei der digitalen Aufnahme (**d**), mit Verringerung der Pulszahl reduziert sich die Dosis, gleichzeitig verschlechtert sich die Qualität der Speicherbilder.

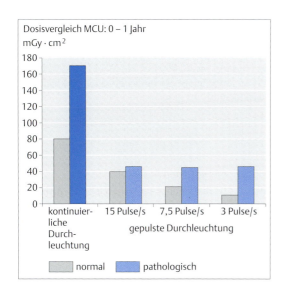

Abb. 1.7 **Vergleich von kontinuierlicher und gepulster Durchleuchtung.** Eigene Messung des Dosisflächenprodukts bei der MCU bei Säuglingen mit kontinuierlicher und gepulster Durchleuchtung. Dosisreduzierung bei Normalbefund. Gleich hohes Dosisniveau bei pathologischem Befund.

Raster. Auf ein Raster kann bei Röntgendurchleuchtungen im Säuglings- und Kindesalter fast immer verzichtet werden. Allerdings ist es mit digitaler Technik bei einfachen Monokontrastuntersuchungen vor allem bei Untersuchungen des Darms möglich, mit Rasteranwendung und LIH- bzw. „Framegrabber"-Bildern eine diagnostisch ausreichend aussagekräftige Bilddokumentation zu erreichen (Abb. 1.10). Im Vergleich zu digitalen Aufnahmen ohne Raster ist die Dosis dann immer noch deutlich niedriger. Bei Durchleuchtungsarbeitsplätzen, an denen Kinder untersucht werden, muss daher das Raster leicht entfernbar sein.

Weitere Strahlenschutzmaßnahmen. Ferner sollte eine „kV-Stopp"- bzw. „Lock-in"-Taste vorhanden sein, um bei KM-gefüllten Strukturen, z. B. Harnblasenfüllung bei der MCU, ein Ansteigen der Dosisleistungsregelung zu begrenzen. Ferner muss an allen Durchleuchtungseinheiten, an denen Kinder untersucht werden, eine automatische Dosisaufzeich-

> Bei Durchleuchtungsarbeitsplätzen, an denen Kinder untersucht werden, muss das Raster leicht entfernbar sein.

Abb. 1.8 a u. b **LIH-Speicherbild** (**a**). Im LIH-Speicherbild (3P/s) ist der massive intrarenale Reflux nicht sichtbar (**b**). Feine Details der Calices und Ureteren und der intrarenale Reflux sind in der normalen Aufnahme dagegen gut zu erkennen.

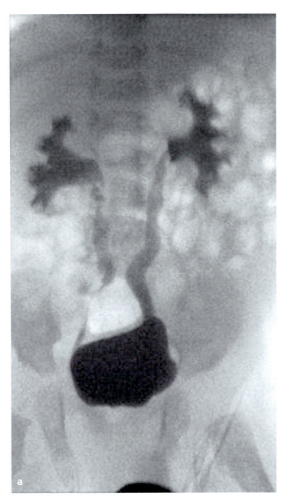

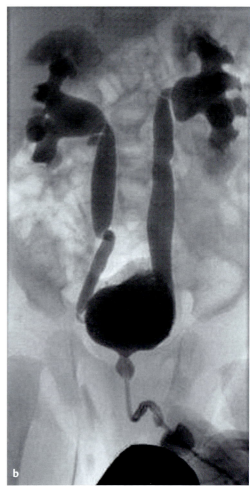

Statt der elektronischen Vergrößerung sollte besser ein größerer BV-Durchmesser gewählt werden.

nung vorhanden sein. Am einfachsten ist die Messung des Flächen-Dosis-Produkts und der Durchleuchtungszeit.

Zusätzlich ist auf der Empfängerseite die Auflösung und die Verstärkungseigenschaft des Bildverstärkers (BV) wichtig, also eine optimale Relation von BV-Größe und mittlerer benötigter Feldgröße. Die Verwendung der elektronischen Vergrößerung führt zu einem starken Ansteigen der Dosisleistung, sodass – wenn immer möglich – der größere BV-Durchmesser gewählt werden soll (Tab. 1.10). Allerdings muss dann auf eine korrekte Einblendung geachtet werden.

Tab. 1.10 **Abhängigkeit der Dosisleistung und der Aufnahmedosis vom Bildverstärkerformat. Je größer das Format desto geringer die Dosis, je kleiner das Format desto höher die Dosis und die Auflösung** (nach Siemens AG, Erlangen)

Bildverstärker-Durchmesser	Dosisleistung in der Durchleuchtung (nGy/s)	Dosis pro Aufnahme (nGy)	Änderung in Prozent[*]
40 cm	87	218	– 50
30 cm	105	305	– 40
27 cm	174	435	0
22 cm	254	635	+ 46
17 cm	436	1088	+ 150

[*] bezogen auf die BV-Größe 27 cm, 70 kV, 2,1 mm Cu

Spezielle Probleme bei der Durchleuchtung

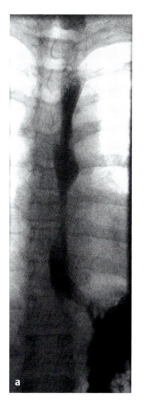
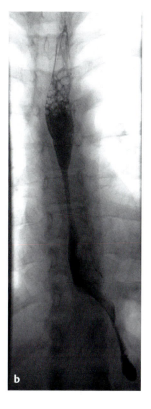
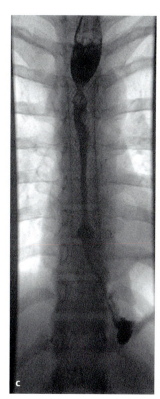

Abb. 1.9 a–c **Patientin mit Ösophagusstriktur nach Laugenverätzung**, Vor und nach Stent-Einlage. Vergleich der Bildqualität. Optimale diagnostische Information bei der digitalen Aufnahme, gute Bildqualität im Videoloop.
a LIH 3 Pulse/s.
b Digitale Aufnahme.
c Videoloop 15 Pulse/s.

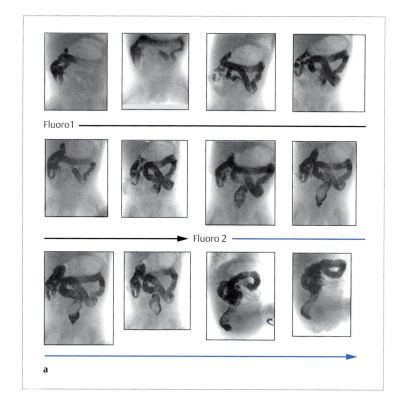

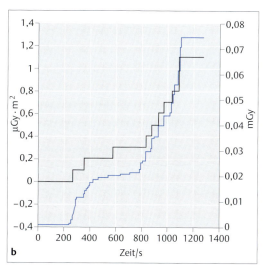

Abb. 1.10 a u. b **Ileostomafüllung bei einem Frühgeborenen.**
a Dokumentation der KM-Passage ausschließlich mit LIH-Bildern.
b Aufzeichnung des Dosisflächenprodukts. Bei der höheren Dosisstufe Fluoro 2 gegenüber Fluoro 1 steigt die kumulative Dosismesskurve steiler an. Das Gesamtdosisflächenprodukt ist mit 1,3 µGy · cm² sehr niedrig.

Strahlengang

▸ Bei Thorax-, Abdomen- und Wirbelsäulenaufnahmen kann durch eine einfache Änderung des Strahlengangs die Belastung der Brustdrüsen erheblich verringert werden.

Bei der konventionellen Röntgendiagnostik (Projektionsradiographie) sind die Organe auf der Eintrittsseite einer 3- bis 5fach höheren Dosis ausgesetzt als auf der Strahlenaustrittsseite. Im Kindesalter kann durch eine einfache Änderung des Strahlengangs (p.-a. statt a.-p.) vor allem die Belastung der Brustdrüsen bei Thorax-, Abdomen- und Wirbelsäulenaufnahmen erheblich verringert werden (Tab. 1.11). Aus demselben Grund hat auch bei Durchleuchtungen die Untertischröhre Vorteile gegenüber einer Obertischanordnung des Strahlers. Nachteil dieser Einstrahlrichtung ist jedoch der geringere Fokus-Haut-Abstand (55–75 cm gegenüber 110 cm).

Referenzdosiswerte

Mit Inkrafttreten der neuen Röntgenverordnung sind gemäß § 17 Referenzdosiswerte durch das Bundesamt für Strahlenschutz bekannt gemacht worden. In Tab. 1.12 sind die diagnostischen Referenzwerte für Röntgenuntersuchungen bei Kindern unterschiedlichen Alters angegeben. In der Tabelle sind die Werte für Röntgenaufnahmen des Körperstamms und des Schädels für das Säuglingsalter, das 5 Jahre und das 10 Jahre alte Kind aufgelistet. Im Gegensatz zu den Referenzwerten bei Erwachsenen fehlen derzeit Angaben für Wirbelsäulenaufnahmen, welche bei Kindern nur selten angefertigt werden. Die angegebenen Werte für das Dosis-Flächen-Produkt basieren auf den Werten der 3. Dosisquartile aus europäischen Feldstudien, wie sie in den europäischen Leitlinien für diagnostische Röntgenaufnahmen in der Pädiatrie angeben sind.

Für Durchleuchtungsuntersuchungen liegen Referenzdosiswerte einer vergleichenden europäischen Feldstudie zugrunde – und zwar nur für die MCU. Allerdings sind nach unserer Überzeugung

Tab. 1.12 ▸ **Diagnostische Referenzwerte für Röntgenuntersuchungen bei Kindern in verschiedenen Altersgruppen**

Untersuchungsart	Alter	Dosis-Flächen-Produkt (cGy · cm²)
Thorax a.-p.	Frühgeborenes 1000 g	0,3
	Reifgeborenes 3000 g	0,8
	10 ± 2 Monate	2,0
Thorax a.-p./p.-a.	5 ± 2 Jahre	3,0
	10 ± 2 Jahre	4,0
Thorax lateral	5 ± 2 Jahre	7,0
	10 ± 2 Jahre	8,0
Abdomen a.-p./p.-a.	10 ± 2 Monate	25,0
	5 ± 2 Jahre	50,0
	10 ± 2 Jahre	60,0
Becken a.-p.	5 ± 2 Jahre	25,0
	10 ± 2 Jahre	30,0
Schädel a.-p./p.-a.	10 ± 2 Monate	30,0
	5 ± 2 Jahre	40,0
Schädel lateral	10 ± 2 Monate	30,0
	5 ± 2 Jahre	30,0
MCU*	Reifgeborenes 3000 g	60,0
	10 ± 2 Monate	90,0
	5 ± 2 Jahre	120,0
	10 ± 2 Jahre	240,0

* MCU: Untersuchungen ohne gepulste Durchleuchtung

Tab. 1.11 ▸ **Die Anwendungsmöglichkeiten des p.-a. anstelle des a.-p. Strahlengangs bei häufigen Röntgenaufnahmen in der Pädiatrie**

Röntgenaufnahme	Fragestellungen	Kritische strahlenempfindliche Organe
Schädel	Fraktur, ventrikulo-peritonealer/atrialer Shunt	Augenlinsen
NNH	Sinusitis	Augenlinsen
Thorax in Seitenlage*	Fremdkörperaspiration, Pleuraempyem	Brustdrüsen
Abdomenübersichtsaufnahme in Seitenlage*	Magen-, Darmperforation, Ileus	Gonaden, Brustdrüsen
Wirbelsäule im Stehen	Skoliose	Brustdrüsen, Gonaden
AUG	Urolithiasis	Gonaden, Brustdrüsen

* horizontaler Strahlengang

diese Referenzdosiswerte viel zu hoch, da die meisten Kliniken nicht mit gepulster Durchleuchtung und optimierter Durchleuchtungstechnik gearbeitet haben. Die Strahlenexposition kann bei der MCU durch den Einsatz der gepulsten Durchleuchtung um den Faktor 10–15 reduziert werden, ohne dass Einbußen an Bild- und Untersuchungsqualität in Kauf genommen werden müssen.

Strahlenschutzmaßnahmen

Abdeckung der Feldgrenzen. Die Abdeckung der Keimdrüsen ist nach §28 der Röntgenverordnung gesetzlich vorgeschrieben. In der Kinderradiologie ist die Abdeckung der Organe nicht nur an der unteren, sondern auch an der oberen Feldgrenze von Bedeutung, um auch andere strahlensensible Organe wie z.B. die Brustdrüsen oder das rote Knochenmark der Schädelknochen zu schützen. Nur mit der patientennahen Bleigummiabdeckung kann eine Abschirmung gegen unerwünschte direkte Strahlung erreicht werden. Wichtig ist, dass die Bleiabdeckung unmittelbar am Feldrand erfolgt, da anderenfalls die extrafokale Strahlung und zu große Strahlenfelder infolge fehlerhafter Lichtvisiere oder ungenügender Einblendung nicht beseitigt werden.

Hodenkapsel. Der effektivste Gonadenschutz beim männlichen Geschlecht sind gut schließende Hodenkapseln, weil damit auch die Streustrahlung aus dem Körper abgehalten wird. Beim nicht deszendierten Hoden (Frühgeborene) ist eine Abdeckung nicht möglich und unter Umständen auch nicht sinnvoll, z.B. bei Lagekontrolle eines Nabelarterienkatheters. Eine Hodenkapsel stört weder bei Abdomen- noch Beckenaufnahmen. Auch bei der MCU können Hodenkapseln – angepasst an das jeweilige Alter – verwendet werden. Nur bei sehr kleinem Skrotum, bei Hodenhochstand und der retrograden Urethrographie ist es unmöglich, einen Gonadenschutz anzuwenden.

Ovarialmaske. Bei Mädchen können an der Blende einschiebbare Ovarialmasken oder ab dem 4. Lebensjahr Ovarialschilde, die auf den Unterbauch gelegt werden, verwendet werden. Da die Ovarien von außen nicht sichtbar sind, und die Lage der Eierstöcke im frühen Lebensalter außerordentlich variiert, muss die Maske einen Großteil des Beckens abdecken. Oberschenkelaufnahmen (Frakturen) müssen ebenfalls mit Gonadenschutz (gilt für beide Geschlechter) durchgeführt werden.

Kompression. Eine weitere Möglichkeit, die Patientendosis zu reduzieren, ist die Kompression, weil dadurch das Patientenvolumen verringert wird. Ein erwünschter Nebeneffekt ist, dass durch bessere Fixierung des Patienten die Bewegungsunschärfe reduziert wird. Die Kompression ist ausschließlich bei Abdomen-, Becken- und Wirbelsäulenaufnahmen im sagittalen Strahlengang möglich. Bei Übersichtsaufnahmen im Rahmen einer Magen-Darm-Diagnostik geschieht dies durch die Positionierung des Patienten in Bauchlage (Autokompression des Abdomens) und durchleuchtungsgezielt durch einen Tubus bei Rückenlage des Patienten. Eine Kompression im Rahmen einer AUG geschieht ebenfalls durch die Bauchlage oder ein Gurtkompressorium mit Schaumgummikeilen. Nicht erlaubt ist die Kompression des Abdomens bei einem Tumor oder beim akuten Abdomen (Trauma, Ileus, Steinkoliken).

Literatur

Arthur R, Pease JN. Problems associated with digital luminescence radiography in the neonate and young infant. Pediatr Radiol. 1992;22:5–7.

Bundesärztekammer. Leitlinien der Bundesärztekammer zur Qualitätssicherung in der Röntgendiagnostik. Dt. Ärztebl. 1995;92:35.

Commission of the European Communities. Radiation Protection Programme. European Guidelines on Quality Criteria for Diagnostic Radiographic Images in Paediatrics. CEC Directorate General XII/D/3, Brussels; 1996.

Cristy M. Active bone marrow distribution as a function of age in humans. Phys Med Biol. 1981;26:389–400.

Ewen K. Moderne Bildgebung. Stuttgart: Thieme; 1998.

Fendel H, Schneider K, Bakowski C, Kohn MM. Specific principles for optimization of image quality and patient exposure in pediatric diagnostic imaging. BIR-Report. 1990;20:91–110.

Fendel H, Schneider K, Schöfer H, Bakowski C, Kohn MM. Optimisation in pediatric radiology – are there specific problems for quality – assurance in pediatric radiology. Brit J Radiol. 1985;18[suppl]:159–65.

Fendel H. Die zehn Gebote des Strahlenschutzes bei der Röntgendiagnostik im Kindesalter. Pädiat Prax. 1976;17:339–46.

Hilton JW. Radiation effects and protection in children. In: Waldenburg Hilton S, Edwards DK, Hilton JW, eds. Practical Pediatric Radiology. Philadelphia: Saunders; 1984:575–602.

ICRP 26 – Recommendations of the International Commission on Radiological Protection. Oxford: Pergamon Press; 1977.

ICRP 60 – Recommendations of the International Commission on Radiological Protection. Oxford: Pergamon Press; 1991.

NCRP Report No. 68 – Radiation Protection in Pediatric Radiology. Berlin: Hoffmann; 1983.

Röntgenverordnung – Verordnung über den Schutz vor Schäden durch Röntgenstrahlen (Röntgenverordnung – RöV). BGBl. Nr. 36, S. 1869, v. 18. Juni 2002.

Schneider K, Perlmutter N, Arthur R, et al. Micturition cystourethrography in paediatric patients in selected children's hospitals in Europe – evaluation of fluoroscopy technique, image quality criteria and dose. Radiation Protection Dosimetry. 2000;90:197–201.

Schneider K. Evolution of quality assurance in paediatric radiology. Radiation Protection Dosimetry. 1995;57:119–23.

United Nations Scientific Committee on the Effects of Atomic Radiation (UNSCEAR). Sources, Effects and Risks of Ionising Radiation. Report 1988.

2 Spezielle Anatomie des frühen Kindesalters

E. Richter

Schädel und Gehirn ⇢ 18
    Schädel ⇢ 18
    Gehirn ⇢ 19

Hals und Thorax ⇢ 20
    Hals ⇢ 20
    Thorax ⇢ 21

Abdomen ⇢ 23

Skelett ⇢ 30

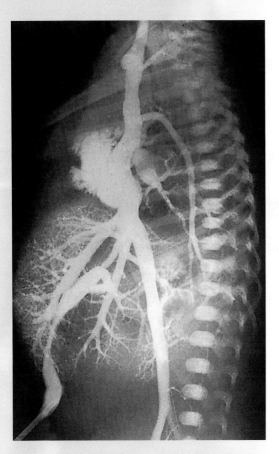

Die anatomischen Verhältnisse, besonders des frühen Kindesalters, unterscheiden sich zum Teil deutlich von denen des älteren Kindes oder des Erwachsenen. Die topographischen Beziehungen und die Proportionen sind andere, manche anatomische Strukturen verändern sich im Laufe des Wachstums grundlegend. Deshalb sind anatomische Atlanten des Erwachsenenalters nur bedingt für Kinder anwendbar.

Für die Diagnostik im Rahmen der Perinatalmedizin ist die Kenntnis auch der noch sehr unreifen anatomischen Verhältnisse des Frühgeborenen bis zur 24. SSW und des reifen Neugeborenen unbedingt erforderlich.

Schädel und Gehirn

Schädel

Fetale Entwicklung. Kalotte, Schädelbasis und Gesichtsschädel mit der Mandibula bilden die Gesamtheit des Schädels. Die embryonale und die fetale Entwicklung verlaufen nicht einheitlich. Die *Kalotte* und Teile des Gesichtsschädels entstehen durch direkte desmale Ossifikation aus embryonalem Bindegewebe, Bindegewebs-, Deck-, Haut- oder Belegknochen genannt. So bestehen die beim Neugeborenen und Säugling noch breiten Schädelnähte aus Bindegewebe – nicht aus Knorpel. Die *Schädelbasis*, zum Teil auch der Gesichtsschädel, ist dagegen knorpelig vorgebildet. Der Knorpel wird abgebaut und durch Knochen ersetzt (chondrale Ossifikation, Ersatzknochen). Daher ist die Schädelbasis beim Neugeborenen noch weitgehend knorpelig. Zwischen den sich vergrößernden Knochenkernen bleiben noch Synchondrosen über längere Zeit bestehen, z. B. die Synchondrosis sphenooccipitalis sowie intraoccipitalis anterior und posterior. Auf dem Röntgenbild sind nur die verknöcherten Anteile erkennbar: so ist z. B. die noch knorpelig begrenzte Hypophysengrube einschließlich des gesamten Dorsum sellae beim reifen Neugeborenen auf dem Übersichtsbild des Schädels nicht zu erkennen. Man sieht nur den zentral im Keilbein gelegenen Knochenkern, das *Basisphenoid* (Abb. 2.2 a).

Postnatale Entwicklung. Die wesentlichen Wachstums- und Strukturveränderungen des Schädels finden in den ersten 2 Lebensjahren statt. Die Höhe des Kopfes beträgt beim Neugeborenen ca. $1/4$, beim Erwachsenen nur noch ca. $1/8$ der Körpergröße. Entsprechend der rasch voranschreitenden Hirnentwicklung ist beim Neugeborenen der Hirnschädel im Vergleich zum Gesichtsschädel noch wesentlich größer (auf der seitlichen Röntgenaufnahme des Schädels ca. 3- bis 4-mal so groß) als später (etwa doppelt so groß im Alter von 6 Jahren). Durch die Höhenzunahme des Gesichtsschädels werden Nasenhöhle, Epipharynx und Mesopharynx besonders in vertikaler Richtung größer. Bei Frühgeborenen und reifen Neugeborenen sind die *Choanen* noch so klein, dass sie durch einen dünnen Nasotrachealtubus vollständig verlegt werden können! Die Winkel der Schädelbasisknickung und der Mandibula werden kleiner, die Halsweichteile rücken nach kaudal hinab.

Die Schädelknochen enthalten beim Kind viel mehr blutbildendes Knochenmark als beim Erwachsenen: beim Neugeborenen ca. 27 % des roten Knochenmarks. Dies ist bei der Indikation zu Röntgenuntersuchungen (Nativröntgenaufnahmen, Angiographie, CT) zu bedenken (S. 2 u. 32).

Beim Säugling zeigt das Röntgenbild des Schädels eine Reihe von Besonderheiten. Die Kalotte ist dünn, die Schädelnähte und die Fontanellen sind noch weit offen und unscharf konturiert.

> Auf dem Röntgenbild sind nur die verknöcherten Anteile des Schädels erkennbar, die Schädelnähte und Synchondrosen sind noch sehr breit.

Gehirn

Das Gehirn zeigt im Verlauf des raschen Wachstums vom sehr unreifen Frühgeborenen bis zum reifen Neugeborenen und Säugling erhebliche Veränderungen, z. B. der Gyrierung. Die Sonographie des Gehirns ist die am häufigsten angewandte Methode. Die Abb. 2.**1** u. 2.**2** zeigen entsprechende anatomische Schnitte.

Die frühen Wachstumsbewegungen des Gehirns sind in besonderem Maße durch die Entfaltung der Großhirnhemisphären mit Ausbildung der die Insel überlagernden Operkula bedingt. Die im Laufe dieser Entwicklung auftretende Rotation der Großhirnhemisphären wirkt sich auch auf die Ausbildung der Seitenventrikel, des Balkens und der zerebralen Arterien und Venen aus. Die anfangs noch geräumigen Seitenventrikel verschmälern sich. Dabei bleiben die Hinterhörner noch lange relativ groß. Der Bogen der A. cerebri anterior und ihrer Fortsetzung, der A. pericallosa, ist beim Frühgeborenen und beim reifen Neugeborenen weiter gespannt als beim älteren Kind und Erwachsenen. Dieser Befund darf nicht als Zeichen einer Ventrikelerweiterung fehlgedeutet werden. Die okzipitalen Venensinus – Sinus durae matris – sind bei Neugeborenen und Säuglingen besonders geräumig.

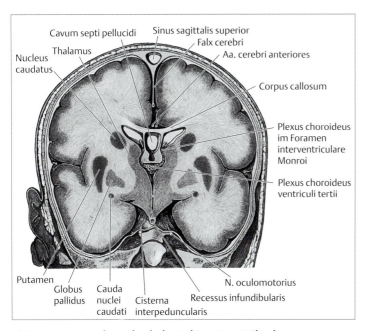

Abb. 2.1 Koronarschnitt durch das Gehirn eines Frühgeborenen entsprechend einer Sonographie durch die große Fontanelle. Schnitt durch die Foramina interventricularia Monroi. Der Balken ist noch schmal, die Ausbildung der Hirnwindungen noch gering.

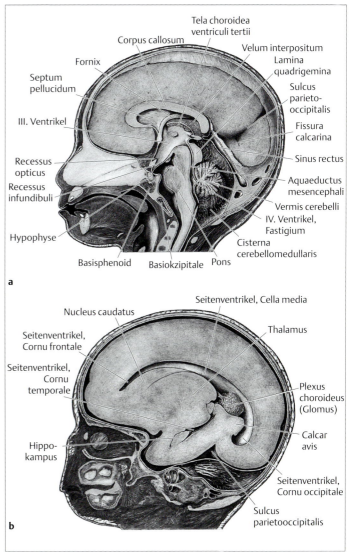

Abb. 2.2 a u. b Gehirn eines Frühgeborenen.
a Medianschnitt, Blick auf die rechte Hirnhälfte.
b Schräg geführter Parasagittalschnitt durch die größte Länge des Seitenventrikels entsprechend einer sonographischen Schnittführung. Rechte Hemisphäre, Ansicht von medial.

Hals und Thorax

Die Unterschiede der Hals- und Thoraxorgane des Kindes einerseits und des Erwachsenen andererseits werden besonders deutlich, wenn man die Anatomie beim Neugeborenen und Säugling betrachtet (Abb. 2.3).

Hals

Der Hals ist kurz, die obere Thoraxapertur eng und der Thymus noch groß. Kehlkopf, Hypopharynx und pharyngoösophagealer Übergang liegen in Relation zur HWS wesentlich höher als später. Beim Neugeborenen reicht der Rachen meist bis zum 3., beim Erwachsenen bis zum 6. Halswirbelkörper hinab (variabel je nach Atem- und Schluckphase).

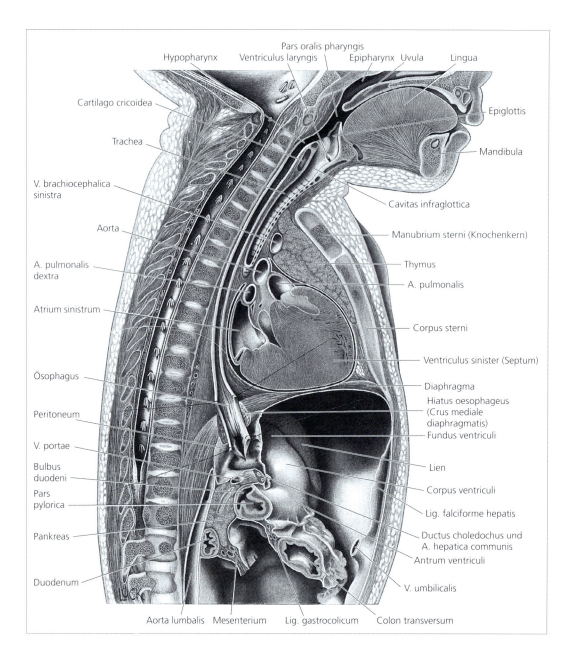

Abb. 2.3 **Medianschnitt, Blick auf die linke Körperhälfte eines Frühgeborenen.** Der Gesichtsschädel ist niedrig, der Hals kurz. In die enge obere Thoraxapertur ragt der Thymus zipfelartig hinein. Der Ösophagus ist der ganzen Länge nach dargestellt, Mageneingang und -ausgang sind angeschnitten.

Thorax

Knöcherner Thorax. Der Thorax weist in der Entwicklung vom Neugeborenen bis zum Erwachsenen deutliche Veränderungen auf (Abb. 2.**4**). Beim Säugling ist der Thorax ungefähr zylinderförmig, die Thoraxtiefe entspricht nahezu der Thoraxbreite bei annähernd horizontalem Rippenverlauf. Später flacht sich der Thorax ab, die Rippen verlaufen dann schräg nach vorn unten. Erst dann wird die Thoraxatmung effektiv, während beim Säugling bei mehr horizontaler Rippenstellung die Zwerchfellatmung im Vordergrund steht. Hinten reichen die Lungen beim Säugling besonders weit nach kaudal hinab, sodass relativ große Abschnitte der Unterlappen dorsal der Zwerchfellkuppen liegen. Der hintere untere Pleurarezessus reicht bis hinter die Nebenniere und sogar hinter den oberen Nierenpol hinab (Abb. 2.**8**).

Thymus. Beim Säugling ist das Mediastinum breit; das Herz wird vom Thymus überlagert. Dieser ist in Größe und Form sehr variabel. Er liegt in der Regel ventral, kann jedoch bei ungewöhnlicher dorsaler Position einen Tumor vortäuschen. Der Thymus kann durch die obere Thoraxapertur bis in die untere Halsregion hinaufreichen (Abb. 2.**3**).

Trachea. Das Lumen der Trachea ist beim Neugeborenen und Säugling im Vergleich zum Lungenvolumen größer als bei älteren Kindern und Erwachsenen. Dies erleichtert beim Neugeborenen mit noch vergleichsweise schneller und oberflächlicher Atmung den Gasaustausch. Die Fläche des Tracheallumens nimmt vom Neugeborenen- bis zum Erwachsenenalter nur um das 10fache, das Lungenvolumen dagegen um das 20–30fache zu. Der Tracheadurchmesser beträgt beim Neugeborenen sagittal 5,7 mm und transversal 6 mm, beim Erwachsenen durchschnittlich 16,5 mm bzw. 14,4 mm.

Die Trachea ist bei Neugeborenen relativ kurz, die Karina liegt meist in Höhe des 3., gelegentlich des 4. BWK. Sie rückt mit zunehmendem Alter tiefer. Nach Engel beträgt die Länge der Trachea beim Neugeborenen ca. 4 cm, zur Zeit der Pubertät ca. 6 cm und beim Erwachsenen ca. 12 (9–15) cm. Der Bifurkationswinkel ist beim Neugeborenen mit 60–70° größer als später.

Die *Spitze eines Trachealtubus* sollte nicht zu hoch in der Nähe des Kehlkopfs und nicht zu tief in der Nähe der Karina liegen. Eine gute Position ist die mittlere Trachea, ungefähr in Höhe der oberen Thoraxapertur oder der Schlüsselbeine, nicht tiefer als BWK 2.

Periphere Luftwege. Im Vergleich zur Trachea zeigen die peripheren Luftwege beim Säugling kleinere Lumina als beim älteren Kind und Erwachsenen

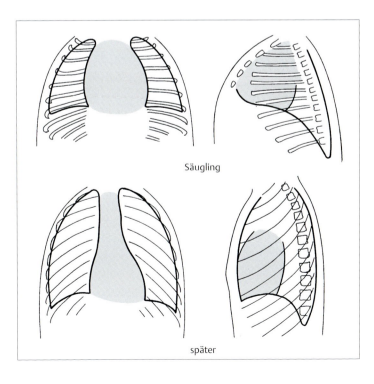

Abb. 2.4 **Veränderungen der Thoraxorgane im Laufe des Wachstums.** Beim *Säugling* sind Thoraxbreite, -tiefe und -höhe annähernd gleich, die Rippen verlaufen fast horizontal. Das Herz wird vom Thymus überlagert. Der hintere Pleurasinus reicht besonders weit nach kaudal. Im *späteren Kindesalter* wird der Thorax flacher, die Rippen verlaufen schräg nach vorn unten. Der Thymus zeichnet sich an der Kontur des Mediastinums nicht mehr ab.

(Abb. 2.5). Daher ist es verständlich, dass Säuglinge bei Luftwegsinfektionen besonders leicht zu Lungenblähung und Atelektasen neigen.

Lunge. Der Feinbau der Lunge mit Ausbildung der Alveolen ist mit der Geburt noch nicht abgeschlossen. Nach Dunnill beträgt die Zahl der Alveolen beim reifen Neugeborenen ca. 24 Mio. und hat sich nach 3 Monaten verdreifacht. Die endgültige Anzahl von ca. 300 Mio. Alveolen wird erst mit ca. 8 Jahren erreicht. Danach nimmt das Lungenvolumen im Wesentlichen durch eine Vergrößerung der Alveolen zu. Die Größe der Alveolen gibt Dunnill beim Neugeborenen mit ca. $1/7$ mm (ca. 150 μm), beim Erwachsenen mit gut $1/4$ mm (ca. 280 μm) an.

Die Größe eines Azinus (respiratorische Einheit, bestehend aus der Gesamtheit der Verzweigungen und Alveolen eines Bronchiolus terminalis) beträgt nach Hislop u. Reid bei einem Frühgeborenen der 28. SSW 0,6 mm, beim reifen Neugeborenen 1,1 mm, im Alter von 2 Monaten 1,75 mm und mit 7 Jahren 4 mm. 3 – 5 Azini bilden einen sekundären pulmonalen Lobulus. Die Atemfläche der Lunge (Gesamtoberfläche der Alveolen) gibt Dunnill beim reifen Neugeborenen mit 2,8 m² an. Sie hat sich mit 3 Monaten verdoppelt. Beim Erwachsenen ist sie ca. 45 – 100 m² groß. Die Atemfläche in Quadratmetern entspricht in jedem Lebensalter ungefähr dem Körpergewicht in Kilogramm.

Ösophagus. Beim Neugeborenen sind die Peristaltik des Ösophagus und die Kardiafunktion zunächst noch gering ausgeprägt und unkoordiniert (gastroösophagealer Reflux, gelegentliches Erbrechen). Die Kenntnis der Ösophagusengen ist für die Lokalisierung verschluckter Fremdkörper wichtig:
- Die obere der 3 Ösophagusengen liegt am pharyngoösophagealen Übergang. Auf Nativröntgenaufnahmen und im Ösophagogramm wird dieser „Ösophagusmund" leicht zu weit kranial vermutet (Verwechslung mit dem Übergang des Mesopharynx zum Hypopharynx).
- Die mittlere Ösophagusenge entspricht der Höhe des Aortenbogens sowie – etwas weiter kaudal – des linken Hauptbronchus.
- Die untere Ösophagusenge liegt in Höhe des Hiatus oesophageus des Zwerchfells. Dieses untere Verschlusssegment des Ösophagus ist im Hiatusschlitz des Zwerchfells nur locker verankert und kann einerseits nach intraabdominal hinab und andererseits nach intrathorakal im Rahmen einer Hernie hinauf verlagert werden (Abb. 2.3).

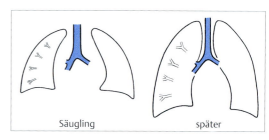

Abb. 2.5 **Unterschiede der Luftwege in verschiedenen Altersstufen.** Beim Säugling sind die peripheren Luftwege im Vergleich zur Trachea deutlich enger als später. Dadurch werden beim Säugling Überblähungen und Minderbelüftungen begünstigt.

Thorakale Blutgefäße. Die thorakalen Blutgefäße des Neugeborenen und des jungen Säuglings weisen Besonderheiten auf, die sich aus den fetalen Kreislaufverhältnissen erklären. Der *Ductus arteriosus* als breite fetale Verbindung zwischen A. pulmonalis und Aorta beginnt sich beim gesunden Neugeborenen nach wenigen Stunden funktionell zu verschließen. Der anatomische Verschluss tritt in den meisten Fällen in den ersten Lebensmonaten ein (nach 2 Monaten in ca. 50% der Fälle; fast 100% werden nach Scammon u. Norris erst mit ca. 12 Monaten erreicht).

Der bogenförmig verlaufende Ductus arteriosus kann beim Neugeborenen im oberen Mediastinum links paraortal eine kräftig pulsierende, rundliche Verschattung hervorrufen („ductus bump"; S. 135). Da intrauterin das Blut über den weit offenen Ductus arteriosus in die Aorta descendens strömt, wird der *Isthmus aortae* (distaler Teil des Aortenbogens proximal des Ductus arteriosus) kaum benutzt und ist auch noch postnatal beim Säugling relativ schmal. Er weitet sich erst später zunehmend auf.

Pathologische Luftansammlungen. Pathologische Luftansammlungen kommen im Thoraxbereich als Pneumothorax, -mediastinum, -perikard, als Luft im Lig. pulmonale und als Hautemphysem der Thoraxweichteile vor. Vom hinteren Mediastinum aus kann sich die Luft auch bis unter das Zwerchfell hinab ausbreiten und nach Einriss der Serosa zu einem Pneumoperitoneum führen (S. 157).

> Die Atemoberfläche in Quadratmetern entspricht in jedem Lebensalter ungefähr dem Körpergewicht in Kilogramm.

Abdomen

Peritonealhöhle. Auch die Peritonealhöhle zeigt beim Neugeborenen und Säugling Besonderheiten (Abb. 2.**6**). So reicht die *Excavatio rectouterina* bzw. *rectovesicalis* der Peritonealhöhle weiter nach kaudal als später. Beim weiblichen Neugeborenen erstreckt sich dieser Douglas-Raum bis hinter die Vagina hinab (Abb. 2.**7**), beim männlichen Neugeborenen bis hinter die Urethra. Hier kann vom Rektum her durch eine Perforation (z. B. Thermometer, Darmrohr) sehr leicht die Peritonealhöhle eröffnet werden. Diese weite Ausdehnung der Peritonealhöhle nach kaudal ist für den Kinderchirurgen von Bedeutung, z. B. für die Anastomosierung beim Morbus Hirschsprung und bei der Korrektur verschiedener anorektaler Fehlbildungen. Mit zunehmendem Alter bildet sich der kaudale Anteil der Excavatio rectouterina bzw. rectovesicalis zurück. Es entsteht ein bindegewebiger Raum mit der Denonvillier-Faszie.

Beim Fetus und Frühgeborenen ist der Processus vaginalis peritonei noch offen, intraperitoneale Flüssigkeit kann sich bis in das Skrotum ausbreiten. Verschließt dieser Prozessus sich auch nach dem Deszensus des Hodens nicht, so kann sich eine angeborene (indirekte) Leistenhernie ausbilden oder eine Hydrozele sich weit nach intraperitoneal hinauf ausdehnen.

Die *Morison-Tasche* der Peritonealhöhle reicht zwischen Leber (ventral), rechter Niere und Nebenniere (dorsal) weit nach kranial hinauf, viel weiter als sich der dorsale Pleurarezessus hinter der Niere nach kaudal erstreckt (Abb. 2.**6** u. 2.**8**). Die *Bursa omentalis* stellt einen besonderen peritonealen Raum dar. Nach kaudal entsteht das Omentum majus, dessen beide Blätter beim Neugeborenen noch nicht verschmolzen sind. So kann das Omentum majus beim Neugeborenen einen großen Raum umschließen. Es kann sich z. B. durch Aszites als Teil der Bursa omentalis ballonartig auffüllen. Später obliteriert der Hohlraum, das Omentum majus bildet dann ein schürzenartiges Gebilde.

Die Kenntnis der Anatomie der Bauchhöhle ist für die Diagnostik eines *Pneumoperitoneums* oder freier *intraperitonealer Flüssigkeit* unabdingbar. Ein Pneumoperitoneum kann bei maschineller Beatmung nach Alveolenruptur durch Fortleitung im Interstitium bis unter das Zwerchfell und nachfolgendem Serosaeinriss entstehen (S. 157).

Leber. Sie besitzt beim Neugeborenen einen relativ großen und weit nach links reichenden Lappen. Später überwiegt der rechte Lappen immer mehr, der linke wird relativ kleiner.

> Ein Pneumoperitoneum ist nicht immer Ausdruck einer Perforation des Magen-Darm-Trakts!

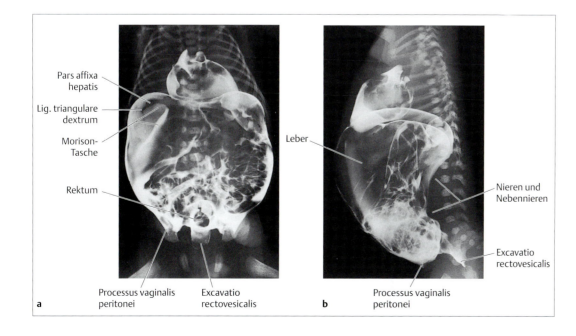

Abb. 2.6 a u. b Postmortales Peritoneogramm und Perikardiogramm eines Frühgeborenen.
a Sagittal, Rückenlage. Die Morison-Tasche ist mit KM aufgefüllt. Sie grenzt kranial an die Verwachsungsfläche der Pars affixa der Leber mit dem Zwerchfell an. Die Testes sind noch nicht deszendiert.
b Seitenbild. Die Nieren und Nebennieren wölben sich von dorsal her weit vor. Die Hoden sind noch nicht deszendiert, der Processus vaginalis peritonei bildet erst eine kleine Auszipfelung.

2 Spezielle Anatomie des frühen Kindesalters

Abb. 2.7 a u. b **Medianschnitt durch das Becken.** Neugeborenes Mädchen. Die Peritonealhöhle reicht mit ihrer Excavatio rectouterina (Douglas-Raum) retrovaginal wesentlich weiter nach kaudal hinab als beim Erwachsenen. Entsprechend reicht das Spatium fibrosum rectovaginale nicht so weit nach kranial hinauf wie im adulten Zustand.
a Anatomisches Präparat.
b Schema.

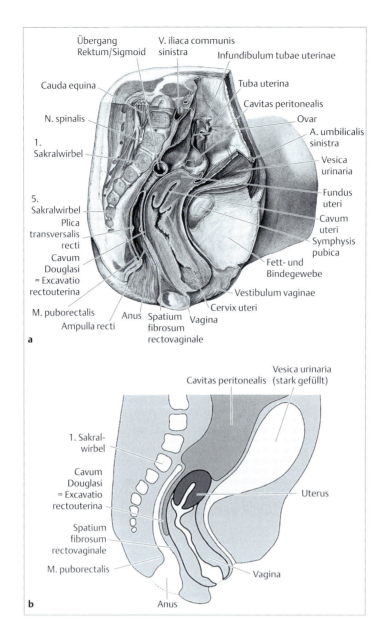

Abb. 2.8 **Topographische Beziehung der Peritonealhöhle zum Pleuraraum bei einem Frühgeborenen.** Schema nach einem anatomischen Präparat gezeichnet, entsprechend einem sonographischen Schnitt durch die rechte Niere und Nebenniere. Die Pleurarezessus reichen vorn seitlich und besonders hinten tief nach kaudal hinab, die Morison-Tasche der Peritonealhöhle weit nach kranial hinauf.

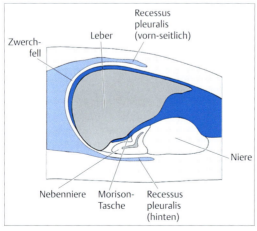

Darm. Dieser unterliegt in der Embryonal- und Fetalzeit erheblichen Wachstumsverlagerungen und Drehungen. Die Mitteldarmschleife dreht sich dabei um 270° entgegen dem Uhrzeigersinn (von vorn her gesehen). Die Lageveränderungen sind auch zur Zeit der Geburt noch nicht vollständig abgeschlossen, so z. B. der Aszensus der Flexura duodenojejunalis und der Deszensus des Zäkums. Das Zäkum mit der Appendix kann besonders beim Frühgeborenen noch weit kranial liegen.

Gonaden. Bei der Position der Gonaden ist zu bedenken, dass vor dem Deszensus die Testes weit kranial liegen. So projizieren sich auf dem Röntgenbild bei sehr unreifen Frühgeborenen die Hoden auf die Darmbeinschaufeln oder auf die Sakroiliakalfugen. Somit können in dieser frühen Altersstufe die Hoden an ähnlicher Position liegen wie die Ovarien beim weiblichen Neugeborenen (Einblenden bei Röntgenaufnahmen und Durchleuchtung!).

Nieren. Sie zeigen große altersspezifische Unterschiede, nicht nur hinsichtlich der Größe, sondern auch der Form und der Oberfläche sowie der Echostruktur bei der Sonographie.

Beim Neugeborenen und Säugling ist die Nierenoberfläche bucklig durch die in der Fetalentwicklung entstandene renkuläre Lappung (Abb. 2.9). Erst jenseits des Säuglingsalters verstreichen die Lappengrenzen, die Oberfläche wird glatt. Beim Säugling ist der Nierenhilus stärker eingezogen als später, das Nierenparenchym relativ breit, das Nierenbecken vergleichsweise klein, das peripelvine Fett nur gering ausgeprägt.

Entsprechend ist im Sonogramm beim Säugling das zentrale Echo kleiner als später. Die Markpyramiden treten beim Neugeborenen und Säugling echoarm hervor, fast „zystenartig" wirkend. Im Laufe der ersten Lebensjahre wird die Echoarmut der Markpyramiden allmählich geringer (zeitlich sehr variabel; S. 226).

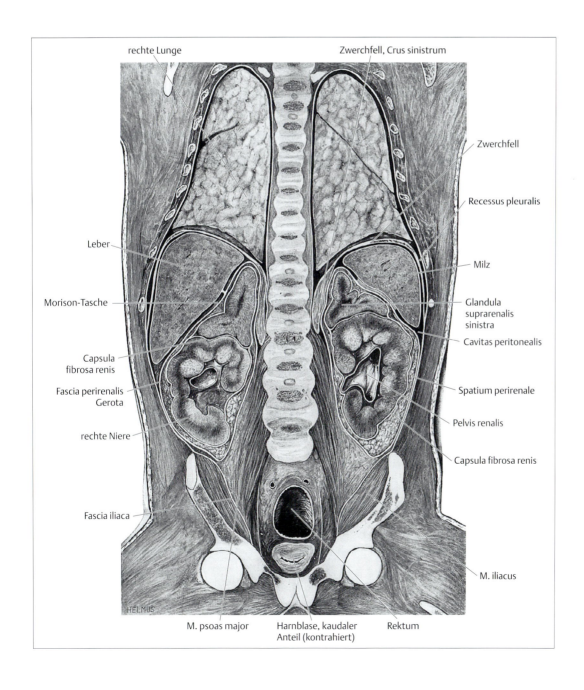

Abb. 2.9 **Frontalschnitt durch den Rumpf eines männlichen Frühgeborenen.** Die großen Nieren und Nebennieren werden vom Perirenalraum umschlossen, der nach außen durch die Gerota-Faszie (Fascia perirenalis) begrenzt wird. Die Oberfläche der Nieren ist bucklig (renkuläre Lappung). Die Nebennieren sind im Vergleich zu den Nieren noch sehr groß. Die Zwerchfellschenkel sind kräftig ausgebildet. Der kaudale Pleurarezessus reicht medial und lateral weit nach unten hinab.

Harnblase. Beim Säugling ragt die gefüllte Harnblase weit nach kranial in das Abdomen hinauf und kann auf der Abdomenübersichtsaufnahme eine Raumforderung vortäuschen.

Nebennieren. Sie sind beim Fetus und Neugeborenen auffällig groß (Abb. 2.9) und verkleinern sich postnatal. Sie verlieren ca. $1/3$ ihres Gewichts in den ersten 2–3 Lebenswochen. Die Nebennieren haben erst im Alter von ca. 2 Jahren wieder ihr Gewicht zur Zeit der Geburt erreicht.

Größere Äste der Aorta abdominalis (Abb. 2.10). Diese liegen bei Neugeborenen im Durchschnitt ca. $1/2$–1 Wirbelkörper weiter kranial als beim Erwachsenen. Die Aortenbifurkation liegt in jeder Altersstufe ungefähr an gleicher Position, in der Regel etwa in Höhe L4 (variabel in Höhe des Zwischenwirbelraums L3/4–L5).

Die Aortenbifurkation projiziert sich beim Neugeborenen etwas höher als der Nabel, während der Zusammenfluss der beiden Vv. iliacae communes zur unteren Hohlvene etwa in Nabelhöhe liegt. Entsprechend ihrer Bedeutung in der Fetalzeit sind die Nabelarterien als Fortsetzung der Aa. iliacae internae beim Neugeborenen noch besonders kräftige Gefäße (Abb. 2.10). Deshalb sind beim Neugeborenen die inneren Iliakalarterien dicker als die äußeren, also umgekehrt wie beim älteren Kind bzw. Erwachsenen.

Im Rahmen der Neugeborenenintensivbehandlung sollte die Spitze eines *Nabelarterienkatheters* möglichst nicht in der Nähe der größeren Aortenäste liegen. Als günstige Positionen werden die thorakale Lokalisation oberhalb der Zwerchfellkuppen – zwischen Th 6 und Th 10 – oder die abdominale Lokalisation kurz oberhalb der Aortenbifurkation – also ca. L3 – angesehen (Abb. 2.11).

Die *Nabelvene* ist nach der Geburt zunächst noch offen. Sie kann beim Kind und auch noch beim Erwachsenen als Kollateralkreislauf wieder eröffnet werden, z. B. bei einer portalen Hypertension. Pränatal erhält der Fetus über die Nabelvene sauerstoffreiches Blut von der Plazenta. Postnatal kann die Nabelvene im Notfall für eine Katheterisierung benutzt werden (Abb. 2.12).

Der *Nabelvenenkatheter* sollte durch den Recessus umbilicalis und den Ductus venosus geführt werden. Die Spitze sollte in der unteren Hohlvene direkt unterhalb des rechten Vorhofs liegen (Abb. 2.13).

Die *Pfortader* ist mit dem System der Nabelvene im Bereich des geräumigen Recessus umbilicalis (Rex) verbunden (Abb. 2.14 a u. 2.15), der nach Obliteration der Nabelvene und des Ductus venosus sogar noch beim Erwachsenen als lokale Erweiterung des linken Pfortaderhauptastes erkennbar ist (Abb. 2.14 b). Dieser geräumige Recessus umbilicalis (Rex) ist für eine mesenterikoportale Shunt-Operation bei Pfortaderthrombose von Bedeutung (Rex-OP).

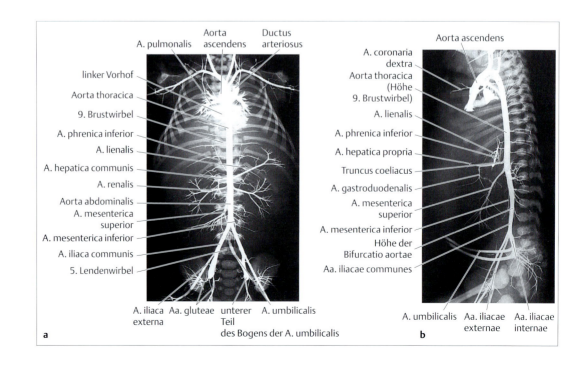

Abb. 2.10 a u. b **Postmortale Aortographie.** Reifes männliches Neugeborenes. Die kräftigen Nabelarterien gehen in einem scharfen Bogen von den Aa. iliacae internae nach vorn ab. Hierdurch kann eine Nabelarterienkatheterisierung erschwert werden.
a Sagittal.
b Lateral.

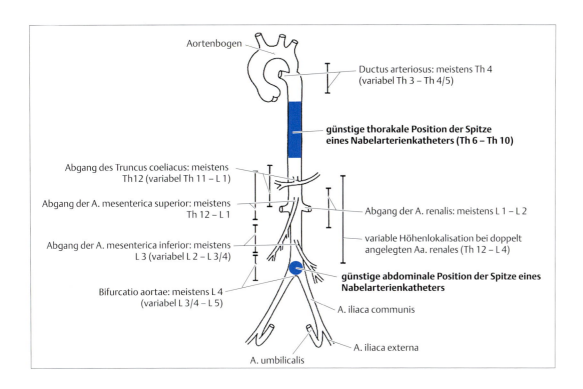

Abb. 2.11 Höhenlokalisation der Aortenäste und -abschnitte in Relation zur Wirbelsäule beim Neugeborenen. Die Variabilität ist groß; besonders bei einer Doppelung der Nierenarterien können sich die Abgänge über einen weiten Aortenabschnitt erstrecken. Als günstigste Lage für die Spitze eines end-offenen Nabelarterienkatheters wird entweder die thorakale Position zwischen Th 6 und Th 10 oder die abdominale Lage kurz oberhalb der Aortenbifurkation angesehen.

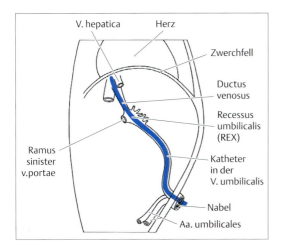

Abb. 2.12 Verlauf eines Nabelvenenkatheters beim Neugeborenen, in optimaler Position. Typischer bogiger Verlauf in der Seitenansicht.

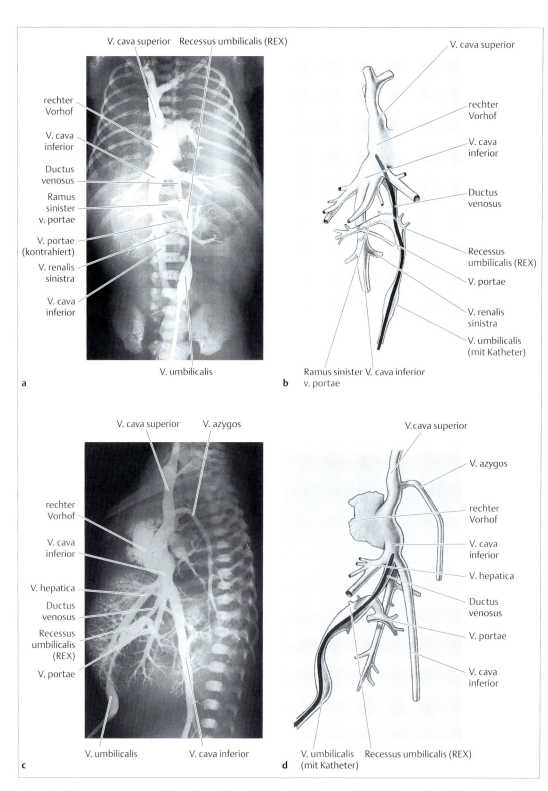

Abb. 2.13 a–d **Abdominale Venen beim Frühgeborenen.** Postmortales Venogramm. Verknüpfung der Nabelvenen mit dem System der Pfortader und der unteren Hohlvene.
a Sagittal.
c Lateral.
b u. **d** Zugehörige Schemata mit Nabelvenenkatheter an günstiger Position.

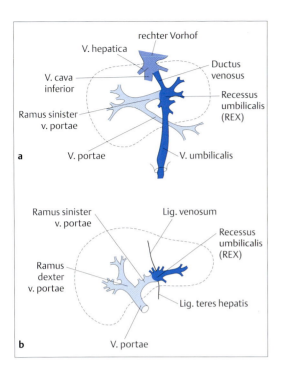

Abb. 2.14 a u. b Nabelvenen- und Pfortadersystem beim Neugeborenen (a) im Vergleich mit den Verhältnissen beim älteren Kind und Erwachsenen (b). Der Ductus venosus obliteriert zum Lig. venosum. Die Nabelvene wandelt sich zum Lig. teres hepatis um, welches am Unterrand des Lig. falciforme hepatis verläuft.

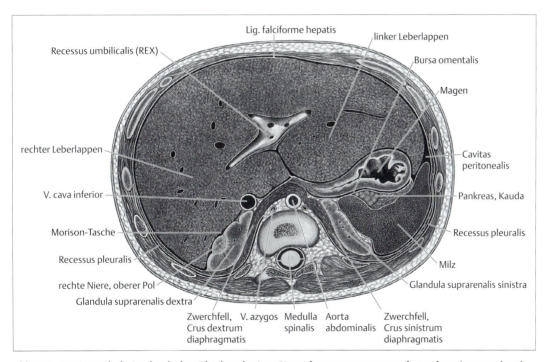

Abb. 2.15 Horizontalschnitt durch den Oberbauch eines Neugeborenen, von unten betrachtet (entsprechend einer CT). In der Leber ist der Recessus umbilicalis (Rex) ein weiter venöser Raum.

Skelett

Die noch weitgehend knorpeligen Skelettanteile des Säuglings erlauben Sonographien, die mit zunehmender Verknöcherung nur noch eingeschränkt möglich sind. Als Beispiel eines frühen Stadiums mit erst sehr geringer Ossifikation zeigt Abb. 2.16 ein anatomisches Präparat der Hüfte eines Frühgeborenen. Der noch vollständig knorpelige Hüftkopf wurde präparatorisch entfernt. Auch das Pfannendach ist noch überwiegend knorpelig. Diese Einzelheiten können sonographisch dargestellt werden, während das Röntgenübersichtsbild aufgrund der erst sehr geringen Ossifikation in den ersten 2–3 Lebensmonaten noch keine vergleichbaren Informationen bietet.

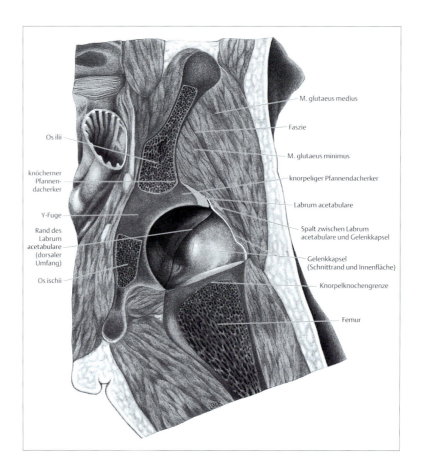

Abb. 2.16 **Hüfte eines Frühgeborenen.** Große Teile des Skeletts sind noch knorpelig. Einblick in das linke Hüftgelenk nach Entfernung des knorpeligen Hüftkopfes. Der Faserknorpel des Labrum acetabulare ist makroskopisch deutlich von dem hyalinen Knorpel der Hüftpfanne zu unterscheiden. Zwischen dem Labrum acetabulare und der Gelenkkapsel findet sich eine spaltförmige Tasche der Gelenkhöhle.

Literatur

Dunnill MS. Postnatal growth of the lung. Thorax. 1962;17:329–33.

Engel S. Die Lunge des Kindes. Stuttgart: Thieme; 1950.

Griscom NT, Wohl MEB, Kirkpatrick JA. Lower respiratory infection – how infants differ from adults. Radiol Clin N Amer. 1978;16:367–87.

Heitzman ER. The Lung. Radiologic-Pathologic Correlations. St. Louis: Mosby; 1984.

Hislop AL, Reid L. Development of the acinus in the human lung. Thorax. 1974;29:90–4.

Rex H. Beiträge zur Morphologie der Säugerleber. Morphol Jb. 1888;14:517–617.

Richter E, Lierse W. Radiologische Anatomie des Neugeborenen. München: Urban & Schwarzenberg; 1990.

Scammon RE, Norris EH. On the time of the post-natal obliteration of the fetal blood-passage (foramen ovale, ductus arteriosus, ductus venosus). Anat Rec. 1918;15:165–80.

Spatz H. Die Evolution des Menschenhirns und ihre Bedeutung für die Sonderstellung des Menschen. Gießener Hochschulgesellschaft. 1955;24:52–74

3 Skelett

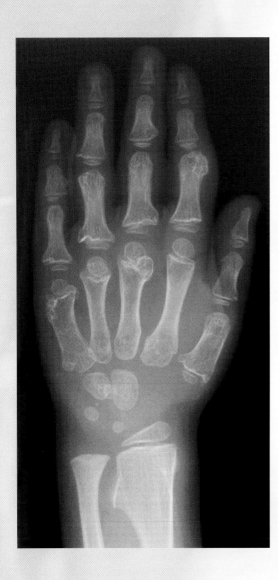

Schädel ⇢ 32
   E. Richter

   Konventionelle Röntgentechnik ⇢ 32

   Indikationen zur Röntgenuntersuchung des Schädels ⇢ 32

   Normalbefunde und Varianten in verschiedenen Altersstufen ⇢ 33

   Angeborene Fehlbildungen, Entwicklungsstörungen ⇢ 38

   Makrozephalus und Mikrozephalus ⇢ 40

   Erweiterung der Schädelnähte ⇢ 41

   Infektion ⇢ 42

   Tumoren und tumorähnliche Erkrankungen ⇢ 42

   Verschiedenes ⇢ 45

Frakturen ⇢ 48
   D. Färber, H. Hahn

   Untersuchungsverfahren ⇢ 48

   Allgemeine röntgenologische Beurteilung ⇢ 50

   Frakturheilung ⇢ 59

   Spezielle röntgenologische Diagnostik ⇢ 61

Kindesmisshandlung ⇢ 77
   B. Stöver

   Misshandlungsfolgen am Skelett ⇢ 78

   ZNS-Trauma ⇢ 85

   Viszerale Verletzungen ⇢ 91

   Bildgebende Diagnostik bei Misshandlungsverdacht ⇢ 93

Körperstamm und Extremitäten ⇢ 94
   J. Schaper, H. Kemperdick

   Normvarianten und Skelettalterbestimmung ⇢ 94

   Stoffwechselstörungen des Skeletts ⇢ 102

   Osteomyelitis ⇢ 105

   Aseptische Knochennekrosen ⇢ 107

   Skelettdysplasien und Dysostosen ⇢ 111

Schädel

E. Richter

Konventionelle Röntgenaufnahmen des kindlichen Schädels bleiben auch heute ein wesentlicher Bestandteil der bildgebenden Diagnostik des Kopfes, auch wenn Untersuchungen – wie z.B. die konventionelle Tomographie des Innenohrs – durch die hoch auflösende CT ersetzt sind.

Bei der Wahl der Bildgebung müssen das Alter der Patienten und die klinische Fragestellung ebenso berücksichtigt werden wie Aussagemöglichkeit und Strahlenexposition der einzelnen bildgebenden Verfahren (Tab. 1.1). Pathologische Veränderungen müssen auf einem konventionellen Röntgenbild des Schädels erkannt werden und zu einer gut geplanten weiteren Diagnostik Anlass geben.

Konventionelle Röntgentechnik

Aufnahmen in 2 Ebenen stellen die Basisuntersuchung dar. Die Wahl der Einstellung bei der Seitenaufnahme (rechts oder links anliegend) ist nur beim Trauma von Bedeutung (vermutete Fraktur filmnah). Aufnahmen von beiden Seiten sind nur äußerst selten erforderlich. Die Hinterhauptaufnahme nach Towne ist sinnvoll als zusätzliche Einstellung bei einem okzipitalen Trauma oder zur Darstellung der Felsenbeine oder des Mastoidzellsystems beidseits. Die Röntgenaufnahmen des Schädels sollten mit einem Raster durchgeführt werden, außer bei Säuglingen unter 6 Monaten, hier ist kein Raster erforderlich. Spezialaufnahmen des Schädels, z.B. Mastoidaufnahmen nach Schüller, erfordern besonders im frühen Kindesalter eine große Erfahrung der MTRA.

Die Röntgendosis muss möglichst gering gehalten werden. Beim Neugeborenen befindet sich ca. 27% des roten Knochenmarks in der Schädelkalotte! Auch die Augenlinse und die Schilddrüse sind besonders strahlenempfindlich.

▶ Die Röntgendosis muss bei Schädelaufnahmen zur Schonung von rotem Knochenmark, Augenlinse und Schilddrüse möglichst gering gehalten werden.

Indikationen zur Röntgenuntersuchung des Schädels

- Bei einem *Schädel-Hirn-Trauma* sind die klinischen Symptome und der neurologische Befund entscheidend für die Indikation zu einer Röntgenuntersuchung des Schädels. Keine Schädelröntgenaufnahmen routinemäßig oder lediglich aus versicherungsrechtlichen Gründen bei einem Bagatelltrauma bzw. bei nur leichten Beschwerden oder nur geringen Symptomen!
    - Der Nachweis einer einfachen linearen Schädelfraktur hat in der Regel keinen Einfluss auf die Behandlung des Patienten. Beim Ausschluss einer Fraktur kann trotzdem eine gefährliche intrakranielle Blutung vorliegen.
    - Bei einer Notfallsituation (Bewusstseinstrübung, Bewusstlosigkeit, Schock) ist keine Röntgennativdiagnostik des Schädels indiziert, sondern eine zerebrale CT, beim Säugling zunächst eine zerebrale Sonographie (S. 272).
    - Liegt keine Notfallsituation vor, so ist die Röntgennativdiagnostik in Abhängigkeit von den klinischen Symptomen zu stellen (z.B. Impressionsfraktur? Fremdkörper? „Blow-out"-Fraktur der Orbita? Pneumozephalus?).
    - Bei Verdacht auf eine Kindesmisshandlung sollten Röntgenaufnahmen des Schädels durchgeführt werden (ein Knochenszintigramm kann bei einer Schädelfraktur falsch negativ sein; S. 93).
    - Wachsende Schädelfrakturen (leptomeningeale Zysten) sind sehr selten, sie fallen durch den Tastbefund auf (S. 60).
    - Keine routinemäßige Röntgenverlaufskontrolle von Schädelfrakturen!

▶ Keine Schädelröntgenaufnahmen bei einem Bagatelltrauma bzw. bei nur leichten Beschwerden oder geringen Symptomen!

▶ Keine routinemäßige Röntgenverlaufskontrolle von Schädelfrakturen!

- Bei Schädeldeformierungen mit Verdacht auf *vorzeitigen Nahtschluss* (S. 39) sollte primär eine Röntgenuntersuchung des Schädels erfolgen. Weitere Einzelheiten können mit der CT analysiert und – falls erforderlich – 3-dimensional dargestellt werden. Dies gilt auch für *Dysplasiesyndrome* (z. B. Akrozephalosyndaktylie Apert, Dysostosis craniofacialis Crouzon).
- *Lokale Vorwölbungen oder Eindellungen,* besonders bei Progredienz (epidermoide oder andere Tumoren? Langerhans-Zell-Histiozytose? Osteomyelitis?). Differenzialdiagnose: normale, von den Eltern bisher nicht bemerkte lokale Veränderungen (wie z. B. große Pacchioni-Granulationen).
- *Kontrolluntersuchungen des Ableitventilsystems bei Hydrozephalus* (Shunt-Komplikationen? Hirndruck?), *postoperative Verlaufskontrollen,* z. B. nach Kraniostenoseoperationen.
- Kopfschmerzen ohne neurologische oder sonstige Symptome sind *keine* Indikation für Röntgenaufnahmen des Schädels (zu Nasennebenhöhlen s. S. 34).
- Zerebrale Anfälle (besonders Fieberkrämpfe) allein stellen ebenfalls *keine* Indikation für eine Röntgendiagnostik des Schädels dar. Bei neurologischen Symptomen ist eine Untersuchung des Gehirns (Sonographie, CT oder MRT) erforderlich.

> Kopfschmerzen ohne neurologische oder sonstige Symptome sind keine Indikation für Röntgenaufnahmen des Schädels

Normalbefunde und Varianten in verschiedenen Altersstufen

Beim Neugeborenen und jungen Säugling stellen die *Schädelnähte* noch breite Bindegewebsspalten dar, die ebenfalls bindegewebigen Fontanellen sind noch weit offen (Abb. 3.1). Die *Synchondrosen* entsprechen knorpeligen Spalten zwischen den bereits verknöcherten Anteilen der Schädelbasis. Die zunächst weit offene *große Fontanelle* ist in der Regel in der ersten Hälfte des 2. Lebensjahres nur noch für eine Fingerkuppe einlegbar und verengt sich in den darauf folgenden Monaten bis auf Nahtbreite.

Schädelnähte. Die Schädelnähte zeigen eine große Variabilität. Sie sind beim Säugling sehr unterschiedlich weit: beim Neugeborenen bis fast 2 cm, am Ende des 1. Lebensjahres ca. 1 mm. Dadurch ist in diesem Alter die Diagnose einer pathologischen Nahtverbreiterung oft nur aus dem Verlauf zu stellen. Die Stirnnaht (Sutura frontalis, Sutura metopica) verschließt sich meist schon im 2. Lebensjahr, kann jedoch auch persistieren. Die großen Schädelnähte verschließen sich normalerweise erst im Erwachsenenalter (Beginn meist im 3. Lebensjahrzehnt). Die Nähte sind an der Kalotte innen und außen unterschiedlich ausgebildet: an der Tabula interna geradlinig, an der Tabula externa gezähnelt.

Größe und Form. Größe und Form des kindlichen Schädels sind sehr variabel. Der Hirnschädel ist im frühen Kindesalter relativ groß. Das Verhältnis vom Hirnschädel zum Gesichtsschädel ändert sich im Laufe der Entwicklung (Messmethode: Cronqvist-Index). Abb. 3.2 zeigt die wichtigsten Orientierungs-

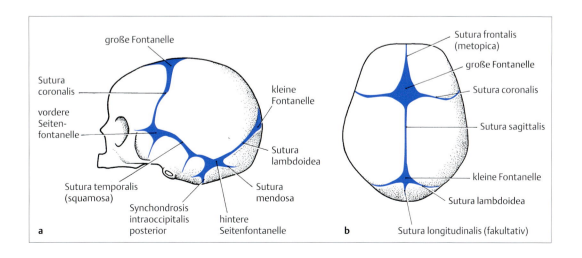

Abb. 3.1 a u. b **Schädel des Neugeborenen.** Die Schädelnähte und Fontanellen (blau) sind noch weit offen.
a Seitlich.
b Von oben.

3 Skelett

Abb. 3.2 Die wichtigsten Orientierungs- bzw. Messpunkte am seitlichen Schädelbild (blaue Pfeile).

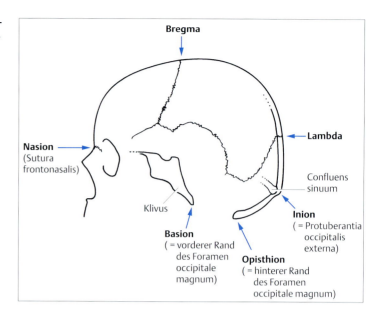

und Messpunkte des Schädels. Lagerungsbedingte Formvarianten des Schädels sind nicht pathologisch (z. B. breiter, kurzer Schädel bei überwiegender Rückenlage oder asymmetrische Schädeldeformierung bei bevorzugter Schrägseitenlage im Säuglingsalter). Die *Schädelkalotte* zeigt hinsichtlich ihrer *Dicke und Struktur* eine große Variabilität. Dies betrifft u. a.:

- die Furchen der Diploevenen, besonders die V. bregmatica (Sinus sphenoparietalis) und die Emissaria,
- die Pacchioni-Granulationen,
- die venösen Durasinus, besonders die Furchen der Sinus transversi und sigmoidei und die Grube des Torcular Herophili,
- die Furchen der Meningealarterien, besonders die A. meningea media,
- die Diploezeichnung,
- die Impressiones digitatae (relativ deutlich ausgeprägte Impressionen können noch normal sein!),
- die Größe und Form der Sella turcica,
- die Ausdehnung der Nasennebenhöhlen und der Mastoidzellen.

Auch bei Kindern können auf Röntgenaufnahmen des Schädels physiologische Verkalkungen auftreten und dürfen nicht als pathologisch fehlgedeutet werden, z. B.:

- in der Glandula pinealis,
- im Lig. petroclinoideum,
- im Lig. interclinoidale („Sellabrücke"),
- in der Dura, z. B. in der Falx cerebri,
- im Plexus choroideus.

Nasennebenhöhlen. Die Entwicklung der Nasennebenhöhlen zeigt das Schema der Abb. 3.3. Hiervon gibt es große individuelle Abweichungen. Die Stirnhöhlen entwickeln sich relativ spät. Besonders im frühen Kindesalter sind die Nasennebenhöhlen noch klein und neigen leicht zu einer Schleimhautschwellung.

So finden sich bei kleinen Kindern im Röntgenbild häufig Verschattungen und in der CT oder MRT

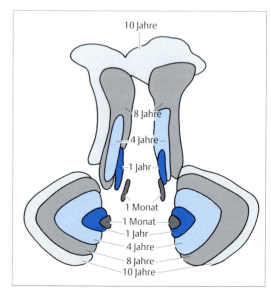

Abb. 3.3 Entwicklung der Nasennebenhöhlen nach Maresh. Im Kleinkindesalter (dunkelblau: 1 Jahr, hellblau: 4 Jahre) sind die Nasennebenhöhlen noch klein. Unter 2–3 Jahren ist eine Röntgenaufnahme der Nasennebenhöhlen in der Regel nicht indiziert.

Schleimhautverbreiterungen der Nasennebenhöhlen ohne klinische Zeichen als Nebenbefund. Auch kann die Schleimhaut schon allein beim Schreien deutlich anschwellen. Deshalb ist eine Nasennebenhöhlenaufnahme bei Kindern unter 2–3 Jahren in der Regel nicht indiziert.

Bei einer mangelhaften Hirnentwicklung können die Nasennebenhöhlen größer als üblich sein.

Mastoidzellen. Die Mastoidzellen zeigen bis zum 2. Lebensjahr in der Regel eine nur geringe Pneumatisierung. Meist ist nur erst das Antrum mastoideum belüftet. Daher sind Mastoidaufnahmen bei Kindern unter 2 Jahren nur äußerst selten indiziert und häufig durch die hoch auflösende CT ersetzt.

Sella turcica. Die normale Sella turcica zeigt im Röntgenbild eine große Variabilität. Beim Neugeborenen und jungen Säugling ist ein Teil der Sellaregion einschließlich des gesamten Dorsum sellae noch knorpelig. Der röntgenologisch sichtbare Knochenkern im Basisphenoid entspricht nicht der wahren Sellagrube und -lehne!

Auch beim älteren Kind ist die Sellaregion sehr variabel ausgebildet. Sie kann rundlich oder lang gestreckt sein (J-förmig), mit sehr unterschiedlich ausgeprägtem Tuberculum sellae und Sulcus chiasmatis. Eine kleine Sellagrube wird zwar bei einer Verkleinerung der Hypophyse (z.B. bei einem Panhypopituitarismus) beobachtet, ist hierfür jedoch nicht beweisend, da z.B. eine normal große Hypophyse bei nur gering ausgebildetem Diaphragma sellae weit über das Sellaniveau nach oben hinaufragen kann. Am Boden der Sellagrube kann im Keilbeinkörper bei Neugeborenen und jungen Säuglingen eine Synchondrosis intrasphenoidalis vorkommen, nicht zu verwechseln mit einem persistierenden Canalis craniopharyngicus (Letzterer kann in seltenen Fällen vom Sellaboden zum Dach des Nasopharynx führen und mit einer Zele kombiniert sein).

Rachenmandel. Unterhalb der Sella turcica bzw. unterhalb des Keilbeinkörpers wird der Weichteilschatten durch eine Vergrößerung der Rachenmandel verbreitert. Das normale adenoide Gewebe wird bei Säuglingen meist ab einem Alter von 6 Monaten sichtbar, gelegentlich bereits ab 3 Monaten. Eine fehlende Darstellung dieses Weichteilschattens kann Ausdruck einer Agammaglobulinämie sein; bzgl. pathologischer adenoider Wucherungen s. S. 158.

Normvarianten. *Varianten der Schädelnähte* dürfen nicht mit Frakturen verwechselt werden, z.B. eine median im Os occipitale verlaufende Sutura longitudinalis oder eine horizontal durch das Scheitelbein ziehende Sutura intraparietalis (Abb. 3.**4** u. 3.**5**).

Schmale fibröse Spalten (Septen) kommen parietal normalerweise bei jungen Säuglingen vor und bilden sich spontan zurück. *Schaltknochen* (Syn.: Nahtknochen, „wormian bones") kommen besonders in der Lambdanaht vor, jedoch auch im Bereich anderer Nähte oder der Fontanellen (Abb. 3.**6**). Besonders zahlreiche Schaltknochen werden u.a. bei der Osteogenesis imperfecta (S. 126), der Dysplasia cleidocranialis (S. 120) und der Hypothyreose beobachtet. Im Lambdabereich findet sich gelegentlich ein Os interparietale („Inkabein"), evtl. zweigeteilt. Oberhalb des Foramen magnum kommen akzessorische supraokzipitale Knochen vor. Die Sagittalnaht weist gelegentlich akzessorische Fontanellen auf (**Cave**: Verwechslung mit einer Kranioschisis!).

Lokale Aufhellungen der Kalotte können als harmlose Varianten vorkommen oder mit intrazerebralen Fehlbildungen assoziiert sein:

- Bei den Foramina parietalia permagna (Abb. 3.**7**) handelt es sich um meist beidseitige parietal gelegene, scharf begrenzte Aufhellungen, die über die Mittellinie hinweg miteinander verbunden sein können und die oft als Grube zu tasten sind.

> Eine Nasennebenhöhlenaufnahme ist bei Kindern unter 2–3 Jahren in der Regel nicht indiziert.

> Der röntgenologisch sichtbare Knochenkern im Basisphenoid des Neugeborenen und jungen Säuglings entspricht nicht der wahren Sellagrube und -lehne!

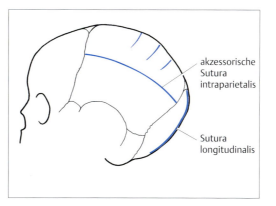

Abb. 3.4 **Varianten der Schädelnähte** (blau). Sie dürfen nicht mit Frakturen verwechselt werden, z.B. eine horizontal durch das Scheitelbein verlaufende akzessorische Sutura intraparietalis oder eine Sutura longitudinalis median im Os occipitale. Von der Sagittalnaht in das Scheitelbein hineinziehende fibröse Septen kommen beim Säugling vor und bilden sich später zurück.

3 Skelett

Abb. 3.5 a u. b **Aufhellungslinien im Scheitelbein.**
a Sutura intraparietalis als normale Variante der Schädelnähte. 9 Monate alter Säugling.
b Parietale Schädelfraktur zum Vergleich. 1 1/4-jähriges Mädchen.

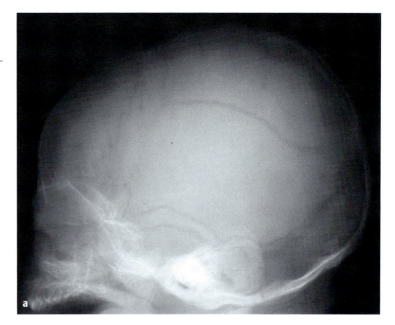

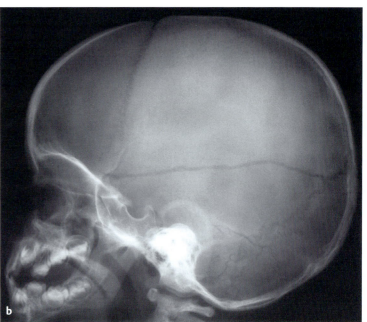

Sie können mehrere Zentimeter groß sein und entsprechen einer Ossifikationsstörung der Scheitelbeine, meist mit einer Tendenz zur Verkleinerung, oft jedoch persistierend. Relativ häufig sind sie mit Anomalien der zerebralen Venen und der Hirnrinde assoziiert. Eine Abklärung mit MRT und MR-Angiographie sollte erfolgen, um die Notwendigkeit eines operativen Eingriffs zu klären.

- Große Pacchioni-Granulationen (Abb. 3.**8**) haben keine pathologische Bedeutung. Sie sind meist parietal mittelliniennah lokalisiert und können als lokale Vorwölbung tastbar sein.

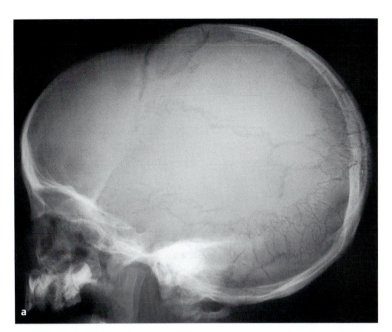

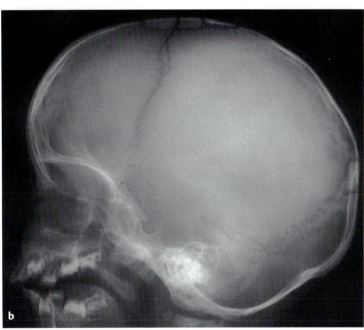

Abb. 3.6 a u. b **Schaltknochen.**
a Zahlreiche Schaltknochen im Verlauf mehrerer Schädelnähte. Osteogenesis imperfecta. 3-jähriger Junge.
b Schaltknochen in der Umgebung der großen und kleinen Fontanelle als Nebenbefund. 1-jähriger Junge.

3 Skelett

Abb. 3.7 a u. b **Foramina parietalia permagna.** 7-jähriges Mädchen. Außerdem Brachyzephalus bei beidseitiger prämaturer Koronarnahtsynostose. Weite Sellagrube. Schaltknochen parietookzipital.
a Sagittal.
b Seitlich.

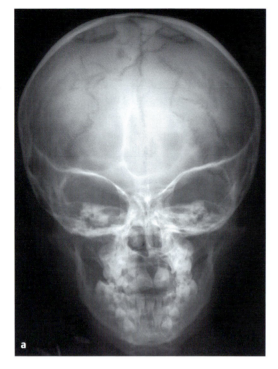

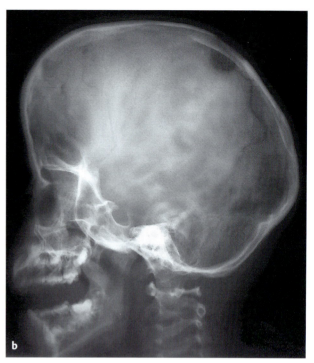

Abb. 3.8 **Große Pacchioni-Granulationen, besonders rechts.** 9-jähriges Mädchen. Ausschnitt aus einer sagittalen Schädelaufnahme. Tastbare Vorwölbung der Kalotte rechts parietal paramedian.

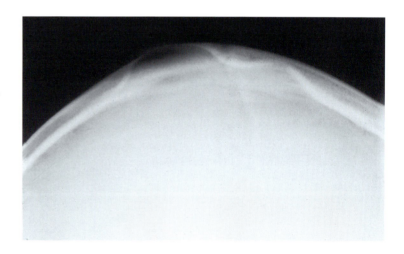

Angeborene Fehlbildungen, Entwicklungsstörungen

Kranioschisis (Cranium bifidum). Hierbei bestehen lokalisierte, glatt begrenzte, meist mediane, frontale oder okzipitale Lücken, mit oder ohne Meningozele oder Meningoenzephalozele. Keine Punktion! Weitere Untersuchung mit Sonographie, MRT oder CT. Seltenere Lokalisationen sind transsphenoidal (**Cave:** Verwechslung mit Adenoiden!) oder transethmoidal. Bei einem Cranium bifidum occultum besteht keine Herniation von Meningen oder Gehirn.

Lückenschädel (Abb. 3.9). Dieser ist von einer vermehrten Zeichnung der Impressiones digitatae („Wolkenschädel") bei Hirndrucksteigerung zu unterscheiden. Beim Lückenschädel handelt es sich um

Schädel

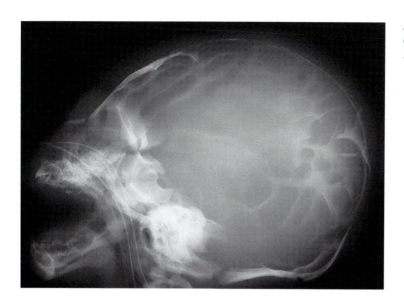

Abb. 3.9 **Lückenschädel bei Chiari-II-Malformation.** 2 Tage altes Mädchen.

eine fetal entstandene dysplastische Veränderung der Kalotte mit lokalen Ausdünnungen und netzartigen Randleisten an der Schädelinnenfläche. Der Lückenschädel ist fast immer mit einer Meningo- oder Meningoenzephalozele und einer Chiari-II-Malformation kombiniert – unabhängig vom Vorhandensein eines Hydrozephalus – und bildet sich beim Säugling nach ca. 4–5 Monaten spontan zurück.

Prämature Kraniosynostose. Hierbei führt der vorzeitige Verschluss einer oder mehrerer Schädelnähte zu einer Behinderung des normalen Schädelwachstums mit charakteristischen Schädeldeformierungen (Abb. 3.**10**). Bezüglich lagebedingter, nicht pathologischer Schädeldeformierungen s. S. 34.

Folgende Störungen entstehen beim prämaturen Verschluss:

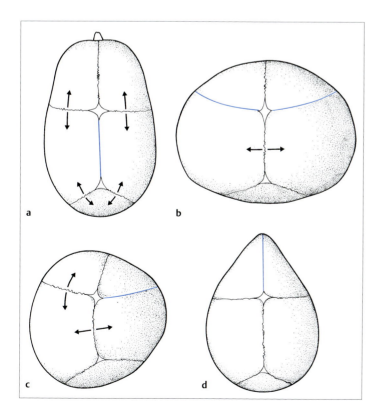

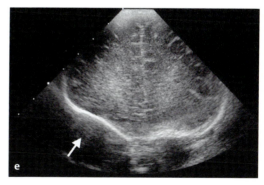

Abb. 3.10 a–e **Beispiele prämaturer Kraniosynostosen.** Die vorzeitig verschlossenen Schädelnähte sind blau eingezeichnet. Die hauptsächlich wirksamen Wachstumsrichtungen sind durch Pfeile markiert.
a Dolichozephalus.
b Brachyzephalus.
c Plagiozephalus.
d Trigonozephalus.
e Rechtsseitige Koronarnahtsynostose im Sonogramm. Neugeborenes.

- der *Sagittalnaht*: Dolichozephalus (schmal, lang, hoch; Abb. 3.**10 a**),
- *beider Koronarnähte:* Brachyzephalus (kurz, breit, hoch; Abb. 3.**7** u. 3.**10 b**),
- *einer Koronarnaht:* Plagiozephalus (asymmetrisch; Abb. 3.**10 c, e**),
- der *Frontalnaht (Sutura metopica):* Trigonozephalus (Abb. 3.**10 d**),
- *sämtlicher Nähte:* Mikrozephalus; hierbei sind die Impressiones digitatae vermehrt, nicht jedoch, wenn primär die Hirnentwicklung gestört ist.

Ein *primärer Nahtschluss* kommt vererbt oder spontan auftretend vor, entweder isoliert oder im Rahmen von Fehlbildungssyndromen, z. B. bei der Akrozephalosyndaktylie (Morbus Apert) bzw. der hereditären kraniofazialen Dysostose (Morbus Crouzon). Falls hierdurch das Hirnwachstum behindert wird und der Schädelinnendruck ansteigt, so führt die Kraniosynostose zur Kraniostenose, die eine Operation erfordert. Zur Planung einer Operation können auch komplexe Kraniostenosen mit der Multidetektor-CT in dreidimensionaler Darstellung exakt analysiert werden.

Als *sekundäre Form* kann ein vorzeitiger Verschluss der Schädelnähte bei verschiedenen Störungen auftreten, z. B.:
- bei mangelhafter Hirnentwicklung,
- nach rascher Dekompression eines erhöhten Hirndrucks (z. B. nach rascher Ventilableitung bei Hydrozephalus),
- bei primärem Hyperthyreoidismus oder zu stark behandelter Hypothyreose,
- bei Hypophosphatasie.

Die auf S. 34 genannten physiologischen lageabhängigen Schädeldeformierungen können bei einem bewegungsarmen, motorisch gestörten Kind oder bei einer zusätzlichen Weichheit der Kalotte (Rachitis, Osteogenesis imperfecta) verstärkt auftreten.

Makrozephalus und Mikrozephalus

Makrozephalus. Dieser kann durch verschiedene Ursachen hervorgerufen werden (Abb. 3.**11**):
- durch ein großes Gehirn (Megalenzephalie, die als benigne, zum Teil familiäre Form vorkommen kann),
- durch einen Hydrozephalus,
- durch eine intrakranielle Raumforderung,
- durch eine ungewöhnlich starke Verdickung der Kalotte, z. B. bei hämolytischen Anämien mit Ausbildung eines „Bürstenschädels",
- bei einer abgeheilten Rachitis.

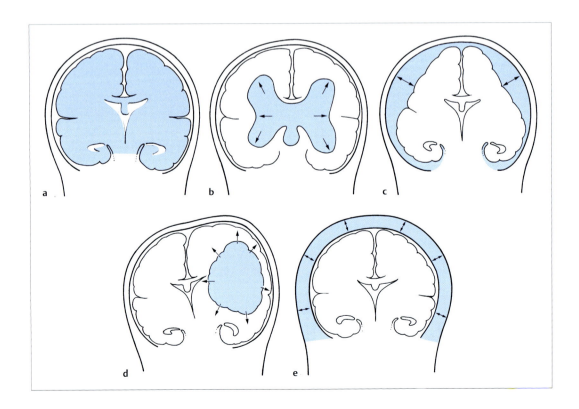

Abb. 3.11 a–e **Ursachen eines Makrozephalus.**
a Megalenzephalie.
b Hydrozephalus.
c Subdurale Ergüsse.
d Intrakranielle Raumforderung.
e Verdickung der Kalotte (s. Text).

Bei einem Makrozephalus kann es sich um eine isolierte Vergrößerung des Hirnschädels bei normal großem Gesichtsschädel handeln (z.B. Hydrozephalus) oder um eine harmonische Vergrößerung von Hirn- und Gesichtsschädel (z.B. benigner familiärer Makrozephalus). Ein vergrößerter Schädel kann bei verschiedensten Syndromen und Stoffwechselerkrankungen vorkommen, z.B. bei der A- oder Hypochondroplasie, der Neurofibromatose und bei Mukopolysaccharidosen.

Mikrozephalus. Dieser kann Folge eines ungenügenden Hirnwachstums mit oder ohne Hydrocephalus e vacuo sein, z.B. als angeborene Hirnfehlbildung isoliert oder im Rahmen verschiedener Chromosomenaberrationen oder Syndrome, als eine Schädigung nach intrauteriner Infektion, z.B. Toxoplasmose oder durch toxische Einflüsse, wie z.B. Alkoholembryopathie, sowie durch eine Kraniostenose bei primärem vorzeitigen Verschluss sämtlicher Schädelnähte (S. 39).

Erweiterung der Schädelnähte

Beim Neugeborenen (besonders ausgeprägt beim Frühgeborenen) stellen die Schädelnähte breite bindegewebige Spalten dar. Daraus wird verständlich, dass bei einer *Ossifikationsstörung* die Nähte breiter und die Fontanellen größer bleiben als normalerweise, z.B. bei:

- Rachitis (S. 45–46),
- Hypothyreose,
- Hypophosphatasie (S. 103),
- Osteogenesis imperfecta (S. 126),
- Dysostosis cleidocranialis (S. 120).

Umgekehrt können erweiterte Schädelnähte Ausdruck einer verstärkten Wachstumsaktivität sein, wie z.B. in der Aufholphase nach Deprivation (Vernachlässigung des Kindes, Hospitalismus).

Ein *erhöhter Hirndruck* (Abb. 3.**12**) führt bei Kindern zu einer Erweiterung der Schädelnähte, jenseits des 1. Lebensjahres deutlich weiter als 1 mm. Im akuten Fall bleibt die Nahtkontur dabei scharf. Bei einer chronischen Drucksteigerung entsteht eine tiefe, unscharfe Zähnelung der Nähte (**Cave**: Im Seitenbild können sich die beiden Koronarnähte so übereinander projizieren, dass ein Klaffen und eine verstärkte Zähnelung vorgetäuscht werden!).

Bei älteren Kindern treten die Drucksymptome im Sellabereich mehr und mehr in den Vordergrund.

> Im Seitenbild können sich die Koronarnähte so übereinander projizieren, dass ein Klaffen vorgetäuscht wird.

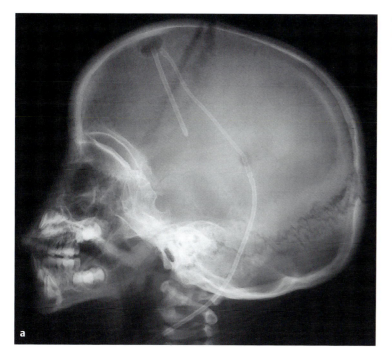

Abb. 3.12 a u. b **Erweiterte Schädelnähte.**
a Akuter Hirndruck durch Ventildysfunktion bei Hydrozephalus. 3-jähriges Mädchen.
Fortsetzung →

Abb. 3.12 b **Fortsetzung.**
b Chronischer Hirndruck bei großem Astrozytom. Stark erweiterte, unscharf begrenzte Schädelnähte, destruierte Sella turcia. 2-jähriger Junge.

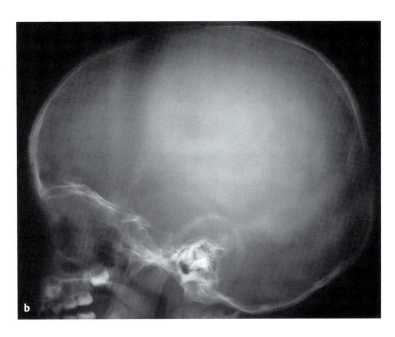

Beispiele für eine intrakranielle Drucksteigerung:
- progredienter Hydrozephalus,
- Hirnödem,
- intrakranieller Tumor,
- Neuroblastommetastasen,
- Meningitis,
- Leukämie.

Durch ein Schädeltrauma können Schädelnähte gesprengt werden (beachte Topogramm im CT). Eine Erweiterung der Schädelnähte erfordert eine weitere Abklärung (Sonographie, CT oder MRT).

Infektion

Eine Osteomyelitis des Schädels ist im Kindesalter selten. Ausgangspunkt ist oft eine Verletzung mit sekundärer Infektion (evtl. iatrogen!), ein entzündlicher Prozess der umgebenden Weichteile, der Nasennebenhöhlen oder der Orbita. Eine hämatogene Entstehung ist selten. Röntgenologisch führt die Osteomyelitis der Kalotte zu unscharf begrenzten, lokalen oder multiplen Osteolysen, zum Teil mottenfraßähnlich, selten mit Ausbildung eines Sequesters. Chronische Verläufe gehen mit einer Sklerosierung einher. Es kann sich um eitrige Osteomyelitiden (u. a. auch bei Sichelzellanämie, Lues, Tuberkulose [Abb. 3.**13**] sowie Infektionen durch Pilze [Candida albicans], besonders auch bei Abwehrschwäche) handeln. Differenzialdiagnostisch muss u. a. an eine Langerhans-Zell-Histiozytose und Epidermoide gedacht werden.

Tumoren und tumorähnliche Erkrankungen

Primäre Tumoren der Schädelknochen. Sie sind im Kindesalter selten. Bei tastbaren, derben Vorwölbungen von ca. 1–2 cm Größe (besonders temporal, orbitanahe oder in der Gegend der Lambdanaht) handelt es sich oft um ein *Epidermoid* oder *Dermoid*, welches sich röntgenologisch als runde oder ovale Aufhellung mit einem zarten sklerotischen Randsaum darstellt, sonographisch als homogen hypoechogene, runde oder ovale Läsion mit echodichtem Rand und variabler Eindellung der Schädelkalotte (Abb. 3.**14**). Eine spontane Rückbildung ist häufig sonographisch durch Langzeituntersuchungen zu belegen. Zum eosinophilen Granulom s. S. 45.

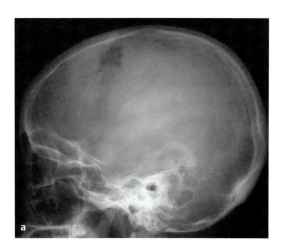
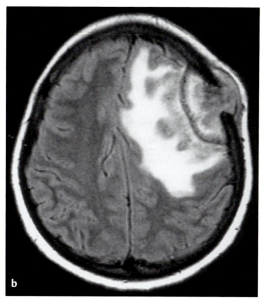

Abb. 3.13 a u. b **Kranielle Tuberkulose.** 17-jähriges Mädchen.
a Seitliche Röntgenaufnahme: Osteolyse hoch frontoparietal.
b MRT, FLAIR-Sequenz. Exophytisch wachsende Raumforderung mit Kalottendurchbruch (tastbare Vorwölbung) und erheblicher Ausbreitung nach innen mit ausgeprägtem Ödem und Mittellinienverlagerung.

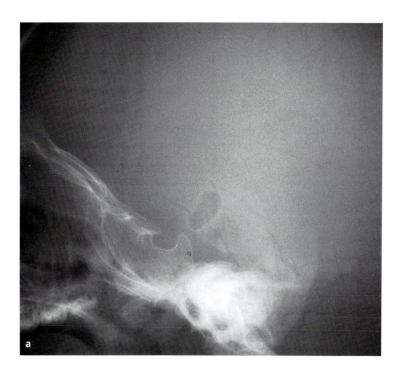
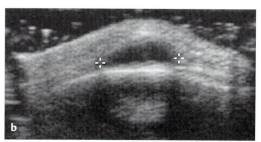

Abb. 3.14 a u. b **Epidermoid temporal.**
a Seitliche Röntgenaufnahme. Längliche Osteolyse mit zartem Sklerosesaum. 11 Monate alter Junge.
b Sonogramm: Homogene, hypoechogene ovale Läsion mit echodichtem Rand und geringer Eindellung der Schädelkalotte. 7 Monate alter Junge.

An weiteren seltenen Tumoren sind Osteochondrome (von knorpeligen Anteilen der Schädelbasis ausgehend), Osteome, Osteoidosteome, aneurysmatische Knochenzysten, Osteoblastome und Angiome zu nennen. Meningeome sind bei Kindern äußerst selten; multiples Auftreten ist bei der Neurofibromatose möglich. Bei ihr kommen verschiedenartige Tumoren vor, neben Veränderungen der Schädelbasis werden auch unregelmäßige Defekte beobachtet, meist okzipital, auch im Bereich des Keilbeins.

Primäre *maligne* Tumoren des knöchernen Schädels sind bei Kindern sehr selten (Osteosarkom, Ewing-Sarkom, Lymphom). Ein Klivuschordom ist eine Rarität.

Weichteiltumoren besonders des Nasopharynx können sekundär den Knochen mitbeteiligen (juveniles Angiofibrom, Neuroblastom [Abb. 3.**15**], Rhabdomyosarkom).

3 Skelett

Abb. 3.15 a u. b **Neuroblastom Stadium 4 mit ausgeprägter Metastasierung periorbital.**
7 Monate alter Säugling. MRT axial.
a T2w UTSE SPIR
b T1w SE SPIR nach KM

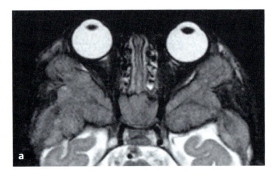
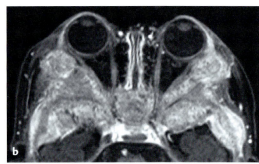

Metastatischer Tumorbefall der Kalotte. Dieser kommt bei Kindern am häufigsten beim Neuroblastom vor – als unregelmäßig begrenzte solitäre oder multiple Knochendefekte oder auch als Nahtverbreiterung bei meningealem Befall.

Leukämische Infiltrate in der Kalotte (Abb. 3.16) können zu einer Vergrößerung der Diploezeichnung bis zu disseminierten konfluierenden Osteolysen führen.

Tumoröse Veränderungen der Kiefer. Sie kommen beim Burkitt-Tumor vor (wesentlich häufiger in Äquatorialafrika als in Deutschland). Die familiäre fibröse Dysplasie der Kiefer – Cherubismus (Abb. 3.111) – mit multizystischer Auftreibung von Mandibula und Maxilla ist ebenfalls selten.

Die allgemeine, nicht familiäre Form der fibrösen Dysplasie kann zu einer ausgeprägten Sklerosierung im Gesichtsschädelbereich (besonders Maxilla, Orbita) führen.

Raumfordernde Prozesse im Orbitabereich mit oder ohne Exophthalmus. Hier kommen Neuroblastommetastasen (Abb. 3.15), Rhabdomyosarkom, Retinoblastom, Langerhans-Zell-Histiozytose, basale Enzephalozelen und intraorbitale Ausdehnung einer Mukozele infrage. Im Röntgenbild können die Raumforderungen zu einer Erweiterung der Orbita oder zu Arrosionen führen. Weiterführende Diagnostik mit Sonographie und MRT.

Abb. 3.16 **Akute lymphatische Leukämie.** 4-jähriges Mädchen. Vergröberung der Kalottenstruktur, besonders parietal.

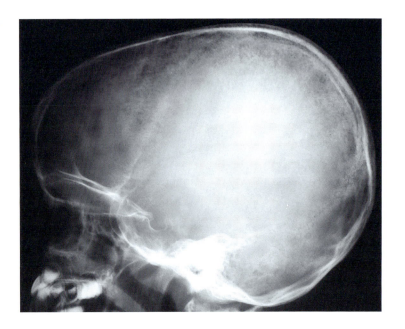

Verschiedenes

Langerhans-Zell-Histiozytose. Sie tritt in unterschiedlicher Form auf:
- Einzelorganbefall mit einzelnem oder multiplem Herdbefall,
- Multiorganbefall ohne oder mit Dysfunktionszeichen.

Nach früheren Einteilungen entsprach das eosinophile Granulom der unifokalen Form und die Hand-Schüller-Christian- und Abt-Letterer-Siwe-Erkrankung der multifokalen und systemischen Form.

Der Schädel ist häufig befallen, die Kalotte eher als die Schädelbasis (Sellaregion, Orbita). Das Röntgenbild zeigt osteolytische, wie ausgestanzt wirkende Defekte (Abb. 3.17). Differenzialdiagnostisch ist u. a. an Metastasen eines Neuroblastoms und anderer Tumoren zu denken.

Floride Rachitis. Hier stehen röntgenologisch die Entkalkung mit unscharfer, verwaschener Knochenzeichnung, Verlust der Lamina dura der Zahnalveo-

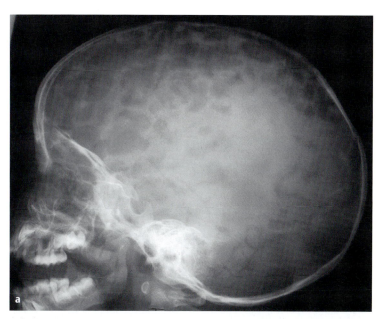

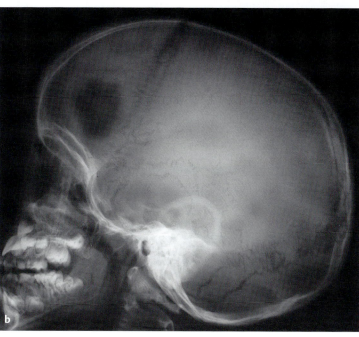

Abb. 3.17 a u. b **Langerhans-Zell-Histiozytose.**
a Multiple Osteolysen der Kalotte bei einem 3-jährigem Mädchen (systemische Form).
b Multifokaler Befall des Schädels mit ausgedehnter Destruktion der Sellaregion. 5 $^1/_2$-jähriger Junge.

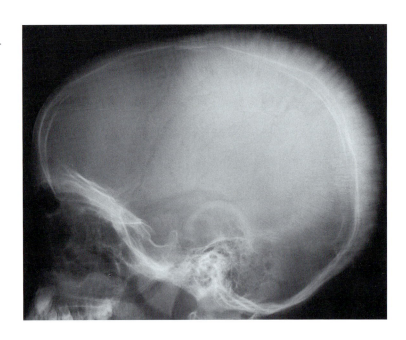

Abb. 3.18 „Bürstenschädel", **parietal betont.** 7-jähriger türkischer Junge mit Sichelzellanämie.

len sowie eine Verbreiterung der Schädelnähte im Vordergrund. Im Verlauf der *Abheilung* kann die Verknöcherung von überschießenden Osteoidauflagerungen zu einer lokalen oder allgemeinen Verdickung der Kalotte führen mit charakteristischen Einziehungen im Bereich der Schädelnähte.

Ein ähnliches Bild wie bei der Vitamin-D-Mangel-Rachitis kann durch eine langzeitige *Antiepileptikatherapie* mit *Phenylhydantoin* hervorgerufen werden. Eine *renale Rachitis* (Osteomalazie bei chronischer Niereninsuffizienz, bedingt durch einen sekundären Hyperparathyreoidismus) manifestiert sich röntgenologisch besonders deutlich durch einen Verlust der Lamina dura der Zahnalveolen und betrifft weniger die Schädelkalotte.

Hämolytische Anämien (Thalassämie, Sichelzellanämie, Sphärozytose). Hier führt die Hyperplasie des Knochenmarks u. a. zu einer Erweiterung der Diploe der Kalotte mit Atrophie der Tabula externa (radiäre Streifung durch Spikulae: „Bürstenschädel", „hair on end pattern", Abb. 3.**18**), weiterhin zu einer Verdickung der Schädelbasisknochen mit Obliteration der Nasennebenhöhlen. Diese Veränderungen sind bei der Thalassämie am stärksten ausgeprägt.

Fremdkörper. Bei diesen kommen nicht nur Traumen, Verschlucken oder Aspirieren infrage. Bei Kindern muss auch an versehentliches oder spielerisches Einführen des Fremdkörpers in Körperöffnungen gedacht werden (Nasenhöhle, äußere Gehörgänge). Metallhaltige Fremdkörper werden auf Röntgenaufnahmen sichtbar, nicht schattengebende Fremdkörper können sonographisch – z. B. in der Orbita – dargestellt werden.

Pathologische intrakranielle Verkalkungen. Verkalkungen entzündlicher (z. B. Toxoplasmose, Zytomegalie, Herpes simplex, Abb. 3.**19**), tumoröser (z. B. Kraniopharyngeom) oder vaskulärer Genese (z. B. Sturge-Weber-Krankheit, Angiome). Sie können auf Röntgenaufnahmen des Schädels erkennbar sein. Zum gezielten Nachweis oder zum Ausschluss intrakranieller Verkalkungen sollte jedoch eine CT durchgeführt werden. Bezüglich physiologischer intrakranieller Verkalkungen s. S. 34.

Verschattung der Nasennebenhöhlen. Schleimhautschwellungen der Nasennebenhöhlen werden bei Kindern mit einem Infekt der oberen Luftwege beobachtet; es muss sich dabei nicht immer um eine klinisch relevante, eine gezielte Therapie erfordernde Sinusitis handeln. Die Korrelation mit klinischen Symptomen ist wichtig (S. 34). Röntgenzeichen einer klinisch bedeutsamen akuten oder chronischen Sinusitis sind zusätzliche Spiegelbildungen (Aufnahme in aufrechter Position!). Tumorös bedingte oder entzündliche Arrosionen der begrenzenden Knochenlamellen oder eine intraorbitale bzw. Intrakranielle Ausbreitung einer eitrigen Sinusitis lassen sich am besten in der CT nachweisen. Sehr selten kann eine Mukozele zu einer Vergrößerung der entsprechenden Nasennebenhöhle mit Arrosion der Wand führen (**Cave:** Verwechslung mit einem

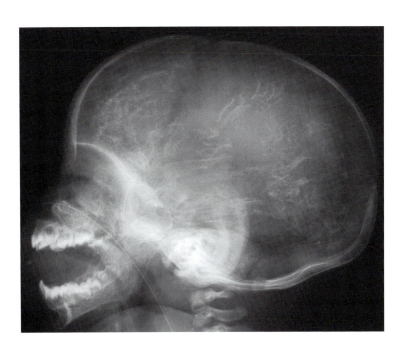

Abb. 3.19 **Ausgedehnte intrakranielle Verkalkungen nach Enzephalitis (Verdacht auf Herpes-simplex-Enzephalitis).** Mikrozephalus. 7 Monate altes Mädchen mit hochgradigem Zerebralschaden.

malignen Tumor!). Bei chronischen Sinusitiden, Schleimhautpolypen oder gar einer Mukozele muss bei Kindern differenzialdiagnostisch an eine Mukoviszidose gedacht werden. Bei älteren Kindern mit einer Mukoviszidose oder bei Kindern mit einer Abwehrschwäche sind die Nasennebenhöhlen fast immer total verschattet.

Als weitere seltene Ursachen für Nasennebenhöhlenverschattungen kommen eine Hypoplasie, Einengungen (z. B. bei hämolytischen Anämien oder fibröser Dysplasie), Enzephalozelen der Schädelbasis, Tumoren (Polypen, Zysten, Neuroblastom, Neurofibromatose, juveniles Angiofibrom, Lymphom, Leukämie, Rhabdomyosarkom) oder Traumen (Einblutung, „Blow-out"-Frakturen) infrage.

Pathologische Veränderungen der Sella turcica. Bei der Beurteilung der Sella turcica muss die große Variabilität der normalen Verhältnisse berücksichtigt werden (S. 35). Eine Vergrößerung und Formveränderung der Fossa hypophysialis mit oder ohne Entkalkung und Destruktion des Dorsum sellae können auch im Kindesalter sehr verschiedene Ursachen haben: chronische Hirndrucksteigerung (z. B. bei einem progredienten Hydrozephalus, einer Kraniostenose oder einer intrakraniellen Raumforderung, vgl. Abb. 3.12 b), supra- oder intraselläre Tumoren (z. B. Kraniopharyngeom). Bei der unbehandelten Hypothyreose kann die reaktive Vergrößerung der Hypophyse eine rundliche Aufweitung der Sella (meist ohne Destruktion des Dorsums) hervorrufen. Die Langerhans-Zell-Histiozytose kann zu einer weitgehenden Destruktion der Sellaregion führen (Abb. 3.17 b). Eine transsphenoidale Meningoenzephalozele (S. 35) vom Sellaboden bis in den Nasopharynx ist eine Rarität (**Cave:** Verwechslung mit Adenoiden! Eine „Adenotomie" kann hierbei zu rezidivierenden Meningitiden führen!).

Zähne. Fehlende oder hypoplastische Zähne, eine Entwicklungsverzögerung oder abnorme Stellung und Form der Zähne kommen bei verschiedenen Dysplasiesyndromen vor. Tumoren (S. 125) und Entzündungen können die Zähne verändern. „Floating teeth" kommen z. B. bei der Langerhans-Zell-Histiozytose, der Leukämie und dem Burkitt-Lymphom vor.

Literatur

Ebel KD. Schädel und Schädelinnenraum. In: Ebel KD, Willich E, Richter E. Differentialdiagnostik in der Pädiatrischen Radiologie, Band I. Stuttgart: Thieme; 1995:1–63.

Hayek HW. Schädel. In: Schuster W, Färber D. Kinderradiologie, bildgebende Diagnostik, Band 1. Berlin: Springer; 1996:383–454.

Holthusen W. Skull. In: Köhler, Zimmer. Borderlands of Normal and Early Pathologic Findings in Skeletal Radiography. Stuttgart: Thieme; 1993:264–434.

Maresh MM. Paranasal sinuses from birth to late adolescence. Am J Dis Child. 1940;60:55–78.

Reddy AT, Hedlund GL, Percy AK. Enlarged parietal foramina, association with cerebral venous and cortical anomalies. Neurology. 2000;54:1175–8.

Riebel T. Sonographisches Spektrum und Verlauf von Dermoid-/Epidermoid-Zysten im Schädelbereich von Säuglingen und Kleinkindern. Ultraschall in Med. 2003;24:44.

Silverman FN, Byrd SE, Fitz CR. The Skull, Spine and Central Nervous System. In: Silverman FN, Kuhn JP. Caffey's Pediatric X-Ray Diagnosis – An Integrated Imaging Approach. St. Louis: Mosby; 1993:3–113.

Frakturen

D. Färber, H. Hahn

Der Knochenaufbau der Kinder unterscheidet sich deutlich von dem der Erwachsenen, sodass sich Traumafolgen beim Kind maßgeblich von denen Letzterer unterscheiden. Unabhängig von den andersartigen Verletzungsmustern und -folgen ist die Kenntnis der noch physiologischen Veränderungen am Skelett des Kindes wichtig, um diese von den pathologischen zu trennen.

Untersuchungsverfahren

Im Vordergrund der Diagnostik von Traumafolgen steht im engen Kontext mit dem Unfallmechanismus der klinisch erhobene Lokalbefund. Auf eine qualifizierte Untersuchung muss bei traumatisierten Kindern besonderer Wert gelegt werden. Zur Bestätigung der klinisch vermuteten Diagnose sollte die bildgebende Methode eingesetzt werden, die bei größter Effektivität mit der geringsten Strahlenexposition des kleinen Patienten einhergeht. In Zweifelsfällen hat das diagnostische Vorgehen in Absprache mit dem kinderradiologisch Tätigen zu erfolgen. In einer 1995 erstellten Übersicht (Wildberger) über die „Trefferquoten" bei kindlichen Traumen wurde herausgearbeitet, wie häufig ein Frakturverdacht einer radiologisch nachweisbaren Traumatisierung entspricht. Diese statistischen Erkenntnisse sind eine Hilfe für die tägliche Diagnostik.

Konventionelle Röntgentechnik

Projektionen. Zum Ausschluss oder Nachweis einer therapierelevanten Knochenverletzung genügt in den meisten Fällen die konventionelle Röntgentechnik mit Aufnahmen in 2 aufeinander senkrecht stehenden Ebenen, meist in a.-p. und seitlicher Projektion. Zusätzliche Schrägaufnahmen sind nur gelegentlich notwendig, z. B. bei Frakturen der distalen Tibia, sehr selten am Ellenbogengelenk oder den Phalangen. Bei schweren Verletzungen ist es oft nicht möglich, den Patienten so zu lagern, dass optimale Einstelltechniken möglich sind. Dann kann die Aufnahmetechnik gewählt werden, die der regulären Einstellung am nächsten kommt. Diese Behelfstechnik sollte als solche gekennzeichnet sein, die 2. Ebene muss auf jeden Fall im rechten Winkel zu dieser ersten Aufnahme stehen.

Für einen Großteil der Extremitätenaufnahmen, besonders bei Kleinkindern, kann auf ein Streustrahlenraster verzichtet werden.

Lagerung. Da die exakte Lagerung und gegebenenfalls Fixierung einer fraglich oder sicher frakturierten Extremität von besonderer Bedeutung ist, müssen immer ausreichend Hilfsmittel vorhanden sein, so Sandsäcke mit leicht zu reinigender Hülle, Schaumgummikissen in verschiedener Auswahl, Stoff- bzw. Plastikbänder in ausreichender Menge und Sortierung. Die eventuell notwendige Unterpolsterung ist besonders wichtig, da sich dadurch exakte Aufnahmegeometrien herstellen lassen.

Vergleichsaufnahme. Die routinemäßige Anforderung einer Vergleichsaufnahme der gesunden Seite muss abgelehnt werden, da ihre Beurteilung nur selten diagnostisch wichtige Zusatzerkenntnisse bringt. Sollte sie notwendig sein, zum Beispiel bei einer Aufnahme des Ellenbogengelenks, ist darauf zu achten, dass die nicht betroffene Seite in derselben Projektion wie die betroffene abgebildet wird. Die Häufigkeit der Anforderung einer Vergleichsaufnahme hängt von der Erfahrung des beurteilenden Arztes ab.

Lumineszenz-Radiographie. Der zunehmende Einsatz der digitalen Lumineszenz-Radiographie bringt Vor- und Nachteile mit sich. Der Möglichkeit der Bildnachverarbeitung und allenfalls geringfügigen Dosiseinsparung gegenüber den konventionellen Film-Folien-Kombinationen stehen Artefakte des Ausleseverfahrens gegenüber, sodass feine Frakturlinien gelegentlich übersehen werden können. Dies wird begünstigt durch die vorgeschriebene Zusatzfilterung bei radiologischen Untersuchungen bei Kindern (S. 7), die die Darstellung und Beurteilung der Knochenfeinstrukturen erschwert.

> Vergleichsaufnahmen der gesunden Seite bringen nur selten diagnostisch wichtige Zusatzerkenntnisse.

Sonographie

Die Sonographie hat bei der Erstdiagnostik des stumpfen Bauchtraumas oder bei polytraumatisierten Kindern mit der raschen Beurteilung aller parenchymatöser Organe zum Ausschluss größerer intraabdominaler Verletzungen einen besonders hohen Stellenwert. Aber auch bei gezielten Fragestellungen bei Verletzungen des muskuloskelettalen Systems hat die Sonographie eine spezielle Indikation, z. B.:
- zum Nachweis eines Gelenkergusses oder Hämarthros,
- bei Band- und Sehnenverletzungen,
- bei fraglicher Epiphysenlösung, besonders nach geburtstraumatischen Läsionen sowie bei der Klavikulafraktur,
- evtl. bei der Radiusköpfchen-Subluxation,
- beim Schädel-Hirn-Trauma des Säuglings durch die offene Fontanelle,
- beim Nachweis dislozierter Schädelkalottenfrakturen.

Computertomographie

Einen besonders hohen diagnostischen Stellenwert hat die CT in der Akutdiagnostik beim Schädel-Hirn-Trauma, oder auch in der Übersichtsdiagnostik beim polytraumatisierten kindlichen Patienten, da durch die neue, deutlich schnellere Gerätegeneration mit wesentlich verkürzten Aufnahmezeiten eine rasche orientierende Untersuchung des Kopfs, aber auch des gesamten Stamms und der proximalen Extremitätenanteile möglich ist. Wegen der jedoch immer noch relativ hohen Strahlenbelastung ist die Indikation für diese Anwendung der CT besonders streng zu stellen. Hier muss noch einmal auf den alternativen Einsatz der Sonographie, besonders im Bereich des Abdomens, hingewiesen werden.

Ein großer Vorteil der CT liegt in der gleichzeitigen Beurteilungsmöglichkeit von knöchernen Strukturen und Weichteilen. Daher sind weitere Indikationen für die CT die Diagnostik von:
- komplexen Traumafolgen des knöchernen Gesichtsschädels und der Wirbelsäule,
- Becken und insbesondere Sprunggelenk.

Durch die Möglichkeit von multiplanaren Rekonstruktionen hat die CT einen besonders hohen Stellenwert in der traumatologischen Diagnostik. Dies gilt auch für die OP-Planung.

Magnetresonanztomographie

Für die Akutdiagnostik in der Traumatologie spielt die MRT aus mehreren Gründen (eingeschränkte Verfügbarkeit, lange Untersuchungszeiten, mangelnde Überwachungsmöglichkeit des oft unkooperativen Patienten) eine eher nachgeordnete Rolle. Für spezielle Fragestellungen verfügt sie jedoch über einen deutlich höheren Stellenwert, z.B. bei:
- osteochondralen Kompressionsfrakturen bzw. Knochenkontusionen,
- der Stressfraktur, zumal hier Veränderungen wesentlich früher als (wenn überhaupt) durch die konventionelle Röntgentechnik erkennbar sind.

Weitere Indikationen für die MRT sind:
- Gelenkläsionen, in erster Linie der Kniegelenke, da Weichteilverletzungen wie Bandläsionen und Meniskusschäden, aber auch Knorpelverletzungen und kleinste knöcherne Läsionen sehr sensitiv zu erfassen sind.
- Bei traumatischen Wirbelsäulenverletzungen hat die MRT eine gute Einsatzmöglichkeit, insbesondere wegen der freien Wahl der Schnittebenen, der Möglichkeit der Weichteilbeurteilung sowie wegen des Nachweises einer Rückenmarkkontusion.
- Nachweis von Spätfolgen nach einem ZNS-Trauma.

Allgemeine röntgenologische Beurteilung

Je diskreter Traumafolgen sind, umso mehr gewinnt die Angabe des Unfallmechanismus und des klinischen Lokalbefunds an Bedeutung.

Die Kenntnis der altersspezifischen Skelettentwicklung (Epiphysenlinien, -kerne, Apophysen, Schädelnähte, Mineralisation, Formveränderungen, Spikulae) und der zahlreichen Normvarianten, die auch einseitig vorkommen können (S. 33–38, 94–100), sind Voraussetzung, um Fehlbeurteilungen und unnötige Vergleichsuntersuchungen der Gegenseite zu vermeiden.

Bei der Beurteilung eines Röntgenbildes sind nicht nur die dargestellten knöchernen Skelettanteile von großer Wichtigkeit, sondern auch die mit abgebildeten Weichteilstrukturen.

Frakturzeichen

Bei den Frakturzeichen werden direkte und indirekte unterschieden.

Direkte Frakturzeichen sind:
- Aufhellungs- bzw. Verdichtungslinien,
- Stufenbildung,
- Achsenknickung,
- Deformierung (z.B. Keilform des Wirbelkörpers).

Indirekte Frakturzeichen sind:
- verlagerte Muskelanteile, z.B. durch ein Hämatom oder eine ausgeprägte Weichteilschwellung.
- „positives Fettzeichen" (Abb. 3.**20**), das auf eine lokalisierte Traumafolge hinweisen kann,
- Weichteilemphysem (Thorax, Orbita)
- Pneumozephalus, intrazerebrale Lufteinschlüsse,
- Pneumothorax, Pneumomediastinum,
- Ergussbildung (Hämatothorax, Hämatosinus, Hämarthros).

Eine nicht dislozierte Fraktur entgeht dem Nachweis, wenn die Ebene des Bruchspalts senkrecht zum Zentralstrahl liegt.

> Eine nicht dislozierte Fraktur entgeht dem Nachweis, wenn die Ebene des Bruchspalts senkrecht zum Zentralstrahl liegt.

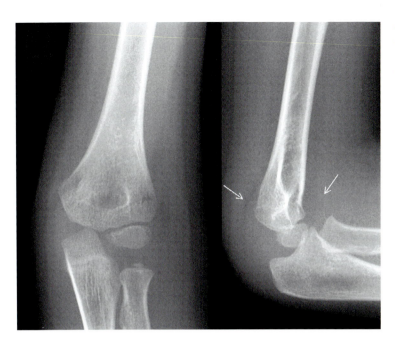

Abb. 3.20 **Suprakondyläre Humerusfraktur**, nicht disloziert. 5-jähriger Junge. Positives Fettzeichen (→).

Verletzungsformen

Wulstfraktur (Abb. 3.**21**)

Sie entsteht durch die Stauchung in der Längsachse des Knochens, meist im Bereich der Metaphyse der langen Röhrenknochen. Typisch ist hierbei die Verwerfung der Kortikalis, gelegentlich eine zarte, quer verlaufende Spongiosaverdichtung. Eine größere Achsenabweichung fehlt meist. Der radiologische Befund kann dabei so diskret sein, dass er gelegentlich übersehen wird.

Hauptlokalisationen sind:
- distaler Radius und distale Ulna,
- proximale und distale Tibia,
- distales Femur.

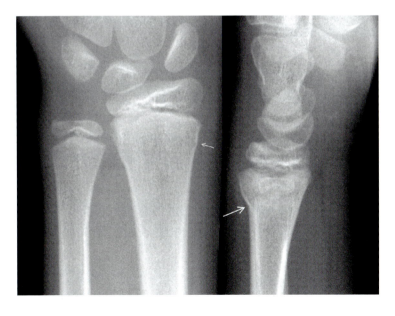

Abb. 3.21 **Metaphysäre Wulstfraktur** des Radius (→), Abriss des Processus styloideus ulnae. 10-jähriger Junge.

Grünholzfraktur (Abb. 3.22)

Es handelt sich um eine subperiostale Fraktur mit mehr oder wenig starker Achsenabweichung, bei der die Kortikalis jedoch nur an der Konvexität durchgebrochen ist. Bei fehlender Achsenabweichung ist auch diese Traumafolge leicht zu übersehen. Bei ungenügender Reposition besteht jedoch die Gefahr der einseitigen Kallusbildung, selten jedoch einer bleibenden Fehlstellung des Knochens.

> Bei fehlender Achsenabweichung ist eine Grünholzfraktur leicht zu übersehen.

Biegungsfraktur (Abb. 3.23)

Sie stellt eine besondere Form der Grünholzfraktur dar, bei der die Kortikalis beidseits nicht unterbrochen ist. Im Röntgenbild lässt sich oft nur eine Verbiegung des langen Röhrenknochens nachweisen („bowing fracture"). Entlang der konvexen Seite des Knochens finden sich jedoch Mikrofrakturen der Kortikalis. Daher lässt sich an dieser Stelle in der Ausheilungsphase röntgenologisch eine diskrete Kallusreaktion nachweisen.

Quer-, Schräg-, Spiralfraktur

Im Gegensatz zur Wulst-, Grünholz- und Biegungsfraktur, bei denen die Kontinuität des Knochens nicht gänzlich unterbrochen ist, handelt es sich hierbei um komplette Frakturen mit Unterbrechung der Kortikalis und Zerreißen des Periostschlauchs.

Typisch für das Kleinkindesalter ist die nicht dislozierte Spiralfraktur der mittleren oder distalen Tibia („toddler's fracture"; Abb. 3.24), eine schräg verlaufende Fissur, die bei der Erstdiagnostik gelegentlich übersehen werden kann. Die klinische Angabe, dass das Kind sich weigere zu gehen und auf dem verletzten Bein zu stehen, ist typisch für diese Verletzungsart. Hier bringt manchmal erst die Sekundärdiagnostik nach 7–10 Tagen (ohne Gips!) die definitive radiologische Frakturbestätigung durch Resorptionszeichen und/oder zarte periostale Reaktionen.

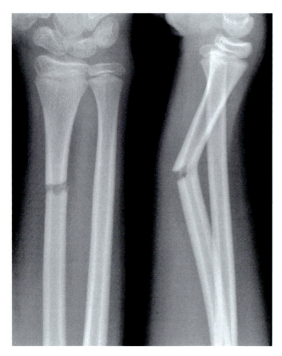

Abb. 3.22 **Grünholzfraktur** des Radius. 12-jähriger Junge. Die Kortikalis ist dorsal intakt.

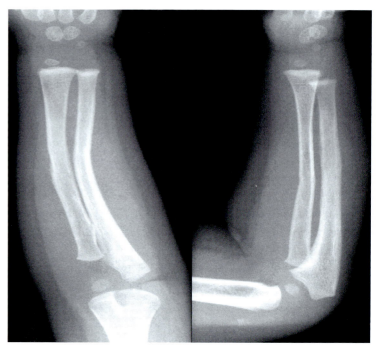

Abb. 3.23 **Biegungsfraktur** von Radius und Ulna. 14 Monate altes Mädchen.

Frakturen

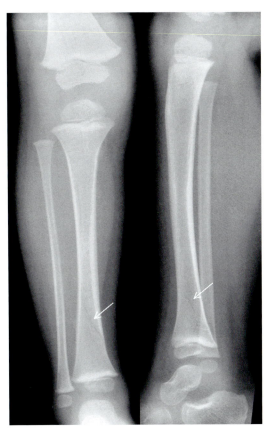

Abb. 3.24 „Toddler's fracture".
Nicht dislozierte Fraktur der Tibia. 2-jähriger Junge.
Zarte, schräg verlaufende Frakturlinie (←).

Epiphysen(-fugen)verletzung

Den Verletzungsfolgen an der Epiphysenfuge kommt eine besondere Bedeutung zu. Frakturen im Bereich der Wachstumszone sind für das Kindesalter typisch. Sie machen ca. 15–20% aller kindlichen Frakturen aus. Wegen der möglichen Wachstumsstörungen ist eine subtile Diagnostik notwendig. Der röntgenologische Befund, ob und in welcher Weise die Epiphyse verletzt ist, bestimmt das therapeutische Vorgehen und damit die Langzeitprognose. Dazu ist die Besonderheit der Epiphysenregion in Betracht zu ziehen: Die Gefäßversorgung von Epiphyse und Metaphyse verläuft getrennt. Deshalb haben reine Epiphysenlösungen eine gute Prognose. Kreuzt jedoch die Frakturlinie den epiphysären Anteil, so kann eine intrafragmentäre Kallusbildung eine Wachstumsstörung hervorrufen.

Klassifikation. Der Verlauf der Fraktur in der Epiphysenfuge ist Grundlage der Klassifikation epi-metaphysärer Frakturen im Kindes- und Jugendalter. Morscher unterscheidet nur zwischen Epiphysenlösung und Epiphysenfraktur. Die Einteilung nach Salter u. Harris bzw. die nach Aitken sind am gebräuchlichsten (Tab. 3.1):

- Aitken 0 (Salter/Harris I): reine Epiphysenlösung, ohne metaphysäre Aussprengung.
- Aitken I (Salter/Harris II): Lösung der Epiphyse, jedoch zusätzlich Aussprengung eines metaphysären keilförmigen Knochenstücks (Abb. 3.52). Diese Form ist die häufigste Verletzungsfolge.
- Aitken II (Salter/Harris III): Die Frakturlinie reicht durch die Epiphyse bis in das Gelenk hinein mit teilweiser Lösung der Epiphyse.
- Aitken III (Salter/Harris IV): Die Frakturlinie verläuft von der Metaphyse über die Epiphysenfuge hinweg bis in die Epiphyse bzw. das Gelenk.
- Aitken IV (Salter/Harris V): Dieser Typ entspricht einer Kompression der Epiphyse durch eine axiale Einstauchung.

Epiphysäre Verletzungen sind insgesamt selten. Zu einer exakten Befundung ist hier ausnahmsweise der Seitenvergleich oder besser eine CT oder MRT indiziert. Die Fraktur selbst hat eine schlechte Prognose mit möglichen Wachstumsstörungen.

Epiphysenlösung. Reine Epiphysenlösungen ohne metaphysäre Anteile sind relativ selten, wenn man das Säuglingsalter außer Acht lässt. Sie kommen jedoch gelegentlich als geburtstraumatische Verletzungsfolge vor.

Epiphysenfraktur. Die Epiphysenfrakturen ziehen nicht nur die Wachstumsfuge in Mitleidenschaft, sondern haben auch Beziehung zum Gelenk. Erfahrungsgemäß gibt es vor allem im Ellenbogen- und oberen Sprunggelenk immer wieder diagnostische Schwierigkeiten bei Epiphysenverletzungen. Andererseits ist die exakte Diagnosestellung besonders wichtig, da sie die Voraussetzung für eine regelrechte Reposition ist. Gelegentlich können Schrägaufnahmen oder weiterführende bildgebende Verfahren (CT, MRT) notwendig sein, um das Ausmaß der Dislokation oder die Fraktur überhaupt darzustellen. Besonders wichtig ist dies bei der Fraktur des Condylus radialis. Hierbei ist im Falle einer primär konservativen Behandlung eine Verlaufskontrolle nach 2–3 Tagen ohne Gips dringend geboten, um sekundäre Dislokationen zu erkennen.

> Kreuzt die Frakturlinie den epiphysären Anteil, kann es zu einer Wachstumsstörung kommen.

Tab. 3.1 ⇢ *Klassifikation von epi-metaphysären Frakturen im Kindesalter*
(mod. nach Freyschmidt et al. [1977]. Färber D, Lenz JC. In: Schuster W, Färber D, eds. Kinderradiologie. Berlin: Springer; 1996).

		Art der Krafteinwirkung	Verletzung des Stratum germinativum	Prognose	Klassifikation n. Salter und Harris	Klassifikation n. Aitken
Epiphysenlösung		Zug	nein	sehr gut	I	0
		Scherung				
		Zug + Druck	nein	sehr gut	II	I
Epiphysenfraktur		Druck	ja	bei einwandfreier Reposition gut, sonst zweifelhaft	III	II
		Druck + Zug				
		Druck +Zug	ja	bei einwandfreier Reposition gut, sonst zweifelhaft	IV	III
		Druck	ja	schlecht	V	IV

⇢ Der Verdacht auf eine unkomplizierte Klavikulafraktur beim Neugeborenen ist keine Indikation für eine Röntgenuntersuchung.

Übergangsfraktur. Eine Sonderform der Epiphysenfrakturen der distalen Tibia stellt die Übergangsfraktur des älteren Schulkindes dar (S. 75), bei dem die distale Tibiaepiphyse bereits teilweise verknöchert ist („die Unvollendete" nach v. Laer). Da das therapeutische Vorgehen vom Verlauf der Frakturlinie („twoplane" bzw. „triplane fractures") abhängig ist, muss diese genau festgelegt werden. Gelegentlich besteht die Notwendigkeit einer erweiterten bildgebenden Diagnostik (CT bzw. MRT).

Geburtstraumatische Verletzungen

Verletzungsfolgen am Skelett des Neugeborenen kommen bei ca. 1–2 % aller Geburten vor. Als *diaphysäre* Fraktur der langen Röhrenknochen bereiten sie meist keine differenzialdiagnostischen Schwierigkeiten. Sie fallen häufig durch Achsabweichung oder Krepitation auf. Die häufigste Fraktur beim Neugeborenen ist die *Klavikulafraktur*, meist im mittleren oder am Übergang zum peripheren Drittel. Sie kann einseitig, aber auch beidseits vorkommen. Die Fraktur wird gelegentlich in den ersten Tagen klinisch übersehen und erst durch die tastbare Kallusbildung bemerkt, wobei hier das Röntgenbild den typischen überschießenden „*Kugelkallus*" (Abb. 3.25 b) zeigt. Der Verdacht auf eine unkomplizierte Klavikulafraktur stellt keine Indikation für eine Röntgenuntersuchung dar, da diese geburtstraumatische Folge, wenn überhaupt notwendig, auch sonographisch (Abb. 3.25 a) nachgewiesen oder ausgeschlossen werden kann.

Epiphysenverletzung. Besondere diagnostische Schwierigkeiten kann jedoch die Beurteilung einer Epiphysenverletzung mit sich bringen, da diese bei Neugeborenen oder jungen Säuglingen meist zu einem Zeitpunkt erfolgt, in dem die gelenknahen Anteile noch nicht verknöchert sind. Da der Epiphysenknorpel weniger widerstandsfähig ist als die umgebenden Bänder und Kapseln des Gelenks, sind Epiphysenlösungen für dieses Alter nahezu typisch. Hierbei können die röntgenologischen Zeichen nur sehr diskret sein: Weichteilschwellung und geringe Verbreiterung des Gelenkspalts mit diskreter Vergrößerung des Abstands der Metaphyse. Häufig gibt das klinische Bild Hinweise auf eine solche Gelenk-

Frakturen

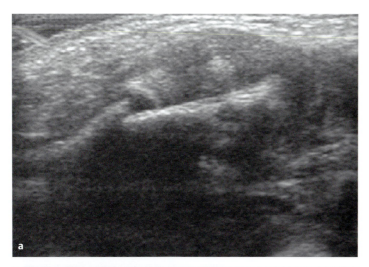

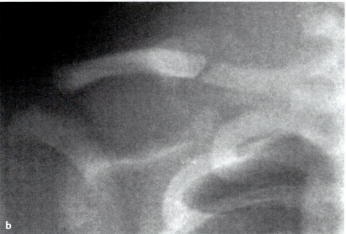

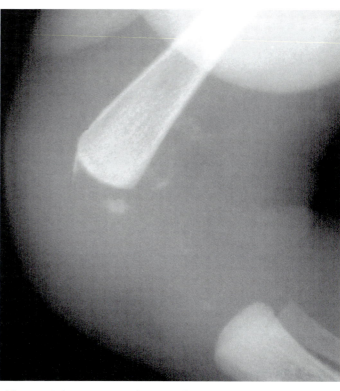

Abb. 3.26 **Geburtstraumatische metaphysäre Kantenabsprengung und Epiphyseolyse.** 3 Tage altes Neugeborenes.

Abb. 3.25 a u. b **Klavikulafraktur.**
a Sonographie der linken Klavikula. 2 Wochen alter Junge. Fraktur in Schaftmitte mit Kaudalverlagerung des peripheren Anteils um Schaftbreite sowie deutliches umgebendes Hämatom mit beginnender Kallusbildung.
b Kugelkallusbildung nach Klavikulafraktur rechts. 12 Tage alter Junge.

verletzung: schmerzhafte Bewegungseinschränkung, Schonhaltung oder auch eine Pseudoparalyse.

Für eine frühzeitige Diagnosestellung ist die sonographische Abklärung (Abb. 3.27) mit Nachweis der Epiphysenverschiebung und Ergussbildung Erfolg versprechend. Die proximale Humerus- und distale Femurepiphyse sind am häufigsten betroffen.

Metaphysäre Absprengung. Eine diskrete metaphysäre Absprengung (Abb. 3.26) kommt gelegentlich vor. Sie kann jedoch so dezent sein, dass gezielt nach ihr gefahndet werden muss. Zeigen Verlaufskontrollen nach 7–10 Tagen eine Kallusbildung, so ist dies als sekundärer Frakturhinweis typisch.

Kalottenfraktur. Impressionsfrakturen der Schädelkalotte mit möglicher intrakranieller Verletzung sind in dieser Altersstufe einer sonographischen Diagnostik gut zugänglich, z.B. die „Pingpongball"-Fraktur (Abb. 3.28). Es handelt sich um eine Grünholzfraktur mit intaktem Periost, die im Allgemeinen keiner Therapie bedarf. Prädilektionsstellen sind Os frontale und parietale.

Nach Forceps- und Vakuumextraktion finden sich gelegentlich Fissuren des Os parietale, meist im Bereich einer Geburtsgeschwulst. Auch bei diesen oberflächlichen Schädelverletzungen hat die Sonographie eine so ausreichende diagnostische Treffsicherheit, dass sie anstelle einer Röntgenaufnahme eingesetzt werden sollte. Dies gilt auch für den

Nachweis oder Ausschluss eines intrakraniellen extrazerebralen Hämatoms.

Kalottenhämatom/-blutung. Ein *Caput succedaneum* ist lediglich eine lokale Schwellung der subkutanen Weichteile der Schädeldecke. Das *Kephalhämatom* dagegen entsteht durch eine subperiostale Blutung. Sie ist durch die Schädelnähte begrenzt, da hier das Periost fest mit dem Bindegewebe der Nähte verbunden ist. Das abgehobene Periost bildet eine Kalkschale aus, deren Reste noch über Monate oder sogar Jahre als eine Vorwölbung oder Grube mit Randsaum tastbar und röntgenologisch sichtbar sein können.

Stress-, Ermüdungsfraktur

Die Ermüdungs- oder Stressfrakturen entwickeln sich am gesunden Knochen als Folge einer Überbelastung, wobei in der Anamnese ein Trauma typischerweise fehlt. Die röntgenologischen Zeichen dieser Verletzungen sind häufig sehr gering oder fehlen anfangs ganz. Auch bei Verlaufskontrollen (ohne Gips!) treten nur in ca. 50% entsprechende Veränderungen auf. Bevorzugte Lokalisationen sind die proximale Tibia, die distale Fibula sowie (weniger häufig) die Metatarsalknochen. Die röntgenologischen Veränderungen sind im positiven Fall relativ charakteristisch (Abb. 3.29 a): umschriebene pe-

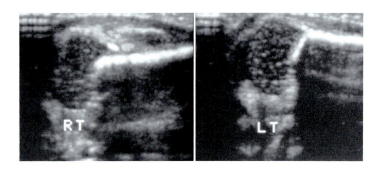

Abb. 3.27 **Humerusepiphysenlösung rechts.** Subperiostales Hämatom. Links korrekte Stellung der Epiphyse. 8 Tage altes Neugeborenes. Sonogramm.

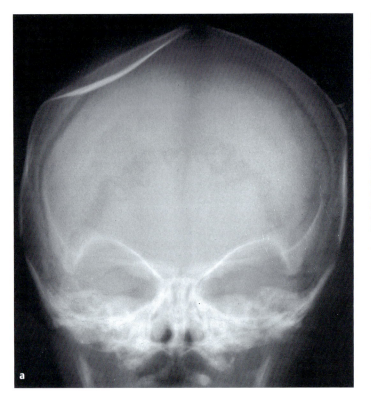

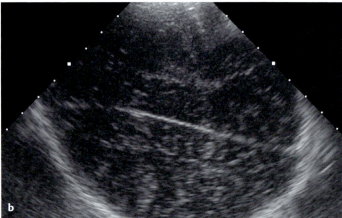

Abb. 3.28 a u. b „Pingpongball"-Fraktur.
a Impression rechts parietal. 2 Wochen altes Neugeborenes. Keine intrakranielle Blutung oder Hirnnervenverletzung.
b Transkranielles Sonogramm. 2 Tage altes Neugeborenes. Zustand nach Forcepsentwicklung. Rechts parietal Impression ohne intrakranielle Blutung.

Frakturen

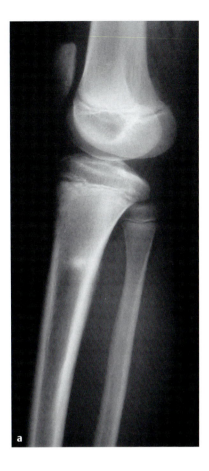
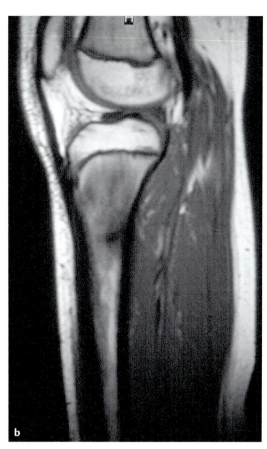

Abb. 3.29 a u. b **Stressfraktur** der proximalen Tibia. 11-jähriger Junge.
a Bandförmige Sklerosierung des Markraums im proximalen Tibiaschaft.
b MRT, T1w. Schräg verlaufende, bandförmige Zone verminderter Signalintensität.

riostale Reaktion und Konturunterbrechung der Kortikalis. Bezeichnend ist eine bandförmige Sklerosierung im Bereich des Markraums. Diese radiologischen Veränderungen sind eher Spätfolgen, die erst nach Wochen nachweisbar sind. Zur Frühdiagnose eignet sich am besten die MRT (Abb. 3.29 b), nur bedingt die CT.

Luxation und Luxationsfraktur

Im Kindesalter ist die Luxation wesentlich seltener als beim Erwachsenen. Bevorzugt sind das Ellenbogen- oder Schultergelenk, gelegentlich auch die Phalangealgelenke betroffen. Häufig ist bei einer Luxation mit der Absprengung kleiner, gelenknaher Knochenteile zu rechnen. Daher sollte bei jeder Luxation möglichst vor der Reposition röntgenologisch dokumentiert werden, ob eine zusätzliche Fraktur vorliegt. Später nachgewiesene Absprengungen könnten sonst als Repositionsfolge gedeutet werden.

Radiusköpfchensubluxation. Die Radiusköpfchensubluxation (Chassaignac-Lähmung) ist eine der häufigsten Gelenkverletzungen im Kleinkindesalter. Bei typischem Unfallhergang und Lokalbefund ist eine Röntgenuntersuchung meist nicht indiziert, es sei denn, es liegt trotz erfolgreicher Reposition immer noch eine schmerzhafte Einschränkung der Beweglichkeit vor, was auf eine Fraktur hinweisen kann. Eine sonographische Abklärung ist möglich, wenn auch erschwert durch das Alter des Kindes und die Schonhaltung des Arms (S. 49).

Monteggia-Fraktur. Die Monteggia-Fraktur (Abb. 3.**30**) wird nach *Bado* in verschiedene Frakturtypen unterteilt, die auf der Lage des Frakturspalts der Ulna basieren. Besonderes zu beachten ist die Stellung des Radiusköpfchens: Auf der Röntgenaufnahme des Ellenbogens muss die Achse des proximalen Radiusendes in jeder Ebene auf den Kern des Capitulum humeri zentriert sein, anderenfalls liegt eine *Radiusköpfchenluxation* (Abb. 3.**30**) vor.

Die Primärtherapie ist einfach und besteht in der Regel aus der geschlossenen Reposition. Wird die die proximale Ulnafraktur begleitende Radiusluxa-

> Bei jeder Luxation sollte vor der Reposition eine zusätzliche Fraktur röntgenologisch ausgeschlossen werden.

3 Skelett

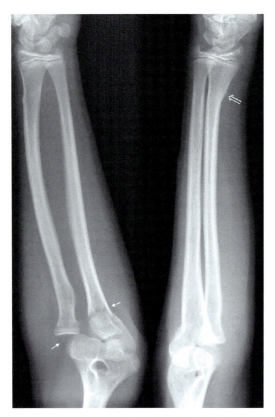

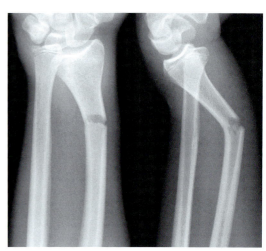

Abb. 3.31 **Galeazzi-Fraktur.** Radiusfraktur und Ulnaluxation im Karpoulnargelenk. 5-jähriger Junge.

Abb. 3.30 **Monteggia-Fraktur.** Proximale Ulnafraktur und proximale Radiusluxation. (→) Zusätzlich distale Radiuswulstfraktur (⇒). 11-jähriges Mädchen.

tion nicht erkannt, kann dies zu erheblichen Konsequenzen führen, da die sekundäre Behandlung übersehener Luxationen aufwendig und prognostisch deutlich ungünstiger ist.

Galeazzi-Fraktur. Im Kindesalter weit seltener wird die Galeazzi-Fraktur (Abb. 3.**31**) beobachtet, bei der eine distale Radiusfraktur mit einer Luxation der Ulna im Karpoulnargelenk kombiniert ist.

Pathologische Fraktur

Eine pathologische Fraktur liegt vor, wenn ein Knochen nach inadäquater Gewalteinwirkung bricht, wobei als Ursache eine lokalisierte oder generalisierte Verminderung der Knochenfestigkeit bzw. -substanz angenommen werden muss. Ein typisches Beispiel ist die *juvenile Knochenzyste* (Abb. 3.**32**). In 50 % der Fälle wird diese erst durch eine Infraktion klinisch manifest und diagnostiziert.

Unter die pathologischen Frakturen werden auch diejenigen subsumiert, die bei einer generalisierten

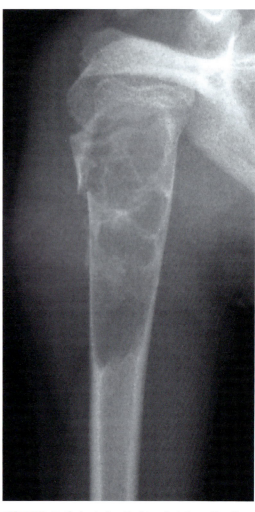

Abb. 3.32 **Pathologische Fraktur bei juveniler Knochenzyste** im proximalen Humerus. 8-jähriger Junge.

Mineralisierungsstörung des Skelettes auftreten (Osteogenesis imperfecta, Osteoporose, Cortison-induzierte Osteopenie, metastasenbedingte Osteolysen). Ebenfalls in diese Gruppe gehören Frakturen und Epiphysenlösungen bei Patienten, deren Grundkrankheit mit einer Störung der Sensibilität verbunden ist (Analgesie-Syndrom, Meningomyelozele).

Frakturheilung

Kallusbildung

Im Rahmen der Überbauung einer Fraktur kommt es zur Ausbildung von Kallus, der beim Kind schneller als beim Erwachsenen und umso ausgeprägter entsteht, je jünger das Kind ist. Trotz der periostalen Anlagerung von Knochensubstanz ist zu diesem Zeitpunkt die Fraktur weder übungs- noch belastungsstabil, da der Kallus noch weich ist, was unter Umständen für die Korrektur einer Fehlstellung bedeutsam sein kann. Als Folge einer unterlassenen oder ungenügenden Ruhigstellung einer Fraktur kommt es zu einer überschießenden Knochenneubildung, dem *Kugelkallus* (Klavikulafraktur [Abb. 3.25b], diaphysäre geburtstraumatisch bedingte Frakturen der langen Extremitätenknochen).

In Folge einer verstärkten lokalen Knochenresorption lässt sich vorübergehend eine Weitstellung des Frakturspalts nachweisen, bevor dann die periostale und enostale Kallusreaktion eine Verdichtung des Frakturspalts mit Verdickung der Kortikalis mit sich bringt. Die Konsolidierungszeiten hängen vom Alter, der Frakturform und dem Heilverlauf ab. Bei Frakturen benachbarter Skelettanteile, so z.B. einer kombinierten Tibia- und Fibulaschaftfraktur kommt es in sehr seltenen Fällen zur Ausbildung eines *Brückenkallus* zwischen den beiden Skelettanteilen. Dieser ist gelegentlich Ursache von Wachstumsstörungen, sodass er u.U. reseziert werden muss.

Refraktur

Bei der Refraktur handelt es sich um eine Fraktur im Bereich der ehemaligen Fraktur. Als Ursache hierfür kann eine ungenügende oder zu kurze Ruhigstellung, eine zu frühe Belastung oder aber ein erneutes adäquates Trauma angenommen werden. Am häufigsten wird eine Refraktur bei Unterarmfrakturen beobachtet.

Pseudarthrose

Diese ist im Kindesalter im Allgemeinen sehr selten. Sie ist fast immer auf eine ungenügende oder zu kurze Ruhigstellung zurückzuführen, vor allem nach wiederholten Repositionsversuchen. Die Pseudarthrose kann auch nach operativer Fraktureinstellung mit oder ohne Einbringung von Fremdmaterial auftreten, bleibt aber eine Rarität. Eine Ausnahme gilt: Der nichtoperativ reponierte und fixierte Abriss des Condylus radialis humeri führt häufig zu einer Pseudarthrose (Abb. 3.**33**).

Bei der Unterscheidung zwischen Pseudarthrose und verzögerter Frakturheilung spielt die Zeit eine wesentliche Rolle: Ist ca. 3–4 Monate nach einer Fraktur der Frakturspalt noch nicht überbaut, handelt es sich um eine Pseudarthrose.

Differenzialdiagnostisch muss an eine angeborener Pseudarthrose gedacht werden, so z.B. die angeborene Klavikulapseudarthrose (Abb. 3.**37**) oder die angeborenen Unterschenkelpseudarthrosen bei der Neurofibromatose.

> Ist ca. 3–4 Monate nach einer Fraktur der Frakturspalt noch nicht überbaut, handelt es sich um eine Pseudarthrose.

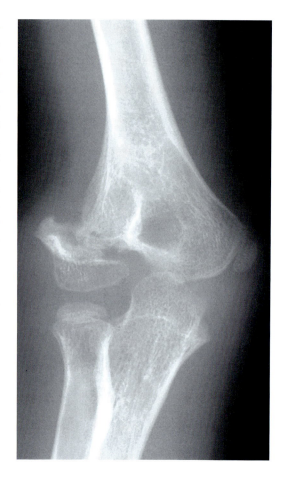

Abb. 3.33 **Pseudarthrose nach Fraktur des Condylus radialis humeri.** 7-jähriger Junge.

„Wachsende Fraktur"

Als Folge einer Schädelkalottenfraktur kann es sehr selten zur Ausbildung einer „wachsenden Fraktur" (Abb. 3.**34**) kommen. Sie wird als tastbare Grube oder Rinne entdeckt. Die „wachsende Fraktur" kommt am häufigsten bis zum 3. Lebensjahr vor. Hierbei bildet sich durch einen Riss der Dura und einen Vorfall der Arachnoidea ein sich vergrößerndes zystisches Gebilde aus. Bedingt durch die Pulsationen des Gehirns führt diese Zyste meist erst im Verlauf von mehreren Monaten zu einer Erweiterung des Frakturspalts und des Duradefekts. Darunter lässt sich immer, z.B. auch sonographisch, die Ausbildung der Leptomeninxzyste nachweisen (Abb. 3.**34c**). Diese Situation bedarf einer operativen Revision.

Frakturen

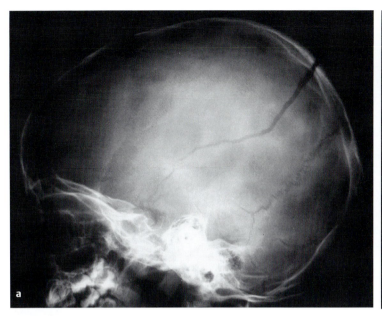
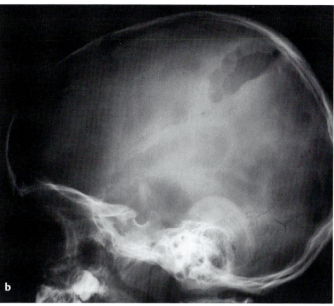
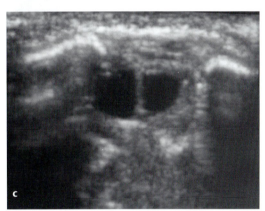

Abb. 3.34 a – c **„Wachsende Fraktur" bei einem Kleinkind im Verlauf.**
a Frische, klaffende parietale Schädelfraktur im Alter von 1 Jahr und 8 Monaten.
b Kontrollaufnahme 16 Monate später aufgrund einer tastbaren breiten parietalen Rinne.
c Leptomeningeale Zyste unter einer wachsenden Fraktur. 8 Monate alter Junge. Sonogramm.

Spezielle röntgenologische Diagnostik

Hirn- und Gesichtsschädel

Hirnschädel

Schädel-Hirn-Trauma. Beim Schädel-Hirn-Trauma im Kindesalter sind Röntgenaufnahmen des Schädels mit wenigen Ausnahmen nicht indiziert. Die klinische Überwachung ist wichtiger als die Röntgenübersichtsaufnahme. Der Ausschluss einer Fraktur bedeutet nicht den Ausschluss eines sub- oder epiduralen (Abb. 3.**35**) Hämatoms: Bei 85% der subduralen Hämatome im Kindesalter liegt keine Fraktur vor. Andererseits hat der Nachweis einer Schädelkalottenfissur bzw. Linearfraktur ohne neurologische Zeichen keinerlei therapeutische Konsequenzen. Die „medikolegale" Indikation für eine Schädelaufnahme gibt es nicht.

Da der Vorhersagewert der Röntgenaufnahme für eine intrakranielle Verletzung gering ist, ist – wenn überhaupt eine bildgebende Diagnostik indiziert erscheint – das CCT die Methode der Wahl. Eine brauchbare Vorgehensweise und Behandlungsstrategie bei Kindern nach Schädel-Hirn-Trauma in Abhängigkeit vom klinischen Befund gibt eine Eintei-

> Die „medikolegale" Indikation für eine Schädelaufnahme gibt es nicht.

> Bei 85% der subduralen Hämatome im Kindesalter liegt keine Fraktur vor.

3 Skelett

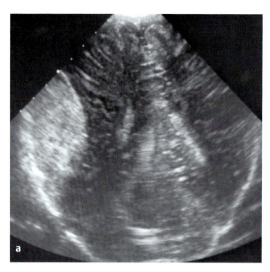 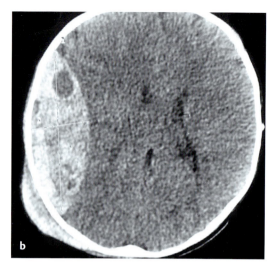

Abb. 3.35 a u. b **Epidurale Blutung.** 10 Monate alter männlicher Säugling.
a Sonographischer Koronarschnitt. Blutung rechts parietal mit deutlichem Shift nach links.
b CCT, nativ. Subgaleatische und epidurale Blutung, Zeichen eines Hirnödems. Auch im Knochenfenster keine Fraktur.

lung nach niedrigem, erhöhtem und hohem Risiko an. Bei der Gruppe mit *niedrigem* Risiko wird eine klinische Überwachung, bei *hohem* Risiko sofort die CT empfohlen. In der Zwischengruppe (*erhöhtes* Risiko) wird der neurologischen Beurteilung besonderer Wert beigemessen, im Zweifelsfall ist jedoch auch hier die CCT indiziert (Tab. 3.**2**).

Schädelkalottenfraktur. Die meisten Schädelkalottenfrakturen verlaufen gerade oder auch im leichten Winkel mit glatten Rändern, sodass die Differenzierung von einer fakultativ auftretenden Schädelnaht, z. B. Sutura intraparietalis, schwierig sein kann (Abb. 3.**5**). Besondere Aufmerksamkeit ist angebracht, wenn diese linearen Frakturlinien den Verlauf von großen intrazerebralen Gefäßen kreuzen, ebenso wenn sie bis in die Orbita, das Felsenbein oder die Nasennebenhöhlen bzw. Siebbeinzellen reichen. Im letzteren Fall ist die Möglichkeit eines Pneumozephalus gegeben. Auch besteht die Gefahr einer Liquorrhö und damit die Komplikation einer aufsteigenden Meningitis. Ergänzende diagnostische Maßnahmen, z. B. ein koronares CT, können notwendig werden, um das Ausmaß von Gesichtsschädelfrakturen zu dokumentieren oder auch zur Planung von operativen Maßnahmen (gegebenenfalls 3 D-CT).

Impressionsfraktur. Eine weitere Indikation für ein CCT ist die Impressionsfraktur, da es aus neurochirurgischen Gründen um die Tiefe der Impression geht. Auf normalen Schädelübersichtsaufnahmen

Tab. 3.2 **Vorgehensweise und Behandlungsstrategie bei Kindern nach Schädel-Hirn-Trauma in Abhängigkeit vom klinischen Befund** (mod. nach Trittmacher 1995)

	Gruppe mit niedrigem Risiko	Gruppe mit erhöhtem Risiko	Gruppe mit hohem Risiko
Befund	<ul><li>asymptomatisch</li><li>Kopfschmerz</li><li>Benommenheit</li><li>Hämatom</li><li>Fehlen von Kriterien erhöhten Risikos</li></ul>	<ul><li>Bewusstseinsstörung (während/nach dem Trauma)</li><li>zunehmende Kopfschmerzen</li><li>unzuverlässige/inadäquate Anamnese bis zum 2. Lebensjahr</li><li>posttraumatischer Anfall</li><li>Zeichen der Schädelbasisfraktur</li></ul>	<ul><li>Bewusstseinstrübung</li><li>fokale neurologische Defizite</li><li>Verschlechterung der Bewusstseinslage</li><li>Impressionsfraktur</li></ul>
Empfehlung	<ul><li>transkranielle Sonographie, je nach Alter</li><li>weitere Beobachtung</li><li>Entlassung mit entsprechender Aufklärung</li></ul>	<ul><li>engmaschige klinische Untersuchung</li><li>neurologische Untersuchung/CCT</li></ul>	<ul><li>Notfall-CCT</li><li>neurologisch/neurochirurgische Konsultation</li></ul>

ist die Fraktur selbst bzw. das Ausmaß einer Stufe oft schlecht zu beurteilen. Eine Knochenverdichtung entlang eines ein- oder ausgesprengten Fragments kann auf eine Impression hinweisen.

Schädelbasisfraktur. Schädelbasisfrakturen sind in der konventionellen Technik mit Übersichtsaufnahmen kaum nachweisbar. Bei entsprechend klinischer Symptomatik (Blutung aus dem Gehörgang oder Liquorrhö aus dem Nasen-Rachen-Raum) ist ebenfalls die Indikation für eine CT gegeben.

Mögliche Kindesmisshandlung. Bei komplexen Frakturen, klaffenden Frakturlinien (mehr als 3 mm), multiplen Frakturen oder Frakturen, die beidseitig am Schädel nachweisbar sind, muss immer eine Kindesmisshandlung als mögliche Ursache bedacht werden (S. 78 u. 85).

Gesichtsschädel

Frakturen des Gesichtsschädels sind im Kindesalter deutlich seltener als beim Erwachsenen. Sie kommen meist bei polytraumatisierten Patienten vor. Schädelübersichtsaufnahmen helfen hier nicht weiter, die Indikation für ein CT ist gegeben. In herkömmlicher Technik kann die Orbitabodenfraktur meist nachgewiesen werden. Für sie ist die „Tränenfigur" am Dach der Kieferhöhle typisch („blow out fracture"). Vor einem operativen Eingriff sollte jedoch auch hierbei als ergänzende Untersuchung eine koronare CT durchgeführt werden.

Kiefer. Frakturen im Bereich des *Oberkiefers* sind selten und in Übersichtsaufnahmen kaum nachweisbar. Häufiger sind die Frakturen des *Unterkiefers*, insbesondere nach einem Sturz auf die Kinnspitze. Dabei treten typischerweise Frakturen des Gelenkfortsatzes oder des paramedianen Abschnitts der Mandibula auf. Als klinisches Hinweiszeichen kann gelten, dass die Kinder Schwierigkeiten beim Öffnen und Schließen des Mundes angeben. Zur Sicherung der Diagnose genügt häufig eine Aufnahme nach Clementschitsch, in Einzelfällen sind ergänzende Untersuchungen (Orthopantomogramm, CT des Kieferköpfchens) notwendig.

Nasenbein. Der röntgenologische Nachweis einer Nasenbeinfraktur erfolgt meist durch eine seitliche Aufnahme des Nasenbeins. Sie ist jedoch nur indiziert, wenn sich aus der klinisch nachweisbaren Dislokation eine wahrscheinliche therapeutische Konsequenz ergibt.

Schultergürtel und obere Extremität

Schultergürtel

Klavikulafraktur. Die Klavikulafraktur ist im Kindesalter eine der häufigsten Frakturen, zumindest im Bereich der oberen Extremität (10%), und die häufigste geburtstraumatische Knochenverletzung (S. 54). Die Fraktur liegt meist im mittleren Drittel, wobei sie zum Teil als „inkomplette Grünholzfraktur" mit Achsenknickung nach kranial, zum Teil als komplette Fraktur auftritt. Das laterale Fragment ist meist nach kaudal und medial disloziert. Beim älteren Kind kommt, wenn auch wesentlich seltener, eine Fraktur im lateralen Drittel vor (Abb. 3.**36**), insbesondere im Zusammenhang mit einem Thoraxtrauma.

Klavikula-Pseudarthrose. Differenzialdiagnostisch wichtig ist die konnatale Pseudarthrose der Klavikula (S. 60), die meist erst im Alter von 4–6 Jahren klinisch auffällt (Abb. 3.**37**).

Isolierte Frakturen der *Skapula* sind selten.

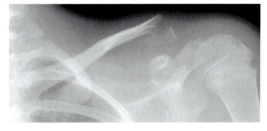

Abb. 3.36 **Klavikulafraktur** mit disloziertem lateralen Fragment. 6-jähriges Mädchen.

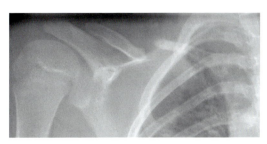

Abb. 3.37 **Konnatale Pseudarthrose der rechten Klavikula.** 5-jähriger Junge.

Oberarm

Schulterluxation. Im Vergleich zum Erwachsenen kommt im Kindesalter die Luxation des Schultergelenks wesentlich seltener vor.

Epiphysenlösung. Auch reine Epiphysenlösungen des proximalen Humerus sind, abgesehen von den geburtstraumatisch bedingten, nur in einzelnen Fällen nachweisbar. Sie sind meist mit einer Aussprengung eines metaphysären Keiles im Sinne einer Aitken-I-Fraktur verbunden.

Subkapitale Humerusfraktur. Wesentlich häufiger ist die subkapitale Humerusfraktur, sowohl als komplette Fraktur mit deutlicher Dislokation als auch als Stauchungsfraktur mit Wulstung der Kortikalis.

Humerusschaftfraktur. Im Bereich der Diaphyse finden sich schräg oder quer verlaufende Frakturen, die wegen der Dislokation sowohl klinisch als auch radiologisch keine diagnostischen Schwierigkeiten mit sich bringen.

Suprakondyläre Humerusfraktur. Zu den häufigsten Frakturen des Oberarms (44%) gehört die suprakondyläre Humerusfraktur (Abb. 3.**38**). Sie kommt meist als *Extensionsfraktur* vor mit von proximal dorsal nach distal volar verlaufender Frakturlinie. *Flexionsfrakturen* sind seltener, wobei dann die Frakturlinie von proximal volar nach dorsal distal verläuft.

Ca. 50% der suprakondylären Humerusfrakturen sind Grünholzfrakturen mit nur minimaler Dislokation. Es handelt sich dabei um eine der häufigsten Traumafolgen am Ellenbogen mit einem Altersgipfel zwischen 3 und 8 Jahren, vor dem 3. Lebensjahr ist sie extrem selten.

Je nach Dislokationsgrad sind verschiedene Klassifikationen der suprakondylären Humerusfrakturen erstellt worden. Die Einteilung von *v. Laer* (Typ I–IVb) hat besondere klinische Relevanz, da sie für die Behandlung (konservativ/operativ) mit entscheidend ist.

Bei ausgeprägter Dislokation kann es zu Verletzungen der A. brachialis sowie der Nn. medianus und ulnaris kommen. Bei dislozierten suprakondylären Humerusfrakturen spielt außerdem der zusätzliche *Rotationsfehler* eine wichtige Rolle. Er äußert sich stets in einem mehr oder weniger ausgeprägten, meist volaren Rotationssporn (Abb. 3.**39**) im seitlichen Strahlengang des Röntgenbildes. Er ist nicht mit einer axialen Verschiebung des gebroche-

> Eine stärker dislozierte suprakondyläre Humerusfraktur kann zu Verletzungen der A. brachialis sowie der Nn. medianus und ulnaris führen.

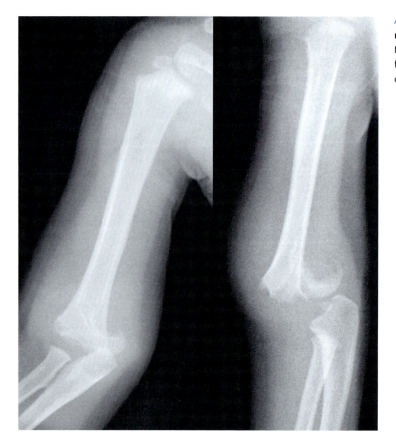

Abb. 3.38 **Suprakondyläre Humerusfraktur.** 6-jähriger Junge. Durch die starke Dislokation Gefährdung der A. brachialis sowie der Nn. medianus und ulnaris.

nen Humerus nach dorsal zu verwechseln. Gelegentlich wird auch ein sekundärer Rotationsfehler als Behandlungsfolge nachgewiesen. Ein solcher darf nur bedingt toleriert werden, da der daraus resultierende Cubitus varus eine schwere kosmetische Behinderung ist.

Distale Humerusfraktur. Bei distalen Humerusfrakturen, die teilweise mit einem Blount-Schlingenverband versorgt werden, kann sich die röntgenologische Verlaufskontrolle technisch schwierig gestalten. Bei Anfertigung der Röntgenaufnahme darf die Stellung nicht verändert werden, da dadurch eine erneute Dislokation der Fraktur entsteht. Für eine korrekte Aufnahmetechnik muss der verletzte Knochen immer direkt der Kassette anliegen. Für die seitliche Aufnahme, bei der auf das Ellenbogengelenk zentriert wird, wird der Oberarm leicht abduziert.

Ellenbogengelenk

Wegen der zahlreichen, zu verschiedenen Zeiten auftretenden Ossifikationszentren am Ellenbogen können nur gering dislozierte Abrissfrakturen im Bereich des distalen Humerus manchmal übersehen werden. Umgekehrt werden Ossifikationszentren fälschlicherweise als Frakturen diagnostiziert. Gelegentlich werden dann die Befunde durch Schrägaufnahmen deutlicher. Vergleichsaufnahmen mit der gesunden Gegenseite sind extrem selten notwendig. Besonders wichtig erscheint hier deshalb die Einbeziehung indirekter Frakturzeichen in die Befunderhebung, z. B. eine Weichteilschwellung oder ein positives Fettzeichen („fat pad", S. 50).

Intra-/extraartikuläre Frakturen. Bei allen Traumafolgen im Bereich des Ellenbogengelenks ist die Unterscheidung in *extra-* und *intraartikulär* verlaufende Frakturen besonders wichtig. Im Ellenbogenbereich finden sich neben den extraartikulär gelegenen suprakondylären Humerusfrakturen die ebenfalls extraartikulär gelegenen epikondylären sowie die intraartikulären transkondylären Frakturen. Traumafolgen im Bereich des ulnaren Epikondylus sind wesentlich häufiger als die des radialen Epikondylus. Unter den intraartikulären Frakturen sind die des Condylus radialis häufiger als die des ulnaren bzw. die Y-Fraktur.

Epicondylus ulnaris. Die Diagnose einer Abrissfraktur des Epicondylus ulnaris (Abb. 3.**40**) kann bei ge-

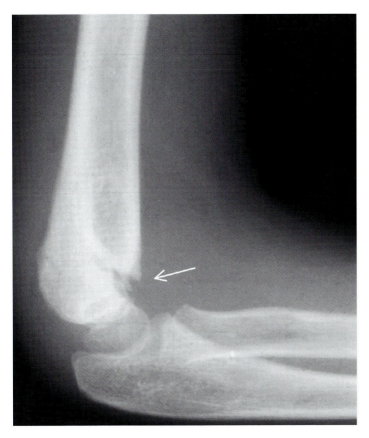

Abb. 3.39 „Rotationssporn" (←). Suprakondyläre Humerusfraktur mit Rotationsfehler. 11-jähriges Mädchen.

3 Skelett

Abb. 3.40 **Abriss des Epicondylus ulnaris.** Geringe Dislokation nach distal (←). 7-jähriger Junge.

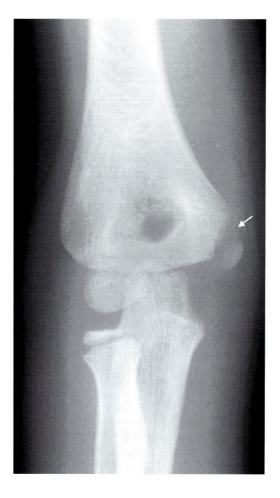

▶ Gelegentlich ist eine Fraktur des Condylus radialis nur in Schrägaufnahmen zu erkennen.

Abb. 3.41 a u. b
Ellenbogenluxation mit Abriss des Epicondylus ulnaris.
10-jähriger Junge.
a Erheblich dislozierter Epicondylus (←) in a.-p. Projektion,
b Seitliche Projektion (→).

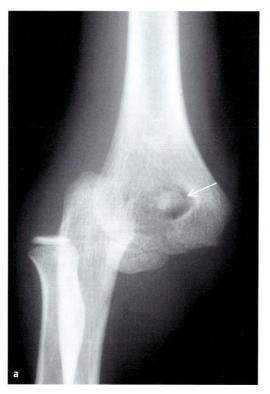
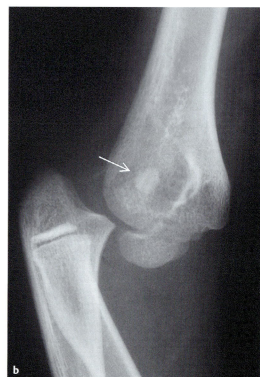

ringer Dislokation besonders schwierig sein. Es handelt sich hierbei meist nur um eine Epiphysenlösung. Die stark dislozierte Form (Abb. 3.41) ist dagegen leichter zu erkennen, wobei häufig das abgerissene Knochenstück gekippt und nicht selten in den Gelenkspalt hinein verlagert ist. Gelegentlich ist die Fraktur mit einer Ellenbogenluxation assoziiert.

Epicondylus radialis. Abrissfrakturen des Epicondylus radialis sind deutlich seltener, da der entsprechende Knochenkern erst mit etwa 10 Jahren auftritt. Diese Frakturen sind daher auch schwieriger zu diagnostizieren.

Condylus radialis. Der Prädilektionsort einer Epiphysenverletzung im Bereich des Ellenbogengelenks ist der Condylus radialis (Abb. 3.42). Seine Fraktur gehört zu den äußerst problematischen Frakturen mit hoher Komplikationsrate. Beim Kleinkind verläuft die oft nur zarte Frakturlinie schräg von der Trochlea humeri nach lateral zur Metaphyse. Die Fraktur zeigt meist nur ein zartes Knochenfragment mit geringer Dislokation. Gelegentlich sind diese Veränderungen nur in Schrägaufnahmen zu erkennen. Dislozierte, gelegentlich auch gedrehte Knochenabrisse bereiten kaum diagnostische Probleme. Umso größer können die therapeutischen Schwierigkeiten

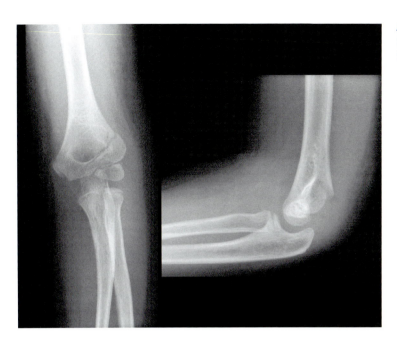

Abb. 3.42 **Fraktur des Condylus radialis humeri.** 7-jähriges Mädchen.

sein. Als Komplikationen bei inadäquater Behandlung drohen Fehlstellung oder Pseudarthrose.

Radiusköpfchen. Ebenfalls zu den Ellenbogenfrakturen werden die Traumafolgen am proximalen Unterarm gerechnet, wobei diese deutlich seltener sind als die des distalen Oberarms. Es handelt sich hierbei vorwiegend um Frakturen des Radiusköpfchens, wobei dieses meist nach radial und ventral gekippt ist. Das Ausmaß der Dislokation lässt sich nach *Judet* in verschiedene Grade einteilen, von denen wieder die Art der Therapie abhängig ist.

Proximale Ulna. Frakturen im Bereich der proximalen Ulna oder am Olekranon bereiten gelegentlich differenzialdiagnostische Schwierigkeiten, da die Dislokation einer abgerissenen Olekranonspitze mit einem akzessorischen Knochenkern der proximalen Ulna-Apophyse verwechselt werden kann. Das gleichzeitige Auftreten einer Ulnafraktur mit einer Radiusköpfchenluxation (Monteggia-Fraktur) wurde bereits beschrieben (S. 57).

Unterarm

Unterarmfraktur. Frakturen von *Radius* und *Ulna* gehören zu den häufigsten Traumafolgen an der oberen Extremität und zu den häufigsten Frakturen im Kindesalter überhaupt, wobei meist beide Knochen gemeinsam betroffen sind. Das Ausmaß der Verletzungen reicht von Grünholz- und Biegungsfrakturen ohne wesentliche Verschiebung und mit nur geringer Achsenabweichung bis zu vollständig dislozierten Schaftfrakturen (komplette Unterarmfraktur).

Die meisten Unterarmfrakturen werden im distalen Anteil nachgewiesen, bei älteren Kindern oft als vollständige Fraktur beider Unterarmknochen, bei jüngeren eher als Stauchungsfraktur mit Verwerfung und Wulstung der Kortikalis. Gelegentlich kann es sich hier nur um eine diskrete dorsale Einknickung der Kortikalis handeln, die – da häufig nur im seitlichen Bild nachweisbar – übersehen werden kann. Bei isolierten Radiusfrakturen vorwiegend älterer Kinder ist immer nach einem begleitenden Abriss des Processus styloideus ulnae zu suchen (DD: getrennte Kernanlage).

Epiphysenlösung. Die Epiphysenlösung des distalen Radius ist meist mit einer metaphysären Absprengung verschiedenen Ausmaßes im Sinne einer Aitken-I-Fraktur verbunden. Die Epiphyse ist fast immer nach dorsal verschoben und nach proximal gekippt. Auch hier ist auf die Möglichkeit des begleitenden Abrisses des Processus styloideus ulnae zu achten. Schwierig zu erkennen kann eine alleinige undislozierte Epiphysenlösung des distalen Radius sein. Hierbei ist im Einzelfall die Indikation zu einer Vergleichsaufnahme, gegebenenfalls zu einer MRT, gegeben.

Galeazzi-Fraktur. Die Kombination der distalen Radiusfraktur mit einer Luxation der Ulna im Karpoulnargelenk (Galeazzi-Fraktur) ist im Kindesalter deutlich seltener als die Monteggia-Fraktur (S. 58).

> Bei isolierten Radiusfrakturen ist nach einem Abriss des Processus styloideus ulnae zu suchen

> Die Dislokation einer abgerissenen Olekranonspitze kann mit einem akzessorischen Knochenkern der proximalen Ulna-Apophyse verwechselt werden.

Hand

Alle knöchernen Verletzungen der Hand sind bei Kindern deutlich seltener als beim Erwachsenen. Sie machen lediglich ca. 7 % aller pädiatrischen Frakturen aus.

Handwurzel. Frakturen der Handwurzel sind äußerst selten. Die bei Kindern insgesamt kaum zu beobachtende Fraktur des *Os naviculare* kann jedoch auch in diesem Alter erhebliche diagnostische Schwierigkeiten bereiten.

Mittelhand. Häufiger sind die Frakturen der *Metakarpalknochen*. Während am Metakarpale I die Fraktur meist im proximalen Anteil zu finden ist (juvenile *Bennett*-Fraktur), ist bei den übrigen Traumafolgen vorwiegend der distale Anteil betroffen. Bevorzugt kommen Frakturen des Os metacarpale IV oder V vor, die als „*Boxerfraktur*" (Abb. 3.**43**) bezeichnet werden. Die Abknickung ist hierbei vorwiegend nach volar.

Finger. Typisch für das *Hyperextensionstrauma* der Finger ist eine Fraktur der Basis der Phalangen. Hierbei handelt es sich um Infraktionen mit oft nur zarter Abwinkelung der Kortikalis nach dorsal und lateral, die häufig übersehen werden (Abb. 3.**44**). Die Frakturen der proximalen Phalangen reichen manchmal bis in die Epiphyse und können mit einer teilweisen Lösung derselben im Sinne einer Aitken-I-Fraktur einhergehen. Auch Luxationen der Interphalangealgelenke werden beobachtet, gelegentlich mit kleinen knöchernen Bandausrissen kombiniert. *Längsfrakturen* der Finger sind meist Folge von Quetschverletzungen. Sie sind so typisch, dass auf den Unfallmechanismus rückgeschlossen werden kann: Quetschungen durch Kegelkugel oder Einklemmen in Türen. Fingerfrakturen heilen meist ohne sichtbare Kallusbildung.

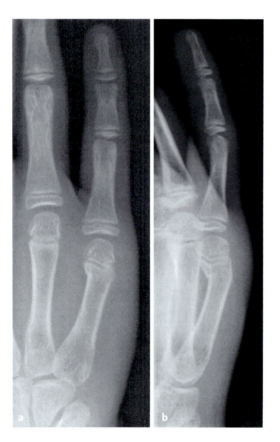

Abb. 3.43 a u. b „Boxerfraktur". Distale Metakarpale-V-Fraktur. 12-jähriger Junge.

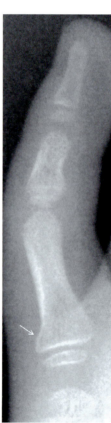

Abb. 3.44 **Proximale Phalangenfraktur.** 6-jähriger Junge. Metaphysärer Kortikalisknick (→).

Wirbelsäule, Thorax, Becken

Halswirbelsäule

Wirbelfrakturen machen ca. 2% aller pädiatrischen Frakturen aus und sind bei Adoleszenten wesentlich häufiger als bei Kleinkindern. Meist entstehen sie durch eine indirekte Gewalteinwirkung (Verkehrsunfall, Sturz aus großer Höhe).

Lagerung. Da bei jedem schweren Schädel-Hirn-Trauma auch die HWS verletzt sein kann, sollte deren oberer Bereich im Rahmen einer CCT immer mituntersucht werden. Patienten mit möglichen Wirbelverletzungen müssen bei diagnostischen Maßnahmen besonders sorgfältig gelagert werden, um die Dislokation einer Halswirbelfraktur zu vermeiden, durch die es zu einer hohen Querschnittlähmung kommen kann.

Aufnahmetechnik. Bevor ein Patient nicht exakt neurologisch untersucht ist, müssen nach Unfällen Aufnahmen der Wirbelsäule grundsätzlich im Liegen angefertigt werden, was bedeutet, dass die seitliche Aufnahme mit angestellter Kassette durchgeführt werden muss. Am aussagekräftigsten ist die seitliche Aufnahme der HWS, da sie einen Überblick über die Stellung gibt und weitgehend überlagerungsfrei die Wirbelkörper abbildet. Neben den knöchernen Strukturen ist hier auch der prävertebrale Raum zu begutachten, denn eine Verbreiterung kann auf ein Hämatom oder ein Ödem hinweisen. Auch auf Lufteinschlüsse, z.B. durch Rachenhinterwandverletzungen oder extraalveoläre Luft nach einem Thoraxtrauma, ist zu achten.

Atlas- und Axisfraktur. Besondere Frakturformen sind die der ersten 2 Halswirbel: die *Jefferson*-Fraktur (Kompressionsfraktur des Atlas) und die „*Hangman*"-Fraktur (Abrissfraktur der Bogenwurzel des Axis). Diese Frakturen können leicht mit Normvarianten verwechselt werden, insbesondere bei Frakturen des Dens, da hier Normvarianten besonders häufig sind. Zur besseren Differenzierung kann die CT hilfreich sein. Zur Beurteilung des Bandapparats im atlantookzipitalen Übergangsbereich ist die MRT die Methode der Wahl.

Kompressionsfraktur. Kompressionsfrakturen treten bevorzugt an der unteren HWS auf.

Abrissfraktur und Bandläsion. Abrissfrakturen der Dornfortsätze ereignen sich gelegentlich nach einem Schleudertrauma, ebenso Bandläsionen. Kleine Absprengungen sind in der Übersichtsradiographie häufig erst nach Kallusbildung nachzuweisen.

Luxation. Luxationen oder Subluxationen der HWS sind aufgrund der hier physiologischerweise bestehenden Hypermobilität selten. Bei einer Fehlhaltung der HWS mit besonderer Steilstellung im seitlichen Strahlengang ist die *anteriore Pseudodislokation* von der sehr seltenen, echten Subluxation zu unterscheiden. Diese findet sich vorwiegend zwischen C2 und C3 mit geringer Verschiebung des Wirbelkörpers C3 nach dorsal. Zur Differenzierungsmöglichkeit gilt die „*posteriore Zervikallinie*" (Swischuk), die von der vorderen Kante des Dornfortsatzes („spinous tip") von C1 zu der von C3 gezogen wird. Liegt eine Pseudosubluxation vor, berührt diese Linie die Innenbegrenzung des Dornfortsatzes von C2, bei einer Luxation beträgt der Abstand mindestens 2 mm (Abb. 3.**45**).

Brust- und Lendenwirbelsäule

Bei Verletzungen der BWS und LWS ist je nach der Art der Gewalteinwirkung eine Flexionsfraktur mit Wirbelkantenabriss von der am häufigsten vorkommenden Kompressionsfraktur zu unterscheiden. Letztere erkennt man an der keilförmigen Deformierung des Wirbelkörpers, mit Abflachung nach

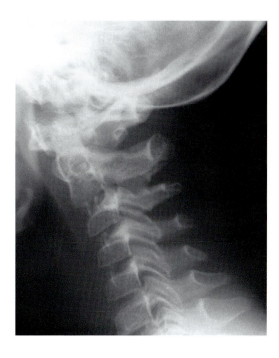

Abb. 3.45
Pseudosubluxationsstellung zwischen dem 2. und 3. Halswirbelkörper bei steil gestellter HWS. 5-jähriger Junge.

ventral im seitlichen Strahlengang. Meist sind mehrere benachbarte Wirbel betroffen. Sie haben in Bezug auf eine spontane Korrektur die beste Prognose. Gelegentlich liegt auch schon physiologischerweise eine geringe keilförmige Abflachung der Wirbelkörper vor, besonders in der mittleren BWS. Zur Differenzierung gegenüber einer Fraktur wird ein Index angegeben, der sich aus der Höhe der ventralen Kante dividiert durch die der dorsalen ergibt: Werte unter 0,95 sind pathologisch.

Bei der Beurteilung in Hinsicht auf Verletzungsfolgen ist es besonders wichtig, den Verlauf der dorsalen und der ventralen Kanten genau zu beachten. Dadurch können Luxationsfrakturen aufgedeckt werden. Bei einer Wirbelfraktur mit Kantenabbrüchen ist gelegentlich die Differenzierung zu einem Morbus Scheuermann schwierig. Auch lässt sich nicht immer eindeutig klären, ob eine knöcherne Wirbelverletzung vorliegt oder eine Normvariante (Randleistenossifikationsstörung). Zur Differenzierung, ob eine frische Traumafolge oder präexistente Veränderungen vorliegen, sind wenige CT-Schnitte wertvoll. Mittels MRT kann der Nachweis eines Knochenmarködems als Folge einer Knochenkontusion (Abb. 3.46) erbracht werden.

Bei allen Wirbelfrakturen, insbesondere Berstungsfrakturen, bei denen die hintere Kante betroffen ist, muss wegen einer fraglichen Einsprengung von Knochensplittern und der möglichen Mitbeteiligung des Rückenmarks eine CT (Abb. 3.47), häufig sogar in Kombination mit einer MRT durchgeführt werden. Bei neurologischen Ausfallerscheinungen ist die Indikation zur MRT auch ohne knöcherne Verletzung zum Nachweis oder Ausschluss einer intraspinalen Traumafolge gegeben.

Rippen und Thorax

Frakturen des *Sternums* sind im Kindesalter äußerst selten. Sie treten meist nach direktem Trauma auf. *Rippenfrakturen* finden sich häufig nach stumpfem Thoraxtrauma, hier meist als Rippenserienfrakturen. Die Frakturlinien lassen sich vorwiegend in den lateralen Abschnitten des Thorax nachweisen. Wegen der besonderen Elastizität des kindlichen Thorax werden gelegentlich stärkere Gewalteinwirkungen (Verkehrs- oder landwirtschaftliche Unfälle, Sturz aus großer Höhe) abgefangen, ohne dass am knöchernen Thorax Verletzungsfolgen nachgewiesen werden können. Werden Rippenfrakturen, insbesondere an den dorsalen Abschnitten, im Säuglingsalter diagnostiziert, muss an eine Kindesmisshandlung („non-accidental injury") gedacht werden (S. 80–82) – es sei denn, es liegt eine Mineralisierungsstörung vor. Selten sind Frakturen im Bereich der 1. und 2. Rippe, die nur nach starker Gewalteinwirkung auftreten. Werden an den unteren Rippen Frakturen nachgewiesen, muss immer eine zusätzliche abdominale Verletzung mit Sonographie oder CT ausgeschlossen werden. Beim stumpfen Thoraxtrauma sind neben den (selteneren) Verletzungsfolgen am knöchernen Thoraxskelett vor allem *intrathorakale Traumafolgen* auszuschließen (S. 181).

Hüftgelenk und Becken

Beckenfraktur. Die häufigsten Ursachen für eine Beckenfraktur im Kindes- und Jugendalter sind wie bei der Wirbelsäule der Verkehrsunfall oder ein Sturz aus großer Höhe. Im Kleinkindalter sind auch landwirtschaftliche Unfälle, z.B. als Überrolltrauma, nicht selten. Insbesondere beim Polytrauma können komplizierte Beckenfrakturen vorkommen, bei denen urologische oder abdominale Begleitverletzungen häufig sind. Unterschieden werden Beckenrandfrakturen, Beckenringfrakturen und Azetabulumfrakturen. Eine weitere Unterscheidung ist die in *stabile* und *instabile* Beckenfrakturen, wobei Erstere wesentlich häufiger sind.

> Bei Frakturen der unteren Rippen muss eine zusätzliche abdominale Verletzung ausgeschlossen werden.

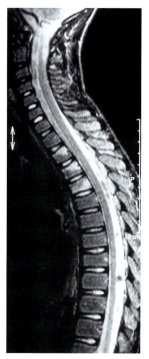

Abb. 3.46
Wirbelsäulentrauma mit Klopfschmerz im oberen BWS-Bereich. 11-jähriges Mädchen. MRT, STIR-Sequenz. Signalreiche Wirbelkörper als Ausdruck eines Ödems als Folge einer Kontusion.

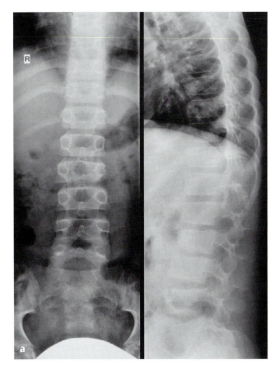
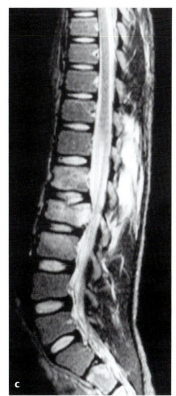
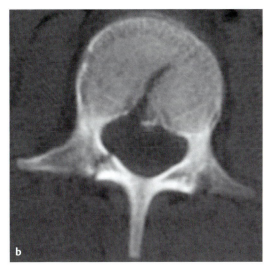

Abb. 3.47 a – c **Fraktur des 2. Lendenwirbels.** 12-jähriger Junge.
a Im konventionellen Röntgenbild in 2 Ebenen nur leichte laterale Höhenminderung des 2. LWK und Verschmälerung des Intervertebralraums LWK 1/2.
b CT. Dislokation eines Frakturfragments in den Spinalkanal, Bogenfraktur.
c MRT, T2w. Deutliche Einengung des Spinalkanals durch den frakturierten Wirbelkörper, Weichteilkontusion, Wirbelkörperödem auch bei S2/3.

Apophysenabriss. Eine Sonderform der *Beckenrandfrakturen* sind die Abrissfrakturen der Apophysen. Sie kommen vorwiegend bei Adoleszenten (ab ca. 14 Jahren) besonders im Rahmen von sportlicher Betätigung vor. Bei plötzlich aufgetretenen Hüftschmerzen ist immer an Apophysenabrisse zu denken und daher das Beckenskelett aufmerksam danach zu durchmustern. Die häufigste Form ist der Apophysenabriss aus der Spina iliaca anterior inferior, seltener superior (Abb. 3.**48**). Hier ist im Einzelfall der Vergleich mit der Gegenseite notwendig, da der Frakturspalt bei der Lösung der betroffenen Apophyse gelegentlich mit nur geringer Dislokation verbunden ist. Seltener kommt es bei diesen Patienten auch zu einem Abriss des Trochanter minor am Oberschenkel oder der Apophyse des Sitzbeins. In der Ausheilungsphase tritt hier gelegentlich eine überschießende Kallusbildung auf, die dann bei leerer Verletzungsanamnese als Tumor fehlgedeutet werden kann.

Beckenringfraktur. Im Gegensatz zu Erwachsenen kommen im Kindesalter Beckenringfrakturen mit einer isolierten vorderen Frakturlinie ohne dorsale

> Bei Symphysenverletzung muss eine Verletzung der Harnblase und der Urethra ausgeschlossen werden.

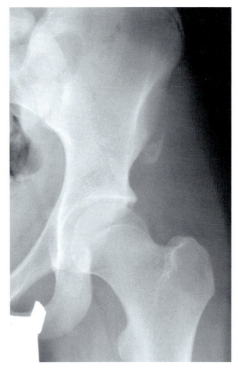

Abb. 3.48 **Abriss der Spina iliaca anterior superior.** 14-jähriger Junge. Erheblich nach kaudal disloziertes Fragment.

Beteiligung vor. Sie gehören zu den stabilen Frakturen und können ein- oder beidseitig vorkommen, teils ohne stärkere Dislokation. Sprengungen der Ileosakralgelenke als Ausdruck einer kompletten Ringfraktur sind im Kindesalter deutlich seltener. Etwas häufiger ist die Beteiligung der Symphyse. In diesem Fall muss eine Verletzung der Harnblase und vor allem bei männlichen Patienten auch der Harnröhre ausgeschlossen werden.

Bei den vorderen Ringfrakturen kann ein schlecht platzierter Gonadenschutz die Frakturlinie überlagern. Um dies zu vermeiden, wird von einigen Autoren empfohlen, die erste Aufnahme ohne Gonadenschutz anzufertigen.

Kreuz-/Steißbein. Frakturen des *Kreuzbeins* sind selten. Etwas häufiger sind Frakturen oder auch eine Luxation des *Steißbeins*, vorwiegend nach Stürzen auf das Gesäß (Eislaufverletzung!). Die Steißbeinspitze weicht dann fast immer nach ventral ab.

Azetabulumfraktur. Azetabulumfrakturen sind meist erheblich disloziert und stellen schwere Verletzungen dar. Nicht dislozierte Frakturen sind oft schwer zu erkennen. Bei entsprechendem Verdacht ist die Indikation zur CT gegeben.

Hüftgelenkluxation. Die traumatische Hüftgelenkluxation ist extrem selten. Sie lässt auf ein ungewöhnlich starkes Trauma schließen. Der Hüftkopf ist nach kranial und dorsal oder ventral abgewichen, eine zusätzliche Knochenverletzung sollte ausgeschlossen werden.

Untere Extremität

Oberschenkel und Kniegelenk

Schenkelhalsfraktur. Wesentlich seltener als beim Erwachsenen kommen im Kindesalter Schenkelhalsfrakturen vor. Ihre Unterteilung erfolgt nach dem Verlauf der Frakturlinie. Neben der traumatischen Epiphysenlösung, die einer transepiphysären Schenkelhalsfraktur entspricht, werden mediale, laterale und die noch selteneren pertrochantären Schenkelhalsfrakturen unterschieden. Eine altersgemäße Mineralisierung des Knochens vorausgesetzt, sind Schenkelhalsfrakturen fast immer Ausdruck einer stärkeren Gewalteinwirkung.

Epiphyseolysis capitis femoris. Von der traumatischen Epiphysenlösung zu differenzieren ist die Epiphyseolysis capitis femoris, die beim Schulkind nach dem 10.–12. Lebensjahr vorkommt. Für dieses Krankheitsbild ist das Fehlen eines adäquaten Traumas charakteristisch. Im a.-p. Übersichtsbild der Hüfte erkennt man gelegentlich nur eine diskrete Verschiebung des Hüftkopfs. Besonders deutlich wird der Befund dagegen in der axialen Aufnahme (nach Lauenstein), die daher immer erforderlich ist.

Subtrochantere Femurfraktur. Die subtrochantere Femurfraktur ist selten und kommt gewöhnlich beim älteren Kind vor.

Femurschaftfraktur. Die häufigste Frakturform (70%) ist die Femurschaftfraktur im mittleren Drittel als Spiral- oder Schrägfraktur mit einem Altersgipfel zwischen 2 und 10 Jahren. Es handelt sich fast immer um komplette Frakturen, die meist stark disloziert sind mit schnabelartig überstehenden Frakturenden und häufig verkürzter Extremität. Sie be-

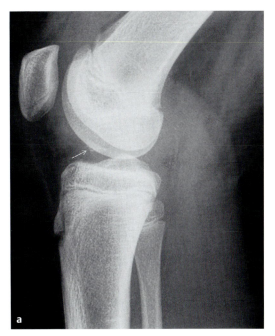
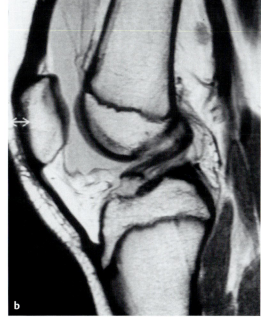

Abb. 3.49 a u. b **Knöcherner vorderer Kreuzbandausriss.** 11-jähriger Junge.
a Kleines knöchernes Fragment (→) im konventionellen seitlichen Röntgenbild.
b MRT, T1w. Kreuzbandausriss und deutlicher Gelenkerguss.

reiten im Allgemeinen keine diagnostischen Schwierigkeiten.

Suprakondyläre Femurfraktur. Die distal gelegene suprakondyläre Femurfraktur des älteren Kindes ist häufig disloziert. Im Säuglings- und Kleinkindalter dagegen handelt es sich fast immer um eine Wulstfraktur mit oft nur diskreter Verwerfung der Kortikalis und minimaler Achsenabweichung, sodass sie bei der Erstuntersuchung durchaus übersehen werden kann.

Epiphysenverletzung. Die reine Epiphysenlösung der distalen Femurepiphyse ist extrem selten. Meist liegen Epiphysenfrakturen mit einem mehr oder minder großen ausgesprengten metaphysären Knochenstück vor. Sie finden sich vorwiegend im Adoleszentenalter, z.B. als Sportverletzung.

Band- und Meniskusschaden. Traumafolgen am Bandapparat sind im konventionellen Röntgenbild nur zu erkennen, wenn ein kleiner begleitender Knochenausriss nachgewiesen wird. Bei einem instabilen Kniegelenk ist daher die Indikation für eine MRT gegeben. Eine weitere MRT-Indikation ist der Verdacht auf eine *Kreuzband-* oder *Meniskusläsion*. Eine Ruptur des vorderen Kreuzbandes kann mit einem Ausriss der Eminentia intercondylica des Tibiakopfs einhergehen, der auch im Röntgenübersichtsbild des Kniegelenks nachgewiesen wird. Als indirektes Frakturzeichen ist am Kniegelenk auf Weichteilschwellungen oder Gelenkergüsse zu achten (Abb. 3.**49**).

Patella. Isolierte *Patellafrakturen* sind selten und kommen in jeder Altersklasse vor. Häufiger ist die traumatische Luxation, die vorwiegend nach lateral erfolgt. Querfrakturen der Patella kommen durch direkte Traumaeinwirkung zustande. Der Nachweis erfolgt durch ein Röntgenbild in lateraler Position. Patella-Tangentialeinstellungen sind für Erstaufnahmen nach dem Unfallereignis meist nicht geeignet, da die dazu nötige Beugung im Kniegelenk äußerst schmerzhaft ist. Normvarianten an der Patella sind zahlreich, z.B. Patella bipartita oder akzessorische Knochenkerne, vorwiegend im distalen Anteil der Patella. Dadurch bestehen manchmal erhebliche differenzialdiagnostische Schwierigkeiten zwischen Traumafolge und noch physiologischem Befund.

Im Rahmen einer *Patellaluxation* können aus dem dorsalen Anteil der Patella kleine Fragmente ausgesprengt werden. In der MRT finden sich dabei oft kleine osteochondrale Frakturen, vorwiegend am unteren Patellapol bzw. am vorderen lateralen

Abb. 3.50 **Zustand nach Patellaluxation.** 14-jähriger Junge. MRT, STIR-Sequenz. Knochenmarködem im lateralen distalen Femur- und proximalen Tibiakondylus.

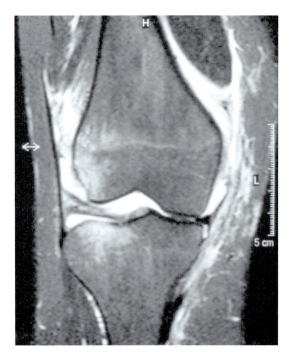

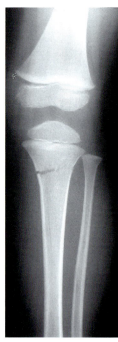

Abb. 3.51 **Proximale metaphysäre Tibiafraktur.** 9-jähriger Junge. Erhebliche Gefahr der sekundären Valgusfehlstellung.

Femurkondylus. Regelmäßig stellen sich auch Knochenkontusionszonen im distalen Femur- und proximalen Tibiakondylus (Abb. 3.**50**) dar.

Unterschenkel und Sprunggelenk

Unterschenkelfrakturen im Kindesalter machen mit mehr als 16% den Hauptteil aller kindlicher Frakturen aus.

Epiphysenlösung. Die Epiphysenlösung der proximalen Tibia ist selten. Meist lässt sich ein kleiner metaphysärer Knochenkeil nachweisen.

Metaphysäre Tibiafraktur. Etwas häufiger ereignet sich eine proximale metaphysäre Tibiafraktur (Abb. 3.**51**). Es handelt sich meist um eine inkomplette Fraktur, bei der sich der Frakturspalt oft medial und dorsal mit einer leichten Valgusfehlstellung darstellt. Wenn ein Periosteinschlag in den Frakturspalt vorliegt, lässt sich keine vollständige Reposition durchführen. Dies führt dann u. U. zu einer Wachstumsstörung mit weiter zunehmender Valgusfehlstellung im Sinne einer Blount-Deformität.

Tibiaschaft- und Fibulafraktur. Häufig sind diaphysäre Schräg- oder Spiralfrakturen der Tibia; isolierte Fibulafrakturen sind dagegen selten. Oft liegt eine Fraktur im proximalen Anteil der Fibula bei distaler Tibiafraktur vor. Sie kann bei der Unfallaufnahme übersehen oder nicht erfasst werden, wenn die Zentrierung der Röntgenaufnahme auf den Lokalbefund im distalen Anteil der Tibia erfolgt.

Die für das Kindesalter typischen Frakturen der Tibia sind die Stressfraktur (Ermüdungsfraktur) der proximalen Tibia (S. 56) sowie die schräg verlaufende, nicht dislozierte Fissur der distalen Tibia („toddler's fracture", S. 52). Während es sich bei den Frakturen der distalen Fibula und Tibia im Kindes- und Schulalter meist um komplette Frakturen handelt, kommen im Gegensatz dazu beim Säugling inkomplette Frakturen im Sinne einer Wulstfraktur mit nur geringer Verwerfung der Kortikalis und diskreter Achsenabweichung vor.

Sprunggelenk. Im Schulkindalter tangieren die Frakturen vorwiegend der distalen Tibia, aber auch der Fibula die Epiphysen im Sprunggelenk. Dazu gehören die Frakturen der Malleolengabel als Abrissfraktur des Innen- oder Außenknöchels, Epiphysenlösungen mit Aussprengung eines vorwiegend metaphysär gelegenen Knochenstücks, reine Epiphysenfrakturen sowie epiphysär-metaphysäre Knochenfrakturen, die somit die Epiphysenlinie kreuzen. Unter ihnen ist die Aitken-I-Fraktur der Tibia mit einem mehr oder minder großen ausgesprengten metaphysären Keil der häufigste Typ (Abb. 3.**52**).

Abb. 3.52
Aitken-I-Fraktur der distalen Tibia. 10-jähriger Junge.

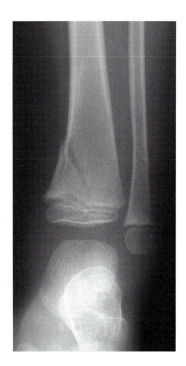

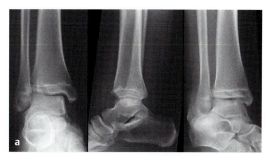

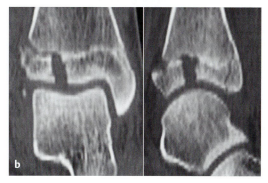

Abb. 3.53a u. b **Übergangsfraktur, „triplane fracture".**
13-jähriges Mädchen.
a Konventionelle Röntgenbilder
b CT, nativ. Erst im CT wird das Ausmaß der Frakturen und Dislokation sichtbar.

Übergangsfraktur. Eine Sonderform ist die Übergangsfraktur des älteren Schulkindes. Jenseits des 10. Lebensjahres beginnt die distale Tibiaepiphyse teilweise zu verknöchern. Bei einem Trauma wird der noch nicht mineralisierte Anteil der Fuge gelöst, damit der Frakturverlauf in das Gelenk abgleitet. Da Übergangsfrakturen in verschiedenen Ebenen verlaufen können, werden sie je nach Verlauf der Frakturlinie in „twoplane" oder „triplane fractures" (Abb. 3.**53**) differenziert, wobei Letztere ca. 6–10 % der Sprunggelenkfrakturen ausmachen. Die Reposition erfolgt meist operativ. Daher ist eine exakte Abklärung des Frakturverlaufs notwendig. Im Einzelfall ist die Indikation zur CT oder MRT gegeben, insbesondere dann, wenn der Verdacht auf zusätzliche Bandläsionen vorliegt, die mit oder ohne knöcherne Absprengungen vorkommen.

Eine begleitende Lösung der distalen Fibulaepiphyse tritt selten auf. Verschieden stark dislozierte Frakturen der distalen Fibula als begleitende Traumafolge sind jedoch nachweisbar. Als indirektes Frakturzeichen muss hier die oft erhebliche Weichteilschwellung oder das dislozierte Fettzeichen („fat pad") gedeutet werden. Da in den Standardeinstellungen der konventionellen Röntgenaufnahme die Frakturlinien manchmal nur schwer erkennbar sein können, kommt in diesen Fällen Schrägaufnahmen große Bedeutung zu. Oft wird erst auf dieser eine Fraktur sichtbar oder das gesamte Ausmaß einer Dislokation nachweisbar.

Fuß

Talus und Kalkaneus. Im Kindesalter sind Talus- und Kalkaneusfrakturen selten. Sie kommen nach Sturz aus großer Höhe vor, meist als quer verlaufende Fraktur oder als Kantenabbruch im oberen Sprunggelenk.

Die Nativdiagnostik einer Kalkaneusfraktur bereitet oft erhebliche Schwierigkeiten. Bei negativem Röntgenbild, jedoch entsprechendem Trauma und Lokalbefund (Stauchungs- bzw. Zangendruckschmerz) ist die Indikation für eine CT gegeben.

Als Regel gilt: Bei Verletzungen im Sprunggelenk und im Mittelfuß ist die Notwendigkeit einer CT bei Verdacht auf eine knöcherne Verletzung gegeben, sofern die konventionelle Technik keine ausreichenden Befunde liefert. Stehen Weichteilveränderungen im Vordergrund, sollte die MRT angewandt werden, da nur hiermit zusätzliche Veränderungen an den Bändern und Sehnen des Fußes abgeklärt werden können.

Fußwurzel. Die Frakturen der Fußwurzelknochen sind im Allgemeinen als isolierte Frakturen selten, kommen jedoch auch als Mehrfachverletzungen des Fußes vor.

Mittelfuß. Deutlich häufiger sind die Frakturen der Metatarsalknochen. Sie lassen sich vorwiegend im distalen Anteil der Ossa metatarsalia nachweisen, gelegentlich auch im mittleren Drittel. Sie kommen

> Bei Frakturen der distalen Tibia und Fibula sind Schrägaufnahmen oft hilfreich.

seltener isoliert, eher als Mehrfachfraktur von 2 oder 3 Metatarsalknochen vor. Im mittleren Drittel vorwiegend des 3., aber auch 4. Metatarsalknochens finden sich die im Kindesalter insgesamt seltenen Ermüdungsfrakturen ohne wesentliche Dislokation. Sie fallen meist durch eine verstärkte Kallusbildung und eine längere Anamnese auf. Differenzialdiagnostische Schwierigkeiten können bei Frakturen des proximalen Metatarsale V auftreten. Als Faustregel kann gelten: Frakturlinien verlaufen im Allgemeinen quer zur Längsachse des Os metatarsale V, die Apophysenlinien dagegen in der Längsachse (Abb. 3.**54**).

> Am Os metatarsale V verlaufen Frakturlinien meist quer zur Längsachse, Apophysenlinien in der Längsachse.

Zehen. Frakturen der Phalangen kommen vor allem im Bereich der Großzehe mit oder ohne Epiphysenbeteiligung vor. Trümmerfrakturen des Endglieds entstehen oft durch auf die Zehen fallende Gegenstände. Als „pit-fall" kann gelegentlich eine doppelte Epiphysenkernanlage des Grundglieds der Großzehe vorkommen. Die im Bereich des gesamten Fußes zahlreich nachweisbaren akzessorischen Knochenkerne, Sesambeine und knöchernen Sehneneinlagerungen bereiten gelegentlich differenzialdiagnostische Schwierigkeiten, sodass zur Beurteilung die Kenntnis des Lokalbefundes von besonderer Bedeutung ist.

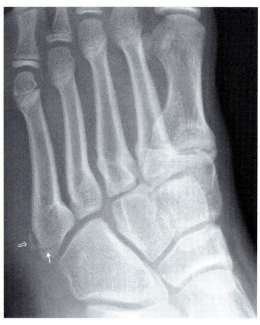

Abb. 3.54 **Metatarsale-V-Fraktur** (13-jähriger Junge). Quer verlaufende Frakturlinie (↑), längs verlaufende Apophysenfugenlinie (⇒).

Literatur

Aitken AP, Magill HK. Fractures involving the distal femoral epiphyseal cartilage. J Bone Joint Surg. 1952;34 A:96–108.

Alzen G, Wildberger JF, Günther RW. Bildgebung beim traumatisierten Kind. Radiologe. 1995;35:373–7.

Anderson MW, Greenspan A. Stress fractures. Radiology. 1996;199:1–12.

Barkovich AJ. Pediatric Neuroimaging. Philadelphia, New York, London: Lippincott-Williams 2000.

Bar-On E, Howard CB, Porat S, Orth MC. The use of ultrasound in the diagnosis of atypical pathology in the unossified skeleton. J Pediatr Orthop. 1995;15:817–20.

Berger P. Trauma and mechanical disorders. In: Cohen MD, Edwards MK, eds. Magnetic resonance imaging in children. Philadelphia: Decker; 1990:926–37.

Carty H, ed. Emergency Pediatric Radiology. Berlin, Heidelberg, New York: Springer; 1999.

Daffner RH, Pavlov H. Stress fractures – current concepts. Amer J Roentgol. 1992;159:245–52.

Ecklund K. Magnetic resonance imaging of pediatric musculoskeletal trauma. Topics in Magnetic Resonance Imaging. 2002;13:203–18.

Färber D, Hahn H, Fendt-Klug T, Höpner F. Thoraxtrauma im Kindesalter. Radiologe. 1995;35:385–90.

Färber D, Lenz JC. Traumatische Veränderungen am Skelettsystem. In: Schuster W, Färber D, eds. Kinderradiologie. Bildgebende Diagnostik. Berlin, Heidelberg, New York: Springer; 1996:120–78.

Färber D. Geburtstraumatische Epiphysenverletzungen. Pädiat prax. 1983/84;29:273–85.

Fink U, Schwerdtfeger J, Fink BK, Schätzl M, Reiser M. Digitale Luminiszenzradiographie im Vergleich zur konventionellen Film-Folien-Technik bei der Diagnostik von Frakturen. Fortschr Röntgenstr.1996;164:275–80.

Hobbs CJ. Skull fracture and the diagnosis of abuse. Arch Dis Child. 1984;59:246–52.

Keats TE. Atlas of normal roentgen variants that may simulate disease. St.Louis: Mosby; 2001.

Kirks D, Griscon NT. Practical pediatric imaging – Diagnostic radiology of infants and children. New York: Lippincott-Raven; 1998.

Kissoon N, Galpin R, Gayle M, Chacon D, Brown T. Evaluation of the role of comparison radiographs in the diagnosis of traumatic elbow injuries. J Pediatr Orthop. 1995;15:449–53.

Klein HM, Wein B, Langen HJ, Glaser KH, Stargardt A, Günther RW. Frakturdiagnostik mit der digitalen Luminiszenzradiographie. Fortschr Röntenstr. 1991;154:582–6.

Kniemeyer HW, Schacht U, Palomba PP, Kemperdick H, Holzheuer GU. Knöcherne Geburtsverletzungen bei Neugeborenen. Pädiat prax. 1981;25:693–702.

Kozlowski K, Azouz M, Hoff D. Stress fracture of the fibula in the first decade of life – Report of eight cases. Pediatr Radiol. 1991;21:381–3.

v. Laer L. Frakturen und Luxationen. Stuttgart, New York: Thieme; 2001.

Lloyd DA, Carty H, Patterson M, Butcher CK, Roe D. Predictive value of skull radiography for intracranial injury in children with blunt head injury. Lancet. 1997;349:821–4.

Magid D, Fishman EK, Ney DR, Kuhlman JE, Frantz KM, Sponseller PD. Acetabular and pelvic fractures in the pediatric patient: value of two- and three- dimensional imaging. J Pediatr Orthop. 1992;12:621–5.

McCauley RGK, Schwartz AM, Leonidas JC, Darling DB, Bankoff MS, Swan CS. Comparison views in extremity injury in children – an efficacy study. Radiology. 1979;131:95–7.

Mink JH, Reicher MA, Crues JV III. Magnetic resonance imaging of the knee. New York: Raven press; 1993.

Mommaerts MY, Casselman JW. Assessment of the damages by orbital blow-out fractures. Acta Chir Belg. 1993;93:201–6.

Ogden JA. Skeletal injury in the child. New York, Berlin Heidelberg: Springer; 2000.

Outzen S, Barthel M, Kaiser M, Friedrich HJ. Chassaignac – im Zweifel Diagnose per Sonographie. Pädiat prax. 1999/2000;57:256–66.

Ramsden W. Fractures and musculoskeletal trauma. In: Carty H, ed. Emergency Pediatric Radiology. Berlin, Heidelberg, New York: Springer; 1999:313–45.

Rao P. Emergency imaging in non-accidental injury. In: Carty H, ed. Emergency Pediatric Radiology. Berlin, Heidelberg, New York: Springer; 1999:347–54.

Reither M. Magnetresonanztomographie in der Pädiatrie. Berlin, Heidelberg, New York: Springer; 2000.

Rogers LF, Poznanski AK. Imaging of epiphyseal injuries. Radiology 1994;191:297–308.

Rogers LF. Radiology of skeletal trauma. New York, Edinburgh, London, Philadelphia: Livingstone; 2002.

Salter RB, Harris WR. Injuries involving the epiphyseal plate. J Bone Joint Surg. 1963;45 A:587–622.

Sawyer JR, Flynn JM, Dormans JP, Catalano J, Drummond DS. Fracture patterns in children and young adults who fall from significant heights. J Pediatr Orthop. 2000;20:197–202.

Schmittenbecher PP. Die suprakondyläre Humerusfraktur. Zentralbl Kinderchir. 2002;11:W217–43.

Schneider K, Färber D, Fendel H. Stressfrakturen im Kindesalter. Chir prax. 1985/86;35:679–87.

Siegel MJ. Pediatric Body CT. Philadelphia: Lippincott-Williams; 1999.

Siegel MJ. Pediatric Sonography. New York: Raven press; 1995.

Skaggs DL, Mirzayan R. The posterior fat pad sign in association with occult fracture of the elbow in children. J Bone Joint Surg. 1999;81 A:1429–33.

Sundar M, Carty H. Avulsion fractures of the pelvis in children – a report of 32 fractures and their outcome. Skeletal Radiol. 1994;23:85–90.

Swischuk LE. Imaging of the cervical spine in children. Heidelberg, Berlin, New York: Springer; 2002.

Thornton A, Gyll C. Children's fractures. London, Edinburgh, New York: Saunders; 1999.

Trittmacher S, Hügens-Penzel M, Traupe H. Schädel-Hirn-Trauma im Kindesalter. Radiologe. 1995;35:378–84.

Vosshenrich R, Weigel W, Fischer U, Funke M, Grabbe E. Erfahrungen mit der digitalen Luminiszenzradiographie in der pädiatrischen Radiologie. Fortschr Röntgenstr. 1992;156:107–11.

Wildberger JE, Alzen G, Eschmann SM, Günther RW. Wirkungsgrad und Wertigkeit radiologischer Diagnostik bei Skeletttraumata im Kindesalter. Radiologe. 1995;35:397–400.

World Health Organization. Rational use of diagnostic imaging in paediatrics. Technical report series 757. Geneva: WHO; 1987.

Kindesmisshandlung

B. Stöver

Aufgabe der bildgebenden Diagnostik ist es, Misshandlungsfolgen aufgrund typischer Verletzungsmuster des Skeletts, der Weichteile und des ZNS zu erkennen, als solche eindeutig zu benennen und sorgfältig zu dokumentieren. Die subtile Analyse charakteristischer Befunde erlaubt im Einzelfall, den Tatbestand einer misshandlungsbedingten Verletzungsfolge aufzuweisen. Folgende Gegebenheiten untermauern den Verdacht auf eine Misshandlung:

- eindeutige Verletzungsmuster des Skeletts, des ZNS oder Abdomens,
- das Alter des Kindes,
- der Nachweis mehrerer Verletzungen unterschiedlichen Alters,
- die scheinbar leere Anamnese.

Aus den Befunden der Bildgebung lässt sich in Zusammenhang mit dem Alter des Kindes, der Art seiner Verletzungen und der typischen Lokalisation der Läsionen eine Misshandlungswahrscheinlichkeit ableiten. Diese ist jedoch nur dann anzugeben, wenn alle Differenzialdiagnosen klinisch und laborchemisch sicher ausgeschlossen sind und das Verletzungsmuster mit den anamnestischen Angaben nicht übereinstimmen kann.

Der Begriff des „battered child syndrome" wurde durch Caffey, Kempe und Silverman geprägt und grenzt Verletzungen, die dem Kind willkürlich zugefügt werden, als nicht akzidentell von den akzidentellen Verletzungsfolgen im Kindesalter ab. Die weitaus folgenschwerste Form der Misshandlung, das Schütteltrauma bzw. „shaken baby syndrome", untersuchten Weston, Caffey, Duhaime u. a.

Misshandlungsfolgen am Skelett

Etwa 63% aller körperlich misshandelten Kinder sind jünger als 3 Jahre, 55% werden innerhalb des 1. Lebensjahres misshandelt. Je jünger das Kind ist, desto vulnerabler ist sein gesamtes Skelett. Verletzungen durch grobe Gewalteinwirkung haben daher ein typisches, in Abhängigkeit zum Lebensalter des Kindes stehendes Verletzungsmuster zur Folge. Zudem gibt es typische Prädilektionsstellen von Frakturen durch Misshandlung, die Kinder bis zum Alter von 3 Jahren erleiden: der Schädel, die langen Röhrenknochen und die Rippen.

Verletzungsmuster an Extremitäten und Körperstamm

Lange Röhrenknochen

Subperiostale Ossifikation

Die Verankerung des Periosts ist an der Epiphyse fester als im Schaftbereich. Das Periost ist beim jungen Säugling entlang des Schafts der langen Röhrenknochen durch die Sharpey-Fasern nur locker angeheftet. Grobe Gewalteinwirkungen, z. B. festes Zufassen und Schütteln, bewirken eine subperiostale Blutung, die sich entlang des Schafts ausbreitet. Bedingt durch die lockere Periostanheftung ist sie in Schaftmitte am stärksten ausgeprägt, hebt das Periost an und verschmälert sich epiphysenwärts. Die blutungsbedingte Periostabhebung ist unmittelbar nach Misshandlung sonographisch einfach zu erfassen, wird zu diesem Zeitpunkt jedoch nur ausnahmsweise dargestellt. In der Mehrzahl der Fälle wird erst nach größerem zeitlichen Intervall die Abheilung der Blutung auf dem Röntgenbild über die subperiostale Ossifikation nachgewiesen. Sie ist frühestens am 5., spätestens am 14. Tag, meist um den 10. posttraumatischen Tag radiologisch sichtbar und nicht mit der physiologischen Knochenneubildung zu verwechseln (S. 98).

> Subperiostale Ossifikationen sind immer verdächtig auf eine Kindesmisshandlung, wenn laborchemisch keine Infektparameter bestehen.

Metaphysäre Infraktionen/Fragmentationen

Metaphysäre Verletzungen sind in 10–15% Folge eines nicht akzidentellen Traumas. Sie entstehen an den unteren Extremitäten häufiger als an den Armen. Ihre Spezifität für die Misshandlung ist sehr hoch (Tab. 3.3).

Kleinman et al. bewiesen histologisch, dass bei unphysiologischem Druck oder Zug auf die Meta-

Tab. 3.3 ⇢ *Spezifität der Frakturen bei „battered child syndrome"* (mod. nach Kleinman 1998)

Hohe Spezifität
- metaphysäre Läsionen
- Rippenfrakturen, insbesondere posterior
- Skapulafrakturen
- Frakturen des Processus spinosus
- Sternumfrakturen

Mäßige Spezifität
- multiple Frakturen, bilateral
- Frakturen unterschiedlichen Alters
- Epiphysenlösungen
- Wirbelkörperfrakturen und -subluxationen
- Fingerfrakturen
- komplexe Schädelfrakturen

Geringe Spezifität
- subperiostale Knochenneubildung
- Klavikulafrakturen
- Schaftfrakturen der langen Röhrenknochen
- Schädelfissuren

physe Scherkräfte an der Metaphysenendzone auftreten, die in der primären Spongiosa Serien von Mikrofrakturen verursachen und medial parallel zur Metaphysenendzone verlaufen. Nachfolgende transmetaphysäre Blutungen werden radiologisch initial als diskrete Aufhellungslinien parallel zur Metaphysenendzone sichtbar.

Kortexnah zieht die medial zunächst parallel zur Metaphysenendzone verlaufende Frakturlinie bogenförmig zur Diaphyse. Die meta-diaphysär feste Verankerung des Perichondriums bewirkt lateral an der Metaphysenendzone einen dreieckförmigen Kantenabriss, bestehend aus Knorpel, Knochen und Periost (Abb. 3.55).

Das radiologische Korrelat, das „corner sign", entspricht nur einem Teil der tatsächlichen Verletzung. Das „Korbhenkel-Phänomen" spiegelt die eigentliche, komplexe Zerstörung der Metaphysenendzone wider: Die gesamte Läsion der Metaphyse wird als schalenförmiger Abriss sichtbar, der medial schmaler und peripher breiter ist. Er kann auf Übersichtsaufnahmen in einer Ebene fehlen, oder in einer Ebene kann ein Teil der Fraktur als „corner sign" imponieren und die 2. Ebene erfasst die gesamte Läsion als Korbhenkel-Phänomen. (Abb. 3.56). Der Aspekt eines Korbhenkels entsteht eher, wenn das Gelenk nicht streng parallel, sondern gering gewinkelt abgebildet wird.

Reparationsvorgänge an der traumatisierten Metaphysenendzone sind abhängig von der Schwere der Läsion oder von erneuten Blutungen und Fragmentationen, die Reparationsvorgänge unterbrechen (Abb. 3.57).

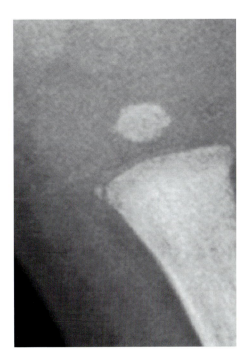

Abb. 3.55 **Isolierter Kantenabriss, metaphysäre Blutung.** Rechtes Knie a.-p. Parallel der Metaphysenendzone besteht eine Aufhellungslinie, einer umschriebenen metaphysären Blutung entsprechend. Zusätzlich winziger Kantenabriss, distanziert von der Metaphysenendzone.

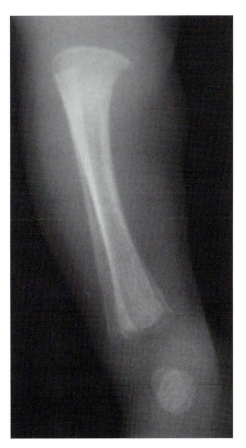

Abb. 3.56 **Korbhenkel-Phänomen und periostale Ossifikation.** Linker Unterschenkel seitlich. Entlang des Schafts Nachweis einer deutlichen subperiostalen Ossifikation und des ausgedehnten Korbhenkel-Phänomens, d. h. Nachweis des gesamten Abrisses der Metaphysenendzone der Tibia distal.

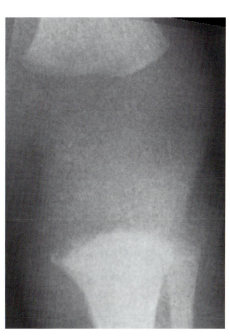

Abb. 3.57 **Metaphysäre Läsion.** Linkes Knie a.-p. Die gesamte Metaphysenendzone der Tibia zeigt nicht mehr frische Läsionen, irreguläre Verdichtungen und Aufhellungen sowie medial einen Kantenabriss.

Hypertrophierte Knorpelzellen beschleunigen die enchondrale Knochenneubildung, erkennbar als fokale oder diffuse Verdichtungszone an der Knorpelknochengrenze. Nach einer ausgedehnteren Blutung kann das Aufhellungsband über längere Zeit persistieren und die Verdichtungszone erst nach Wochen erkennbar werden, wenn die enchondrale Knochenneubildung einsetzt.

Epiphysäre Läsionen

Die Epiphyseolyse mit eindeutigem klinischen Korrelat, Schonhaltung, Schmerz und Schwellung, entgeht der Diagnostik in aller Regel nicht. Sie ist beim Kind selten durch eine Misshandlung bedingt. Einzige Ausnahme ist die Epiphyseolyse des distalen Humerus, die in der Mehrzahl der Fälle misshandlungsbedingt ist.

Der Verdacht auf eine Dislokation der Femurepiphyse sowohl proximal als auch distal wird primär sonographisch abgeklärt.

Bei Verdacht auf eine nicht akzidentelle Hüftluxation muss ebenfalls eine sonographische Untersuchung der Hüftgelenke erfolgen. Im Hüftsonogramm spricht eine normale Konfiguration des Azetabulums gegen eine angeborene Hüftdysplasie und -luxation.

Schaftfrakturen

Diaphysäre Frakturen nach Misshandlung sind 4-mal häufiger als metaphysäre Verletzungen. Sie betreffen in absteigender Häufigkeit Femur, Humerus, Tibia – und Unterarm. Glatte Querfrakturen sind häufiger als Spiral- und Schrägfrakturen.

Typisch akzidentell und nicht misshandlungsbedingt ist die „toddler's fracture", eine Schräg- oder Spiralfraktur der Tibia beim Kleinkind (S. 52).

Die akzidentelle, „normale" distale Unterarmfraktur geht vorwiegend mit einer dorsalen Verbiegung einher, Ventralverbiegungen entstehen eher bei einer Misshandlung (Abb. 3.58 a). Im Einzelfall ist die nicht akzidentelle Unterarmfraktur von akzidentellen Wulst- oder Grünholzfrakturen radiologisch jedoch u. U. nicht differenzierbar (Abb. 3.58 b, c).

Kurze Röhrenknochen

Die Hand ist häufiges Zielorgan einer Misshandlung, wobei die Weichteilverletzungen der Hände wie auch der Füße gegenüber den Frakturen überwiegen. Im Falle der Fraktur können alle Metakarpalia an Basis, Schaft und Köpfchen betroffen sein. Die meisten Frakturen der Finger entgehen jedoch der Diagnostik. Im Einzelfall ist die Szintigraphie für den Nachweis von Frakturen gerade in dieser Lokalisation hilfreich.

Am Fuß sind eindeutige Frakturen mit oder ohne Einbeziehung der Epiphysen ohne adäquate Anamnese – insbesondere bei unterschiedlichen Heilungsphasen auch der Metatarsalia – verdächtig auf eine Misshandlung.

Becken

20% der Kinder mit Läsionen des Beckens sind älter als 3 Jahre, 10% älter als 5 Jahre (Abb. 3.**59**). Heterotope Kalzifikationen in den Weichteilen des Beckens, periostale Reaktionen und Veränderungen im R. ischiopubicus sind nach sexueller Misshandlung beschrieben worden. Physiologische Variationen der Synchondrosis ischiopubica dürfen nicht mit einer Misshandlungsfolge verwechselt werden (S. 97). Bestehen bei Misshandlungsverdacht Weichteilverletzungen im Beckenbereich ist eine Beckenübersichtsaufnahme anzufertigen. Viszerale Verletzungsfolgen der Beckenregion werden sonographisch untersucht. Die MRT ist insbesondere dann weiterführend, wenn das Alter sonographisch nachgewiesener Hämatome festgelegt werden muss.

Thorax

Sind eine Skelettdysplasie, die Osteogenesis imperfecta oder ein schwerer Unfall anamnestisch ausgeschlossen, dann sind Rippenfrakturen umso verdächtiger auf eine Misshandlungsfolge, je jünger das Kind ist. Da Rippenfrakturen klinisch stumm verlaufen, ist ihre radiologische Dokumentation von erheblicher Bedeutung. Dorsale Frakturen entstehen in der Umgebung der Kostovertebralgelenke bei Kompression des Thorax von ventral nach dorsal oder durch Schleudern gegen einen festen Gegenstand. Im Bereich des Kostovertebralgelenks zerreißt das Periost ventral und der Kortex lateral. Die noch knorpelige Verbindung zwischen Rippen-

▸ Fußfrakturen ohne adäquates Trauma in der Anamnese sind verdächtig auf eine Misshandlung.

▸ Diaphysäre Frakturen nach Misshandlung sind 4-mal häufiger als metaphysäre Verletzungen.

Kindesmisshandlung

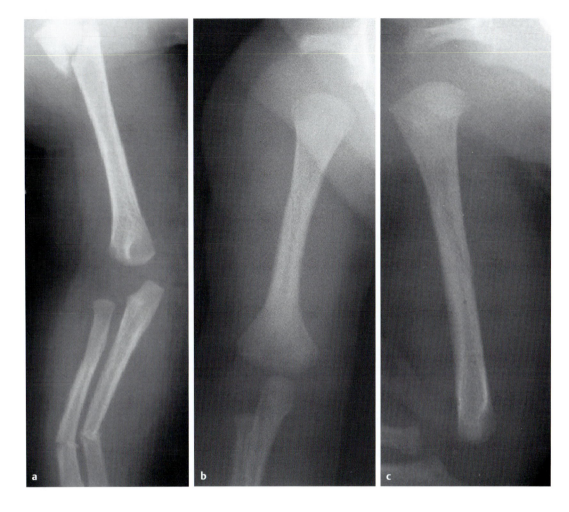

Abb. 3.58 a–c
Schaftfrakturen.
a Linker Oberarm a.-p. Proximale Humerusfraktur und zusätzlich komplette Unterarmfraktur, 2 Monate alter Säugling.
b, c Linker Oberarm, 2. Ebene. In der a.-p. Projektion angedeutet, in der seitlichen Projektion zweifelsfreie, schräg verlaufende Fissur im Humerusschaft, 4 Monate alter Säugling.

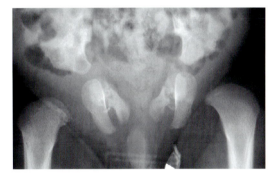

Abb. 3.59 **Ausgeprägte Beckenverletzungen.** Frakturen des Os pubis beidseits. Zusätzlich Fragmentationen im Bereich der Metaphysenendzone des Femur rechts.

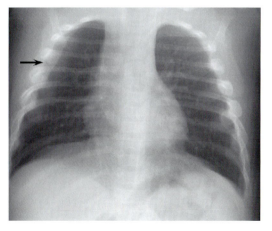

Abb. 3.60 **Rippenfrakturen 3–8 axillär beidseits.** Kaum unterschiedliche Kallusbildungen, extrapleurale Verdickungen infolge der Abheilung rechts lateral (→).

köpfchen und Querfortsatz wird unterbrochen. Rippenfrakturen treten dorsal wie auch lateral und ventral uni- und bilateral auf und betreffen mehrere Rippen (Abb. 3.60).

Frische Rippenfrakturen entgehen der Thoraxübersichtsaufnahme. Der Beweis einer Rippenfraktur führt über die Kallusbildung. Bei unterschiedlichem Alter der Frakturen ist somit bei unterschied-

> Unterschiedliche Kallusbildungen bei Rippenfrakturen beweisen die Misshandlung.

lich ausgeprägter Kallusbildung die Misshandlung über die Mehrzeitigkeit zu belegen. Nach Skapulafrakturen ist immer dann zu suchen, wenn 1. Rippe und Klavikula Frakturen aufweisen. Mögliche Variationen der Ossifikation des Schultergürtels sind besonders sorgfältig zur Fraktur im Rahmen einer Misshandlung abzugrenzen. Rippenfrakturen entstehen nur ausnahmsweise im Rahmen einer Reanimation. Sie liegen dann vorwiegend ventral.

Wirbelsäule

Die Fraktur der Pedikel von C2 („hangman fracture") entsteht im Rahmen einer Hyperextension der Wirbelsäule bei gleichzeitigem Fall des Kindes oder nach heftigem Schütteln. Eine bandförmige weichteildichte Struktur dorsal von C2 ist verdächtig auf eine Spondylolisthesis und nur durch die CT eindeutig abzuklären. Medulläre Verletzungsfolgen erfordern die MRT.

Differenzialdiagnostisch sind Fehlbildungen im Bereich des Atlantookzipitalgelenks, die primäre Spondylolisthesis bei C2 der Pyknodysostose oder des Morbus Crouzon abzugrenzen.

Hyperflexionstraumata der Wirbelsäule führen zu Bandrupturen, Luxationen und zu Frakturen der Facettengelenke. Kompressionsfrakturen der Wirbelkörper sind als Folge der Misshandlung ebenfalls beschrieben, Rupturen des Dornfortsatzes entstehen häufiger im Bereich der mittleren und unteren BWS sowie der oberen LWS.

Im thorakolumbalen Übergang sind Wirbelkörperdislokationen möglich, es frakturiert nur die Deckplatte, die Bandscheiben sind nicht betroffen. Nach Kleinman sind 3 Verletzungsmuster zu unterscheiden: die Kompression, der Deckplatteneinbruch und die Kombination Kompression und Deckplatteneinbruch.

Alter des Traumas

Die typischen radiologischen Veränderungen, die initial und als Reparationsfolgen der Misshandlung erkennbar werden, erlauben es, das Alter des Traumas annähernd zu bestimmen. Wegen der forensischen Bedeutung dieser Aussage muss eine Altersbestimmung jedes einzelnen Traumas jedoch mit der Angabe der möglichen zeitlichen Abweichungen erfolgen. Metaphysäre Fragmentationen und die Epiphyseolyse sind unmittelbar nach der Misshandlung radiologisch nachweisbar. Vor allem die frühen Heilungsstadien der metaphysären Traumatisierung aufgrund radiologischer Befunde festzulegen, ist häufig problematisch: Metaphysäre Umbauvorgänge, insbesondere Sklerosierungen weisen auf eine länger zurückliegende Misshandlung hin. Verbreiterung und Sklerosierung werden erst nach 10–14 Tagen erkennbar. Auch die schalenförmige subperiostale Ossifikation, die beginnende Resorption des subperiostalen Hämatoms, ist erst nach 10–14 Tagen eindeutig radiologisch sichtbar (Abb. 3.61). Eine erhebliche Schaftverbreiterung weist daraufhin, dass das Trauma Wochen oder Monate zurückliegt. Aus einer ausgeprägten Wachstumsstörung einer Extremität kann auch Jahre später u. U. noch gefolgert werden, dass eine Epiphyseolyse vorgelegen hat. Residuen einer Misshandlung ohne Gelenkbeteiligung können nach Monaten jedoch schon nicht mehr nachweisbar sein, allenfalls besteht eine geringe Kortexverbreiterung nach Fraktur.

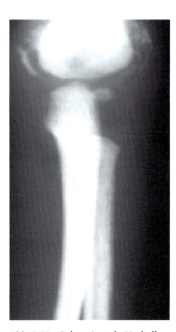

Abb. 3.61 **Subperiostale Verkalkungen.** Rechter Ellenbogen a.-p. Teilsklerosierte, ältere subperiostale Verkalkungen und auffallend dichte Skelettstruktur.

Mechanismus des Traumas

Subperiostale Blutung. Eine subperiostale Blutung entsteht durch festen Zugriff, nach Ziehen oder Drehen einer Extremität, bei rascher Akzeleration und Dezeleration, somit auch beim Schütteln des Kindes.

Metaphysäre Verletzungen. Metaphysäre Kantenabrisse entstehen durch gelenknahen starken Druck oder Zug unter Einbeziehung der Gelenkkapsel. Lateral und anterior ist, bedingt durch den Verlauf der Knorpel-Knochen-Grenze bzw. der Höhe des Knorpels, die Metaphysenendzone stärker vulnerabel als medial und posterior. Somit sind anterolaterale metaphysäre Verletzungen eher nachweisbar als medioposteriore. Heilen metaphysäre Fragmentationen unter starker Sklerosierung ab, so kann dies ein indirekter Hinweis auf eine wiederholte Traumafolge sein.

Frakturen. Die sehr suspekten Schräg- oder Spiralfrakturen des Schafts einer Extremität entstehen durch Scherkräfte (direkter Schlag mit zusätzlicher Drehung). Querfrakturen können durch einen direkten Schlag, heftiges Zufassen oder aber Wegschleudern des Kindes entstehen. Diaphysäre Frakturen können durch Torsionskräfte ausgelöst werden (Abb. 3.**58**).

Hebt das Kind den Arm an, um einen Schlag abzuwehren, können Ellenbogenfrakturen resultieren, ebenso dann, wenn auf den überstreckten Ellenbogen Dreh-, Zerr- oder Zugbewegungen ausgeübt werden.

Fingerfrakturen können Folge von Verdrehung, Zug oder direktem Schlag sein. Rippenfrakturen entstehen lateral und anterior, wenn das Kind schwere Schläge mit einem festen Gegenstand erhält, sternokostal bei direktem frontalen Schlag.

Eine plötzliche laterale Flexion oder Torsion bei gleichzeitig hyperreflektiertem Rücken des Kindes führt zu Wirbelkörperverletzungen.

Die Spezifität der Frakturen bei Misshandlungsverdacht ist bekannt. Ihre Berücksichtigung ist von erheblicher forensischer Bedeutung. (Tab. 3.**3**).

Epiphyseolyse. Eine Epiphyseolyse entsteht bei schwerer Überextension des Kniegelenks, bei der auch meta-epiphysäre Frakturen eintreten können. Eine Epiphyseolyse im Schultergelenk resultiert aus Kontraktion und Torsion einer übermäßig abduzierten und anteflektierten Schulter, Skapulaläsionen sind die Folge einer Zerrung oder Verdrehung.

Differenzialdiagnosen des misshandlungsbedingten Skeletttraumas

Physiologische Knochenneubildung. Abzugrenzen von der subperiostalen Blutung ist die physiologische Knochenneubildung, die symmetrisch an Femur und Tibia, seltener am Humerus bilateral auftritt, medial liegt, schmaler als 2 mm ist und im Alter zwischen 6 Wochen und 6 Monaten beobachtet wird (S. 98).

Geburtstrauma. Subperiostale Blutungen können geburtstraumatischer Genese sein, insbesondere nach Geburt aus Beckenendlage. Bei unauffälliger Geburtsanamnese spricht jedoch vor allem die Einseitigkeit einer subperiostalen Ossifikation und deren Ausmaß über 2 mm für eine nicht akzidentelle Traumafolge.

Bei allen Verletzungsfolgen Neugeborener und junger Säuglinge ist primär das Geburtstrauma anamnestisch auszuschließen. Dies betrifft Schädelverletzungen einschließlich der Schädelfrakturen nach Forcepsentbindung oder Vakuumextraktion und Klavikulafrakturen. Epiphyseolysen, geburtstraumatische Rippenfrakturen und spinale Läsionen sind selten (S. 54–56). Eine metaphysäre Kantenabsprengung ist geburtstraumatisch möglich, jedoch selten (Abb. 3.**26**).

Knochensporn. Der physiologische Sporn ist nicht von der Metaphyse distanziert, sondern imponiert als deren Ausziehung und ist zur Misshandlung unbedingt abzugrenzen.

Frühgeburt. Frühgeborene neigen zu Spontanfrakturen wenn eine Osteopenie aufgrund einer langzeitigen parenteralen Ernährung, einer Cholestase, einer bronchopulmonalen Dysplasie oder einer längerfristigen Gabe von Diuretika vorliegt. Es kann ein

> Bei allen Verletzungsfolgen Neugeborener und junger Säuglinge ist ein Geburtstrauma anamnestisch auszuschließen.

rachitisähnlicher Aspekt entstehen mit metaphysären Aufhellungsbändern, Becherung der Metaphysenendzonen und Rippenfrakturen.

Lues connata. Subperiostale Blutungen mit konsekutiver periostaler Ossifikation, eine verzögerte Ossifikation, metaphysäre Läsionen mit Fragmentationen an den Metaphysenendzonen (Wimberger-Zeichen) sind bei der Lues connata bekannt und misshandlungsbedingten metaphysären Kantenabbrüchen ähnlich (Abb. 3.**62**).

Skorbut. Jenseits des 6. Lebensmonats führt eine extreme Fehlernährung zu Vitamin-C-Mangel (Skorbut) mit periostalen Blutungen und metaphysären Spornbildungen, die über eine überschießende Ossifikation abheilen. Die Kombination der periostalen Ossifikation bei gleichzeitiger Atrophie der Spongiosa erlauben die radiologische Differenzierung des Skorbuts zum „battered child syndrome".

Vitamin-A-Intoxikation. Bei Vitamin-A-Intoxikation treten kortikale Verdickungen und Sklerosierungen sowie eine Erweiterung der Schädelnähte auf.

Caffey-Syndrom. Das Caffey-Syndrom, die kortikale Hyperostose, betrifft vorwiegend Klavikula, Mandibula und Ulna. Hyperostosen sind insbesondere in den genannten Lokalisationen keine Residuen einer Verletzung oder die Folge einer Fraktur, ihre Genese ist unklar. Kortikale Hyperostosen iatrogener Genese durch Prostaglandin, Methotrexat und Diphosphamid sind ebenfalls abzugrenzen.

Kupfermangel und Menkes-Syndrom. Der Kupfermangel und das Menkes-Syndrom sind von der Misshandlung zu trennen. Radiologisch sind beim Menkes-Syndrom vermehrte Schaltknochen, eine Auftreibung der vorderen Rippenenden und symmetrische spornartige Ausziehungen an den Metaphysenendzonen nachweisbar.

Akute lymphatische Leukämie (ALL). Osteoporose, metaphysäre Aufhellungsbänder, lokalisierte Osteolysen, Periostosen, und Osteoskleroseherde sind charakteristisch für das Vorliegen einer ALL.

Osteomyelitis. Die Frühphase der akuten hämatogenen Osteomyelitis des Säuglings geht am 7.– 10. Tag mit periostalen Reaktionen an langen und kurzen Röhrenknochen einher. Osteolysen sind im Bereich der Metaphyse typisch für die Osteomyelitis. Eine Epihyseolyse ist möglich, nicht jedoch der metaphysäre Kantenabriss (S. 105). Die Abgrenzung der Osteomyelitis zur Kindesmisshandlung ist aufgrund der klinischen Symptomatik und des Nachweises von Entzündungsparametern möglich sowie über die MRT. Dies gilt auch für die septische Arthritis.

Analgesiesyndrom. Das Analgesiesyndrom (S. 59) kann mit metaphysären Veränderungen und Frakturen einhergehen und eine Misshandlung vortäuschen.

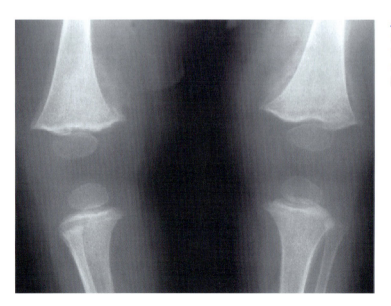

Abb. 3.62 **Lues.** Beide Knie a.-p. Irreguläre Begrenzung der Metaphysenendzonen. Diskrete Kantenausziehungen, die Kortikalis ist nicht verdünnt.

Meningomyelozele. Metaphysäre Verdichtungen – Knochenneubildungen entlang des Schafts der langen Röhrenknochen – entstehen bei Kindern mit Meningomyelozele jenseits der Höhe der Lähmung. Auch Schaftfrakturen und gelenknahe diaphysäre Frakturen sind häufig (S. 59).

Osteogenesis imperfecta. Die Osteogenesis imperfecta ist die wichtigste und zugleich schwierigste Differenzialdiagnose zur Kindesmisshandlung (S. 126). Skelettaufnahmen weisen einen dünnen Kortex und eine schmale Diaphyse auf. Metaphysäre Kantenabrisse sind die Ausnahme, diaphysär sind hingegen Quer-, Schräg- und Spiralfrakturen der langen Röhrenknochen häufig. Die Rippen sind dünn, frakturieren jedoch nur bei sehr ausgeprägter Osteoporose. Es muss das gesamte Skelett die typischen Merkmale der Osteogenesis imperfecta aufweisen, wenn die Erkrankung radiologisch gegen eine Misshandlungsfolge abzugrenzen ist. Der sichere Ausschluss ist molekularbiologisch möglich.

Unfall. Bei akzidentellem Sturz aus mittlerer Höhe vom Bett oder Sofa sind Schädel- oder Klavikulafrakturen in Ausnahmefällen zu beobachten. In 6% geht ein Treppensturz mit einer Fraktur einher, die Extremitäten und Kopf betreffen kann. Bei Treppensturz und gleichzeitiger Drehung in der Schulter sind Frakturen der oberen Extremität beschrieben.

> Die Osteogenesis imperfecta ist die wichtigste und zugleich schwierigste Differenzialdiagnose zur Kindesmisshandlung.

ZNS-Trauma

Weichteilverletzungen

Alle Verletzungen der Weichteile des Hirnschädels, Lazeration, Verbrennung oder ein Kephalhämatom sind unmittelbar nach einer Misshandlung klinisch evident. Galeahämatom und subgaleales Hämatom werden bei neurologisch unauffälligem Kind primär sonographisch untersucht. Mit der gleichen Methode lässt sich auch eine Subarachnoidalblutung darstellen. Da jedoch 50% der Subarachnoidalblutungen und die Mehrzahl der zusätzlichen intrakraniellen Läsionen sonographisch nicht erfasst werden, muss die Sonographie unmittelbar nach der Misshandlung durch eine CT, im Verlauf durch eine MRT ergänzt werden.

Schädelfrakturen

Obgleich ca. 40% aller misshandelten Kinder mit Todesfolge Schädelfrakturen aufweisen, besteht keine Korrelation zwischen der Schwere des Schädel-Hirn-Traumas und einer Fraktur. Da zudem bei der Misshandlung keine typische Schädelfraktur entsteht, ist die Plausibilität der Anamnese entscheidend. Akzidentelle Frakturen sind meist lineare Frakturen. Sie sind überwiegend einseitig und gehen selten mit intrakraniellen Verletzungen einher. Hingegen sind bei Misshandlung alle Arten von Schädelfrakturen möglich. Am häufigsten besteht eine Fissur, die allein jedoch nicht beweisend ist, da sie akzidentell entstanden sein kann. Bei multiplen bilateralen Fakturen, „wachsenden" Frakturen und Impressionsfrakturen besteht insbesondere bei leerer Anamnese primär ein Misshandlungsverdacht (Abb. 3.**63**).

Der Frakturnachweis allein kann auch im Falle der Kindesmisshandlung zunächst durch die Sonographie erfolgen. Allerdings reicht die Sonographie nicht aus. Insbesondere bei Frakturnachweis und neurologischen Symptomen ist sie stets durch eine CT zu ergänzen. Jedes Kind mit Schädelfraktur und Misshandlungsverdacht, insbesondere jedoch jedes Kind mit neurologischer Symptomatik, erhält initial eine CCT. Die Methode ist bei kritisch krankem, kreislaufinstabilem Kind stets der MRT vorzuziehen. Sie erlaubt eine schnelle Entscheidung hinsichtlich der notwendigen chirurgischen Intervention. Der Wert der Schädelübersichtsaufnahmen im Rahmen der Diagnostik des „battered child" bleibt umstritten. Frakturen können nicht selten auch auf dem Topogramm der CCT bereits nachgewiesen werden, auch wenn ihr Nachweis in der CCT schwierig sein kann.

> Bei multiplen bilateralen Fakturen, „wachsenden" Frakturen und Impressionsfrakturen besteht Misshandlungsverdacht.

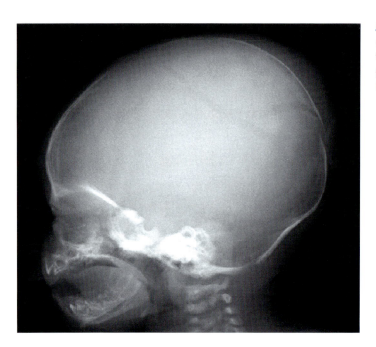

Abb. 3.63 **Schädelfrakturen.** Schädel seitlich: Bilaterale Berstungsfraktur mit breitem Frakturspalt, subgaleales Hämatom. Gleicher Säugling wie in Abb. 3.**65**.

Schädel-Hirn-Trauma

Nicht akzidentelle ZNS-Verletzungen werden meist jüngeren Säuglingen um den 6. Lebensmonat zugefügt. Das ZNS-Trauma ist die Form der körperlichen Misshandlung mit den schwersten irreparablen Schäden und der höchsten Mortalitäts- und Morbiditätsrate. Insbesondere wenn ein Säugling mit neurologischen Symptomen keine Zeichen äußerer Verletzungsfolgen aufweist, wird das schwere Schädel-Hirn-Trauma durch Misshandlung häufig initial verkannt.

Schütteltrauma

Das unreife, stark wasserhaltige, von relativ großen liquorhaltigen Räumen umgebene Gehirn, begrenzt durch weit offene Fontanellen und offene Schädelnähte des jungen Säuglings, ist sehr verletzlich. Wird ein junger Säugling heftig geschüttelt, bewegt sich der Kopf vorwiegend vor- und rückwärts. Akzeleration und Dezeleration des noch nicht von Nackenmuskulatur gehaltenen, in der Relation zum Körper großen Kopfs verursachen intrakraniell ausgeprägte Scherkräfte, die zu Verletzungen an sämtlichen Grenzflächen des Gehirns führen. Gleiche Verletzungsmuster entstehen, wenn der rasch bewegte Kopf auf ein festes Hindernis geworfen wird oder ein bewegtes Hindernis auf den fixierten Kopf trifft („whiplash injury"). Klinisch bietet das Kind, dem äußere Verletzungsfolgen fehlen, unklare neurologische Symptome, Krampfanfälle, Lethargie und Koma. Einer Apnoe folgt die Hypoxie, dem konsekutiven Ödem folgen in 70% Ischämie und Enzephalopathie.

Bei der Traumatisierung des ZNS durch Schütteln treten subarachnoidale Blutungen über der Konvexität des Gehirns auf, die vorwiegend parasagittal und frontoorbitotemporal gelegen sind. Kontusionsherde können auch im Hirnstamm auftreten. Die Schwere der Blutungen ist unabhängig von der Dauer der Akzeleration. Vielmehr bestimmt deren Geschwindigkeit das Ausmaß der Scherkräfte, die an den Grenzflächen des Gehirns wirksam werden. Zusätzlich zu Blutung und Kontusion sind axonale sowie kortikale Läsionen mögliche Verletzungsfolgen.

Retinablutungen

Wichtigster klinischer Hinweis auf ein Schütteltrauma ist die stets vorhandene retinale Blutung. Daher ist bei Misshandlungsverdacht unmittelbar eine Untersuchung des Augenhintergrunds erforderlich. Retinale Blutungen nach einem Schütteltrauma

> Wichtigster klinischer Hinweis auf ein Schütteltrauma ist die stets vorhandene retinale Blutung.

sind großflächiger und bilateral. Auch subretinale und präretinale Verletzungen nach Schütteltrauma, Glaskörperblutungen und Blutungen in die Nervenscheide des N. opticus sind möglich.

Indirekt bedingte Veränderungen des Augenhintergrunds entstehen ohne sichtbares Schädel-Hirn-Trauma, wenn z. B. durch Thoraxkompression, nach Strangulation und nach Ersticken ein plötzlicher Hirndruck ausgelöst wird, ausnahmsweise auch nach einer Reanimation.

Intrakranielle Misshandlungsfolgen

Subdurale Blutung. Eine akzidentelle subdurale Blutung beim Kind ist einseitig und unmittelbar unter einer Fraktur nachweisbar. Die nicht akzidentelle Verletzungsfolge mit subduraler Blutung ist bilateral und verläuft entlang der Konvexität des Schädels. Sie zieht bis zum Interhemisphärenspalt und kann auch in der hinteren Schädelgrube nachgewiesen werden. Das Schütteltrauma allein wie auch die Kombination von Schütteltrauma und Schlag führen durch die einwirkenden Scherkräfte zur Zerreißung kortikaler Brückenvenen, die zu den Sinus ziehen. Bei fortschreitender Blutung wird das Gehirn zunehmend von der Blutung verdrängt. Zusätzlich können kortikale Läsionen und eine Mischung der Blutung mit Liquor eintreten.

Es ist zu beachten, dass die Falx im Kindesalter signalintens bzw. hyperdens ist. Ein breites, homogenes, asymmetrisches Flüssigkeitsband, das sich in Richtung auf die Konvexität verfolgen lässt, ist eher verdächtig auf eine Subduralblutung und nicht der normalen Falx entsprechend (Abb. 3.**64**).

Nach Schütteltrauma werden insbesondere im posterioren Interhemisphärenspalt in CT und MRT über der Konvexität des Gehirns Blutungen als streifenförmige Formationen mit angehobener Dichte sichtbar. Die Blutungen der Konvexität lassen sich besser mit der MRT darstellen.

Die CT-Geräte der neueren Generation mit Artefakt-Unterdrückung haben eine bessere Erkennbarkeit subduraler Veränderungen. Voraussetzung ihrer einwandfreien Darstellung sind dünne Schichten, koronare Rekonstruktionen und der Nachweis der Läsion in unterschiedlichen Fenstern. Hyperakute Subduralblutungen sind dann nicht erkennbar, wenn sie sich in der Dichte nicht vom Gehirn abgrenzen. Auch die arterielle Blutung kann der

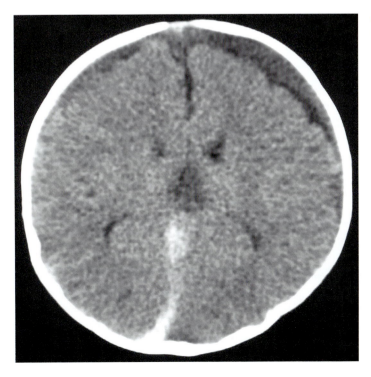

Abb. 3.64 **Subdurale Blutung, Hygrome unterschiedlichen Alters.** CT nativ wegen Krampfanfall. Dringender Verdacht auf „battered child syndrome". 3 Monate alter Junge.

Nachweisbarkeit entgehen und isointens zum Gehirn sein, vor allem bei niedrigem Hämatokrit, Gerinnungsstörungen oder einem Liquorleck.

In der MRT lässt sich wasserhaltiges frisches Blut subdural u. U. in SE-Sequenzen nicht nachweisen. Daher sind entsprechende Sequenzen (FLAIR-Sequenzen, T2*- bzw. GRE-Sequenzen) erforderlich (Abb. 3.65), die Effekte von Oxy- und Desoxyhämoglobin ausschalten und Blutungen unterschiedlichen Alters erkennen lassen. Der Wert einer KM-Gabe zur besseren Darstellung von Subduralblutungen ist umstritten.

Der Subduralerguss heilt über Granulationsgewebe, eine seröse Umwandlung des Hämatoms und die Membranbildung aus.

Chronischer Subduralerguss. Ein chronischer Subduralerguss geht klinisch mit erheblichem Kopfwachstum mit und ohne Hirndrucksteigerung einher, ist meist bilateral, kann die ganze Hemisphäre betreffen und sich bis zum Kleinhirn ausbreiten. Er ist in der CT hyperdens in der akuten und hypodens in der chronischen Phase, entsprechend in der MRT signalintensitätserhöht in der T2-Wichtung in der chronischen Phase (Abb. 3.66).

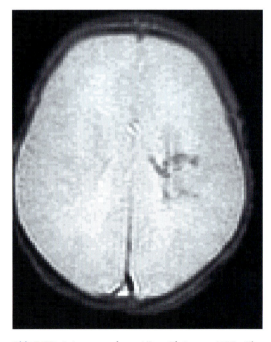

Abb. 3.65 **Intraparenchymatöse Blutung**, MRT. Blutungssensible GRE-Sequenz axial. Hypointense, frische parenchymatöse Blutung, linkshemisphärisch, gleicher Säugling wie Abb. 3.63.

Der chronische Subduralerguss ist sonographisch zu überwachen, wenn er ohne Hirndruck einhergeht und keine operativen Maßnahmen verlangt.

Subarachnoidalblutung. Akute Subarachnoidalblutungen sind insbesondere mit der CT kaum oder nur unzureichend darzustellen, auch wenn sie innerhalb der basalen Zisternen und im Hirnstamm liegen. Sie entgehen, wie auch im Bereich der Falx, ebenso der MRT.

Hydrozephalus. Ein Hydrozephalus entsteht nach Blutung und Arachnoiditis. Er kann eine erhebliche Atrophie des Gehirns zur Folge haben.

Epidurale Blutung. Epidurale Blutungen mit und ohne Frakturen sind im Rahmen einer Misshandlung eher selten. Entstehen epidurale Raumforderungen aufgrund einer arteriellen Blutung, sind lebensgefährliche Situationen zu befürchten.

Läsionen des Hirnparenchyms. Primäre parenchymatöse Läsionen treten fokal auf, sekundäre eher diffus. Primäre parenchymatöse Läsionen entstehen durch die unmittelbare Traumafolge, sekundäre Läsionen über ein Ödem, ein subdurales Hämatom, Elektrolytentgleisungen und Hypoxie. Bei primären parenchymatösen Läsionen handelt es sich um neuronale Verletzungen der Glia und um Gefäßverletzungen.

Kortikale Läsionen liegen temporal, frontal oder parasagittal. Läsionen des Kortex mit und ohne Fraktur sowie mit und ohne „Contre-coup"-Verletzung sind besser in der MRT als in der CT nachweisbar.

„*Tears*" entsprechen umschriebenen subkortikalen und frontotemporalen parenchymatösen Läsionen, die unter Zystenbildung abheilen. Sie sind in der MRT und in der Sonographie nachweisbar als bilaterale kleinere Blutungen, die bis in die subependymale Zone reichen können.

Parenchymblutung. Durch das Schütteln entstehen Scherkräfte, die umschriebene parenchymatöse Blutungen im Bereich der Hemisphären an der Grenze zwischen grauer und weißer Substanz, im Corpus callosum, den Pedunkeln des Zerebellums und der Pons auslösen. Diese parenchymatösen Veränderungen sind am besten mit der MRT nachzuweisen. Sie sind hypointens in der T2-Wichtung. Insbesondere sind FLAIR-Sequenzen zu ihrem Nachweis geeignet. Sie heilen unter dem Bild der Enzephalomalazie

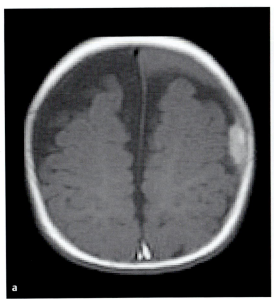 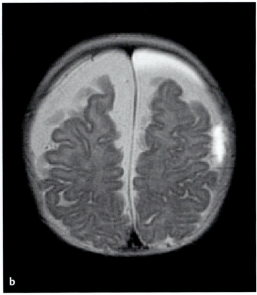

Abb. 3.66 a u. b **Hygrom und frische Einblutung**, MRT, axial, **a** T1w, **b** T2w. Nachweis eines alten Hygroms und zweier frischer Einblutungen, d.h. mehrzeitiges Geschehen bei Schütteltrauma.

oder der Gliose ab. Die Prognose ist ernst (Abb. 3.**67**).

Hirnödem. Das zerebrale Ödem vaskulärer und zytotoxischer Ursache ist entweder die Folge eines direkten Traumas oder einer vaskulären Okklusion. Folgt dem Trauma direkt eine Hyperämie, resultiert ein ausgedehntes Ödem. Eine Apnoe bzw. ein hypoxisch-ischämischer Insult durch ein schweres Schütteltrauma, eine Strangulation, den Versuch, das Kind zu ersticken, eine plötzliche Thoraxkompression oder durch ausgedehnte ösophageale Verletzungen führt zu einem Ödem mit konsekutivem Hirndruck. Ein Ödem gefährdet insbesondere die graue Substanz und beim jungen Säugling alle Areale, die in Myelinisierung begriffen sind. Das Ödem, das mit und ohne Blutung einher gehen kann, ist reversibel, wenn es nicht zu Massenverschiebung und Gefäßokklusion führt. Das ischämische Trauma mit zunehmendem Hirnödem wie auch eine zusätzliche intraventrikuläre und subarachnoidale Blutung können zum Tod des Kindes führen.

Ein Ödem wird in der CT meist erst nach 12–48 Stunden nachweisbar, primär im Kortex und in subkortikalen Strukturen unter Aussparung der Basalganglien. Umschriebene Ödemzonen können sich an Gefäßverläufen orientieren.

Hirninfarkt. Im Rahmen eines Hirnödems kann eine Herniation von Hirngewebe nach kaudal in den IV. Ventrikel eintreten wie auch eine Okklusion der A. cerebri posterior. Die Herniation oberhalb des Tentoriums führt zur Verlegung der A. cerebri anterior. Eine Mittelhirnbeteiligung verlegt die A. cerebri posterior und A. carotis interna.

Hämorrhagische Infarkte heilen im Kortexbereich häufiger unter Verkalkung ab. Die kortikale/subkortikale Ischämie wird als der Verlust der Differenzierung zwischen grauer und weißer Substanz sichtbar, oder aber es ist die selektive Ischämie der Basalganglien zu erkennen.

Bei der Atrophie als Folge einer Hypoxie geht die Differenzierung der grauen und weißen Substanz verloren. Sulci, Fissuren und die Ventrikel vergrößern sich kompensatorisch.

Schnittbildverfahren bei intrakraniellen Misshandlungsfolgen

Computertomographie

Die CT ist die Methode der Wahl bei instabilem Kind. Sie weist Blutungen über den Hemisphären ebenso nach wie Falxblutungen und Ödem. Unmittelbar nach Misshandlung kann das „reversal sign" auftreten. Dabei geht die Differenzierung zwischen grauer und weißer Substanz verloren, oder die Dichte beider Substanzen erscheint umgekehrt zur normalen Dichte. Es besteht eine relative Dichteanhebung im Thalamus, Hirnstamm und Zerebellum. Diese Veränderungen sind prognostisch ungünstig. Wird das Zerebellum als „weißes Zerebellum" in der CT erkennbar ist dies als Hinweis auf eine extrazerebral verursachte Hypoxie zu werten. Die Gabe von KM ermöglicht zudem den Nachweis der Membranbildung bei Subduralerguss um den 7. Tag nach der Blutung sowie den der chronischen Membran, die sich nach 2 Wochen ausbildet.

Magnetresonanztomographie

Die MRT ist sensitiv und anatomisch korrekt hinsichtlich der Darstellung der parenchymatösen Veränderungen. Auch alle nicht hämorrhagischen Folgen des Schädel-Hirn-Traumas werden erkannt. Sie ist darüber hinaus in der Lage, axonale Verletzungen und ihre Folgen darzustellen als umschriebene Läsion im Thalamus, hypothalamisch oder in den Basalganglien sowie kortikomedullär (Abb. 3.**67**).

Die MRT erlaubt den Nachweis von Blutungen unterschiedlichen Alters wie auch die Differenzierung zwischen Ödem und Blutung. Die MRT kann zur Abklärung eines Komas ebenso herangezogen werden wie zur Darstellung umschriebener Läsionen, die neurologische Defizite erklären können. Chronische Hämatome, die in der CT isodens sind, werden zudem besser durch die MRT dargestellt.

Die MRT hat eine hohe Beweiskraft, da sie eine Hirnblutung nicht nur nachweisen, sondern auch datieren kann durch den Nachweis von Hämoside-

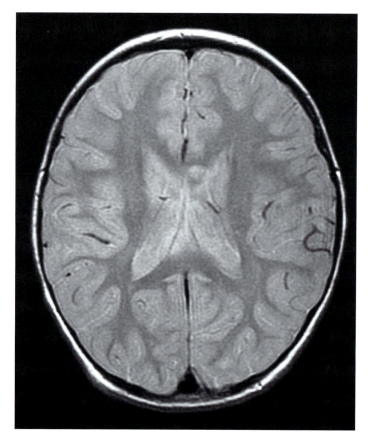

Abb. 3.67 **Axonale Verletzung**, MRT. Protonendichte axial. Hyperintense axonale rundliche Läsion im Bereich des Balkens links.

rin, u.U. auch von Kalk und chronischen Membranen. Akute Blutungen treten innerhalb der ersten 12 Stunden bis zum 3. Tag auf, die subakute Blutung wird zwischen dem 3. und 7. Tag nachgewiesen.

Allerdings ist die Darstellung der Hirnblutung bzw. die Angabe ihres Alters abhängig von der Stärke des Magneten, einer Senkungsbeschleunigung und einer Leukozytose. Paramagnetische und magnetische Suszeptibilitätseffekte sind zu beachten. Im Verlauf sollte die MRT insbesondere zur Beurteilung der Spätschäden eingesetzt werden.

Differenzialdiagnosen der ZNS-Verletzungen

Sturz. Als Unfallursache wird bei Kindesmisshandlung häufig ein Fall aus mittlerer Höhe angegeben. Bei solchen Stürzen ist eine Schädelfraktur jedoch die Ausnahme, wie aus Untersuchungen zu entsprechenden Unfällen bei hospitalisierten Kindern bekannt ist. Stürzt dagegen ein Erwachsener mit einem Kind auf dem Arm auf einer Treppe, so kann es beim Kind zu sehr unterschiedlichen Verletzungsmustern kommen. Dies gilt ebenfalls, wenn das Kind mit seiner Gehhilfe oder aus dem Einkaufswagen stürzt.

Bei akzidentellen Verletzungsfolgen sind meist einseitige lineare Fissuren der Kalotte erkennbar. Bei schwerem Sturz sind Impressionsfrakturen oder auch bilateral von Naht zu Naht verlaufende Frakturen möglich. Epidurale Hämatome sind bei Sturzverletzungen beschrieben, die subdurale Blutung ist eher die Ausnahme.

Geburtstrauma. Bei einer Forcepsentbindung kann eine Schädelfraktur entstehen, die unter einem Kephalhämatom liegt. Auch Parietalfissuren und Impressionsfrakturen sind ohne Kenntnis der Geburtsanamnese von einer Misshandlungsfolge nicht zu unterscheiden. Geburtstraumatische intrakranielle Verletzungen liegen extraaxial. Typisch ist ein intrakranielles, extrazerebrales Hämatom (S. 55).

Retinablutung. Differenzialdiagnostisch sind retinale Blutungen bei Neugeborenen nach Asphyxie sowie instrumentellen Entbindungen bekannt. Jenseits des Neugeborenenalters müssen retinale Blutungen bei der Retinadysplasie abgegrenzt werden sowie Retinablutungen, die bei hämatologischen, kardiovaskulären Erkrankungen, Infektion oder Protein-C-Mangel eintreten können. Indirekte Augenhintergrundveränderungen entstehen ausnahmsweise auch nach einer Reanimation.

Weitere Differenzialdiagnosen. Differenzialdiagnostisch muss bei Misshandlungsverdacht die Hämophilie, das Angioödem, das Neuroblastom ausgeschlossen sein wie auch die Vitamin-A-Intoxikation.

Viszerale Verletzungen

Intraabdominale Verletzungen bei Misshandlung erleiden meist Kinder jenseits des 1. Lebensjahres. Bei viszeralen Verletzungsfolgen wird das Kind akut klinisch auffällig. Auch wenn die klinische Symptomatik ohne wesentlichen Zeitverzug erkannt und therapiert wird, ist die Mortalität mit 50% sehr hoch.

Magen und Darm. Nicht akzidentelle Rupturen des Magen-Darm-Trakts, insbesondere des Magens, sind die Ausnahme. Häufiger entstehen bei der Traumatisierung des Abdomens *intramurale Hämatome*, die in 30% das Duodenum, in 60% das Jejunum und in 10% das Ileum betreffen. Zur Entstehung ist heftiger Druck auf das Abdomen mit zusätzlichen Scherkräften erforderlich, die zum Beispiel auftreten, wenn das Kind gegen einen festen Gegenstand geworfen wird.

Erste bildgebende diagnostische Maßnahme bei Verdacht auf ein Abdominaltrauma ist die Sonographie, der bei Verdacht auf *Perforation* eine Abdomenübersichtsaufnahme a.-p. und in linker Seitenlage mit horizontalem Strahlengang folgt. Mit Sonographie und Abdomenübersicht können freie Luft, freie Flüssigkeit, eine Organzerreißung und ein intramurales Hämatom im Gastrointestinaltrakt eindeutig diagnostiziert werden. Nur bei unklarer viszeraler Läsion ist zur Abklärung zusätzlich eine CT erforderlich.

Intramurale Hämatome des Duodenums, am häufigsten der Pars descendens, werden über den retroperitonealen Verlauf, die direkte Beziehung zur Wirbelsäule und seine Blutversorgung erklärbar. Klinische Zeichen sind Erbrechen und Anämie. Die intramurale Masse, die Obstruktion und die Magendistension können wie auch Strikturen als Spätfolge einer Blutung sonographisch nachgewiesen werden.

Pankreas. Tritt eine *Ruptur des Ductus pancreaticus* in Folge einer Misshandlung auf, hat diese eine Autodigestion des Pankreas zur Folge. Die Autolyse führt zur Bildung solitärer oder multipler, unterschiedlich großer Hohlräume, umgeben von einer fibrösen Kapsel. Zum Nachweis der Zystenbildung sind Sonographie, selten CT, oder die MRT erforderlich, um Pseudozysten und eine Erweiterung des Ductus pancreaticus eindeutig zu erfassen. Auf der Nativaufnahme des Abdomens besteht eine umschriebene Duodenalerweiterung. Pankreaspseudozysten sind im Verlauf problemlos sonographisch zu kontrollieren, nur bei Komplikationen folgt die CT.

Leber. 47% der misshandelten Kinder mit stumpfem Bauchtrauma haben Leberverletzungen. Die Ruptur ist Folge des direkten Schlages auf das Abdomen. Sonographie und eventuell CT weisen Leberläsionen sowie vorwiegend medial gelegene Flüssigkeit periportal, intraperitoneal und perihepatisch nach.

Milz. Direkte Verletzungen der Milz sind im Rahmen einer Misshandlung selten. Umschriebene Läsionen in Folge einer vaskulären Drosselung sind ebenso wie perisplenische Flüssigkeit sonographisch nachzuweisen.

Nebenniere. Blutungen in das Mark der Nebennieren sind typische Verletzungen nach Misshandlung. Häufiger betroffen ist die rechte Nebenniere. Sonographisch ist die Nebenniere vergrößert. Sie ist primär echoreich, später echoarm. Nur ausnahmsweise ist zur Befundbestätigung eine CT oder eine MRT erforderlich.

Niere. Bei Misshandlung entstehen in 10–30% Nierenverletzungen. Einblutungen und Rupturen sind klinisch begleitet durch eine Myoglobinurie. Während die Einblutung zweifelsfrei sonographisch darzustellen ist, sind pararenale und perinephritische Veränderungen besser in der CT zu differenzieren.

Blase. Verletzungen der Blase mit konsekutivem urinösen Aszites sind als Misshandlungsfolge die Ausnahme. Der Nachweis der freien Flüssigkeit erfolgt durch die Sonographie. Die Lokalisierung der Ruptur erfordert die Durchleuchtungsuntersuchung mit KM-Füllung der Blase.

Skrotum. Skrotale *Hämatome* werden nach Misshandlung beobachtet, entweder als Folge eines direkten Traumas der Skrotalregion oder als der erste Hinweis auf eine intraabdominale Verletzung. Wird daher ein skrotales Ödem nachgewiesen, folgt der Sonographie des Skrotums die des gesamten Abdomens.

Hals und Thorax. Weichteilverletzungen an Hals und Thorax werden bei misshandelten Kindern um den 3. Lebensmonat am häufigsten beobachtet.

Halsorgane, Mund und Ösophaguseingang können bei einer Misshandlung mit einem festen Gegenstand schwer verletzt werden, z.B. dem Löffel beim Fütterversuch. Auch bei Verletzungen des Larynx, des Hypopharynx und der tieferen Pharynxbereiche sowie bei Ösophagusperforationen und -blutungen ist insbesondere bei leerer Anamnese an eine Misshandlung zu denken. In deren Folge können ein Mediastinalemphysem, eine mediastinale Blutung oder ein retropharyngealer Abszess zu lebensbedrohlichen Situationen führen.

Lässt sich Luft in den Weichteilen nachweisen, besteht eine Ösophagusperforation, der ein mediastinaler Abszess folgen kann. Die Perforation im Ösophagus wird über ein Ösophagogramm mit wasserlöslichem KM dargestellt.

Ein schweres Thoraxtrauma kann auch im Rahmen einer Misshandlung zu einem Pneumothorax mit und ohne Rippenfraktur führen, zu Pleuraergüssen und Chylothorax.

Blutungen im Nebennierenmark sind typische Verletzungen nach Misshandlung.

Bildgebende Diagnostik bei Misshandlungsverdacht

Zum Beweis einer Misshandlungsfolge sind alle Läsionen unabhängig vom betroffenen Organ zweifelsfrei und in optimaler Qualität darzustellen. Gewählt wird das Verfahren, das mit der kleinstmöglichen Strahlenexposition die präziseste Aussage ermöglicht.

Skelett. Innerhalb des 1. Lebensjahres ist bei Misshandlungsverdacht das gesamte Skelett des Kindes darzustellen. Ein Babygramm ist nicht ausreichend, da kleinere Läsionen in der Peripherie unzureichend abgebildet werden. Jenseits des 1. Lebensjahres werden nur diejenigen Skelettabschnitte radiologisch dargestellt, die klinisch einen Verletzungsverdacht ergeben. Die Sensitivität des Szintigramms entspricht der des Skelettstatus, die Spezifität ist jedoch gering.

Schädel-Hirn-Trauma. Auch bei negativem Sonogramm folgt bei jedem neurologisch auffälligen Kind die CCT. Schädelübersichtsaufnahmen in 2 Ebenen können zusätzlich erforderlich werden. Alle parenchymatösen Läsionen erfasst die MRT einschließlich der Differenzialdiagnosen zum „battered child syndrome".

Thorax. Das Thoraxtrauma erfasst die Übersichtsaufnahme, ausnahmsweise die CT mit 3D-Rekonstruktion.

Viszerales Trauma. Primär kommt die Sonographie zum Einsatz. Nur bei Komplikationen erfolgt die CT. Durchleuchtungsuntersuchungen sind selten erforderlich.

Beachte: Die Diagnose der Kindesmisshandlung ist durch die bildgebenden Verfahren nur zu untermauern, sie darf endgültig nur im Zusammenhang mit der widersprüchlichen Anamnese und den klinischen Befunden des misshandelten Kindes gestellt werden.

> Zum Beweis einer Misshandlung werden alle Läsionen unabhängig vom betroffenen Organ in optimaler Qualität dokumentiert.

Literatur

Skelett

American academy of pediatrics. Diagnostic imaging of child abuse. Pediatrics. 2000;105:1345–8.
Bawle EV. Osteogenesis imperfecta versus child abuse. Am J Med Genet. 1994;49:131–2
Caffey J. Multiple fractures in the long bones of infants suffering from chronic subdural hematoma. AJR. 1946;56:163–73.
Carty H. Non-accidental injury – a review of the radiology. Eur Radiol. 1997;7:1365–76.
Chapman S. The radiological dating of injuries. Arch Dis Child. 1992;67:1063–5.
Kempe CH, Silverman FN, Steele BF, Droegemueller W, Silver HK. The battered child syndrome. JAMA. 1962;181:105–12.
Kleinman PK, Marks SC, Blackbourne B. The metaphyseal lesion in abused infants – a radiologic histopathologoic study. AJR. 1986;146:895–905.
Kleinman PK. Diagnostic imaging of child abuse. St. Louis: Mosby; 1998:2–246.
Stöver B. Kindesmißhandlung – Bildgebende Diagnostik. Radiologie up2date. 2001:1:259–72.
Weston JT. The pathology of child abuse. In: Kempe CH, Helfer RE. The battered child. Chicago: University of Chicago Press; 1968:77–100.

Schädel-Hirn-Trauma

Barkovich AJ. Destructive brain disorders in childhood. In: Barkovich AJ. Pediatric neuroimaging. Philadelphia: Lippincott-Williams 2000:227–40.
Betz P, Puschel K, Miltner E, Lignitz E, Eisenmenger W. Morphometrical analysis of retinal hemorrhages in the shaken baby syndrome. Forensic Sci Int. 1996;78:71–80.
McCabe CF, Donahue SP. Prognostic indicators for vision and mortality in shaken baby syndrome. Arch Ophthalmol. 2000;118:373–7.
Caffey J. The whiplash shaken infant syndrome – manual shaking by the extremities with whiplash-induced intracranial and intraocular bleedings linked with residual permanent brain damage and mental retardation. Pediatrics. 1974;54:396–403.
Chadwick DL, Chin S, Salerno C, Landsverk J, Kitchen L. Deaths from falls in children – how far is fatal? J Trauma. 1991;31:1353–5.
Conway JJ, Collins M, Tanz RR, et al. The role of scintigraphy in detecting child abuse. Semin Nucl Med. 1993;23:321–33.
Cohen RA, Kaufman RA, Myers P, Towbin RB. Cranial computed tomography in the abused child with head injury. AJR. 1986;146:97–202.
Duhaime AC, Alario AL, Lewander WJ, et al. Head injury in very young children – Mechanisms, injury types and

opthalmologic findings in 100 hospitalized children younger than 2 years of age. Pediatrics. 1992;90:179–85.

Gilliland MG. Interval duration between injury and severe symptoms in nonaccidental head trauma in infants and young children. J Forensic Sci. 1998;43:723–5.

Gultekin SH, Smith TW. Diffuse axonal injury in craniocerebral trauma – A comparative histologic and immunhistochemical study. Arch Pathol Lab Med. 1994;118:168–71.

Harwood-Nash DC. Abuse to the pediatric central nervous system. AJNR. 1992;13:569–75.

Kleinman PK. Diagnostic imaging of child abuse. St. Louis: Mosby; 1998:285–342.

van der Naalt J, Hew JM, v Zomeren AH, Sluiter WJ, Minderhoud JM. Computed tomography and magnetic resonance imaging in mild to moderate head injury – Early and late imaging related to outcome. Ann Neurol. 1999;45:70–8.

Ommaya AK, Faas F, Yarnell P. Whiplash injury and brain damage: an experimental study. JAMA. 1968;204:285–9.

Zimmerman RA, Bilaniuk LT. Pediatric head trauma. Neuroimaging Clin North Am. 1994;4:349–66.

Viszerales Trauma

Coant PN, Kornberg AE, Brody AS, Edwards-Holmes K. Markers for occult liver injury in cases of physical abuse in children. Pediatrics. 1992;89:274–8.

Ng CS, Hall CM, Shaw DG. The range of visceral manifestations of non accidental injury. Arch Dis Child. 1997;77:167–74.

Shah P, Applegate KE, Buonomo C. Stricture of the duodenum and jejunum in an abused child. Pediatr Radiol. 1997;27:281–3.

Körperstamm und Extremitäten

J. Schaper, H. Kemperdick

Normvarianten und Skelettalterbestimmung

Neben den reifungs- bzw. entwicklungsbedingten Besonderheiten des kindlichen Skelettsystems in verschiedenen Altersgruppen gibt es eine Vielzahl von Normvarianten. Diese Veränderungen, denen keine pathologische Bedeutung zukommt, müssen als solche erkannt werden, um Fehlinterpretationen zu vermeiden.

Thorax

Rippenanomalien werden in einer Häufigkeit zwischen 0,15 und 0,31 % auf Thoraxaufnahmen nachgewiesen.

Gabelrippe. Diese meist nur an einer Rippe ohne Seitenbevorzugung auftretende Variation wird am häufigsten an den Rippen 3–8 beobachtet (Abb. 3.**68**). Das Ausmaß der Gabelung reicht von der geringen Aufspaltung des anterioren Rippenanteils bis zur inkompletten Rippenverdopplung, evtl. mit Pseudarthrosenbildung zu einer angrenzenden Rippe. Mitunter besteht gleichzeitig im Vergleich zu den benachbarten Rippen eine stärkere oder geringere Ausprägung des Rippenbogens, sodass in Einzelfällen eine leichte umschriebene Vorwölbung oder Einsenkung der Thoraxwand resultiert. Gelegentlich sind Gabelrippen im Rahmen syndromaler Erkrankungen anzutreffen, z.B. beim Gorlin-Goltz-Syndrom: Gabelrippen in Kombination mit Keratozysten des Kiefers und Basalzellnävus-Karzinomen vor dem 40. Lebensjahr.

Halsrippen. Halsrippen werden als Kranialvariation der Wirbelsäule angesehen. Sie kommen ein- oder doppelseitig vor, teils nur rudimentär, teils relativ langstreckig ausgebildet. Leicht kann es zur Verwechslung mit hypoplastischen ersten Rippen kommen.

Halsrippen werden zwar meist als Zufallsbefund entdeckt, können jedoch auch Symptome des M.-scalenus-anterior-Syndroms hervorrufen. Im Kindesalter ist dies allerdings extrem selten.

Halsrippen können ein Hindernis bei der Anlage von zentralen Venenkathetern sein.

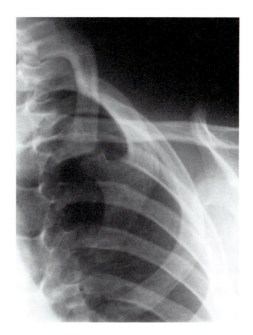

Abb. 3.68 **Gabelrippe.** 6-jähriger Junge. Oberer Thorax links p.-a. Zusätzliche Pseudarthrose mit der 1. Rippe.

Wirbelsäule

Spina bifida occulta. Hierbei handelt es sich um ein meist im Bereich der distalen LWS und des Os sacrum vorkommendes Ausbleiben der Vereinigung der Ossifikationskerne in den beiden Wirbelbögen, sodass eine knorpelig ausgefüllte Fuge resultiert. Gewöhnlich ist der Schluss der Wirbelbögen mit dem Ende des 1. Lebensjahres abgeschlossen.

Diese häufig vorkommende Variation ist in der Regel belanglos. Sie bedarf nur dann einer weiteren Abklärung, wenn eine Erweiterung des Spinalkanals mit vergrößerten Bogenwurzelabständen nachzuweisen ist und eine klinische Symptomatik vorliegt, die auf eine echte Spina bifida hinweist.

Hahn-Spalten. Gelegentlich können die horizontalen Gefäßkanäle (Abb. 3.**69**), bei denen es sich um eine im Kindesalter physiologische Struktur an der anterioren Wirbelkontur handelt, relativ breit und tief ausgebildet sein, ohne dass ihnen dadurch eine pathologische Bedeutung zukommt.

Anteriore Kantendefekte. Diese glatt begrenzten, treppenförmigen Aussparungen der Wirbelkörpervorderkante (Abb. 3.**70**) stellen keine Variation dar, sondern einen physiologischen Entwicklungszustand der kindlichen Wirbelsäule und entsprechen den noch nicht verknöcherten Wirbelapophysen. Etwa vom 10. Lebensjahr an beginnt die Ver-

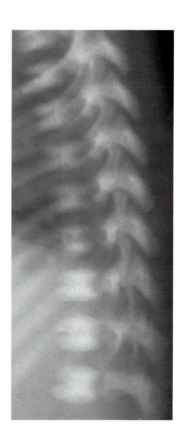

Abb. 3.69 **Hahn-Spalten.** 11 Tage altes Mädchen. BWS seitlich.

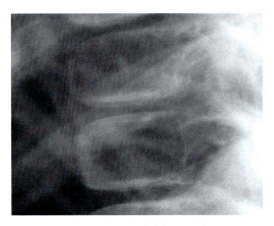

Abb. 3.70 **Anteriore Kantendefekte.** 11-jähriger Junge. BWS seitlich.

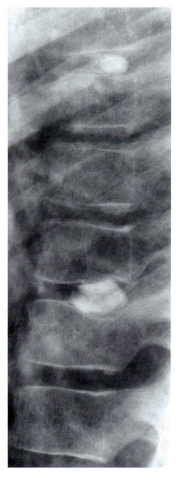

Abb. 3.71 **Verkalkungen von Zwischenwirbelscheiben.** 12-jähriger Junge. BWS seitlich.

knöcherung der Randleisten im zentralen Anteil, die infolge ihres Auftretens an allen Wirbeln, mit Ausnahme der ersten 2 Halswirbelkörper, nicht mit pathologischen Kantenabsprengungen verwechselt werden können. Auch die fehlende Fusion der verknöcherten Randleisten mit den Lendenwirbelkörpern ohne Dislokation ist eine einfache Normvariante.

Verkalkung der Zwischenwirbelscheiben. Gelegentlich werden zufällig, da asymptomatisch, Verkalkungen einer oder mehrerer Zwischenwirbelscheiben der BWS beobachtet (Abb. 3.**71**). Nur an der HWS verursachen diese Verkalkungen gelegentlich Beschwerden. Die Ätiologie der meist im Nucleus pulposus anzutreffenden Verkalkungen ist unbekannt. Meist bilden sich die Verkalkungen in 6–12 Monaten spontan zurück.

Numerische Variationen. Relativ häufig lassen sich numerische Variationen der Wirbelkörper nachweisen. So können 6 statt 5 Lendenwirbelkörper angelegt sein oder auch nur 4. In Einzelfällen können hieraus statische Probleme mit entsprechenden Beschwerden entstehen.

Sakralisation. Die Sakralisation des distalen Lendenwirbelkörpers kann ein- oder doppelseitig erfolgen und symptomatisch oder asymptomatisch sein. Bei Einseitigkeit können evtl. Verbiegungen der Wirbelsäule mit nachfolgenden Symptomen auftreten.

Querfortsatzagenesie, rudimentäre Rippenanlagen. Fehlende Querfortsätze an der oberen LWS stellen ebenso wie rudimentäre Rippenanlagen der proximalen LWS bedeutungslose Variationen dar.

Becken

Kompaktainseln, fibröse Knocheninseln. Den fibrösen Knocheninseln, die sich als ringförmige, scharf konturierte Sklerosierungen zu erkennen geben, kommt ebenso wie den Kompaktainseln keine klinische Bedeutung zu. Die Kompaktainseln – glatt begrenzte, meist runde Knochenstrukturverdichtungen – sind besonders häufig im Os ilium anzutreffen, jedoch auch an anderen Teilen des Beckenskeletts sowie des übrigen Skelettsystems.

Synchondrosis ischiopubica. Leichte Auftreibungen und Strukturunregelmäßigkeiten der Synchondrosis ischiopubica (Abb. 3.72), die einseitig auftreten, weisen lediglich auf eine Asymmetrie des Verschlusses der Synchondrosis ischiopubica hin, der in der Regel zwischen dem 6. und 8. Lebensjahr erfolgt. Es handelt sich hierbei um durchaus normale Veränderungen, die keineswegs einer Osteochondrosis ischiopubica entsprechen. Das Van-Neck-Syndrom darf als im Grunde nicht existent angesehen werden. MRT-Untersuchungen des kindlichen Beckens weisen in der Verknöcherungsphase häufig fokale Signalveränderungen im Synchondrosenbereich nach. Bei Untersuchung mit i.v. Kontrastverstärkung ist bei der Mehrzahl der Patienten eine KM-Aufnahme im Synchondrosenbereich selbst wie auch in den angrenzenden Weichteilen festzustellen, welche auch bei einseitigem Vorkommen nicht als pathologisch zu bewerten ist.

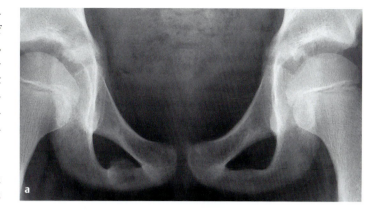
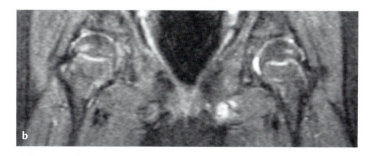

Abb. 3.72 a u. b **Asymmetrischer Schluss der Synchondrosis ischiopubica.**
a 9-jähriges Mädchen, Os pubis a.-p., rechtsseitige Auftreibung der Synchondrosis ischiopubica.
b 5-jähriges Mädchen, MRT Becken, T2w, Synchondrosenbereich links hyperintens.

Extremitäten

Benigner Kortikalisdefekt (Abb. 3.73). Metaphysäre fibröse Defekte (fibröser Kortikalisdefekt, > 2 cm nicht ossifizierendes Fibrom), die bei Jungen etwas häufiger auftreten als bei Mädchen, werden bei Kindern und Jugendlichen mit einer Häufigkeit von 20–40% meist als Zufallsbefund entdeckt. Betroffen sind in etwa 75% der Fälle das distale Femur sowie die proximale und distale Tibia. Es handelt sich um eine umschriebene Ossifiktionsstörung, die auch multipel vorkommen kann. Kleinere Defekte sind oberflächlich kortikal gelegen. Die Defekte stellen sich als glatt begrenzte Osteolysen mit Sklerosesaum ohne Periostreaktion dar. Beschwerden treten fast nie auf. Die spontane Rückbildungstendenz ist groß. Meist bilden sich die benignen Kortikalisdefekte in 2–4 Jahren zurück. Bei großen Prozessen, die mehr als 50% des Knochenquerdurchmessers betreffen, besteht allerdings die Gefahr einer pathologischen Fraktur (S. 367).

Unspezifische metaphysäre Verdichtungslinien/-bänder. *Metaphysäre Verdichtungslinien*, die durch vorübergehende Beeinträchtigungen des Wachstums bedingt sind (Wachstumsstillstandslinien) werden bei gesunden Kindern häufig beobachtet. Mit zunehmendem Wachstum wandern sie diaphysär. Die *metaphysären Verdichtungsbänder*, die bei der Behandlung einer Leukose mit Folsäureantagonisten und bei Bleiintoxikation auftreten, sind auch an der Fibulametaphyse nachweisbar.

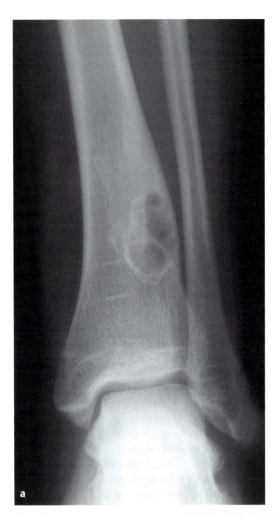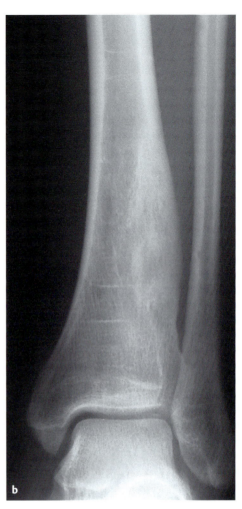

Abb. 3.73 a u. b **Benigner Kortikalisdefekt im Verlauf ohne Therapie.** Linke distale Tibia a.-p.
a 14-jähriges Mädchen.
b Gleiche Patientin mit 16 Jahren.

Physiologische Periostreaktion. Die physiologische Periostreaktion oder Periostose wird normalerweise nicht vor Vollendung des 1. Lebensmonats beobachtet. Sie ist meist symmetrisch, aber nicht immer konzentrisch, sodass häufig nur eine Darstellung in 1 Strahlengang möglich ist. Die Entstehung dieser physiologischen Periostreaktion, die in einer Häufigkeit von etwa 35% bei Neugeborenen gefunden wird, wird als Manifestation eines beschleunigten Wachstums erklärt. Andererseits wird auch angenommen, dass das insbesondere bei Frühgeborenen nur lose befestigte Periost evtl. schon durch milde Traumatisierungen bei der Pflege abgelöst werden kann. Abgegrenzt werden muss diese physiologische Periostreaktion von den traumatisch bedingten, z. B. beim „battered child syndrome" (S. 78), und von den kortikalen Verdickungen, die infolge Prostaglandin-E-Therapie zum Offenhalten des Ductus arteriosus Botalli auftreten können. Hierbei treten jedoch auch Schwellungen und Berührungsempfindlichkeiten auf, wie auch bei der infantilen kortikalen Hyperostose (Morbus Caffey, S. 128).

Spikulae der Ulna und des Radius. Hierbei handelt es sich um spikulaartige Verknöcherungsherde zwischen Schaft und Epiphysenverknöcherungszentrum im Epiphysenknorpel von Ulna und/oder Radius (Abb. 3.74). Die Genese ist unklar. Möglicherweise treten diese kleinen Ossifiktionen in den Knorpelabschnitten auf, die den Epiphysenarterien unmittelbar benachbart sind. Beobachtet werden solche Spikulae außer bei gesunden Kindern auch bei Patienten mit Phenylketonurie und Homozystinurie.

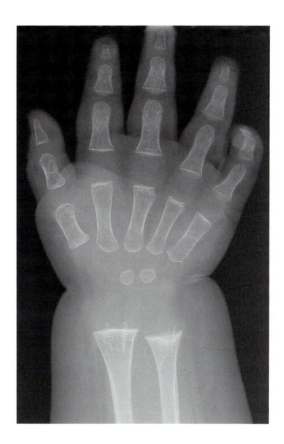

Abb. 3.74 **Spikulae.** 1-jähriges Mädchen, linke Hand.

Epiphysäre und apophysäre Variationen

Multiple Ossifikationszentren. Außer der proximalen Humerusepiphyse, die regelmäßig 2 Ossifikationszentren aufweist, können auch andere Epiphysen nicht nur 1, sondern 2 oder mehr Ossifikationszentren aufweisen, ohne dass dies als pathologisch zu werten wäre. Die normale, sehr irregulär geformte Kontur der *distalen Femurepiphyse* wird immer wieder fehlinterpretiert, z.B. als Osteomyelitis oder Traumafolge (Abb. 3.75).

Pseudoepiphysen. Pseudoepiphysen oder auch atypische Epiphysen finden sich häufig im Metakarpalbereich. Sie liegen an den Metakarpalia II–V proximal und distal am Metakarpale I. Ist die atypisch lokalisierte Epiphyse nicht vollständig vom Metakarpalschaft durch eine Epiphysenfuge getrennt, handelt es sich um eine Pseudoepiphyse. Wenn auch bei manchen systemischen Skeletterkrankungen, wie z.B. der Dysostosis cleidocranialis, gehäuft Pseudoepiphysen gefunden werden, so sind sie im Allgemeinen diagnostisch ohne Bedeutung.

Zapfenepiphysen. Konusförmige Deformierungen der Epiphysen von Phalangen der Hände, seltener

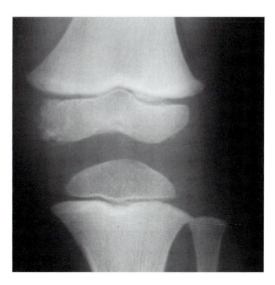

Abb. 3.75 **Physiologische Irregularität der distalen Femurepiphyse.** 4-jähriger Junge. Linkes Knie a.-p.

der Füße, werden auch Zapfenepiphysen genannt. Je nach Anordnung können sie Hinweiszeichen auf eine Skelettdysplasie sein, wie z. B. beim tricho-rhino-phalangealen Syndrom (Abb. 3.76). Sie werden jedoch häufig auch bei völlig gesunden Kindern ohne andere Skelettanomalien gefunden und sind dann meist an den Mittelphalangen des 2. und des 5. Fingers lokalisiert. Die Entstehung der Zapfenepiphysen wird durch ein zentral stärkeres Wachstum in Richtung auf oder sogar in die Metaphyse erklärt, sodass diese eine korrespondierende zentrale Einbuchtung aufweist. Häufig ist ein vorzeitiger Schluss der Epiphysenfuge mit konsekutiver Brachymesophalangie zu beobachten.

Epiphysensklerose. Die Variationsbreite der Dichte der epiphysären Ossifikationszentren ist groß. Eine physiologische Epiphysensklerose kann bei asymptomatischen Kindern hin und wieder festgestellt werden. Sehr dichte, nicht trabekulierte Epiphysen werden auch als Elfenbein-/Marmorepiphysen bezeichnet. Sie treten am häufigsten an den distalen Phalangen auf und können sogar symmetrisch an beiden Händen vorhanden sein. Mit zunehmendem Alter kann sich die Knochendichte der Epiphysen normalisieren.

Apophysenvariationen. Auch normale Apophysen können als Traumafolge fehlinterpretiert werden, insb. die des Os metatarsale V (S. 76). Apophysenvariationen können sehr vielfältig sein. Außer der verlängerten Persistenz von Apophysen oder dem Auftreten von akzessorischen Apophysen können ähnlich wie bei den Epiphysen auch mehrkernige Anlagen beobachtet werden. Diese dürfen, wenn sie z. B. im Bereich der Kalkaneusapophyse auftreten, nicht mit Infraktionen verwechselt werden.

Ossifikationsvariationen. Variationen der Ossifikation des Karpalbereichs werden relativ häufig gefunden. Reihenfolgestörungen des Auftretens der Karpalia sind zwar im Grunde harmlos, können jedoch die Skelettalterbestimmung erschweren.

Akzessorische Knochenkerne. Akzessorische Knochenkerne im Karpal- bzw. Tarsalbereich der Hände und der Füße sind relativ häufig. Akzessorische Knochenkerne im Epiphysenbereich wie z.B. das *Os styloides ulnae* (**Cave:** Verwechslung mit Traumafolge) sind schlichte Variationen ohne Bedeutung.

Fusionen. Eher selten sind Fusionen von Karpalknochen, wie z. B. zwischen Os triquetrum und Os lunatum. Karpalsynostosen einer Reihe gelten als Normvarianten, gekreuzte Karpalsynostosen weisen auf Syndrome hin.

Weitere Variationen. Eine *Brachymesophalangie*, meist mit *Klinodaktylie*, wird zwar regelmäßig bei Kindern mit Morbus Down nachgewiesen, kann aber auch bei völlig gesunden Kindern als harmlose Variation auftreten. Mitunter handelt es sich um eine familiäre Eigentümlichkeit ohne Krankheitswert. *Brachytelephalangien* hingegen weisen häufig auf lokalisierte oder systemische Skeletterkrankungen hin, z. B. ein fetales Hydantoinsyndrom.

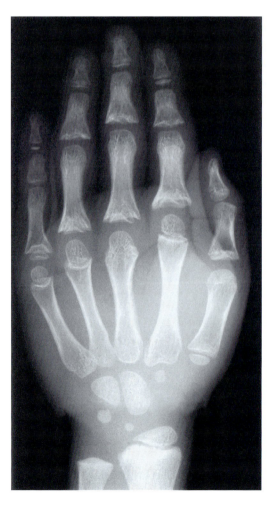

Abb. 3.76 **Zapfenepiphysen.** 8-jähriges Mädchen. Tricho-rhino-phalangeales Syndrom, linke Hand d.-v.

Skelettalterbestimmung

Beim Neugeborenen und jungen Säugling bis zu 3 Monaten erfolgt die Skelettalterbestimmung sonographisch durch Nachweis der Knochenkernanlagen der distalen Femurepiphyse und der proximalen Tibiaepiphyse aufgrund der noch fehlenden Ossifikation von Karpalia und Epiphysen im Handradiogramm.

Danach ist zur Bestimmung des Skelettalters eine Röntgenaufnahme der *linken* Hand d.-v. erforderlich (Abb. 3.77), da die entsprechenden Atlanten die linke Hand zur Skelettalterbestimmung zugrunde legen.

Im jungen Erwachsenenalter werden eine CT der sternalen Klavikulaepiphysen (Abb. 3.78) und eine Röntgenaufnahme des gesamten Zahnstatus (Orthopantogramm-OPG) zur Skelettalterbestimmung angefertigt.

Generell ist eine Skelettalterbestimmung bei Stoffwechselstörungen bzw. Erkrankungen wie z.B. Rachitis nicht durchführbar.

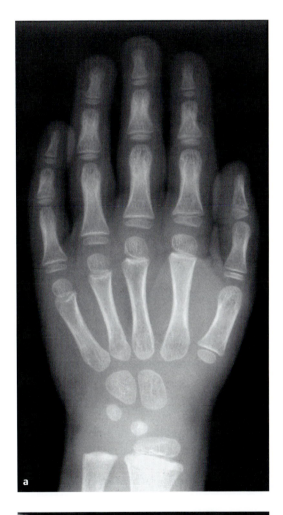

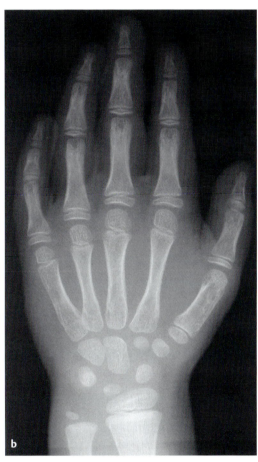

Abb. 3.77 a u. b **Skelettalterbestimmung Röntgen linke Hand d.-v.**
a 3 2/12-jähriges Mädchen mit Thelarche, altersentsprechende Skelettentwicklung
b 3 1/12-jähriges Mädchen mit Pubertas praecox, Skelettalter 6 1/2 Jahre.

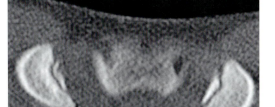

Abb. 3.78 **Altersbestimmung bei jungem Erwachsenen.** CT der medialen Klavikulaenden. Noch weitgehend offene Epiphysenfugen, chronologisches Alter damit zwischen 18 und 21 Jahren.

Endgrößenbestimmung

Die Endgrößenbestimmung (Greulich/Pyle, Tanner/Whitehouse) ist erst nach dem 10. Lebensjahr aussagekräftig, sofern keine chronische Erkrankung oder ein Syndrom vorliegen und das Skelettalter nicht mehr als 2 Jahre vom Lebensalter abweicht.

Die Einzelbestimmung der Handknochen nach Tanner/Whitehouse sollte wegen des erheblichen Zeitaufwands nur bestimmten Fragestellungen, z. B. vor Hormontherapie, vorbehalten sein.

Stoffwechselstörungen des Skeletts

Vitamin-D-Mangel-Rachitis

Bei Vitamin-D-Mangel, bedingt durch eine ungenügende exogene Zufuhr, unzureichende UV-Strahlung oder ungenügende Resorption, kommt es zu einer mangelhaften Mineralisierung von Knochen und wachsendem Knorpel. Im Bereich der Wachstumszone bildet sich unverkalktes Osteoid statt Knochengewebe (Abb. 3.**79**).

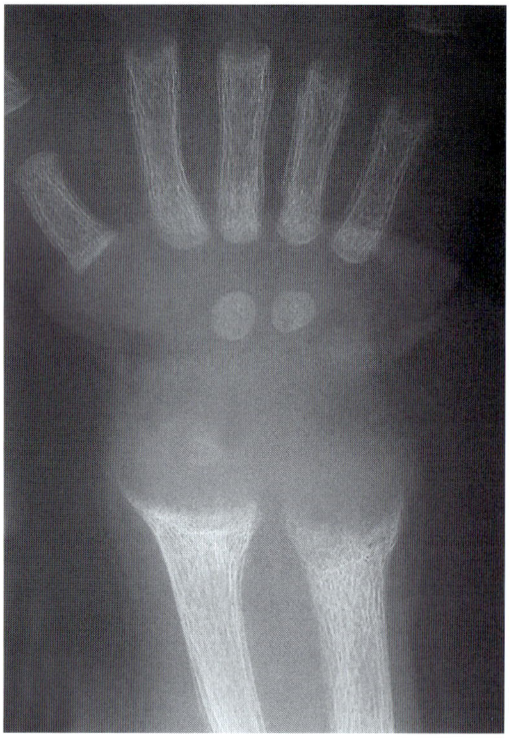

Auch im Knochen selbst wird unverkalktes Osteoid gebildet, sodass eine *Osteomalazie* resultiert. Looser-Umbauzonen, ähnlich Frakturen, können vorkommen.

Das radiologische Erscheinungsbild der floriden Rachitis ist charakterisiert durch eine verminderte Knochendichte und eine becherförmige Deformierung der Metaphysenendplatte, die strähnig aufgelockert und unregelmäßig begrenzt ist, wodurch eine Verbreiterung der Epiphysenfuge resultiert. Die Kortikalis ist verdünnt.

Die stärksten Veränderungen sind an den Metaphysen der Knochen mit dem stärksten Wachstum nachweisbar. Die anterioren Rippenenden sind typischerweise aufgetrieben (rachitischer Rosenkranz). Bei Frühgeborenen sind Rippenfrakturen Hinweis auf eine Osteomalazie.

Sonographisch ist der Nachweis der Gelenkveränderungen möglich. Bei verspätetem Therapiebeginn können Verbiegungen der langen Röhrenknochen auftreten.

Die *Osteomalazie* nach dem 1. Lebensjahr kann verschiedene Ursachen haben:
- Vitamin-D-Stoffwechselstörung,
- Phosphatdiabetes,
- renale Osteopathie,
- antiepileptische Therapie (Rachitis antiepileptica),
- Vitamin-D-Mangelrachitis bei traditionell gekleideten moslemischen Mädchen.

Abb. 3.79 **Vitamin-D-Mangel-Rachitis.** 11 Monate alter Junge. Rechte Hand.

Vitamin-D-abhängige Rachitis

Erbgang: autosomal rezessiv

Hauptkriterien:
- klinische:
  - evtl. positive Familienanamnese, Auftreten ab dem 3. Lebensmonat, häufig Muskelschwäche. *Typ 1* ist eine renale Synthesestörung von 1,25-Dihydroxy-Vitamin D, *Typ 2* ist eine Endorganresistenz von Darm und Skelett, der Vitamin-D-Rezeptor ist defekt.
- radiologische:
  - identische Veränderungen wie bei der Vitamin-D-Mangel-Rachitis.

Hypophosphatämische Rachitis

Syn.: Phosphatdiabetes, Vitamin-D-resistente Rachitis

Erbgang: meist X-chromosomal dominant, selten auch autosomal dominant mit Genlokus auf Chromosom 12 p13

Hauptkriterien:
- klinische:
  - Kleinwuchs,
  - Genua vara und Gangstörung meist im 2. Lebensjahr,
  - Diagnosestellung durch Nachweis der Hypophosphatämie und Hyperphosphaturie bei normalem Serumcalcium und normalem Vitamin-D-Spiegel.
- radiologische:
  - identische Veränderungen wie bei der Vitamin-D-Mangel-Rachitis.

Hypophosphatasie

Erbgang: autosomal rezessiv

Molekularpathologie: Mutation des TNSALP-Gens auf Chromosom 1 p36.1

Hauptkriterien:
- klinische:
  - letale Form: verminderte Aktivität der alkalischen Phosphatase, Phosphoethanolamin im Urin.
- radiologische (Abb. 3.80):
  - fast fehlende Verknöcherung der Kalotte,
  - verkürzte Rippen,
  - hypoplastische und deformierte Röhrenknochen,
  - schwere infantile Form: ähnlich Rachitis,
  - spätmanifeste Form: milde Form der Erkrankung.

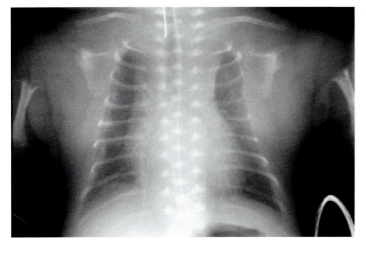

Abb. 3.80 **Hypophosphatasie.** Neugeborener Junge, 1. Lebenstag. Thorax.

Pseudo- und Pseudo-Pseudo-Hypoparathyreoidismus

Erbgang: meist autosomal dominant

Molekularpathologie: Mutationen des GNAS1-Gens auf Chromosom 20q12

Hauptkriterien:
- klinische:
  - Pseudo-Hypoparathyreoidismus hypokalzämisch,
  - Pseudo-Pseudo-Hypoparathyreoidismus normokalzämisch.
- radiologische (Abb. 3.81):
  - Metakarpalia verkürzt, insbesondere IV und V,
  - Endphalangen kurz,
  - intrakranielle Verkalkungen möglich.

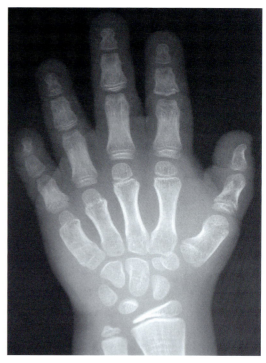

Abb. 3.81 **Pseudo-Hypoparathyreoidismus.** 7-jähriger Junge. Linke Hand d.-v.

Skorbut

Syn.: Morbus Möller-Barlow

Diese heute selten gewordenen Erkrankung wird durch Vitamin-C-Mangel verursacht.
- **Radiologische Kriterien:**
  - Osteoporose,
  - metaphysäre „Trümmerfeldzonen",
  - verbreiterte, verdichtete und unregelmäßig konturierte präparatorische Verkalkungszonen,
  - metaphysäre Spornbildung,
  - scharfe Begrenzung der osteoporotischen Epiphysen („Wimberger-Ring"),
  - subperiostale Blutungen, in deren Bereich ausgedehnte Verkalkungen auftreten können.

Renale Osteopathie

Hauptkriterien:
- klinische:
  - chronische Niereninsuffizienz
  - sekundärer Hyperparathyreoidismus.
- radiologische (Abb. 3.82):
  - subperiostale Resorptionen, häufig zuerst an der radialseitigen Diaphyse der Mittelphalangen II und III zu erkennen,
  - Akroosteolysen,
  - Resorption der Laminae durae der Zähne,
  - Resorptionen an den Akromioklavikulargelenken.

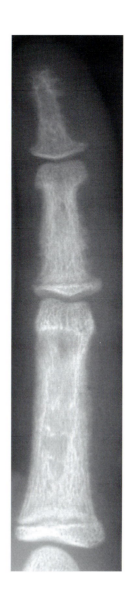

Abb. 3.82 **Renale Osteopathie.** 15-jähriges Mädchen. Digitus II links. Subperiostale Resorptionen und Akroosteolysen.

Osteomyelitis

Akute Osteomyelitis

Im Kleinkind- und Schulkindalter spielt sich die Osteomyelitis in der Regel in gleicher Weise wie beim Erwachsenen ab, meist im Bereich der Metaphysen der langen Röhrenknochen. Im Gegensatz dazu tritt beim Säugling die Osteomyelitis häufig kombiniert in der Metaphysen- und Epiphysenregion der Röhrenknochen auf, teilweise mit Gelenkbeteiligung. Die Epiphysenbeteiligung bei primär metaphysärem Befall wird durch Gefäßanastomosen zwischen Meta- und Epiphyse ermöglicht. Diese Gefäße sind spätestens mit 18 Monaten obliteriert. Durch die MRT ist die Epiphysenbeteiligung auch beim älteren Kind als Knochenmarködem bekannt.

Projektionsradiographie. Die ersten radiologischen ossären Veränderungen in Form von Osteolysen und Periostreaktionen (Abb. 3.83b) sind frühestens 10–14 Tage, manchmal erst 3 Wochen nach Erkrankungsbeginn zu erkennen. In der Akutphase vermag das Röntgenbild lediglich die begleitende ödematöse Weichteilschwellung nachzuweisen.

Sonographie. Ein Gelenkerguss und ein subperiostaler Abszess sind sonographisch frühzeitig zu erkennen (Abb. 3.83a) und können sonographisch kontrolliert punktiert werden.

> Erste osteomyelitische Veränderungen sind radiologisch frühestens 10–14 Tage, ggf. erst 3 Wochen nach Erkrankungsbeginn zu erkennen.

Abb. 3.83 a–c
Akute Osteomyelitis.
6 Wochen alter Junge.
a Sonographie der proximalen Tibia. 4 mm dicker subperiostaler Abszess.
b Röntgen linker Unterschenkel, seitliche Aufnahme nach 2 Wochen.
c Nach 7 Wochen.

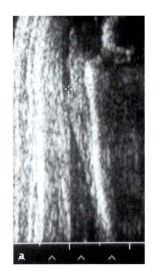
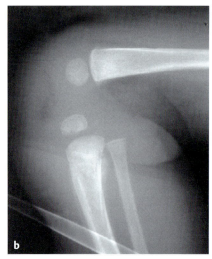
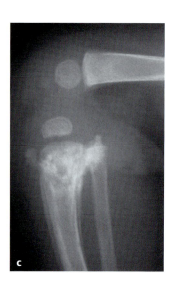

MRT. Die MRT ist die Methode der Wahl zur Untersuchung des Knochenmarkraums und vermag neben den intramedullären Veränderungen auch die evtl. Ausbreitung über die Epiphysenfuge hinaus oder in das betroffene Gelenk hinein darzustellen. Als Suchsequenz eignet sich besonders die T2-gewichtete, fettsupprimierte STIR-Sequenz, die sehr sensitiv das Ödem im Knochenmark und angrenzenden Weichteilgewebe sowie einen möglichen Gelenkerguss nachweist. Durch die obligate i.v. KM-Gabe wird die Unterscheidbarkeit von malignen Tumoren und entzündlichen Arthritiden oder Weichteilprozessen verbessert. Komplikationen der Osteomyelitis wie intra- oder extraossäre Abszesse, Fistel- und Sequesterbildungen werden zuverlässig erfasst. Insbesondere in der frühen Phase der Anreicherung (Dynamik) führen intraossäre Abszesse zu straßen- oder kanalähnlichen KM-Aussparungen (nur magnetresonanztomographisch fassbar). Sie stellen eine Indikation zur operativen Entlastung dar. Gelenkeinbrüche im Gefolge einer Osteomyelitis führen oft zu Defektheilungen. Ein partieller postentzündlicher Verschluss der Epiphysenfuge mit dem Risiko eines nachfolgenden Fehlwachstums ist mit der MRT nachweisbar.

Szintigraphie. Nicht ungewöhnlich sind multiple Entzündungsherde durch hämatogene Streuung. Zum Nachweis oder Ausschluss eines multilokulären Befalls ist eine Skelettszintigraphie durchzuführen. Die platten Knochen wie Rippen und Schädelkalotte können ebenfalls betroffen sein, auch der Kieferbereich.

Chronische Osteomyelitis

Die chronische bakterielle Osteomyelitis ist durch die Antibiotikatherapie selten geworden und fast nur noch nach offenen Frakturen zu beobachten. Die durch KM unterstützte MRT ermöglicht in Ergänzung zur Röntgenuntersuchung die überlegene Darstellung nekrotischer und vitaler Anteile sowohl intra- als auch extraossär und gibt damit wertvolle Informationen für die Operationsplanung.

Chronisch rekurrierende multifokale Osteomyelitis (CRMO)

Syn.: chronische plasmazelluläre Osteomyelitis

Diese im Kindes- und Jugendalter nicht seltene Sonderform einer chronisch-rezidivierenden, nicht bakteriell induzierten Osteomyelitis mit dem histologischen Befund einer plasmazellulären Infiltration des Knochens ist durch einen protrahierten klinischen Verlauf mit Exazerbationen und Remissionen gekennzeichnet. Eine antibiotische Therapie bleibt wirkungslos.

Typisch ist ein Verteilungsmuster mit häufigem Befall der Klavikula (Abb. 3.84) neben anderen Lokalisationen: Metaphysen der langen Röhrenknochen, oft mit Epiphysenbeteiligung, nicht selten Wirbelsäule und Beckenskelett. Radiologisch sind an den Metaphysen meist Osteolysen und periostale Reaktionen zu erkennen. An den Klavikulae findet sich oft ein gemischt osteolytisch-osteosklerotischer Befall mit teilweise massiver Periostreaktion und erheblicher Volumenvermehrung.

Zum Nachweis des multifokalen Geschehens ist eine Skelettszintigraphie erforderlich. Die MRT vermag neben den klinisch manifesten Prozessen auch asymptomatische Herde aufzuzeigen und ist insbesondere im Metaphysenbereich der Szintigraphie überlegen. Bei klinisch nur einseitig geklagtem Extremitätenschmerz im Kindesalter kann eine MRT-Untersuchung unter Einschluss der asymptomatischen Gegenseite diagnostisch wegweisend sein. Die Diagnose der CRMO muss histologisch gesichert werden.

Eine Sonderform der chronisch rekurrierenden multifokalen Osteomyelitis ist das SAPHO-Syndrom: Synovitis, Akne, palmoplantare Hyperostose und Osteitis.

Aseptische Knochennekrosen

Syn.: Osteochondronekrose

Die Ursache dieser an Epi- und Apophysen auftretenden aseptischen Nekrosen ist nicht eindeutig geklärt. Traumatische Ursachen können mitverantwortlich sein. Möglicherweise sind Gefäßveränderungen mit Wachstumsbeeinträchtigung und Gewebsuntergang die Hauptursache. Die Symptomatik ist durch Schmerzen, Schonhaltung, Bewegungseinschränkung und je nach Lokalisation auch eine ödematöse Schwellung charakterisiert. Häufig, insbesondere bei geringer ausgedehnten Befunden, kommt es später – teilweise im Verlauf von Jahren – wieder zu einer vollständigen Reparation. Bei ausgedehnten Befunden, insbesondere im Gelenkbereich, können auch Defektheilungen auftreten.

Die Zahl der bekannten, mehrheitlich auch mit Eigennamen versehenen aseptischen Nekrosen ist groß.

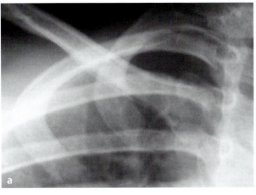 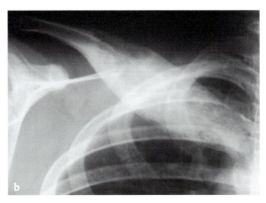

Abb. 3.84 a u. b **Chronisch rekurrierende multifokale Osteomyelitis.** Rechte Klavikula a.-p.
a 10-jähriges Mädchen mit Pustulosis palmaris. Periostreaktion am Unterrand der Klavikula.
b 11-jährig.

Morbus Perthes und Meyer-Dysplasie

Syn.: Osteochondropathia deformans coxae juvenilis

Morbus Perthes. Der Beginn der klinischen Symptomatik der aseptischen Femurkopfnekrose, die mehrheitlich bei Jungen auftritt, liegt gewöhnlich zwischen dem 3. und 11. Lebensjahr. Auch ein doppelseitiges Auftreten ist nicht selten. Meist sind auch ausgeprägte Veränderungen an den Metaphysen nachweisbar.

Die *Stadieneinteilung nach Catterall* richtet sich nach dem Ausmaß der epiphysären Veränderungen:
- Stadium 1: kleinere zystische Areale, normale Epiphysenkonfiguration,
- Stadium 2: größere zystische Areale, Sequesterbildung,
- Stadium 3: subtotale Sequesterbildung,
- Stadium 4: vollständige Epiphysensequestrierung, Höhenminderung.

Die Prognose des Morbus Perthes wird von den „Head-at-risk"-Zeichen mitbestimmt. Die beiden wichtigsten sind das Auftreten einer lateralen Subluxation und der Nachweis einer Verkalkung lateral der Epiphyse. Hier ist im Verlauf mit einem irregulären Wiederaufbau des Hüftkopfs mit fehlender Kongruenz im Hüftgelenk zu rechnen.

Sonographisch ist zwar ein Begleiterguss sicher nachweisbar, gelegentlich auch eine bereits fortgeschrittene Höhenminderung trotz kurzer Dauer der Symptome. Zur *radiologischen Diagnostik* sind aber weiterhin Beckenübersichtsaufnahmen (Abb. 3.85) und ergänzende Lauenstein-Projektionen unabdingbar. Nur in Einzelfällen kommt in der Frühdiagnose des Morbus Perthes noch die *MRT* zum Einsatz. Sie vermag frühzeitig Veränderungen im Bereich des betroffenen Femurkopfs aufzuzeigen und ist damit auch der Skelettszintigraphie überlegen.

Medikamentös induzierte aseptische Knochennekrosen. Diese sind nicht selten. Besonders häufig betroffen sind Jugendliche nach onkologischer Therapie. Femurkopfnekrosen nach Langzeitcortisontherapie können ein- oder beidseitig auftreten. Häufig sind auch andere Epi- und Metaphysen, meist der unteren Extremitäten, betroffen. Die MRT ist Monate vor dem röntgenologischen Nachweis der Knochennekrosen geeignet, frühzeitig ein Knochenmarködem aufzuzeigen. Bei manifester Nekrose findet sich eine typische, scharfe Demarkierung innerhalb des Knochenmarkraums mit sklerotischem Randsaum.

Meyer-Dysplasie. Nicht verwechselt werden darf der Morbus Perthes mit der Meyer-Dysplasie, die früher auftritt. Hierbei ist eine verzögerte, irreguläre Ossifikation des Femurkopfs nachweisbar. In 40% sind beide Hüftkopfe betroffen. Metaphysäre Veränderungen fehlen. Die Kinder sind beschwerdefrei und der Befund wird in der Regel zufällig entdeckt, z. B. auf einer Abdomenübersichtsaufnahme. Befundnormalisierung ohne Therapie.

Weitere wichtige Differenzialdiagnosen des Morbus Perthes sind die Hypothyreose und die spondyloepiphysäre Dysplasie.

> Mit der MRT kann Monate vor dem röntgenologischen Nachweis von Knochennekrosen ein Knochenmarködem nachgewiesen werden.

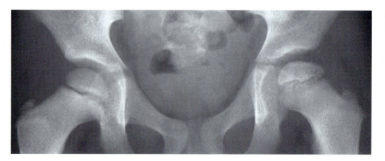

Abb. 3.85 **Morbus Perthes** mit leichter Höhenminderung und subchondraler Fraktur des linken Hüftkopfs. 8-jähriger Junge. Terminale Niereninsuffizienz.

Osteochondrose der Tuberositas tibiae

Syn.: Morbus Osgood-Schlatter

Klinisch findet sich bei dieser Form der Osteochondrose, die häufiger bei Jungen als bei Mädchen und vorwiegend zwischen dem 12. und 14. Lebensjahr auftritt, neben einem Bewegungsschmerz eine meist teigige Schwellung über der druckschmerzhaften Tibiaapophyse. Radiologisch, insbesondere im Vergleich zur Apophyse der Gegenseite, fallen ein vergrößerter Abstand von der Tibia (> 1 cm) sowie eine unregelmäßige Strukturierung und Konturierung der betroffenen Apophyse mit Zonen unterschiedlicher Dichte auf (Abb. 3.86). Die Apophyse kann auch in mehrere Fragmente zerfallen (DD: normale Varianten der Verknöcherung der Tibiaapophyse).

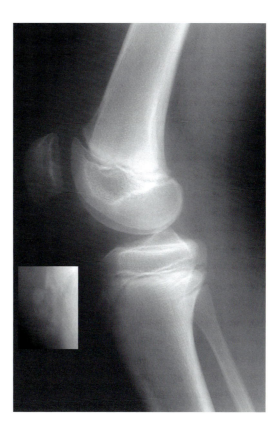

Abb. 3.86
Morbus Osgood-Schlatter.
13-jähriger Junge. Rechtes Knie seitlich. Fragmentierte Tuberositas tibiae.

Osteochondrose des Os naviculare pedis

Syn.: Morbus Köhler I

Diese Form der aseptischen Knochennekrose ist durch einen Beginn im Kleinkind- oder frühen Schulkindalter gekennzeichnet. Auch hier treten lokal Schmerzen auf – evtl. auch nur Druckschmerz und Schwellung. Röntgenologisch findet man typischerweise eine Verdichtung und Verschmälerung des unregelmäßig begrenzten Os naviculare (Abb. 3.87). Die MRT ist geeignet, das Knochenmarködem frühzeitig darzustellen.

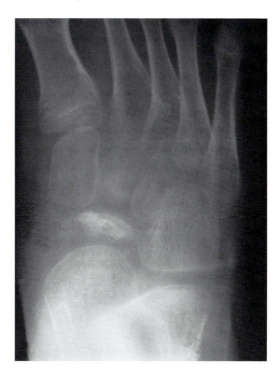

Abb. 3.87 **Osteochondrose des Os naviculare pedis rechts.** 6-jähriger Junge.

Osteochondrosis deformans juvenilis vertebrae

Syn.: Morbus Scheuermann, Adoleszentenkyphose

Diese Erkrankung ist klinisch durch Rückenschmerzen und eine BWS-Kyphose charakterisiert, radiologisch neben dem Kyphosenachweis (im Unterschied zur juvenilen Aufbaustörung) durch unregelmäßig begrenzte Grund- und Deckplatten, Höhenminderung der Wirbelkörper – teilweise keilförmig –, Verschmälerung der Zwischenwirbelscheiben und Schmorl-Knötchen. Die Erkrankung beginnt meist um das 12. Lebensjahr.

Osteochondrosis dissecans

Die Ätiologie dieser Fragmentation und evtl. nachfolgenden Separation an der osteochondralen Gelenkfläche ist unklar. Es werden Traumen, Ischämien oder eine primär gestörte Ossifikation diskutiert. Die Symptomatik ist sehr variabel. Es gibt asymptomatische Patienten mit Zufallsbefunden, aber meist bestehen Schmerzen, evtl. eine Bewegungseinschränkung oder -unfähigkeit. Meist sind Jugendliche betroffen, das männliche Geschlecht dominiert mit einem Verhältnis von 3 : 1. Die häufigste Lokalisation ist der mediale Femurkondylus, gefolgt von der Talusrolle. Das osteochondrale Fragment kann in situ verbleiben, gering verlagert werden oder als freier Gelenkkörper (Gelenkmaus) in den Gelenkraum austreten.

Radiologisch erfolgt eine Klassifikation in 4 Grade:
- I°: osteochondrale Fraktur mit Einsenkung an der Gelenkoberfläche,
- II°: osteochondrale Fraktur mit knöcherner Brücke,
- III°: loses, aber nicht disloziertes Fragment (Maus im Mausbett),
- IV°: dislozierter, freier Gelenkkörper.

In der *MRT* erfolgt eine Einteilung in ebenfalls 4 Grade:
- I°: intakter Knorpel, Signalveränderung des subchondralen Knochens (Abb. 3.**88**),
- II°: signalreicher Knorpelriss, darunter signalarme Zone,
- III°: wie II°, zusätzlich synoviales Flüssigkeitssignal bis unter das osteochondrale Fragment,
- IV°: dislozierter oder nicht dislozierter freier Gelenkkörper.

Die MRT mit Verwendung von GE-Sequenzen ist die Methode der Wahl zur Darstellung der Knorpelläsionen und der frühen knöchernen Veränderungen.

Dislozierte freie Gelenkkörper müssen primär mit konventionellen Röntgenaufnahmen gesucht werden, da sie mit der MRT häufig nicht erkannt werden.

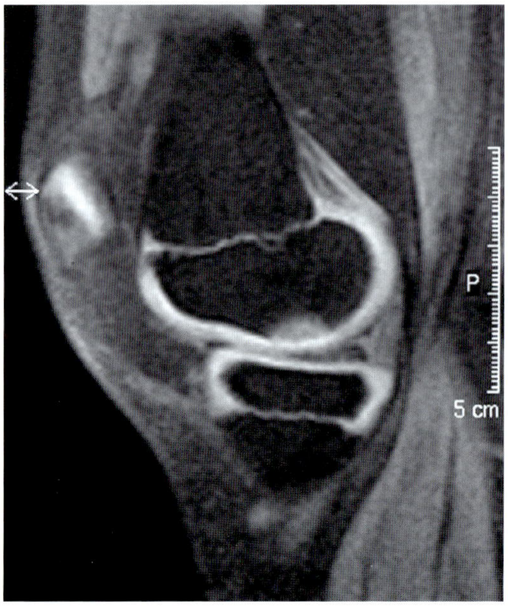

Abb. 3.88 **Osteochondrosis dissecans** infolge Cortison-Dauertherapie bei systemischem Lupus erythematodes und chronischer Niereninsuffizienz. 14-jähriges Mädchen.
MRT, 3D-FFE-SPIR linkes Knie sagittal. Subchondrale Läsion bei intaktem Knorpel (Grad I).

Skelettdysplasien und Dysostosen

Skelettdysplasien. Skelettdysplasien (Syn.: Osteochondrodysplasien) sind meist symmetrisch und generalisiert auftretende Entwicklungsstörungen des Knorpel- und Knochengewebes. Die Zahl der bekannten Skelettdysplasien ist hoch und vergrößert sich laufend. Viele Skelettdysplasien sind auch heute noch nicht eindeutig klassifizierbar. Da fast alle Skelettdysplasien sehr selten sind, entstehen immer wieder diagnostische Probleme, weil der einzelne Untersucher in seinem Berufsleben nur relativ wenige generalisierte Skelettdysplasien zu sehen bekommt. Eine möglichst exakte diagnostische Zuordnung ist jedoch insbesondere wegen der *Prognosestellung* und der *humangenetischen Beratung* von Bedeutung.

Die Einteilung der Skelettdysplasien erfolgt anhand der Internationalen Nosologie und Klassifikation der konstitutionellen Knochenerkrankungen (Hall 2002). Die Klassifikation basiert auf klinisch-radiologischen Kriterien und umfasst 33 Gruppen mit mehr als 250 Krankheitsbildern. In die neueste Klassifikation der Skelettdysplasien sind die Erkenntnisse der Molekulargenetik insofern eingeflossen, als dass zusätzlich zu den *Osteochondrodysplasien* (generalisierte Störungen der Organogenese) auch die inzwischen bekannten, genetisch determinierten *Dysostosen* (Störungen der Blastogenese) mit lokaler, statischer Fehlbildungsfolge – entweder singulär oder in Kombination – aufgenommen wurden.

Klinische Leitsymptome der Skelettdysplasien sind häufig ein Kleinwuchs mit proportionierter oder disproportionierter Statur, gelegentlich ein auffallend watschelndes Gangbild bei den epiphysären Dysplasien oder selten eine Thrombopenie im jungen Säuglingsalter bei der Osteopetrose.

Bei Verdacht auf eine Skelettdysplasie ermöglicht folgende radiologische Basisdiagnostik eine erste Orientierung:
- Wirbelsäule seitlich,
- Becken a.-p. (mit Gonadenschutz),
- Hand d.-v.

Erhärtet sich der Verdacht, folgen:
- obere Extremität a.-p.,
- untere Extremität a.-p.,
- evtl. Wirbelsäule a.-p., Schädel in 2 Ebenen.

Bei Neugeborenen werden Ganzkörper-Aufnahmen angefertigt.

Neben dem Nachweis spondyloepi- bzw. spondylometaphysärer Veränderungen geben die Extremitätenaufnahmen Hinweise auf eine rhizomele, mesomele oder akromele Dysplasie.
- Rhizomelie: Verkürzung von Humerus und Femur gegenüber Radius/Ulna bzw. Tibia/Fibula,
- Mesomelie: Verkürzung von Radius/Ulna bzw. Tibia/Fibula gegenüber Humerus und Femur,
- Akromelie: Verkürzung von Phalangen, Brachydaktylie aufgrund abnormer Entwicklung von Phalangen und/oder Metakarpalia/-tarsalia.

Aus diagnostischen Gründen wird im Folgenden eine Einteilung nach Manifestationsalter, letalen und nicht letalen Formen sowie radiologischen Kriterien vorgenommen.

Dysostosen. Die Dysostosen werden in Abhängigkeit vom hauptsächlich betroffenen Körperabschnitt in 3 Gruppen eingeteilt:
- kraniofaziale Fehlbildungen (z. B. Morbus Crouzon, S. 40),
- Achsenskelettfehlbildungen (z. B. spondylokostale Dysplasie, Abb. 3.**89**),
- Extremitätenfehlbildungen (z. B. Fanconi-Anämie, Abb. 3.**90**).

Disruptionen. Abzugrenzen von den Skelettdysplasien und den Dysostosen sind die Disruptionen, Fehlbildungen des Skeletts infolge extrinsischer Einwirkungen, wie z. B. die Rötelnembryopathie, amniotische Defekte mit sekundärer Reduktionsanomalie oder die Thalidomid-Embryopathie.

3 Skelett

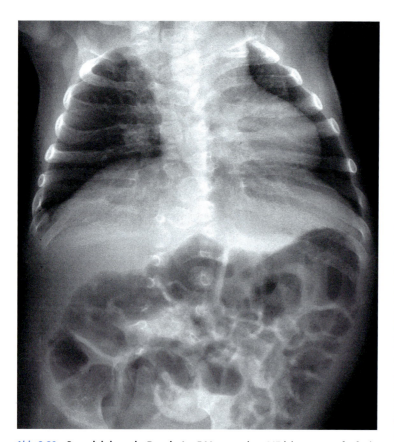

Abb. 3.89 **Spondylokostale Dysplasie.** 5 Monate altes Mädchen. Rumpfaufnahme: Multiple Segmentationsstörungen der Wirbelsäule mit Spina bifida occulta und Rippensynostosen.

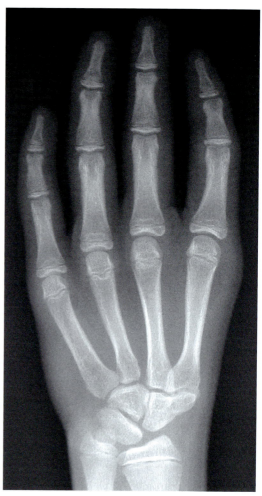

Abb. 3.90 **Fanconi-Anämie.** 13-jähriger Junge. Linke Hand d.-v. Aplasie des 1. Strahls und der radialseitigen Karpalia sowie Fusion des Os capitatum mit dem Os multangulum minus.

Neonatal manifeste Skelettdysplasien

Gemeinsames, jedoch sehr unterschiedlich ausgeprägtes Hinweiszeichen auf das mögliche Vorliegen einer Skelettdysplasie ist der disproportionierte Kleinwuchs.

Neonatal manifeste, letale Skelettdysplasien

Achondrogenesis

Erbgang: Typ 1 A und 1 B autosomal rezessiv, Typ 2 autosomal dominant (fast immer de novo)
Molekularpathologie: Typ 1 B durch Mutation des DTDST-Gens auf Chromosom 5 q, Typ 2 durch Mutation des COL2 A1-Gens auf Chromosom 12 q13

Hauptkriterien:
- klinische:
  - starke Verkürzung der Extremitäten,
  - aufgetriebener, kurzer Rumpf,
  - hydropisches Aussehen.
- radiologische (Abb. 3.**91**):
  - fehlende oder stark verminderte Ossifikation der Wirbelsäule und des Os sacrum (hochgradig bei Typ 2),
  - kurze Rippen,
  - extrem verkürzte und deformierte lange Röhrenknochen mit irregulär aufgetriebenen Metaphysen,
  - stark hypoplastische oder gar nicht ossifizierte Knochen des Beckenskeletts (viel geringere Ausprägung beim Typ 2).

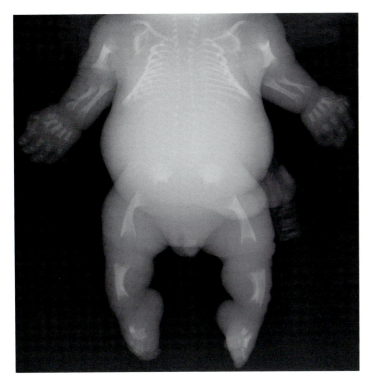

Abb. 3.91 **Achondrogenesis Typ 2.** 23. SSW, männlich. Fetogramm.

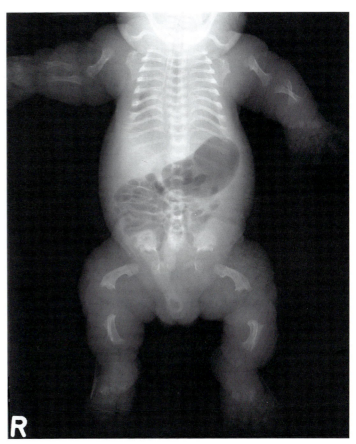

Abb. 3.92 **Thanatophore Dysplasie.** Neugeborener Junge, 1. Lebenstag. Babygramm (Tubusfehllage).

Thanatophore Dysplasie

Erbgang: autosomal dominant

Molekularpathologie: Mutation des FGFR3-Gens auf Chromosom 4 p16.3

Hauptkriterien:
- klinische:
  - auffallend großer Kopf mit eingezogener Nasenwurzel,
  - enger Thorax,
  - kurzer Rumpf,
  - stark verkürzte und verbogene Extremitäten.
- radiologische (Abb. 3.**92**):
  - Verkürzung der Rippen,
  - starke Höhenminderung der Wirbelkörper, die insbesondere im Lumbalbereich die Form eines umgekehrten U aufweisen,
  - Hypoplasie des Beckenskeletts mit irregulärer distaler Kontur des Os ilium,
  - ausgeprägte Verkürzung und Verbiegung der langen Röhrenknochen mit irregulär begrenzten, aufgetriebenen Metaphysen,
  - henkelförmig deformierte Femora,
  - vereinzelt Kleeblattschädel (3-gelappte Schädelform).

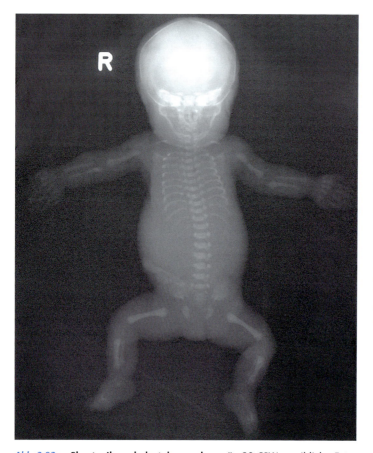

Abb. 3.93 „Short rib polydactyly syndrome". 30. SSW, weiblich. Fetogramm.

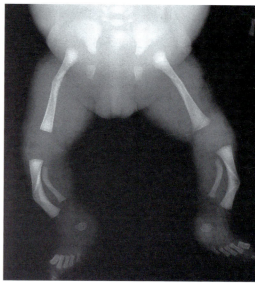

Abb. 3.94 **Kampomele Dysplasie.** Männliches Totgeborenes.

Kurzrippen-Polydaktylie-Syndrom

Syn.: „short rib polydactyly syndrome". Typ Saldino-Noonan, Typ Majewski, Typ Verma-Naumoff, Typ Beemer-Langer

Erbgang: autosomal rezessiv

Hauptkriterien:
- klinische:
  - sehr enger Thorax,
  - Polydaktylie,
  - kurze Extremitäten,
  - kongenitale Herzfehler häufig,
  - beim Typ Majewski kann eine Lippen- und Gaumenspalte bestehen.
- radiologische (Abb. 3.**93**):
  - kurze, horizontal verlaufende Rippen,
  - verkürzte Röhrenknochen ohne oder mit nur leichter Verbiegung,
  - Polydaktylie,
  - kleines Os ilium mit horizontalem Azetabulum,
  - je nach Typ unterschiedlich starke oder nicht gestörte Ossifikation der Wirbelkörper.

Kampomele Dysplasie

Erbgang: autosomal dominant

Molekularpathologie: Mutation des SOX9-Gens auf Chromosom 17 q24.3-q25.1

Hauptkriterien:
- klinische:
  - leichte Verkürzung der Beine mit deutlicher anterolateraler Verbiegung (nicht obligat, akampomele kampomele Dysplasie nicht selten),
  - Füße in Equinovarus-Fehlstellung,
  - tief angesetzte Ohren,
  - auffällig flaches Gesicht,
  - häufig auch Gaumenspalte, Mikrognathie,
  - Tod meist infolge Ateminsuffizienz.
- radiologische (Abb. 3.**94**):
  - meist Verbiegung der Femora in der proximalen Hälfte, der Tibiae in der distalen Hälfte,
  - etwas enger Thorax,
  - dünne Rippen, nur 11 Rippenpaare,
  - hypoplastische Beckenknochen,
  - abgeflachte Wirbelkörper.

Neonatal manifeste, meist nicht letale Skelettdysplasien

Chondrodysplasia punctata

Von diesem Krankheitsbild sind mindestens 4 Formen bekannt, die unterschiedliche Erbgänge haben (Tab. 3.4). Die Ausprägung der Symptome ist unterschiedlich stark. Die Prognose hinsichtlich Komplikationen und Überlebensfähigkeit kann ebenfalls sehr unterschiedlich sein.

Hauptkriterien:
- klinische:
  - je nach Typ unterschiedlich starke, vorwiegend rhizomele Verkürzung der Extremitäten, insbesondere der Humeri,
  - Gelenkkontrakturen,
  - Katarakte,
  - ichthyosiforme Hautveränderungen,
  - flaches Gesicht, Hypertelorismus, eingesunkene Nasenwurzel.
- radiologische (Abb. 3.95):
  - rhizomele Verkürzung der langen Röhrenknochen,
  - speziell an den proximalen Enden der langen Röhrenknochen, jedoch auch im Wirbelsäulen- und Sakralbereich vorwiegend punktförmige, irreguläre Verkalkungen,
- Verkalkungen im Bereich von Larynx und Trachea möglich.

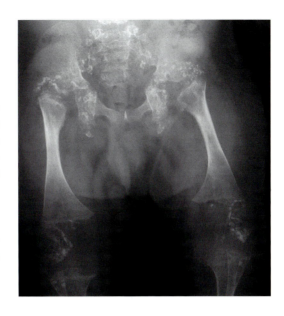

Abb. 3.95 **Chondrodysplasia punctata**. 7 Monate altes Mädchen.

Punktförmige Epiphysenverkalkungen können auch bei der Cumarin-Embryopathie oder beim Zellweger-Syndrom auftreten.

Achondroplasie

Erbgang: autosomal dominant; bei mehr als 80 % Neumutationen

Molekularpathologie: Mutation des FGFR3-Gens auf Chromosom 4 p16.3

Tab. 3.4 **Formen der Chondrodysplasia punctata**

Form	Erbgang	Molekularpathologie
Conradi-Hünermann-Typ	X-chromosomal dominant	Mutation des EMP-Gens auf Chromosom Xp11
Rhizomeler Typ (meist letal)	autosomal rezessiv	Mutation des PEX7-Gens auf Chromosom 6 q22-q24
Tibia-Metakarpalia-Typ	fraglich autosomal dominant	unbekannt
Brachytelephalangie-Typ	X-chromosomal rezessiv	Mutation oder Deletion des ARSE-Gens auf Chromosom Xp22.3

Hauptkriterien:
- klinische:
  - disproportionierter Kleinwuchs: relativ langer Rumpf bei kurzen, gebogenen Extremitäten sowie plumpen Händen und Füßen,
  - großer Kopf, eingesunkene Nasenwurzel,
  - hyperlordosierter Lumbalbereich,
  - Erwachsenengröße: männlich 131 ± 6 cm; weiblich 124 ± 6 cm.
- radiologische (Abb. 3.**96**):
  - auffallend großer Hirnschädel,
  - frontale und okzipitale Vorwölbung,
  - eingezogene Nasenwurzel,
  - verkürzte, verdickte und verbogene lange Röhrenknochen mit aufgetriebenen Metaphysen,
  - beim Neugeborenen meist Fehlen der Verknöcherungskerne im Kniegelenk,
  - Verkürzung auch der kurzen Röhrenknochen der Hände und Füße,
  - deutlich höhengeminderte Wirbelkörper mit entsprechender Verbreitung der Zwischenwirbelräume,
  - Konvergenz der Interpedunkularabstände im Lumbalbereich,
  - hypoplastisches Os ilium mit flachem Azetabulum und medialer Spornbildung,
  - häufig leicht eingeengter Thorax,
  - teilweise leichter Hydrocephalus internus infolge Liquorzirkulationsstörung bei engem Foramen magnum.

Ellis-van-Creveld-Syndrom

Syn.: chondroektodermale Dysplasie

Erbgang: autosomal rezessiv mit hoher Variabilität in der Expression

Molekularpathologie: Mutation des EVC-Gens auf Chromosom 4 p16

Hauptkriterien:
- klinische:
  - eingeengter Thorax,
  - Polydaktylie,
  - mäßige Verkürzung der Arme und Beine,
  - Unterentwicklung der Finger- und Zehennägel,
  - Zahnanomalien,
  - Herzfehler bei 50–60 % der Kinder, meist Vorhofseptumdefekt.

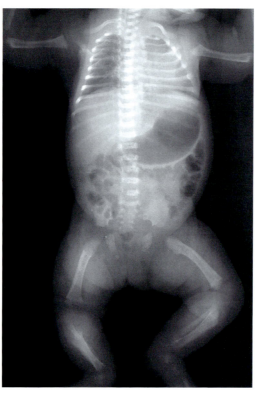

Abb. 3.96 **Achondroplasie.** 2 Tage altes Mädchen. Babygramm.

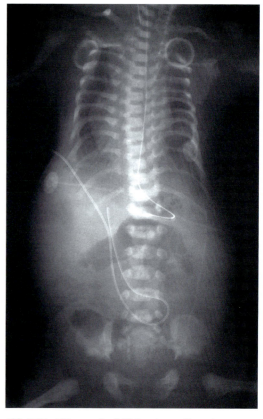

Abb. 3.97 **Ellis-van-Crefeld-Syndrom.** Neugeborener Junge, 2. Lebenstag.

- radiologische (Abb. 3.97):
  - enger Thorax mit relativ kurzen Rippen,
  - Beckenveränderungen ähnlich wie bei Achondroplasie, jedoch distale Begrenzung der Incisura ischiadica deutlicher dornartig ausgezogen und in der Mitte des Azetabulums breiter vorspringender Ossifikationsanteil,
  - vorzeitiges Auftreten des Verknöcherungskerns der proximalen Femurepiphyse,
  - verkürzte Röhrenknochen,
  - teilweise überzählige Finger bzw. Zehen,
  - Wirbelsäule unauffällig.

Im Kleinkindalter typische Form der proximalen Tibiametaphyse mit zentral betontem Wachstum und pfeilartiger Konfiguration der Metaphyse und zunächst nur medialseitiger Ossifikation der Tibiaepiphyse. Hierdurch von der asphyxierenden Thoraxdysplasie zu differenzieren, die gelegentlich auch in Kombination mit einer Polydaktylie vorkommt.

Asphyxierende Thoraxdysplasie

Syn.: Jeune-Syndrom

Erbgang: autosomal rezessiv mit variabler Ausprägung bei wohl verschiedenen allelischen Mutationen

Hauptkriterien:
- klinische:
  - Einengung des meist relativ langen Thorax,
  - mäßige Verkürzung der Arme und Beine,
  - Beeinträchtigung der Atmung,
  - in schweren Fällen Tod in der Neonatalperiode,
  - überlebende Patienten entwickeln in hohem Prozentsatz eine Niereninsuffizienz im späteren Lebensalter.
- radiologische (Abb. 3.98):
  - Verkleinerung des Thoraxraums, insbesondere a.-p.,
  - Rippenverkürzung,
  - Beckenveränderungen entsprechen denen des Ellis-van-Creveld-Syndroms,
  - häufig beim Neugeborenen Verknöcherungskern in der proximalen Femurepiphyse,
  - Verkürzung der meist nicht gebogenen Röhrenknochen eher gering,
  - Wirbelsäule unauffällig.

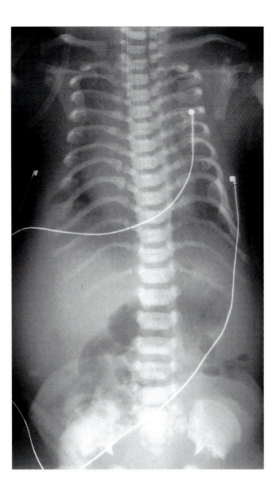

Abb. 3.98
Asphyxierende Thoraxdysplasie (Jeune-Syndrom).
Neugeborenes Mädchen, 1. Lebenstag.

Metatrope Dysplasie

Erbgang: meist autosomal dominant

Hauptkriterien:
- klinische:
  - sehr kurze Extremitäten,
  - aufgetriebene Gelenke,
  - enger Thorax,
  - teilweise Gaumenspalte,
  - Stamm bei Geburt etwa normal lang, dann Gestaltwandel durch zunehmende Kyphoskoliose (Name der Erkrankung).
- radiologische (Abb. 3.99):
  - stark verkürzte und verplumpte Röhrenknochen mit „trompetenähnlichen" Auftreibungen der Metaphysen,
  - ausgeprägte Platyspondylie,
  - gestörte Ossifikation der Wirbelsäule, insbesondere im distalen Lumbalbereich,
  - enger Thorax,
  - kurze Rippen,
  - kleines Os ilium mit flachem Azetabulum.

Abb. 3.99 a u. b
Metatrope Dysplasie.
2 Monate altes Mädchen.
a BWS seitlich.
b Becken a.-p.

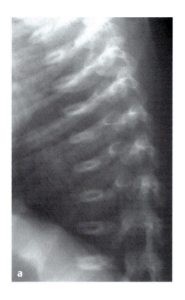
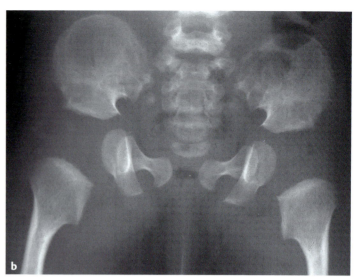

Kniest-Dysplasie

Erbgang: autosomal dominant

Molekularpathologie: Mutation des COL2 A1-Gens auf Chromosom 12 q13

Hauptkriterien:
- klinische:
  - kurzer Rumpf mit später starker Kyphose der BWS,
  - kurze Arme und Beine,
  - aufgetriebene Gelenke,
  - breiter, kurzer Thorax,
  - Gaumenspalte ca. 50% der Kinder,
  - flaches Gesicht, eingesunkene Nasenwurzel, teilweise vorstehende Augen,
  - teilweise Myopie und Retinaablösung.
- radiologische:
  - abgeflachte Wirbelkörper,
  - senkrechte Spaltbildungen der Wirbelkörper („coronal cleft") im Lumbalbereich,
  - breites Os ilium mit Korpushypoplasie,
  - breite, kurze Femurhälse,
  - späte Ossifikation der Femurköpfe,
  - kurze Röhrenknochen mit verbreiterten Metaphysen und Epiphysendeformierungen.

Kongenitale spondyloepiphysäre Dysplasie

Erbgang: autosomal dominant

Molekularpathologie: Mutation des COL2 A1-Gens auf Chromosom 12 q13

Hauptkriterien:
- klinische:
  - verkürzte Extremitäten,
  - Hüftgelenkluxation möglich,
  - eingeschränkte Streckung im Ellenbogengelenk möglich,
  - flaches Gesicht,
  - Myopie und Retinaablösung,
  - Gaumenspalte und Klumpfüße häufig.
- radiologische (Abb. 3.**100**):
  - abgeflachte Wirbelkörper, häufig ovoid deformiert,
  - Hypoplasie und verzögerte Ossifikation des Dens,
  - fehlende Ossifikation des Os pubis,
  - relativ geringe Veränderungen an den langen Röhrenknochen, proximale Femuranteile dysplastisch,
  - verspätetes Auftreten der Epiphysenkerne, später meist deutlich deformiert.

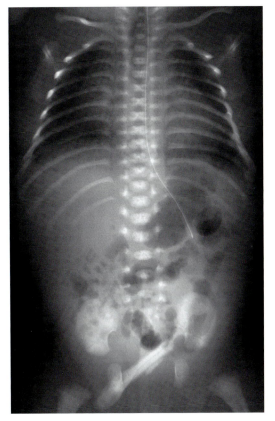

Abb. 3.100 Kongenitale spondyloepiphysäre Dysplasie. Neugeborener Junge.

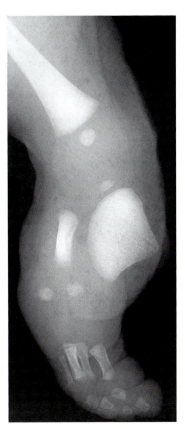

Abb. 3.101 Mesomele Dysplasie (Typ Nievergelt). 3 Tage alter Junge.

Mesomele Dysplasie (Tab. 3.5)

Hauptkriterien:

- klinische:
  - Mesomelie: Verbiegung und Verkürzung der Unterarme und Unterschenkel,
  - Unterkieferhypoplasie (Typ Langer),
  - verminderte Beweglichkeit der Ellenbogengelenke (Typ Nievergelt).

- radiologische (Abb. 3.101):
  - Verkürzung und teilweise starke Verbiegung von Radius und Ulna sowie Tibia und Fibula,
  - Typ Nievergelt: Tibia rhombusförmig,
  - Typ Langer: Madelung-Deformität möglich, wie bei Dyschondrosteose.

Tab. 3.5 Formen der mesomelen Dysplasie

Form	Erbgang	Molekularpathologie
Typ Langer	autosomal rezessiv	SHOX-Gendefekt auf Chromosom Xpter-p22.32 oder Ypter-p11.2
Typ Nievergelt	autosomal dominant	
Dyschondrosteose (Leri-Weill-Erkrankung)	autosomal dominant	SHOX-Gendefekt

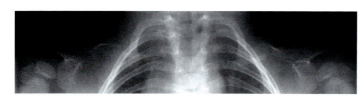

Abb. 3.102 **Kleidokraniale Dysplasie.** 4-jähriges Mädchen. Hypoplastische Klavikulae.

Kleidokraniale Dysplasie

Erbgang: autosomal dominant

Molekularpathologie: Mutation des CBFA1-Gens auf Chromosom 6 p21

Hauptkriterien:
- klinische:
  - Klavikulahypoplasie oder -aplasie,
  - Funktion des Schultergürtels beeinträchtigt,
  - deutlich erweitere Fontanellen und Schädelnähte.
- radiologische (Abb. 3.**102**):
  - Klavikulahypoplasie (nur in ca. 10% der Fälle vollständige Aplasie),
  - bis in das hohe Erwachsenenalter offen bleibende Fontanellen,
  - zahlreiche Schaltknochen,
  - verspätete Ossifikation der zentralen Anteile des Os pubis,
  - atypische Epiphysen, insbesondere an Metakarpale II häufig.

Im späteren Kindesalter manifeste Skelettdysplasien

Hypochondroplasie

Hierbei handelt es sich um eine relativ seltene Skelettdysplasie, die leicht übersehen werden kann.

Erbgang: autosomal dominant

Molekularpathologie: Mutation im FGFR3-Gen auf Chromosom 4 p16.3

Hauptkriterien:
- klinische:
  - geringer Kleinwuchs,
  - normale Schädelkonfiguration,
  - plumpe Hände und Füße.
- radiologische (Abb. 3.**103**):
  - Verringerung oder nur fehlende Zunahme der Interpedunkulardistanz nach kaudal im Lumbalbereich,
  - leicht höhengeminderte Wirbelkörper,
  - flache Azetabula,
  - unterschiedlich starke Verkürzung der Röhrenknochen,
  - kurzer, breiter Schenkelhals des Femur,
  - leichte Brachydaktylie.

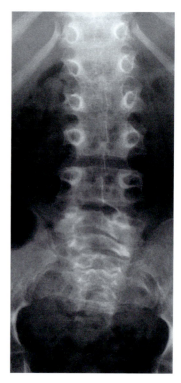

Abb. 3.103 **Hypochondroplasie.** 4-jähriger Junge. Interpedunkulardistanz von L1 nach L5 abnehmend.

Pseudoachondroplasie

Syn.: pseudoachondroplastische Form der spondyloepiphysären Dysplasie

Erbgang: autosomal dominant

Molekularpathologie: Mutation des COMP-Gens auf Chromosom 19 p13

Hauptkriterien:
- klinische:
  - äußeres Erscheinungsbild ähnelt der Achondroplasie, jedoch meist normale Schädelkonfiguration,
  - mitunter Hypermobilität der Gelenke.
- radiologische (Abb. 3.**104**):
  - abgeflachte Wirbelkörper mit zungenartigen anterioren Ausziehungen,
  - auffallend zu kleine Femurköpfe, bei Erwachsenen stark deformiert,
  - zu kleine, evtl. deformierte Epiphysen,
  - aufgetriebene Metaphysen,
  - flache, meist irregulär begrenzte Azetabula,
  - ausgeprägte Handskelettveränderungen häufig.

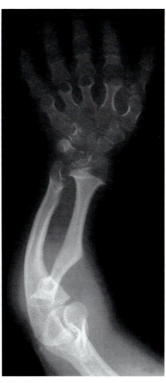

Abb. 3.104 **Pseudoachondroplasie.** 16-jähriger Junge. Linker Unterarm mit Hand.

Metaphysäre Dysplasie (Tab. 3.6)

Hauptkriterien:
- klinische:
  - unterschiedlich stark ausgeprägter Kleinwuchs,
  - Extremitätenverkürzung,
  - Auftreibung der Gelenkregion möglich,
  - watschelnder Gang möglich, häufig frühe Entwicklung von Koxarthrosen,
  - dünne, brüchige Haare – fakultativ nur bei Typ McKusick,
  - Malabsorption, rezidivierende Infekte und Neutropenie – Typ Shwachman,
  - Hyperkalzämie – Typ Jansen.
- radiologische (Abb. 3.**105**):
  - metaphysäre Ossifikationsstörungen, gering – Typ Shwachman/Typ Schmid – bis stark ausgeprägt – Typ Jansen,
  - sonographisch auffallend echoreiches Pankreas – Typ Shwachman.

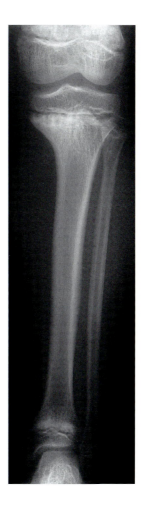

Abb. 3.105
Metaphysäre Dysplasie Typ McKusick.
12-jähriger Junge. Linker Unterschenkel.

Tab. 3.6 Formen der metaphysären Dysplasie

Form	Erbgang	Molekularpathologie
Typ Schmid	autosomal dominant	Mutation des COL10 A1-Gens auf Chromosom 6
Typ Jansen	autosomal dominant	Mutation des PTHR-Gens auf Chromosom 3
Typ McKusick (Syn.: Knorpel-Haar-Dysplasie)	autosomal rezessiv	Mutation des RMRP-Gens auf Chromosom 9 p13
Typ Shwachman	autosomal rezessiv	

Spondylometaphysäre Dysplasie

Bekannteste Form ist der Typ Kozlowski.

Erbgang: autosomal dominant
Hauptkriterien:
- klinische:
  - Kleinwuchs mit überwiegender Rumpf-, aber auch Extremitätenverkürzung,
  - kyphotische BWS häufig,
  - kurze Hände und Füße,
  - eingeschränkte Beweglichkeit der großen Gelenke häufig.
- radiologische (Abb. 3.**106**):
  - generalisierte Platyspondylie,
  - nach vorne ausgezogene Wirbelkörper,
  - horizontale Azetabula,
  - stark verbreiterte und unregelmäßig begrenzte proximale Femurmetaphyse,
  - stark verkürzte Schenkelhälse, übrige Metaphysen unterschiedlich stark betroffen,
  - verzögerte Karpalia- und Tarsaliaentwicklung.

Multiple epiphysäre Dysplasie

Erbgang: meist autosomal dominant

Molekularpathologie: Mutationen in mindestens 5 nicht allelischen Genen bekannt:
- COMP (Chromosom 19 p13),
- COL9 A1 (Chromosom 6 q13),
- COL9 A2 (Chromosom 1 p33),
- COL9 A3 (Chromosom 20 q13.3),
- MATN3 (Chromosom 2 p24).

Rezessive Form mit Mutation des Sulfattransporter-Gens:
- DTDST (Chromosom 5 q32)

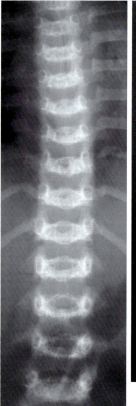
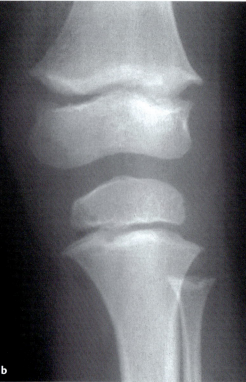

Abb. 3.106 a u. b
Spondylometaphysäre Dysplasie.
4-jähriges Mädchen.
a Wirbelsäule a.-p.
b Linkes Knie a.-p.

Hauptkriterien:
- klinische:
  - watschelnder Gang,
  - aufgetriebene Gelenke, häufig eingeschränkte Beweglichkeit, mitunter schmerzhaft,
  - frühzeitig Arthrosen,
  - fast immer normaler Wuchs.
- radiologische (Abb. 3.**107**):
  - abgeflachte oder zu kleine Epiphysen,
  - normale Metaphysen,
  - doppellagige Patella bei DTDST-Defekt,
  - allenfalls geringe Verkürzung der Extremitäten.

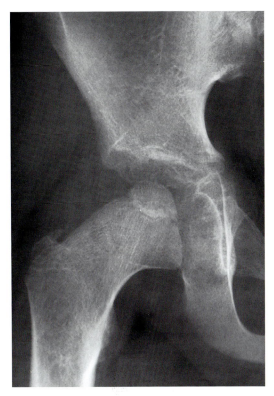

Abb. 3.107 **Multiple epiphysäre Dysplasie.** 9-jähriger Junge. Rechtes Hüftgelenk a.-p.

Anarchische Entwicklung von Knorpel- und Fasergewebe
(S. 368)

Multiple kartilaginäre Exostosen

Erbgang: autosomal dominant

Molekularpathologie: meist Mutation des EXT1-Gens auf Chromosom 8 oder des EXT2-Gens auf Chromosom 11

Hauptkriterien:
- klinische:
  - Manifestation im Klein- oder Schulkindalter,
  - Höckerbildung, am häufigsten an Schulter, Knie und Fußknöchel,
  - Bewegungseinschränkung, z. B. Scapula alata,
  - Zufallsbefund im Handradiogramm bei Kleinwuchsdiagnostik,
  - Kleinwuchs durch vorzeitigen Epiphysenschluss,
  - Sistieren des Wachstums der kartilaginären Exostosen mit Fugenschluss,
  - bei Wachstum nach Fugenschluss Gefahr der malignen Entartung, insbesondere bei EXT1-Mutation (Skelettszintigraphie! Evtl. molekulargenetische Untersuchung).
- radiologische (Abb. 3.**108**):
  - von Kortikalis überzogene Auswüchse des Perichondriums und der osteogenetischen Schicht des Periosts,
  - Ursprungsort Metaphysen,
  - breitbasig oder schmal aufsitzend,
  - flach oder spornartig,
  - verminderte Dichte und reduzierte Trabekulierung.

Enchondromatose, Enchondromatose mit Hämangiomatose

Syn. Enchondromatose: Morbus Ollier; Syn. Enchondromatose und Hämangiomatose: Maffucci-Syndrom

Erbgang: nicht hereditär, sporadisch

3 Skelett

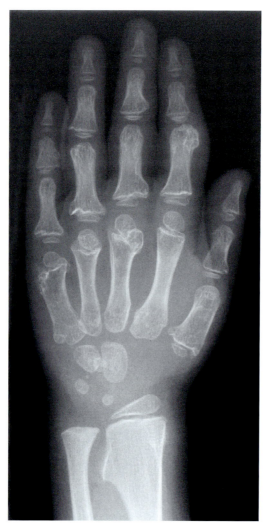

Abb. 3.108 **Multiple kartilaginäre Exostosen.** 5-jähriger Junge. Linke Hand d.-v., Skelettalter 4 $^3/_{12}$ Jahre.

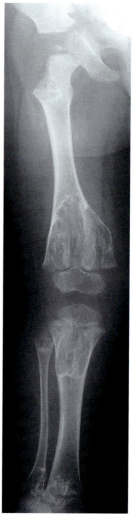

Abb. 3.109 **Enchondromatose (Morbus Ollier).** 2-jähriges Mädchen. Rechtes Bein a.-p.

Hauptkriterien:

- klinische:
  - meist Kleinwuchs,
  - Beinlängendifferenz.
- radiologische (Abb. 3.**109**):
  - progressive, asymmetrische Extremitätenverkürzung,
  - aufgetriebene Metaphysen und benachbarte Diaphysenanteile mit irregulär konfigurierten, strahlentransparenten, länglichen Defekten,
  - angrenzende Epiphysen irregulär strukturiert,
  - maligne Entartung in bis zu 30% der Fälle.

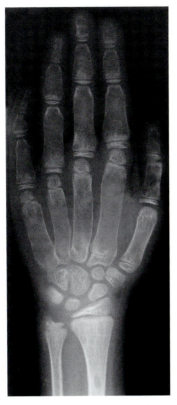

Abb. 3.110 **Fibröse Dysplasie (Morbus Jaffé-Lichtenstein).** 8-jähriges Mädchen. Linke Hand d.-v., Skelettalter 9 Jahre.

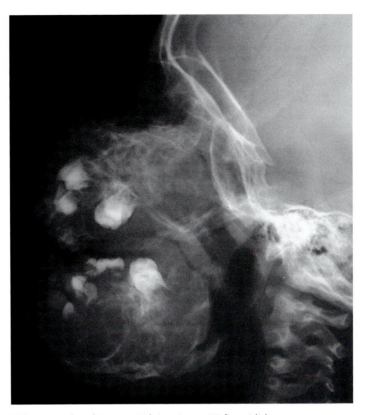

Abb. 3.111 **Cherubismus.** 4-jähriger Junge. Kiefer seitlich.

Fibröse Dysplasie, fibröse Dysplasie mit Pubertas praecox

Syn. fibröse Dysplasie (Abb. 3.110): Morbus Jaffé-Lichtenstein; Syn. fibröse Dysplasie mit Pubertas praecox: McCune-Albright-Syndrom (S. 367)

Erbgang: nicht hereditär, sporadisch

Hauptkriterien:
- klinische:
  - Manifestation im Schulkind- oder Jugendalter,
  - Extremitätendeformierung, Beinlängendifferenz,
  - Hinken, Schmerzen,
  - Wirbelsäulen-Thorax-Deformierung.
- radiologische:
  - zystische oder zystische und verdichtete Knochenstrukturveränderungen,
  - häufig einseitig oder seitenbetont,
  - Kortikalis aufgetrieben, verdünnt,
  - Verbiegung der langen Röhrenknochen,
  - pathologische Frakturen.

Cherubismus

Syn.: familiäre fibröse Dysplasie des Kiefers

Erbgang: autosomal dominant

Molekularpathologie: Mutation des SH3 BP2-Gens auf Chromosom 4 p16.3

Hauptkriterien:
- klinische:
  - Manifestation häufig im 2.–4. Lebensjahr,
  - symmetrische, harte, schmerzlose Schwellung des Kiefers, „Pausbacken",
  - teilweise progressiver Exophthalmus,
  - frühzeitiger Zahnverlust.
- radiologische (Abb. 3.111):
  - meist symmetrische Auftreibung der Mandibula mit scharf begrenzten, seifenblasenartigen Strukturveränderungen,
  - Maxilla selten betroffen,
  - Zahnstellungsanomalien häufig.

Anomalien der Knochendichte

Verminderte Knochendichte

Osteogenesis imperfecta

Die Osteogenesis imperfecta wird nach klinischen Kriterien in eine Reihe unterschiedlicher Typen eingeteilt. Gemeinsames Merkmal ist ein quantitatives oder strukturelles Defizit des Kollagens Typ 1 mit vermehrter Fragilität des Knochens.

Erbgang: meist autosomal dominant, rezessive Fälle in weniger als 5%, Gendefekt der rezessiven Form noch unbekannt

Molekularpathologie: Mutationen des COL1 A1-Gens (Chromosom 17) bzw. des COL1 A2-Gens (Chromosom 7) beim neonatalen Typ 2 A

Hauptkriterien:
- klinische:
  - vermehrte Knochenbrüchigkeit,
  - Mikromelie bei Neugeborenen infolge intrauterin abgelaufener Frakturen, sowohl bei letaler wie bei nicht letaler Form möglich,
  - blaue Skleren möglich,
  - Hörverlust erst im Erwachsenenalter durch Otosklerose (Typ 1).
- radiologische (Abb. 3.112 u. 3.113):
  - ausgeprägte Demineralisierung,
  - multiple Frakturen, die schon beim Neugeborenen von unterschiedlichem Alter sein können,
  - Kortikalis verdünnt,
  - Schaltknochen am Schädel häufig,
  - Kyphoskoliose möglich.

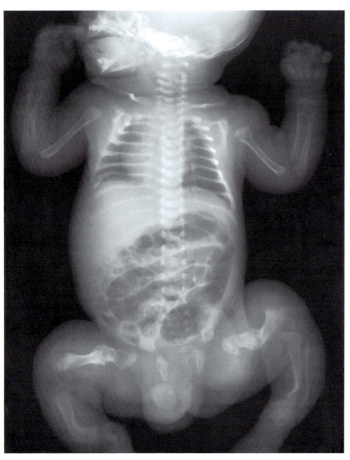

Abb. 3.112 **Osteogenesis imperfecta Typ III.** Neugeborener Junge, 1. Lebenstag. Babygramm.

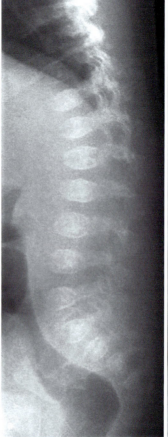 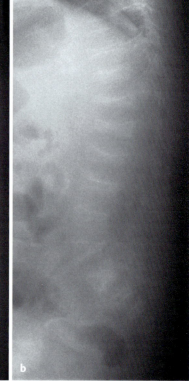

Abb. 3.113 a u. b **Osteogenesis imperfecta Typ III.** Männlicher Säugling.
a Mit 5 Wochen Wirbelsäule ohne auffälligen Befund.
b Mit 4 Monaten ausgeprägte Osteoporose mit Wirbelkörperfrakturen durch hohen Knochenumbau mit Knochenverlust.

Idiopathische juvenile Osteoporose

Erbgang: nicht hereditär, sporadisch

Hauptkriterien:
- klinische:
  - Manifestation meist zwischen dem 5. und 17. Lebensjahr,
  - Rückenschmerzen, Beinschmerzen,
  - Frakturen häufig.
- radiologische (Abb. 3.**114**):
  - hochgradige Osteoporose, insbesondere der Wirbelsäule,
  - ausgeprägte Höhenminderung der Wirbelkörper möglich,
  - Frakturen.

Vermehrte Knochendichte

Infantile Osteopetrose

Syn.: Morbus Albers-Schönberg

Erbgang: autosomal rezessiv, allelische und nicht allelische Heterogenität

Molekularpathologie: Mutation des TCIRG1-Gens auf Chromosom 11q13, des CLC7-Gens auf Chromosom 16p13 oder des Grey-Gens auf Chromosom 6q21

Hauptkriterien:
- klinische:
  - im Neugeborenen- und Säuglingsalter Anämie, Panzytopenie, Hepatosplenomegalie und Infektionen; früher Tod möglich,
  - im Klein- und Schulkindalter Entwicklungsretardierung, zunehmender Hörverlust und Blindheit,
  - Frakturen bei etwa 50% der Patienten.
- radiologische (Abb. 3.**115**):
  - vermehrte Knochendichte,
  - schwere Schädelveränderungen: Verdickung der Kalotte, Einengung der Gefäß- und Nervenforamina,
  - Aufhellungsbänder im Meta- und Diaphysenbereich der langen Röhrenknochen möglich,

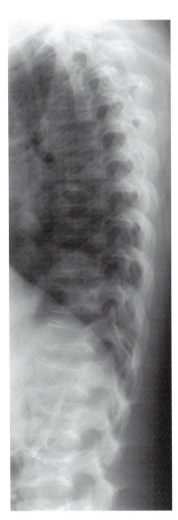

Abb. 3.114 **Idiopathische juvenile Osteoporose.** 16-jähriges Mädchen. Wirbelkörpersinterungen.

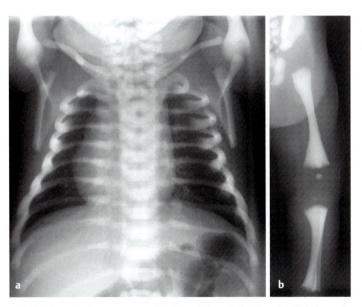

Abb. 3.115 a u. b **Osteopetrose (Morbus Albers-Schönberg).** 3 Wochen altes Mädchen.
a Thorax p.-a.
b Linkes Bein a.-p.

- Auftreibung der Metaphysen möglich,
- pathologische Frakturen.

Pyknodysostose

Erbgang: autosomal rezessiv

Molekularpathologie: Mutation des CSTK-Gens auf Chromosom 1 q21

Hauptkriterien:
- klinische:
  - meist disproportionierter Kleinwuchs,
  - Offenbleiben der großen Fontanelle und der Schädelnähte,
  - Frakturen, insbesondere der langen Röhrenknochen,
  - Gesichtsschädel: meist Mikrognathie, Zahnstellungsanomalien, lange Persistenz der Milchzähne, oft Karies,
  - kurze, plumpe Finger und Zehen.
- radiologische (Abb. 3.116):
  - mäßig stark ausgeprägte Osteosklerose, an den Röhrenknochen meist auf die Diaphysen beschränkt,
  - offene große Fontanelle und breite Schädelnähte,
  - abgeflachte Kieferwinkel,
  - verminderte Pneumatisierung der Nasennebenhöhlen und der Mastoidzellen,
  - Hypoplasie der Klavikulae,
  - Brachytelephalangie und Akroosteolysen,
  - häufig Frakturen.

Infantile kortikale Hyperostosen

Syn.: Morbus Caffey

Erbgang: pränataler Typ: autosomal dominant oder autosomal rezessiv; klassischer Typ innerhalb der ersten 6 Lebensmonate: meist sporadisch

Hauptkriterien:
- klinische:
  - Fieber, Erregbarkeit, schmerzhafte Weichteilschwellung, evtl. Pseudoparalyse,
  - erhöhte BSG, Thrombozytopenie möglich.
- radiologische (Abb. 3.117):
  - lokalisierter oder generalisierter Skelettbefall mit *typischem Verteilungsmuster* der subperiostalen kortikalen Hyperostosen an langen Röhrenknochen, Mandibula, Klavikula, Rippen, Skapula,
  - Epiphysen, Finger und Wirbelsäule sind *nicht* betroffen.

Unter der Therapie mit Prostaglandinen zum Offenhalten des Ductus Botalli kann es zu kortikalen Hyperostosen kommen, die vom Krankheitsbild des Morbus Caffey nicht zu unterscheiden sind. Bemerkenswerterweise sind beim Morbus Caffey erhöhte Prostaglandinspiegel im Serum nachgewiesen worden.

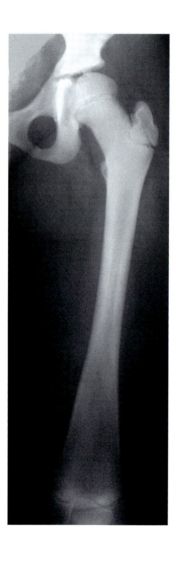

Abb. 3.116
Pyknodysostose. 10-jähriges Mädchen. Linkes Femur a.-p.

Körperstamm und Extremitäten

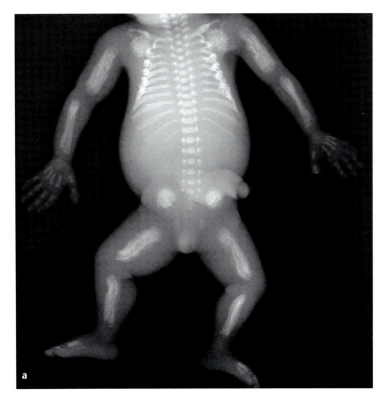
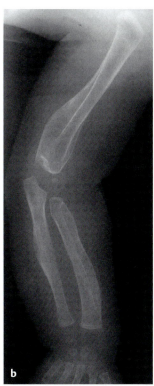

Abb. 3.117 a u. b Familiäre infantile kortikale Hyperostose (Morbus Caffey).
a 31. SSW, männlich. Fetogramm.
b 3 Monate alter Junge. Linker Arm a.-p.

Dysostosis-multiplex-Gruppe

Zur Dysostosis-multiplex-Gruppe zählen u. a. Mukopolysaccharidosen, Mukolipidosen, Fukosidose und Mannosidose. Beispielhaft werden 2 Formen der Mukopolysaccharidose dargestellt:

Mukopolysaccharidose I-H

Syn.: Morbus Pfaundler-Hurler

Erbgang: autosomal rezessiv

Molekularpathologie: Mutation des IDUA-Gens auf Chromosom 4 p16, Defekt des lysosomalen Enzyms α-L-Iduronidase

Hauptkriterien:
- klinische:
  - klinische Symptomatik meist im Laufe des 1.–2. Lebensjahres manifest,
  - hochgradig auffälliges, vergröbertes Gesicht, wasserspeierartig,
  - große Zunge,
  - schwere geistige Retardierung,
  - Kleinwuchs,
  - Hornhauttrübung,
  - thorakolumbale Kyphose,
  - Beugekontrakturen,
  - kurze, breite Hände,
  - Hepatosplenomegalie,
  - Tod gewöhnlich noch im Laufe der späteren Kindheit,
  - im Urin vermehrte Ausscheidung von Dermatan- und Heparansulfat.
- radiologische (Abb. 3.**118**):
  - sehr großer Hirnschädel mit verdickter Kalotte,
  - häufig prämaturer Verschluss von Sagittal- und Lambdanaht,
  - typische schnabelförmige Deformierung der meist im a.-p. Durchmesser verkürzten Wirbelkörper am thorakolumbalen Übergang,
  - verbreiterte Rippen,
  - kurze, plumpe Phalangen und schlecht modellierte Metakarpalia, die sich nach proximal verjüngen.

Mukopolysaccharidose IV

Syn.: Morbus Morquio

Erbgang: autosomal rezessiv

Molekularpathologie: Typ A: Mutation des GALNS-Gens auf Chromosom 16q24 mit Defekt des lysosomalen Enzyms N-Acetylgalactosamin-6-sulfatase; Typ B mit geringer ausgeprägter Symptomatik durch Mutation des GLB1-Gens auf Chromosom 3 p21 mit Defekt des Enzyms β-Galaktosidase

Hauptkriterien:
- klinische:
  - Kleinwuchs,
  - verkürzter Rumpf,
  - geringe Gesichtsdysmorphie,
  - thorakolumbale Kyphose,
  - Pectus carinatum,
  - plumpe Hände und Füße,
  - Gelenke überstreckbar,
  - Rückenmarkkompression durch atlantoaxiale Luxation möglich,
  - normale Intelligenz; geistige Retardierung bei Typ B möglich,
  - keine verminderte Lebenserwartung.
- radiologische (Abb. 3.**119**):
  - starke, generalisierte Platyspondylie mit unregelmäßiger Kontur der Wirbelkörper und zungenförmigen ventralen Ausziehungen,
  - atlantoaxiale Luxation möglich,
  - kurzer Thorax mit zunehmendem Tiefendurchmesser, breiten Rippen und Pectus carinatum,
  - Hypoplasie des Corpus ossis ilii,
  - Coxa valga und Femurkopfdysplasie,
  - irreguläre Epiphysen und Metaphysen der langen Röhrenknochen,
  - zu kleine, irregulär konturierte Karpalia,
  - stark verplumpte, verkürzte, sich nach proximal verjüngende Metakarpalia.

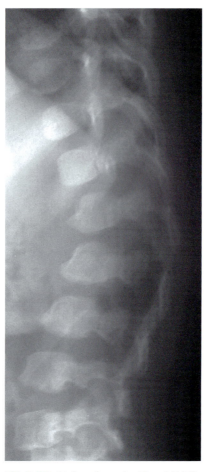

Abb. 3.118 **Mukopolysaccharidose I-H (Pfaundler-Hurler).** 11 Monate altes Mädchen. LWS und distale BWS seitlich.

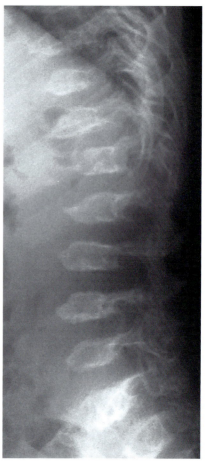

Abb. 3.119 **Mukopolysaccharidose IV (Morquio).** 9-jähriger Junge. LWS und distale BWS seitlich.

Literatur

Birkner R. Das typische Röntgenbild des Skeletts. München: Urban 1996.

Brossmann J, Freyschmidt J, Czerny C. Grenzen des Normalen und Anfänge des Pathologischen in der Radiologie des kindlichen und erwachsenen Skeletts. Stuttgart: Thieme; 2000.

Greulich WW, Pyle SJ. Radiographic Atlas of Skeletal Development of the Hand and Wrist. Stanford: Stanford University Press; 1959, reprint 1998.

Hall CM. International Nosology and Classification of Constitutional Disorders of Bone. Am J Med Gen. 2002;113:65–77.

Herneth AM, Trattnig S, Bader TR, Ba-Ssalamah A, Ponhold W, Wandl-Vergesslich K, et al. MR imaging of the ischiopubic synchondrosis. Magn Res Imaging. 2000;18:519–24.

Keats TE, Anderson MW. Atlas of Normal Roentgen Variants That May Simulate Disease. St. Louis: Mosby; 2001.

Kozlowski KP. Beighton – Gamut Index of Skeletal Dysplasias. Berlin: Springer; 2001.

Kreitner KF, Schwede FJ, Riepert T. Bone age determination based on the study of the medial extremity of the clavicle. Eur J Rad. 1998;8:1116–22.

Poznanski AK. The Hand in Radiologic Diagnosis. Philadelphia: Saunders; 1984.

Schönau E. Problems of bone analysis in childhood and adolescence. Pediatr Nephrol. 1998;12:420–9.

Schuster W, Färber D. Kinderradiologie. Berlin: Springer; 1996.

Kuhn JP, Slovis TL, Haller JO. Caffey`s Pediatric Diagnostic Imaging. St. Louis: Mosby; 2004.

Spranger JW, Brill PW, Poznanski AK. Bone Dysplasias. München, Jena: Urban 2002.

Stoller DW. Magnetic Resonance Imaging in Orthopedics and Sports Medicine. Philadelphia, New York: Lippincott-Raven; 1997.

Superti-Furga A, Bonafe L, Remoin DL. Molecular-Pathogenetic Classification of Genetic Disorders of the Skeleton. Am J Med Gen. 2001;106:282–93.

Tanner JM, Whitehouse RH, Cameron N. Assessment of Skeletal Maturity and Prediction of Adult Height (TW 2 Method). London: Academic Press; 1983.

Taybi H, Lachman RS. Radiology of Syndromes, Metabolic Disorders and Skeletal Dysplasias. Chicago: Year Book; 1995.

Thiemann HH, Nitz I. Röntgenatlas der normalen Hand im Kindesalter. Stuttgart: Thieme; 1991.

4 Thorax und Mediastinum

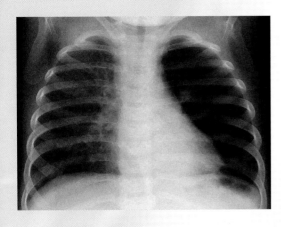

Thorax ⋯⋙ 134
R. Wunsch, H. Glöbl

    Besonderheiten des kindlichen Thorax, Normvarianten, Artefakte ⋯⋙ 134

    Untersuchungstechnik ⋯⋙ 138

    Thorakale Sonographie ⋯⋙ 139

    Thorax im Neugeborenen- und Säuglingsalter ⋯⋙ 140

    Thorax auf der Intensivstation ⋯⋙ 151

    Obere Luftwege ⋯⋙ 158

    Untere Luftwege ⋯⋙ 161

    Herz und große Gefäße ⋯⋙ 174

    Thoraxwand ⋯⋙ 180

    Lungen- und Pleuratumoren ⋯⋙ 180

    Thoraxtrauma ⋯⋙ 181

Mediastinum ⋯⋙ 183
R. Wunsch, E. Willich

    Thymus ⋯⋙ 183

    Untersuchungstechnik ⋯⋙ 186

    Anatomische Einteilung und Erkrankungen ⋯⋙ 187

Thorax

R. Wunsch, H. Glöbl

Besonderheiten des kindlichen Thorax, Normvarianten, Artefakte

Fetus. Durch Atembewegungen wird Amnionflüssigkeit in die Alveolen aspiriert. Diese wird nach der Geburt während der ersten Atemzüge durch Luft ersetzt. Im weiteren Verlauf kommt es zur vollständigen Belüftung der Lunge. Der Abtransport der pränatalen alveolären Flüssigkeit erfolgt auf 2 Wegen:
- sie wird beim Durchtritt durch den Geburtskanal über die Luftwege nach außen gepresst,
- sie wird resorbiert und über Kapillaren und Lymphgefäße in die Venen abgeleitet.

Transparenz der Lungenflügel. Sie kann beim *Neugeborenen* infolge der häufig bestehenden physiologischen Azidose vermehrt sein. Beim *Frühgeborenen* ist die Transparenz vermehrt, da Weichteile, Lungengefäße und hiläre Lymphknoten kleiner sind und der a.-p. Durchmesser des Thorax relativ größer ist. Werden bei der Geburt Narkotika eingesetzt, so wird die alveoläre Flüssigkeit erst verzögert durch Luft ersetzt. Die dadurch bedingten, teils diffusen, teils umschriebenen Verdichtungen dürfen nicht fehlgedeutet werden.

Eine interkostale bzw. supraklavikuläre Vorwölbung von Lungengewebe kann auch beim normalen Säugling auftreten, da beim Schreien bei geschlossener Glottis, entsprechend dem Valsalva-Versuch, eine Überblähung der Lungen auftritt.

Zentrale Bronchusabschnitte. Diese sind mit Luft gefüllt und gut abgrenzbar. Ein Luftbronchogramm gilt erst dann als pathologisch, wenn es die Herzgrenzen überschreitet.

Interlobien. Beim Neugeborenen ist in den Interlobien häufig noch Flüssigkeit vorhanden, sodass diese als feine wasserdichte Linien nachweisbar sind. Am häufigsten ist die Fissura minor zu sehen. Der kaudale Anteil der Fissura major kann sich auf dem a.-p. Bild als vertikal verlaufende Verdichtungslinie zeigen, wenn eine ungleiche Belüftung der angrenzenden Lappen vorliegt oder wenn bei Kardiomegalie infolge eines Vitium cordis eine Rotation des Lappenspalts auftritt. Die „vertikale Fissur" darf nicht als Pleuraerguss fehlgedeutet werden (Abb. 4.1).

> Die „vertikale Fissur" darf nicht als Pleuraerguss fehlgedeutet werden.

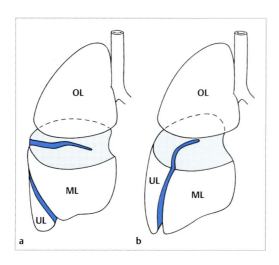
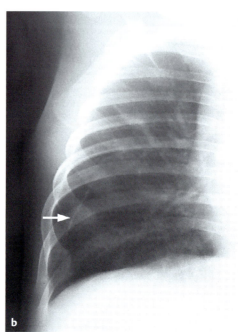

Abb. 4.1 a u. b Kaudaler Anteil des großen Lappenspalts rechts (→).
a Schema nach Davis. Durch ungleiche Belüftung des Mittel- und Unterlappens oder durch Rotation bei Kardiomegalie kann der kaudale Anteil des großen Lappenspalts sichtbar werden.
 OL Oberlappen
 ML Mittellappen
 UL Unterlappen
b Röntgenaufnahme.

Zwerchfellkuppel. Sie projiziert sich beim Säugling und Kleinkind bei guter Inspiration auf die dorsalen Anteile der 8.–9. und die ventralen Anteile der 5.–6. Rippe rechts. Auf der rechten Seite ist ein vorderer medialer *Zwerchfellbuckel* häufig zu beobachten. Gelegentlich sind mehrere Zwerchfellinsertionen zu sehen.

Herz. Es erscheint beim *Neugeborenen* durch die Prominenz der rechtsseitigen Anteile mehr gerundet als beim älteren Kind. Am Aortenbogen kann an der Duktusmündung eine lokale Erweiterung nachweisbar sein, der „ductus bump". Im weiteren Verlauf sieht man nicht selten an dieser Stelle eine punktförmige Verkalkung, die Kalk im Lig. arteriosum, dem obliterierten Ductus arteriosus, entspricht (Abb. 4.2). Der Herz-Thorax-Quotient gilt beim Neugeborenen bis zu einem Wert von 65% als normal, da zu diesem Zeitpunkt oft nicht nur die reine Herzgröße, sondern auch überlagernde Thymusanteile mitgemessen werden. Die Beurteilung der Herzgröße ist deshalb auf der lateralen Aufnahme wegen der fehlenden Thymusüberlagerung genauer. Nach dem 2. Lebensjahr entspricht der Herz-Thorax-Quotient dem des Erwachsenen von bis zu 50%.

Mediastinum. Dessen Begrenzung bildet auf beiden Seiten die *pleuromediastinale Umschlagfalte*. Rechts verläuft die dichte Linie gebogen und ist besonders gut abgrenzbar, wenn Luft im Ösophagus ist. Beim älteren Kind kann die Linie innerhalb des Luftbandes der Trachea zu sehen sein. Links ist die paraspinale Linie vor allem kaudal nachweisbar. Die Breite des Mediastinums ist infolge der unterschiedlichen Größe des Thymus sehr variabel.

Thymus. Dieser besteht aus 2 meist unterschiedlich großen Lappen und liegt im oberen Mediastinum zwischen vorderer Brustwand und den großen Gefäßen bzw. dem Perikard. Beim Neugeborenen kann der Thymus von der Schilddrüse bis zum kaudalen Herzrand reichen (DD: Pneumonie, Mediastinaltumor, Kardiomegalie). In den ersten 2 Lebensjahren erscheint er auf der Thoraxaufnahme am größten, da zu diesem Zeitpunkt sein Volumen in Relation zum Thorax am größten ist. Die absolute Größe des Thymus nimmt jedoch im Kindesalter stetig zu und erreicht ihr Maximum in der Pubertät.

Ein normaler Thymus führt auch bei exzessiver Größe nicht zur Einengung oder Verlagerung der Trachea. Lediglich ein ektoper Thymus kann in seltenen Fällen eine Kompression der Trachea verursachen.

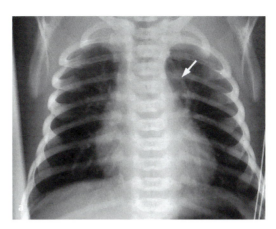
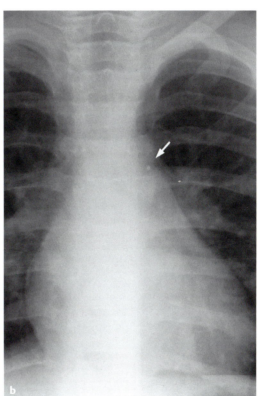

Abb. 4.2 a u. b
Ductus arteriosus Botalli.
a „Ductus bump" (←). Neugeborenes, 2. Lebenstag.
b Punktförmige Verkalkung im Lig. arteriosum (←). 4-jähriger Junge.

Trachea. Sie ist im frühen Kindesalter nur lose bindegewebig fixiert und deshalb nach lateral wie in kraniokaudaler Richtung gut verschieblich. Die unterschiedlichen Atemphasen führen zu einer deutlichen Änderung der Konfiguration und des Kalibers, das bei Exspiration um 20–50% abnehmen kann.
- Thorax a.-p./p.-a.:
  Die Trachea verläuft infolge des normalerweise linksseitigen Aortenbogens rechts von der Mittellinie. Sie reicht beim Neugeborenen von C4 bis T4, beim älteren Kind von C5 bis T4. Der Winkel zwischen Mittellinie und Hauptbronchus beträgt rechts ca. 32° und links ca. 51°. Beim Neugeborenen sind die Bronchien bis zur 2. bzw.

4 Thorax und Mediastinum

> Die Verformung und Verlagerung der Trachea bei Exspiration darf nicht als Raumforderung des Mediastinums fehlinterpretiert werden.

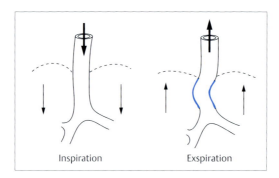

Abb. 4.3 **Formänderung der Trachea in Abhängigkeit von der Atemphase.**

3. Aufzweigung sichtbar, z. B. hinter dem Herzen. In *Inspiration* verläuft die Trachea gestreckt, in *Exspiration* zeigt sie eine bajonettartige Konfiguration und weicht von der Mittellinie nach rechts ab (Abb. 4.3).

- Thorax seitlich:
Ventrale Impression der Trachea unterhalb des Thoraxeingangs durch den Truncus brachiocephalicus, der links von der Trachea aus dem Aortenbogen entspringt und diese in seinem Verlauf nach kranial kreuzt.

Die Konfiguration der Trachea ist ein sehr guter Indikator dafür, ob die Aufnahme in In- oder Exspiration angefertigt wurde. Nur Aufnahmen in Inspiration dürfen beurteilt werden, da Aufnahmen in Exspiration pathologische Befunde wie Pneumonie oder Lungenödem vortäuschen können (Abb. 4.4).

Die Verformung und Verlagerung der Trachea bei Exspiration darf nicht als Hinweis auf eine Raumforderung des Mediastinums fehlinterpretiert werden.

Bei Exspiration und Beugung des Kopfes verläuft die Trachea im Halsbereich nach vorne konvexbogig und der Abstand zwischen Trachea und Vorderrand der Halswirbelkörper ist somit auf der Seitenaufnahme vergrößert (**Cave:** Fehldiagnose „retrotracheale Raumforderung").

Thoraxskelett des Säuglings. Es ist durch den überwiegend horizontalen Rippenverlauf charakterisiert. Der a.-p. Durchmesser entspricht dem transversalen Durchmesser (Abb. 2.4). Der Unterschied zwischen einer Thoraxaufnahme in aufrechter bzw. liegender Position ist somit in diesem Alter nicht so bedeutsam.

Bei Rotation des Patienten projizieren sich die Knochenkerne des Sternums über die belüftete Lunge und dürfen nicht als Fremdkörper fehlgedeutet werden (Abb. 4.6 b).

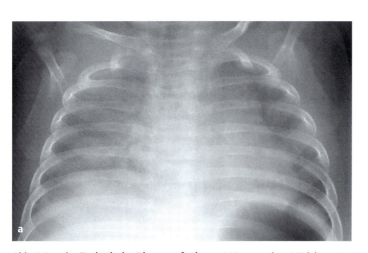
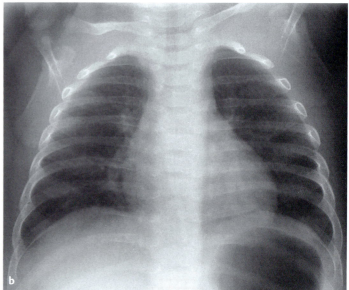

Abb. 4.4 a u. b **Technik der Thoraxaufnahme.** 4 Monate altes Mädchen mit Verdacht auf Pneumonie.
a Thoraxaufnahme nicht beurteilbar, da in Exspiration.
b Die unmittelbar danach angefertigte Thoraxaufnahme in Inspiration ergibt keinen Hinweis auf Pneumonie. Vermehrte Transparenz des linken Lungenflügels infolge geringer Rotation nach links.

Skapula. Die *mediale Begrenzung* der Skapula überlagert *auf der a.-p. Aufnahme im Liegen* häufig die Lunge und kann so einen Pneumothorax vortäuschen. Man vermeidet die Fehldiagnose, indem man die Kontur der Skapula verfolgt. In der Pubertät ist am kaudalen Rand der Skapula ein Knochenkern der Apophyse nachweisbar.

Schultergelenk. Hier kann durch abruptes Hochheben der Arme ein *Vakuumphänomen* entstehen, das sich als Luftsichel im Gelenk darstellt. Bei etwa 20 % der reifen Neugeborenen ist ein proximaler Humerusknochenkern vorhanden (Abb. 4.6).

Rotation. Schwierigkeiten bei der Fixierung und fehlende Kooperation führen bei Säuglingen und Kleinkindern häufig dazu, dass die Patienten auf der Aufnahme nicht orthograd eingestellt, sondern mehr oder minder in den Schrägdurchmesser rotiert sind. Die Rotation des Patienten führt zu einer vermehrten Transparenz des Lungenflügels auf der Seite der Drehrichtung. Dies darf nicht als Hinweis auf einen Ventilmechanismus fehlgedeutet werden (Abb. 4.5). Achten Sie auf die Länge der vorderen Rippenanteile, und dabei insbesondere auf den Abstand Knorpelknochengrenze/Wirbelsäule, die medialen Klavikulaenden und die symmetrische Darstellung der Bogenwurzeln der Wirbelsäule.

Hautfalten. Diese sind meist als vertikal oder gebogen verlaufende Verdichtungslinien zu sehen und überschreiten häufig den knöchernen Thoraxrand. Ihr Verlauf ist den normalen anatomischen Strukturen nicht zuzuordnen (charakteristisch! **Cave:** Fehldiagnose „Pneumothorax").

Elektroden, O₂- und Temperaturmesssonden. Sie sind durch das fixierende Material von feinen Verschattungen umgeben, die als Artefakte erkannt werden müssen.

Loch in der Inkubatorhaube. Es kann auf Aufnahmen, die durch die geschlossene Inkubatorhaube gemacht werden, eine runde Aufhellungszone verursachen, die nicht als Zyste fehlinterpretiert werden darf.

> Die mediale Begrenzung der Skapula kann auf der a.-p. Aufnahme im Liegen einen Pneumothorax vortäuschen.

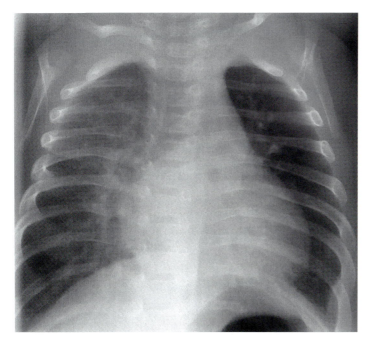

Abb. 4.5 **Vorgetäuschte Transparenzvermehrung** des linken Lungenflügels infolge Rotation in den rechten vorderen Schrägdurchmesser. 3 Monate alter Junge. Trisomie 21, AV-Kanal.

4 Thorax und Mediastinum

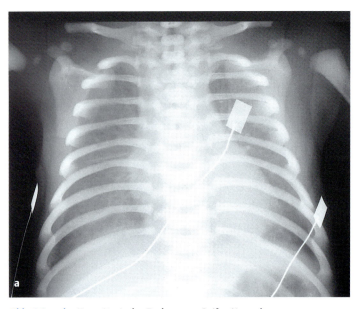
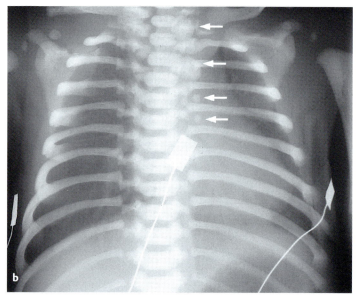

Abb. 4.6 a u. b **Transitorische Tachypnoe.** Reifes Neugeborenes.
a 2 Stunden post partum. Schleierartige Transparenzminderung und diskreter Pleuraerguss beidseits.

b 24 Stunden später deutliche Befundbesserung. Infolge Rotation in den rechten vorderen Schrägdurchmesser verkürzter Abstand der rechten knöchernen Rippenenden von der Wirbelsäule, Knochenkerne des Sternums links paravertebral (←). Proximaler Humerusknochenkern vorhanden.

Untersuchungstechnik

Vor einer Thoraxuntersuchung sollte eine gute Ausgangssituation geschaffen werden:
- Der Untersuchungsraum sollte gut temperiert sein.
- Schnuller sollten vorhanden sein, um die Säuglinge zu beruhigen.
- Um eine ausreichende Inspiration zu gewährleisten, darf die Taille nicht durch Fixiergurte oder, bei älteren Kindern, durch Gürtel, Hosen- oder Rockbund eingeengt sein.

Immobilisierung. Eine Kooperation des Kindes bei der Durchführung einer Thoraxaufnahme ist erst nach dem 3.–4. Lebensjahr zu erwarten. Je jünger das Kind, desto „beweglicher" ist es und umso mehr bedarf es der Fixierung durch Cellonhüllen (Babixhüllen), Kompressorien oder Sandsäcke, gelegentlich durch Haltepersonen.

Korrekte Belichtung. Zwischenwirbelräume bzw. Bogenabgänge müssen abgrenzbar sein, um den Retrokardialraum und die dorsalen Lungenanteile unterhalb der Zwerchfellkuppel beurteilen zu können. Auch aus Strahlenschutzgründen wird die 2. Ebene nur dann durchgeführt, wenn eine zusätzliche Information erforderlich ist.

> Eine „bajonettartig" verlaufende Trachea zeigt, dass die Aufnahme in Exspiration angefertigt wurde.

Ausreichende Inspiration. Erst ab dem 4. Lebensjahr können die Kinder willentlich tief einatmen. Davor entspricht der maximale Inspirationsgrad dem aktuellen physiologischen Zustand.

Kriterien für eine gute Inspiration sind:
- Zwerchfellstand beim Säugling und jungen Kind etwa in Höhe der dorsalen Anteile der 8.–9. und der ventralen Anteile der 5.–6. Rippe rechts,
- gestreckt verlaufende Trachea.

Eine „bajonettartig" verlaufende Trachea zeigt, dass die Aufnahme in Exspiration angefertigt wurde.

Aufnahmeposition. Schwer kranke Säuglinge und besonders solche mit Zyanose sollten *im Liegen* geröntgt werden. Je älter das Kind ist, desto mehr ist eine Aufnahme in aufrechter Position anzustreben.

Gut eingestellte Thoraxaufnahme (S. 5):
- die Arme sind hochgeschlagen, sodass die Skapulae außerhalb des Thorax sind,
- bei der Einblendung der Aufnahme ist darauf zu achten, dass die Schilddrüse und das rote Knochenmark der Armknochen außerhalb des direkten Strahlenfeldes liegen,

- p.-a. Aufnahmen sind aufgrund der geringeren Strahlenexposition der Brustdrüsen a.-p. Aufnahmen vorzuziehen (S. 14).

Wenn sich die Säuglinge bei der Aufnahme wehren und überstrecken, entsteht leicht eine „lordotische" Aufnahme: Die vorderen Enden der oberen Rippenpaare projizieren sich nach kranial, die interkostale Pleura wölbt sich zwischen die Rippen vor. Eine „lordotische Aufnahme" entsteht auch, wenn der Zentralstrahl nicht auf Sternummitte, sondern auf das Abdomen gerichtet ist oder die Röhre nach kranial gekippt ist. Aufnahmen in Lordose sind nicht bzw. nur eingeschränkt beurteilbar.

In der Routinediagnostik ist eine a.-p. bzw. p.-a. Aufnahme ausreichend. *Aufnahmen in 2 Ebenen* erfordern eine spezielle Indikation: Raumforderung, Metastasen, Bestimmung des CF-Scores für Mukoviszidose, chronische Pneumonie, Tuberkulose, Trichterbrust.

Vor einer Narkose sollte eine Thoraxaufnahme nur dann durchgeführt werden, wenn Symptome einer Erkrankung des Respirationstrakts oder des Herzens bestehen.

Bei Verdacht auf Pneumothorax stellt eine Aufnahme in Exspiration den Pneuspalt deutlicher dar.

Neugeborenen-Intensivstation. Die *a.-p./p.-a. Thoraxaufnahmen* werden im Liegen angefertigt, wobei bei der 1. Aufnahme bereits die Magensonde liegen sollte. Ist eine 2. Ebene erforderlich, so wird die Aufnahme in Rückenlage mit horizontalem Strahlengang durchgeführt.

Zusatzaufnahmen. Aufnahmen in In- und Exspiration sind erforderlich bei Verdacht auf Fremdkörperaspiration. Wenn Exspirationsaufnahmen nicht möglich sind, können alternativ Aufnahmen in Rechts- und Linksseitenlage mit horizontalem Strahlengang (Dekubitus-Aufnahmen) durchgeführt werden: Der jeweils unten liegende Lungenflügel ist aufgrund der Schwerkraft in Exspirationsstellung und damit vermindert transparent (Abb. 4.**35**).

Thoraxdurchleuchtung. Diese ist nur selten erforderlich und sollte streng indiziert sein. Sie wird allenfalls bei der Diagnostik der Fremdkörperaspiration (Mediastinalwandern) und zur Beurteilung der Zwerchfellbeweglichkeit eingesetzt, sofern diese nicht sonographisch geklärt werden kann.

Thorakale Sonographie

Schallfenster

- Supraklavikulär,
- suprasternal,
- parasternal,
- interkostal,
- subxiphoidal,
- subkostal,
- Differenzierung zwischen pleuralen und pulmonalen Veränderungen,
- sonographiegesteuerte Biopsien.

Befunde

Die normal belüftete Lunge produziert typische Kometenschweifartefakte hinter der viszeralen Pleura.

Lungenparenchym

Indikationen

- Angeborene Lungenfehlbildungen,
- pulmonale Raumforderungen,
- pulmonale Verdichtungen, z. B. bei CF, zum Nachweis von
  - echoreichen luftgefüllten Bronchien („sonographic air bronchogram"),
  - echoarmen schleimgefüllten Bronchien („sonographic fluid bronchogram"),

Pleura

Hochfrequente Linearscanner sind am besten geeignet.

Indikationen

- Nachweis von pleuraler Flüssigkeit,
- sonographiegesteuerte Drainagenanlage.

4 Thorax und Mediastinum

Abb. 4.7 a u. b
Zwerchfellparese. Sonographie.
a Rechts im B-Bild und mit linienförmiger Abbildung im M-Mode bei Zustand nach Herzoperation.
b Links normale Beweglichkeit mit typischer wellenförmiger Darstellung im M-Mode.

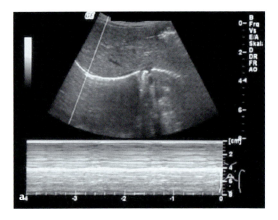
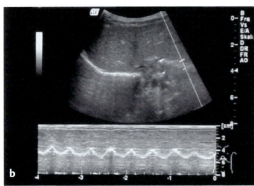

Befunde
- Die normale Pleura stellt sich als echoreiches Band dar,
- Atemverschieblichkeit der viszeralen Pleura muss beachtet werden. Fehlt diese, so ist das ein Hinweis auf einen Pneumothorax (Totalreflexion) oder einen pleurainfiltrierenden Tumor (echogene Struktur).

Zwerchfell

Subxiphoidaler Zugang, wobei die Leber als Schallfenster dient.

Indikationen
- Relaxatio diaphragmatica,
- Zwerchfellparese (Abb. 4.7),
- Zwerchfellhernien.

Befunde
- Beide Zwerchfellhälften stellen sich als sehr echoreiche bandförmige Strukturen dar,
- die symmetrische Beweglichkeit kann im B-Bild dargestellt werden, eine objektive Darstellung ermöglicht die Verwendung des M-Mode.

Thorax im Neugeborenen- und Säuglingsalter

Atemstörungen sind die häufigsten Erkrankungen des Neugeborenen. Die Diagnose der Erkrankung ist oft nicht durch die erste Thoraxaufnahme zu stellen. Kontrollaufnahmen dienen dazu, die Diagnose zu sichern und Komplikationen nachzuweisen.

Transitorische Neugeborenentachypnoe

Syn.: „wet lung disease"

Pathophysiologie. Durch Aspiration von Amnionflüssigkeit und/oder unzureichenden Abfluss der pränatalen Flüssigkeit kommt es zur Flüssigkeitsansammlung in den Alveolen, dem Interstitium, den Interlobien und im Pleuraraum. Betroffen sind vor allem Neugeborene, die durch Sectio geboren wurden, da hierbei der Durchtritt durch den Geburtskanal entfällt und somit die pränatale Lungenflüssigkeit nicht über die Luftwege nach außen gepresst wird, sondern nur über Kapillaren und Lymphgefäße abfließen kann.

Thorax a.-p./p.-a. (Abb. 4.6):
- radiäre streifige und/oder fleckig-homogene Verschattungen, Unschärfe der Gefäßwände infolge von Flüssigkeit im Interstitium und den Alveolen,

- Verdichtung der Fissura minor und gelegentlich des Sinus phrenicocostalis durch Flüssigkeit in den Interlobien und im Pleuraraum,
- Lungenvolumen nicht vermindert,
- Herzvergrößerung möglich.

Befundnormalisierung innerhalb der ersten 24–48 Stunden und damit von Atemnotsyndrom, Pneumonie und Herzinsuffizienz zu unterscheiden.

Idiopathisches Atemnotsyndrom

Syn.: „idiopathic respiratory distress syndrome" (IRDS), Syndrom der hyalinen Membranen

Betroffen sind Frühgeborene vor der 36. SSW und Kinder diabetischer Mütter.

Bei Frühgeborenen steht infolge der Unreife der Lunge Surfactant nicht bzw. nicht ausreichend zur Verfügung. In der 23.–24. SSW erfolgt die Ausbildung der Typ-II-Pneumozyten, welche Surfactant produzieren. In der 25.–28. SSW sind genügend Bronchioli terminales und damit genügend Alveolarfläche sowie eine ausreichende Vaskularisierung vorhanden. Surfactant, der durch Instillation in das Bronchialsystem substituiert werden kann, führt zur Senkung der alveolären Oberflächenspannung, wodurch der Kollaps der Alveolen bei Exspiration verhindert wird; Atemmechanik und Lungenfunktion werden verbessert; die Alveolarruptur und damit auch ihre Folgen (interstitielles Emphysem, Pneumothorax) werden vermindert.

Pathophysiologie. Die Bronchioli terminales und respiratorii sind erweitert und mit hyalinen Membranen gefüllt. Blutungen führen zu interstitiellem und alveolärem Ödem.

Thorax a.-p./p.-a.:

Vor Surfactant-Gabe kann das Ausmaß der Erkrankung in 4 Schweregrade eingeteilt werden. Das Maximum der Veränderungen ist 6–24 Stunden postnatal nachweisbar.
- Grad 1: Unterbelüftung und feines retikulogranuläres Muster infolge der kollabierten Alveolen.
- Grad 2: Veränderungen Grad 1 und Luftbronchogramm über die Herzgrenzen hinaus bis in die Lungenperipherie.
- Grad 3: Veränderungen Grad 2 und Herz- und Zwerchfellkonturen nicht mehr abgrenzbar, schleierartige Transparenzminderung infolge des verdickten Interstitiums und der interstitiellen Flüssigkeit.
- Grad 4: „weiße Lunge": homogene Verschattung des gesamten Thorax.

Surfactant wird über den Endotrachealtubus gegeben. Die Verteilung ist oft ungleichmäßig, sodass es zu irregulärer Belüftung infolge lufthaltiger und atelektatischer Alveolen kommen kann (Abb. 4.8).

Kommt es nach Surfactant-Gabe nicht zu einer Befundbesserung, so können:
- die Lunge zu unreif sein, um auf Surfactant anzusprechen,
- die Ursachen für die Lungenveränderungen andere sein, z. B. Sepsis, PDA, Vitium cordis.

Eine *Lungenblutung* ist aufgrund fehlender charakteristischer Veränderungen aus dem Thoraxbild allein nicht zu diagnostizieren. Der entscheidende Hinweis für die Diagnose ist der Nachweis von Blut im Trachealsekret.

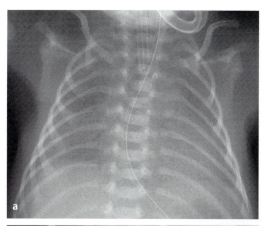
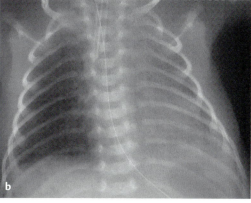

Abb. 4.8 a u. b
Idiopathisches Atemnotsyndrom. Frühgeborenes der 30 SSW.
a Atemnotsyndrom 2.–3. Grades.
b 2. Lebenstag, Zustand nach Surfactant-Gabe, asymmetrische Zunahme der Lungentransparenz infolge ungleicher Verteilung des Surfactants, Endotrachealtubus zu tief.

Bronchopulmonale Dysplasie (BPD)

Syn.: „chronic lung disease"

Die ursprüngliche Definition der BPD bezeichnet die chronische Lungenerkrankung von Frühgeborenen, die in den ersten 2 Lebenswochen mit Überdruck und Sauerstoff für mindestens 3 Tage behandelt wurden und deren Ateminsuffizienz mehr als 28 Tage angehalten hat.

Mittlerweile wurden verschiedene Definitionen der BPD vorgeschlagen, z.B. von Shennan: O_2-Bedarf im postkonzeptionellen Alter von 36 Wochen.

Pathophysiologie. Mehrere Faktoren dürften bei der Entstehung der Erkrankung zusammenwirken:
- Unreife der Lunge,
- Sauerstoffgabe,
- Intubation,
- maschinelle Beatmung,
- Beatmungsdruck,
- Infektionen,
- hohes Flüssigkeitsangebot,
- pulmonale Hyperperfusion bei offenem Ductus arteriosus.

Befunde. Die Röntgenveränderungen verlaufen nicht mehr in den von Northway beschriebenen Stadien ab. Mit den im Laufe der Zeit veränderten Behandlungsmethoden haben sich auch die Röntgensymptome verändert. Die Röntgenzeichen sind sehr variabel (Abb. 4.**9**).
Thorax a.-p./p.-a.:
- Im *Frühstadium* diffuse schleierartige Verdichtung und vermehrte interstitielle Zeichnung als Ausdruck eines interstitiellen Ödems. Die toxische Wirkung des Sauerstoffs führt zum Austritt von Flüssigkeit aus den Gefäßen.
- Im *weiteren Verlauf* wechselnde Stadien mit interstitiellem Ödem, Atelektasen und Überblähung:
  - vermehrtes Lungenvolumen,
  - vermehrte Transparenz der überblähten basalen Lungenabschnitte,
  - diffuse streifige und fleckförmige Verdichtungen in den Oberlappen, die durch Atelektasen, Fibrose und Narben bedingt sind.
- Restveränderungen sind heute häufig weniger ausgeprägt bei Kindern jenseits der 28. SSW und können über Monate und Jahre nachweisbar sein.

Histologischer Befund:
- nekrotisierende Bronchiolitis,
- alveoläre und interstitielle Fibrose,
- Emphysem,
- arterielle Veränderungen infolge pulmonaler Hypertonie.

Infektion. Kommt es bei Patienten mit bronchopulmonaler Dysplasie zusätzlich zu einer akuten Infektion (meist durch das Respiratory-syncytial-Virus), so ist eine Beurteilung nur durch den Vergleich mit Voraufnahmen möglich.

Die Überblähung der Lunge auf der aktuellen Aufnahme ist oft das einzige Zeichen der akuten Infektion. Mit der klinischen Besserung ist auch die Überblähung rückläufig. Schwierigkeiten der Interpretation entstehen, wenn dem Radiologen bei der Befundung der anamnestische Hinweis auf eine Beatmung in der Neugeborenenperiode fehlt. Bei uncharakteristischen pulmonalen Veränderungen des Säuglings- und frühen Kindesalters ist immer an die Möglichkeit einer BPD zu denken.

> Die Überblähung der Lunge auf der aktuellen Aufnahme ist oft das einzige Zeichen der akuten Infektion.

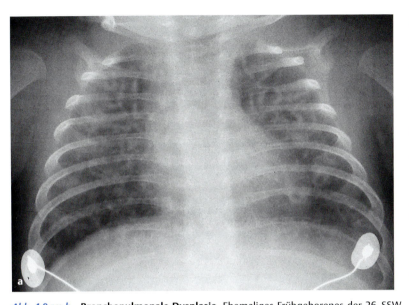
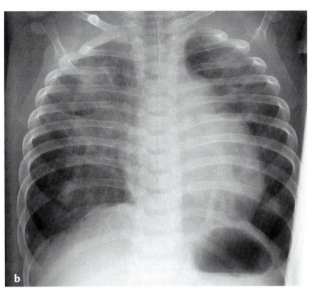

Abb. 4.9 a u. b **Bronchopulmonale Dysplasie**. Ehemaliges Frühgeborenes der 26. SSW.
a Im Alter von 3 Monaten noch sehr hoher Sauerstoffbedarf. Symmetrische netzartige Transparenzminderung der Lunge mit „pseudozystischen" Überblähungen.

b Im Alter von 10 Monaten schwere generalisierte und lokalisierte Überblähung und deutliche atelektatische und fibrotische Lungenveränderungen. Zeichen der Rechtsherzbelastung.

Aspirationssyndrom, neonatale Pneumonien

Mekoniumaspiration

Ätiologie. Stress führt beim Fetus zur Defäkation. Mekoniumhaltiges Fruchtwasser kann auf eine Mekoniumaspiration hinweisen, die in bis zu 30% zu einer chemischen Pneumonitis führt. Durch die bessere pränatale Überwachung ist die Mekoniumaspiration heute selten geworden.

Befunde. Die Veränderungen sind abhängig vom Ausmaß des aspirierten Mekoniums.
Thorax a.-p./p.-a. (Abb. 4.**10**):
- fleckig-konfluierende Verdichtungen, lokalisiert oder generalisiert, symmetrisch oder asymmetrisch,
- Überblähung,
- Barotrauma (S. 153), Kardiomegalie und Pleuraerguss möglich.

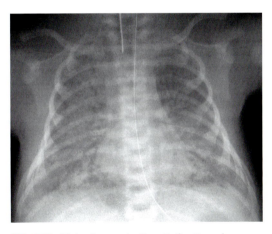

Abb. 4.10 **Mekoniumaspiration**. Reifes Neugeborenes, 1. Lebenstag. Zustand nach Lavage mit Surfactant und anschließender Surfactant-Gabe.

Neonatale Pneumonie

Ätiologie. Aspiration von infiziertem Material oder diaplazentare Übertragung von Keimen, wobei die Infektionen eher bakteriell als viral sind. Häufigste Bakterien sind B-Streptokokken und Staphylokokken, häufigstes Virus das Zytomegalievirus.

Thorax a.-p./p.-a.:
- *kein spezifisches Muster,*
- asymmetrische und eher lokalisiert als generalisiert auftretende alveoläre Verdichtungen sind der entscheidende Hinweis auf eine Pneumonie,
- Lungenüberblähung möglich,
- virale Infektionen können von bakteriellen Infektionen nicht sicher abgegrenzt werden, da sie neben interstitiellen vorwiegend alveoläre Verdichtungen aufweisen können,
- Mekoniumaspiration und neonatale Pneumonie sind nicht voneinander zu differenzieren, gleichgültig, ob beide getrennt oder zusammen auftreten (Abb. 4.**10**).

> Beim neonatalen Chylothorax ist die Pleuraflüssigkeit erst dann gelb verfärbt, wenn das Neugeborene Fett durch die Nahrung erhalten hat.

Pneumonien durch B-Streptokokken

Befunde. Pneumonien durch B-Streptokokken weisen ein „buntes" Bild auf.

Thorax a.-p./p.-a.:
- retikulogranuläres Muster wie beim Atemnotsyndrom, mit oder ohne Pleuraerguss oder
- fleckig-konfluierende Verschattungen bzw. milchglasartige Eintrübung als Zeichen einer Herzinsuffizienz oder
- „weiße Lunge".

Der *neonatale Pleuraerguss* kann kongenital (Hydrops fetalis, Vitium cordis), entzündlich oder iatrogen (Herzoperation, Katheterfehllage) bedingt sein. Am häufigsten handelt es sich beim neonatalen Pleuraerguss um einen *Chylothorax*. Die Pleuraflüssigkeit ist erst dann gelb verfärbt, wenn das Neugeborene Fett durch die Nahrung erhalten hat.

Fetale und postnatale Kreislaufsituation

Die Unterscheidung zwischen pulmonalen und kardialen Ursachen der neonatalen Atemstörung ist eine wesentliche Aufgabe des Radiologen bei der Interpretation der Thoraxaufnahmen. Zum Verständnis der Hämodynamik ist die Kenntnis der fetalen und postnatalen Kreislaufsituation erforderlich:

Pränatale Situation. Vor der Geburt fließt das sauerstoffbeladene Blut aus der Plazenta über Nabelvene und untere Hohlvene in den rechten Vorhof. Von hier strömt der Hauptteil des Bluts über das offene Foramen ovale in den linken Vorhof, den linken Ventrikel, die Aorta und den Körperkreislauf. Ein kleinerer Anteil des Bluts fließt aus dem rechten Vorhof in den rechten Ventrikel und die A. pulmonalis. Hier teilt sich der Blutstrom erneut. Der kleinere Anteil fließt in den Lungenkreislauf, der größere Anteil fließt aufgrund des hohen Widerstands in den Lungenarterien durch den offenen Ductus arteriosus Botalli in die Aorta descendens und über die Nabelarterien zurück in die Plazenta.

Postnatale Situation. Nach der Geburt kommt es zum Verschluss des Foramen ovale und des Ductus arteriosus. Durch die Ausdehnung der luftgefüllten Lunge fällt der Druck in den Lungengefäßen ab, sodass es zu einem Druckgradienten zwischen großem und kleinem Kreislauf kommt.

Persistierende pulmonale Hypertension des Neugeborenen (PPHN)

Syn.: persistierende fetale Zirkulation (PFC-Syndrom)

Ätiologie. Normalerweise sinkt der Druck in den Lungengefäßen nach der Geburt ab. Bleibt der Druck im kleinen Kreislauf hoch, so persistiert die fetale Kreislaufsituation und es kommt zum Rechts-links-Shunt durch das Foramen ovale und den Ductus arteriosus.

Die PPHN betrifft bevorzugt reife und übertragene Neugeborene, nur selten sind Frühgeborene betroffen.

Thorax a.-p./p.-a.:
Meist Zeichen der Stauung im kleinen Kreislauf mit:
- vermehrter unscharfer Lungengefäßzeichnung,
- schleierartiger Transparenzminderung.

Die Röntgenveränderungen können sehr variabel sein und sind oft nur im Zusammenhang mit der Grundkrankheit zu erklären.

Persistierender Ductus arteriosus (PDA)

Ätiologie. Nach der Geburt verschließt sich der Ductus arteriosus innerhalb von 24–48 Stunden. Ein fehlender Verschluss führt zum Links-rechts-Shunt aus der Aorta in die A. pulmonalis, sobald der hohe fetale Druck im kleinen Kreislauf abgesunken ist. Die Shunt-Größe hängt vom Kaliber des Duktus und dem Druckgradienten zwischen großem und kleinem Kreislauf ab. Bei Hypoxämie kann es erneut zur Öffnung des Ductus arteriosus kommen. Patienten mit bestimmten Herzfehlern (z.B. Pulmonalatresie) brauchen zum Überleben einen offenen Ductus arteriosus. Dieser kann bis zu einer operativen Korrektur medikamentös mit Prostaglandin E2 offen gehalten werden (Nebenwirkungen, S. 98 u. 128). Zum Verschluss des Duktus kann Indometacin eingesetzt werden.

Thorax a.-p./p.-a.:
- Bei fehlendem Verschluss oder erneuter Öffnung des Duktus bei Frühgeborenen mit IRDS kommt es zur Kardiomegalie und zum Lungenödem (Abb. 4.11),
- bei älteren Kindern und relevantem Shunt kommt es zur Kardiomegalie, vermehrter Lungengefäßzeichnung, Vergrößerung des linken Vorhofs und zu einer prominenten Aorta ascendens.

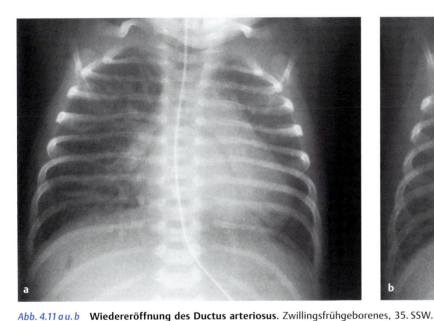
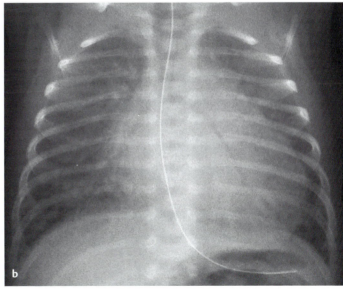

Abb. 4.11 a u. b Wiedereröffnung des Ductus arteriosus. Zwillingsfrühgeborenes, 35. SSW.
a 5. Lebenstag. Atemnotsyndrom, Beatmung.
b 14. Lebenstag. Pulmonale Verschlechterung, Zunahme der Herzgröße und unscharfe Lungengefäßzeichnung.

Angeborene Herzfehler

Die Einteilung nach Moller basiert auf dem klinischen Nachweis oder Fehlen einer Zyanose sowie dem radiologischen Nachweis einer normalen, vermehrten oder verminderten Lungengefäßzeichnung:

- Herzfehler ohne Zyanose
    - vermehrte Lungengefäßzeichnung:
        - Ventrikelseptumdefekt (VSD),
        - Vorhofseptumdefekt I (ASD I),
        - Vorhofseptumdefekt II (ASD II),
        - persistierender Ductus arteriosus (PDA).
    - normale Lungengefäßzeichnung:
        - Aortenstenose (AS),
        - Aortenisthmusstenose (Coarctatio, CoA),
        - (Pulmonalstenose [PS]).
- Herzfehler mit Zyanose
    - vermehrte Lungengefäßzeichnung:
        - Transposition der großen Gefäße (TGA),
        - total anomale Lungenvenenfehlbildung (TAPVD),
        - Truncus arteriosus.
    - verminderte Lungengefäßzeichnung:
        - Fallot-Tetralogie.

Angeborene Fehlbildungen des Bronchialsystems

Das kongenitale lobäre Emphysem, die bronchogene Zyste, die zystisch-adenomatoide Malformation und die pulmonale Sequestration bilden das Spektrum der angeborenen Fehlbildungen des Vorderdarms. Die einzelnen Krankheitsbilder haben genügend charakteristische Merkmale, um als eigenständig zu gelten. Die Übergänge zwischen den einzelnen Fehlbildungen sind jedoch fließend, sodass sich die Symptomenkomplexe überlagern können (Hybrid-Läsionen), z. B. Kombination aus Sequestration und zystisch-adenomatoider Malformation.

Kongenitales lobäres Emphysem

Die Ätiologie des lobären Emphysems ist nicht geklärt. Meist werden histologisch außer einem Emphysem keine spezifischen Veränderungen gefunden. Liegen solche jedoch vor, sind in ca. 30 % das Bronchialsystem, seltener die Alveolen betroffen. Meist ist der linke Oberlappen betroffen, weniger häufig der Mittellappen oder der rechte Oberlappen. Das lobäre Emphysem wird meist in der Neugeborenenperiode diagnostiziert, seltener im späteren Säuglingsalter und dann meist im Rahmen eines Infekts der Luftwege (**Cave:** Gefahr der pulmonalen Dekompensation! Abb. 4.12).

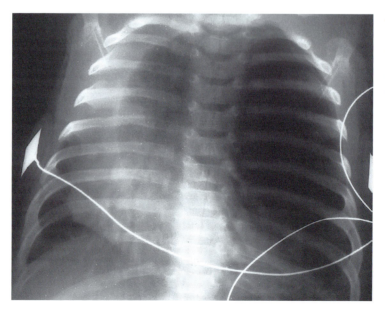

Abb. 4.12 Kongenitales lobäres Emphysem des linken Oberlappens. Atelektase des linken Unterlappens. 2 Monate altes Mädchen. Dekompensation im Rahmen eines Atemwegsinfekts.

Pränatale Sonographie. Die Diagnose ist zwar möglich, wird jedoch nur selten gestellt: echogene Raumforderung ohne abnorme arterielle Versorgung.

Thorax a.-p./p.-a.:
- In den ersten Lebensstunden bzw. -tagen homogene Verschattung, wenn die Fehlbildung noch mit pränataler Flüssigkeit gefüllt ist.
- Unter Beatmung und nach Flüssigkeitsresorption kommt es zu vermehrter Transparenz des betroffenen Lungenlappens, während der benachbarte Lappen atelektatisch ist (charakteristisch!).
- Bei ausgeprägtem Befund Verlagerung des Mediastinums, Herniation des emphysematösen Lungenflügels zur Gegenseite, tiefstehendes ipsilaterales Zwerchfell.

Differenzialdiagnose:
- Pneumothorax,
- bronchogene Zyste.

CT. Die CT-Untersuchung trägt ausschließlich zur genaueren Darstellung der Anatomie bei und ist daher selten erforderlich.

Bronchogene Zyste

Ätiologie. Ursache ist eine Störung der bronchialen Aufzweigung. Die Zyste liegt im Mediastinum oder im Lungenparenchym. Im Neugeborenen- und Säuglingsalter spielen nur die mediastinalen Zysten eine Rolle. Sie liegen meist nahe der Karina und führen zur Obstruktion der benachbarten Luftwege.

Klinik. Klinisch kommt es zu Dyspnoe, Husten und rezidivierenden Infektionen.

Bronchogene Zysten des Lungenparenchyms werden erst bei älteren Kindern beobachtet. Die Gefäßversorgung der Zysten kann aus dem Systemkreislauf erfolgen.

Thorax a.-p./p.-a. (Abb. 4.13):
- Beim Neugeborenen weichteildichte Raumforderung infolge verzögerten Abtransports der fetalen Flüssigkeit.
- Beim Säugling bestehen die Zeichen des Ventilmechanismus (charakteristisch!): Überblähung des betroffenen Lungenflügels und Verlagerung von Trachea und Mediastinum zur Gegenseite.

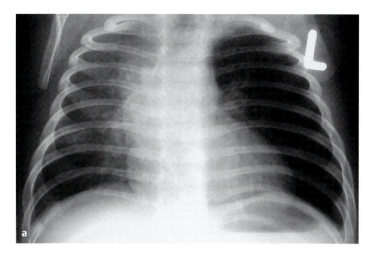

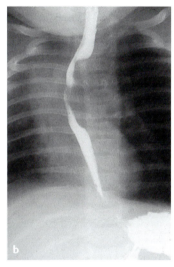 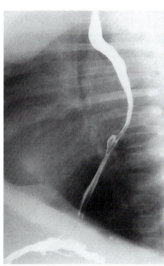

Abb. 4.13 a u. b **Bronchogene Zyste.** 3 Monate alter Junge mit rezidivierenden Atemwegsinfekten und Apnoeanfällen.
a Vermehrte Transparenz des linken Lungenflügels und Verlagerung von Herz und Mediastinum nach rechts. Keine Atelektase links.
b Im Ösophagogramm Impression und Verlagerung des mittleren Ösophagusabschnitts.

Differenzialdiagnose:
- lobäres Emphysem,
- Pneumothorax.

Sonographie. Zystennachweis von der Lokalisation der Zyste abhängig: echofreie oder echoarme Struktur.

Ösophagogramm. Liegt die bronchogene Zyste zwischen Trachea und Ösophagus, führt sie zur Impression bzw. Verdrängung des Ösophagus (charakteristisch!).

> Typisch für eine bronchogene Zyste im Säuglingsalter ist ein Ventilmechanismus.

Weiterführende Diagnostik. CT oder MRT.

Zystisch-adenomatoide Malformation

Syn.: „congenital cystic adenomatoid malformation" (CCAM)

Ätiologie. Die zystische Lungenfehlbildung entsteht durch adenomatoide Proliferation der Bronchiolen in der Fetalzeit. Sie ist fast immer einseitig, wobei der gesamte Lungenflügel oder nur ein Segment davon betroffen sein kann. In manchen Fällen kann sie mit Polyhydramnion und Lungenhypoplasie kombiniert sein.

Klinik und Einteilung. Die meisten Neugeborenen mit zystisch-adenomatoider Malformation sind postnatal unauffällig.
- Typ I: Zystendurchmesser über 2 cm,
- Typ II: Zystendurchmesser unter 2 cm,
- Typ III: solide Form mit Mikrozysten.

Sonographie (Abb. 4.14):
- einzelne oder mehrere Zysten,
- echoreiche Raumforderung mit mehreren kleinen Zysten,
- echoreiche homogene Raumforderung ohne Zysten, von einer Zwerchfellhernie eindeutig abgrenzbar.

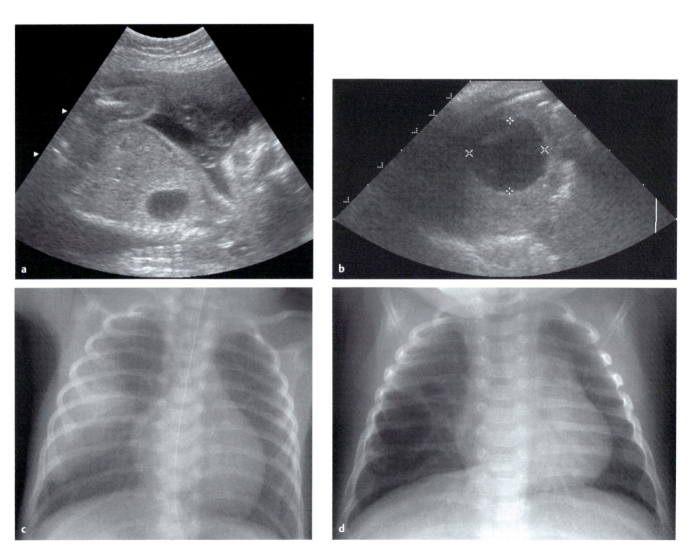

Abb. 4.14 a u. b **Zystisch-adenomatoide Malformation.** Frühgeborenes 37. SSW.
a Pränatales Sonogramm (mit freundlicher Genehmigung von Dr. R. Bald, Univ.-Frauenklinik, Köln).
b Postnatales Sonogramm,
c Thorax a.-p. (1. Lebenstag). Die flüssigkeitsgefüllten Zysten stellen sich als Verschattung dar.
d Thorax a.-p. (7 Wochen). Typisches Bild der zystisch adenomatoiden Malformation Typ I.

Thorax a.-p./p.-a.:
- homogene Verschattung, solange die Zysten mit Flüssigkeit gefüllt sind (Abb. 4.14 c),
- einzelne oder mehrere luftdichte zystische Areale (Abb. 4.14 d), die einen Luft-/Flüssigkeitsspiegel aufweisen können.

Differenzialdiagnose:
- kongenitale Zwerchfellhernie,
- pulmonale Sequestration,
- im Zusammenhang mit Infektionen sind Pneumatozelen bzw. ein Lungenabszess zu erwägen.

Pulmonale Sequestration

Ätiologie. Der betroffene Lungenabschnitt hat keine Verbindung mit dem Bronchialsystem. Die arterielle Versorgung erfolgt nicht aus den Pulmonalarterien, sondern aus dem großen Kreislauf, meist der Aorta abdominalis. Die *extralobäre Form* (eigene Pleuraumhüllung) ist angeboren, die *intralobäre Form* (innerhalb der viszeralen Pleura) ist wahrscheinlich postnatal erworben. Die Fehlbildung kann auch unterhalb des Zwerchfells liegen. Die Kombination mit einer gastrointestinalen Fehlbildung ist möglich. Zu klinischen Symptomen kommt es meist erst durch sekundäre Infektionen.

Thorax a.-p./p.-a. Einseitige ovaläre oder dreieckförmige, weichteildichte Zone, gelegentlich auch luft-

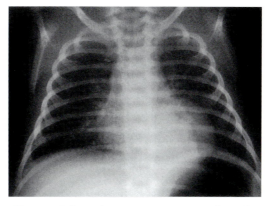

Abb. 4.15 **Pulmonale Sequestration.** 2 Wochen altes Frühgeborenes der 36. SSW. Retrokardiale Verschattung links, die auch auf Folgeaufnahmen persistierte.

haltig, bevorzugt links basal, aber auch in anderen Lungenabschnitten. Beim Neugeborenen meist ein Zufallsbefund (Abb. 4.15).

Sonographie:
- solide, mit relativ hoher Echogenität,
- systemische arterielle Gefäßversorgung,
- multizystisches Erscheinungsbild möglich.

MRT oder CT. Präoperativ ist zur Klärung der arteriellen und/oder venösen Gefäßsituation die MR- oder CT-Angiographie erforderlich (S. 342).

Erkrankungen des Zwerchfells

Angeborene Zwerchfellhernien

- Bochdalek-Hernie: posterolateraler Zwerchfelldefekt, links : rechts = 9 : 1, bilateral unter 5 %,
- Morgagni-Hernie: ventraler Zwerchfelldefekt, retrosternal, oft Zufallsbefund jenseits des Säuglingsalters (Abb. 4.16).

Magen, Darm, Nieren, Milz oder Leber können durch den Defekt in den Thoraxraum verlagert sein und damit die normale Entwicklung des ipsilateralen, aber auch des kontralateralen Lungenflügels behindern. Das Resultat ist eine *Lungenhypoplasie*, deren Ausmaß der entscheidende Faktor für die postoperativen Überlebenschancen ist. Zwerchfellhernien, die erst im Alter von mehreren Wochen oder Monaten klinisch auffallen, haben normalerweise keine Lungenhypoplasie und somit eine gute Prognose. Auf der rechten Seite kann die Leber den Zwerchfelldefekt für eine gewisse Zeit abdecken.

Sonographie. Charakteristische Veränderungen des Mediastinums durch die intrathorakal gelegenen Eingeweide.

Thorax a.-p./p.-a.:
- homogene Verschattung meist des linken Hemithorax mit Verlagerung des Mediastinums nach rechts. Dieser Befund besteht nur in den ersten Lebensstunden, solange noch keine Luft in Magen und Darm ist,
- zystische luftdichte Areale, nachdem verschluckte Luft den Magen bzw. den Darm erreicht hat (Abb. 4.17),

Abb. 4.16 a u. b
Morgagni-Hernie. 11 Monate altes Mädchen mit Gaumenspalte und rezidivierenden Bronchitiden. Luftgefüllte Kolonschlinge im vorderen Mediastinum.

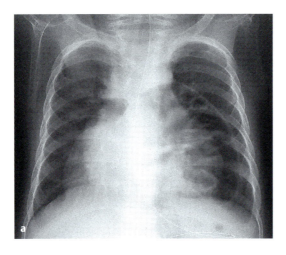
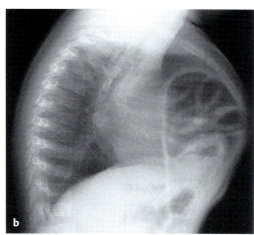

- bei einer Morgagni-Hernie ist die Seitenaufnahme wichtig (Abb. 4.16 b).

Sicherung der Diagnose durch eine Thoraxabdomenaufnahme nach Legen einer Magensonde, Absaugen von Mageninhalt und evtl. Luftinsufflation. Die Gabe von KM ist nicht erforderlich.

Im Unterschied zur zystisch-adenomatoiden Malformation ist bei der Zwerchfellhernie das Abdomen „eingefallen": die luftgefüllten Darmschlingen sind im Thoraxraum.

MRT. Sie liefert wertvolle Hinweise über die intrathorakale Herniation der parenchymatösen Bauchorgane und ggf. über das Zwerchfell.

Relaxatio diaphragmatica

Syn.: Zwerchfellrelaxation, Eventration

Meist unilateral. Das Zwerchfell ist intakt, die Muskulatur jedoch hypoplastisch bzw. durch eine bindegewebige Membran ersetzt. In ausgeprägten Fällen entsprechen die Symptome denen einer Zwerchfellparese: linienförmige Darstellung im M-Mode im Gegensatz zum normalen wellenförmigen Bild (Abb. 4.7).

Die Zwerchfellbeweglichkeit (Sonographie) ist paradox. Die Atemstörung kann durch Zwerchfellraffung beseitigt werden.

Abb. 4.17 **Enterothorax links.** Durch Fehlintubation in den Ösophagus post partum Befundverschlechterung.

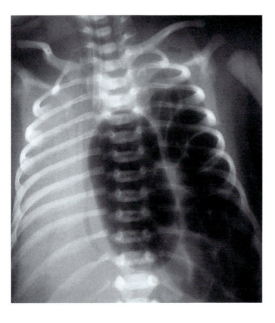

Zwerchfellduplikatur

- Zusätzliches Zwerchfell, welches aus einer fibromuskulären Platte besteht, die vom originären Zwerchfell ausgeht und die Lunge in 2 Anteile trennt,
- Minderentwicklung des ipsilateralen Lungenflügels,
- oft zusätzliche Fehlbildungen des Herzens oder der Wirbelsäule,
- arterielle Versorgung aus dem Systemkreislauf.

Thorax auf der Intensivstation

Das Einbringen eines endotrachealen Tubus, von Sonden, Kathetern und Drainagen ist erst abgeschlossen, wenn die korrekte Lage eindeutig dokumentiert ist.

Endotrachealer Tubus

Die Tubusspitze sollte etwa in Projektion auf den 2. BWK liegen. Dann führen Kopfbewegungen und die dadurch bedingte Lageänderung des Tubus zu keinen Komplikationen (S. 21).

Fehlintubation in den Bronchus

Aufgrund seines steileren Abgangs kommt am häufigsten die Fehlintubation in den rechten Hauptbronchus vor. Je nach Lage der Tubusöffnung sind Atelektase oder Überblähung eines Lungenflügels bzw. eines Lungenabschnitts nachweisbar (Abb. 4.18).

Fehlintubation in den Ösophagus

Thorax a.-p./p.-a.:
- Trachealtubus neben der Magensonde gelegen,
- Ösophagus und/oder Magen mit Luft stark aufgebläht (Abb. 4.17).

Aufnahme in Rückenlage mit horizontalem Strahlengang. Auf dieser ist die Fehlintubation gut erkennbar.

Nach Extubation. Es kann eine Verschattung des rechten Oberlappens, seltener des gesamten Lungenflügels beobachtet werden, wenn der Bronchus durch einen Schleimpfropf verlegt wurde.

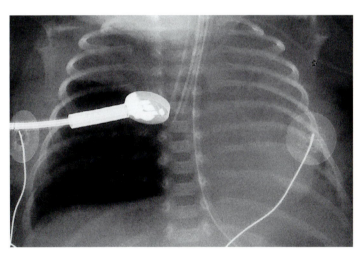

Abb. 4.18 **Fehlintubation** in den rechten Hauptbronchus mit Überblähung des rechten Mittel- und Unterlappens sowie Atelektase des rechten Oberlappens und des linken Lungenflügels. 4 Wochen altes Frühgeborenes der 23. SSW.

Sonden, Katheter, Drainagen

Die sonographische Kontrolle von Sonden und Kathetern ist nur eingeschränkt verwertbar. Bei der ersten Thoraxaufnahme auf der Intensivstation sollte bereits eine Magensonde liegen.

Perforation des Pharynx bzw. des Ösophagus

Thorax a.-p./p.-a. Abnorme Lage der Magensonde (!).

Aufnahme in Rückenlage mit horizontalem Strahlengang. *Luft im Retropharyngealraum* ist ein Hinweis auf eine Pharynxperforation z. B. durch eine Magensonde. Der Nachweis kann durch die Ösophagographie mit nichtionischem KM erbracht werden (**Cave:** Fehlinterpretation „Ösophagusatresie").

> Eine Pharynxperforation durch die Magensonde kann mit einer Ösophagusatresie verwechselt werden.

Nabelvenenkatheter (NVK)

- Katheterverlauf: V. umbilicalis – Recessus umbilicalis – Ductus venosus Arantii – V. cava inferior,
- gewünschte Position: Übergang V. cava inferior/rechter Vorhof. (Abb. 2.**12** u. 2.**13**)

Thorax a.-p./p.-a. Der Katheter verläuft bei exakt orthograder Einstellung paravertebral rechts, projiziert sich jedoch wegen seiner ventralen Lage auch bei nur geringer Rotation weg von der Wirbelsäule.

Komplikationen:
- Vom Recessus umbilicalis gehen kleine und größere Verzweigungen ab, z.B. zum linken Pfortaderhauptast, sodass der NVK leicht in die Leber gelangt.
- Bei der Blutaustauschtransfusion ist eine Lage der Katheterspitze im Recessus umbilicalis kein Nachteil, während die Infusion von Medikamenten zu Leberparenchymschädigung führen kann.
- Der NVK kann über den rechten Vorhof in die V. cava superior, über ein offenes Foramen ovale und den linken Vorhof in eine Pulmonalvene oder über die Trikuspidalklappe via rechte Kammer in die A. pulmonalis gelangen (**Cave:** Gefahr thromboembolischer Prozesse!).

Nabelarterienkatheter (NAK)

- Katheterverlauf: A. umbilicalis – A. iliaca interna (= A. hypogastrica) – A. iliaca communis – Aorta abdominalis,
- gewünschte Position:(Abb. 2.**11**): „high or low or no":
  - „high": BWK 6 – 10,
  - „low": LWK 3 – 4,
  - „no": BWK 10 – LWK 3, da hier die Abgänge des Truncus coeliacus, der Aa. mesentericae und Aa. renales liegen.

Komplikationen:
- durch Fehllage des NAK selten,
- am ehesten Gefäßspasmus mit möglicher Durchblutungsstörung der Beine.

Zentrale Venenkatheter (z. B. Einschwemmkatheter)

Die Katheter müssen röntgendicht sein, damit keine KM-Darstellung erforderlich ist, die bei Früh- und Neugeborenen die Gefahr der transienten Hypothyreose in sich birgt:
- Einführen des Katheters über die V. jugularis bzw. eine Armvene:
  - gewünschte Position: Übergang V. cava superior/rechter Vorhof.
- Einführen des Katheters über die untere Extremität:
  - Gewünschte Position: Übergang V. cava inferior/rechter Vorhof.

Bei Verdacht auf Katheterfehllage ist der Beweis durch eine 2. Ebene zu erbringen. Die KM-Darstellung sollte nur bei Verdacht auf eine Thrombosierung und nur unter Durchleuchtungskontrolle durchgeführt werden.

Komplikationen:
- Infusothorax,
- Infektion,
- Thromboembolie,
- Perforation.

Pleuradrainage

Ein über die Mittellinie zur Gegenseite verlaufender Drainageschlauch kann zur Verlagerung der Trachea, des Ösophagus (Verlagerung der Magensonde!) oder der Aorta führen.

Maschinelle Beatmung

- CPAP („continuous positive airway pressure"): sichert die funktionelle Residualkapazität (FRC), verhindert Atelektasenbildung und dient wahrscheinlich dazu, Surfactant zu regenerieren.
  Thorax a.-p./p.-a.: angestrebter Zwerchfellstand 9. dorsale Rippe. Barotrauma möglich, daher Suche nach „Air-leak"-Zeichen.
- CMV („continuous mandatory ventilation"): entspricht der konventionellen Beatmung.
- HFV (Hochfrequenzventilation): Reduktion des Barotraumas. Die Überblähung der Lunge kann am besten durch die Thoraxaufnahme erkannt werden.
  Thorax a.-p./p.-a.: angestrebter Zwerchfellstand 8.– 10. dorsale Rippe.
- „Air-leaks" durch die routinemäßige Gabe von Surfactant und HFV weniger häufig.

Barotrauma

Syn.: Air-Block-Phänomen, extraalveoläre Luft, „air leak"

Die peripheren Atemwege können oft nur durch die Beatmung mit positivem endexspiratorischen Druck (PEEP) offen gehalten werden. Je jünger und unreifer die Neugeborenen sind, desto größer ist die Gefahr der Überdehnung der Alveolen und terminalen Bronchiolen. Es kommt zur Ruptur der Alveolarwand und/ oder zur Ruptur an der Grenze zwischen Bronchiolus und Ductus alveolaris. Luft gelangt in das Interstitium und wandert in den interlobulären Septen nach peripher zur Pleura visceralis. Sie wird dabei von den Lymphgefäßen aufgenommen, die bei Überdehnung in den Pleuraspalt bzw. das Mediastinum rupturieren. Luft im extraalveolären Raum steht für den Gasaustausch nicht mehr zur Verfügung und setzt die Lungendehnbarkeit (Compliance) herab.

Interstitielles Emphysem

Der Radiologe muss das interstitielle Emphysem erkennen, da es häufig Vorläufer eines Pneumothorax ist, und sein Nachweis Konsequenzen für die Beatmung haben kann.

Thorax a.-p./p.-a. (Abb. 4.19):
- kleine rundliche und lineare luftdichte Zonen, teils ohne Aufzweigung, teils mit bizarrem Verteilungsmuster. Die Veränderungen können asymmetrisch sein. Das ausgeprägte einseitige interstitielle Emphysem kann wie eine Raumforderung wirken und Herz und Mediastinum zur Gegenseite verdrängen,
- Transparenzvermehrung der betroffenen Lungenabschnitte.

Die Transparenzvermehrung kann eine Besserung der Ventilation vortäuschen. In Wahrheit besteht jedoch eine Verschlechterung der Beatmungssituation, da interstitielle Luft nicht am Gasaustausch teilnehmen kann.

Interstitielle Luft darf nicht mit einem Luftbronchogramm verwechselt werden. Das Luftbronchogramm wird zur Peripherie hin schmaler. Das interstitielle Emphysem hält sich nicht an dieses Verteilungsmuster: breitere und schmälere Luftbänder wechseln einander ab.

> Interstitielle Luft darf nicht mit einem Luftbronchogramm verwechselt werden.

Pneumothorax

Besonderheiten. Besonderheiten beim Pneumothorax im Kindesalter sind:

- Selbst bei normaler, also komplikationsloser Geburt tritt in etwa 1 % der Fälle ein Pneumothorax auf, der klinisch meist ohne Bedeutung ist.
- Ein bilateraler Pneumothorax (Abb. 4.20) mit oder ohne Pneumomediastinum kann bei Patien-

4 Thorax und Mediastinum

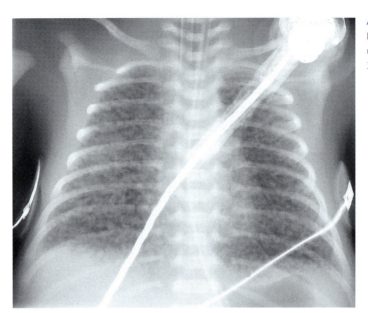

Abb. 4.19
Interstitielles Emphysem beidseits unter Beatmung. Neugeborenes der 33. SSW. Atemnotsyndrom.

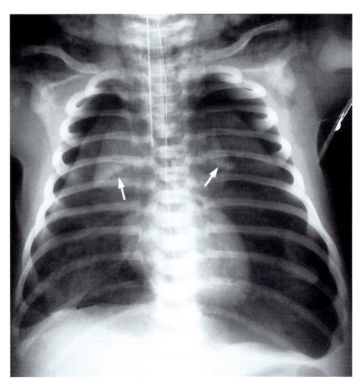

Abb. 4.20 **Pneumothorax, Pneumomediastinum** (abgehobener Thymus, ↑) **und Emphysem der Hals- und Thoraxweichteile**. Neugeborenes, 1. Lebenstag. Der Endotrachealtubus liegt zu tief.

ten mit Lungenhypoplasie auftreten, die durch schwere renale Fehlbildungen oder ein Oligohydramnion bedingt sein kann. Der bilaterale Pneumothorax erfordert deshalb eine sofortige Sonographie des Harntrakts, damit nicht Patienten mit beidseitiger Lungenhypoplasie und Nierenagenesie künstlich beatmet werden.
- Auch bei Neugeborenen mit Zwerchfellhernie kann prä- oder postoperativ ein ein- oder doppelseitiger Pneumothorax infolge Lungenhypoplasie auftreten.
- Am häufigsten ist ein Pneumothorax als Komplikation bei der maschinellen Beatmung zu beobachten (Barotrauma!).

Thorax a.-p./p.-a.:
- Vermehrte Strahlentransparenz eines Hemithorax. Sie kann in manchen Fällen das einzige Zei-

chen eines Pneumothorax sein. (DD: interstitielles Emphysem).
- Luftdichtes Band entlang des Mediastinums und des Herzens („medialer Pneumothorax"). Bei Aufnahmen im Liegen steigt die Luft auf und ist bei geringem Pneumothorax nur ventral nachweisbar (DD: Pneumomediastinum).
- Die Herzkontur erscheint schärfer als normal, da die Röntgenstrahlen parallel zur Grenzfläche zwischen reiner Luft und dem weichteildichten Herzen verlaufen: „sharp edge sign" (Abb. 4.21 a).
- Luftdichtes subpulmonales Band als Ausdruck eines basalen Pneumothorax (DD: Pneumomediastinum).
- Nur bei ausgeprägtem Pneumothorax bestehen:
  - Pneumothoraxspalt (Abb. 4.21 b),
  - vordere Herniation (Abb. 4.21 c),
  - Mediastinalverlagerung zur Gegenseite,
  - Inversion des Zwerchfells (Vorwölbung nach kaudal).
- Beim Atemnotsyndrom ist die Lunge relativ „starr" und kollabiert nur gering, insbesondere bei einem interstitiellen Emphysem.

Eine vermehrte Transparenz kann durch Rotation des Patienten, ein Pneumothoraxspalt durch Überlagerung der Skapula oder von Hautfalten vorgetäuscht werden.

Das Ausmaß des Pneumothorax wird oft unterschätzt und ist im Zweifelsfall durch eine zusätzliche Aufnahme mit horizontalem Strahlengang besser zu erfassen.

Sonographie:
- sehr echoreich,
- Kometenschweifartefakte fehlen,
- atemverschiebliche Pleura fehlt.

Pneumomediastinum

Ätiologie. Beim Neugeborenen entsteht die Luftansammlung im Mediastinum meist als Komplikation der postnatalen Reanimation oder der Beatmung.

Eine Ausbreitung der Luft in die Halsweichteile (Hautemphysem) und/oder entlang den Gefäßscheiden in den Peritonealraum (Pneumoperitoneum) ist möglich.

Thorax a.-p./p.-a.:
- Abhebung des Thymus durch die Luftansammlung zwischen Herzschatten und Thymus, der bei einseitigem Pneumomediastinum wie ein Spinna-

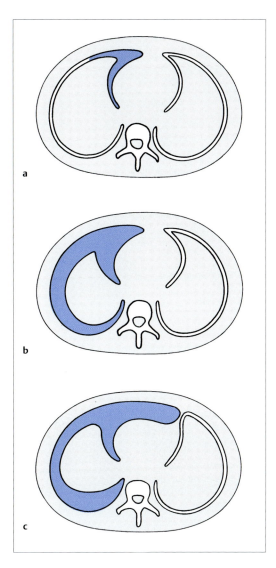

Abb. 4.21 a–c Pneumothorax. Röntgenveränderungen in Abhängigkeit vom Ausmaß.
a „Sharp edge sign".
b Pneumothoraxspalt.
c Vordere Herniation.

> Das Ausmaß des Pneumothorax wird oft unterschätzt und ist durch eine Aufnahme mit horizontalem Strahlengang besser zu erfassen.

kersegel und bei doppelseitigem Pneumomediastinum wie „Engelsflügel" aussieht (Abb. 4.20).
- Einseitiges oder beidseitiges luftdichtes Band entlang der Herzkontur und dem Mediastinum bis in die Weichteile des Halses und der Thoraxwand (subkutanes Emphysem; Abb. 4.20).
- Ausbreitung der Luft in das Abdomen: Pneumoperitoneum.
- Luftdichtes Band über dem Zwerchfell.

Eine Sonderform des Pneumomediastinums ist die Luftansammlung im Lig. pulmonale, das einer Pleuraduplikatur entspricht, die vom Hilus bis zum Zwerchfell reicht (Abb. 4.22).

Differenzialdiagnose. Die Unterscheidung zwischen Pneumomediastinum und medialem Pneumothorax ist wichtig, da ein Pneumothorax im Gegensatz zum

4 Thorax und Mediastinum

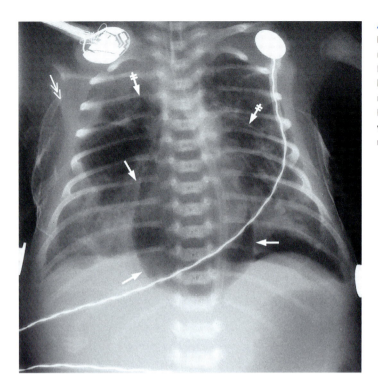

Abb. 4.22 **Luftansammlung im Lig. pulmonale** (→). Magensonde nach links verlagert. 8 Tage altes Neugeborenes. Sectio in der 32. SSW bei vorzeitigem Blasensprung. Pleuradrainagen beidseits (‡) wegen Pneumothorax. Fehlposition einer weiteren Pleuradrainage in der Thoraxwand rechts (↓).

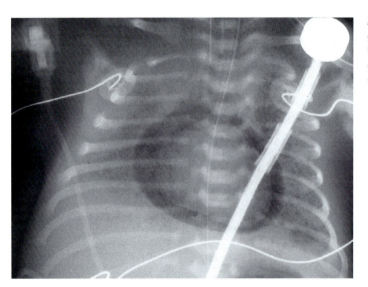

Abb. 4.23 **Pneumoperikard und geringe Zeichen eines interstitiellen Emphysems**. 2 Tage altes Neugeborenes der 31. SSW. Atemnotsyndrom, Beatmung.

Pneumomediastinum in der Regel therapiert werden muss.
- Beim Pneumomediastinum ist der Thymus durch Luft abgehoben (Abb. 4.**20**).
- Beim Pneumothorax verändert die Luft ihre Lokalisation bei Lagewechsel des Patienten. Bei ausgeprägtem Befund ist eine Mediastinalverlagerung möglich.

Pneumoperikard

Es ist eine sofortige Therapie wegen der Gefahr der Herztamponade erforderlich.

Thorax a.-p./p.-a.:
- Die gesamte Herzkontur ist von Luft umgeben (Abb. 4.**23**).
- Die äußere Begrenzung bildet die weichteildichte Linie des parietalen Perikards (im Gegensatz zum Pneumothorax und zum Pneumomediastinum).

Pneumoperitoneum

Ätiologie:
- Perforation im Magen-Darm-Trakt,
- bei maschineller Beatmung kann extraalveoläre Luft (Barotrauma) über das Interstitium und das Mediastinum in den Retroperitonealraum gelangen und nach Einreißen des Peritoneums ein Pneumoperitoneum verursachen,
- postoperativ.

Für den abdominalen Ursprung der Luft sprechen:
- Pneumatosis intestinalis,
- Aszites,
- fehlende extraalveoläre Luft in der Lunge.

Für den pulmonalen Ursprung sprechen:
- extraalveoläre Luft bei maschineller Beatmung,
- kein Aszites,
- keine intestinalen Symptome.

Thorax a.-p./p.-a. im Liegen. Luftdichte Transparenz über der Leber, in manchen Fällen mit Darstellung des weichteildichten Lig. falciforme („football sign": die Verdichtung entspricht der Naht des amerikanischen Footballs) (Abb. 4.24).

Thorax im Liegen mit horizontalem Strahlengang. Luftansammlung unterhalb der Bauchdecke.

Pleuraerguss

Sonographie:
- „crus sign": Interposition von Flüssigkeit zwischen Crura diaphragmatis und Wirbelsäule (Abb. 4.25),
- „bare area sign": Flüssigkeit hinter der Area nuda (Pars affixa) bei transhepatischer Darstellung,
- Septen, welche sich bei der Atmung bewegen,
- die Echogenität des Ergusses lässt Rückschlüsse auf dessen Beschaffenheit zu,
- einfacher Pleuraerguss: echofrei oder homogen echoarm, mit oder ohne Schwebeteilchen. Formveränderung durch Atmung oder Positionswechsel, Farbdopplersignale in der Flüssigkeit,
- komplizierter Pleuraerguss: septierte oder multilokuläre Flüssigkeitsansammlungen, dicke, bewegliche Fibrinfäden, irreguläre Grenzfläche zwischen Pleura und benachbarter Lunge, honigwabenartiges Erscheinungsbild,
- Fibrothorax: ausgesprochen dicke, echogene pleurale Schwarte,
- pleurale Metastasen: echoreiche Knötchen oft in ausgeprägter Flüssigkeitsansammlung.

Die ersten 3 Zeichen helfen bei der Differenzierung zwischen Pleuraerguss und Aszites.

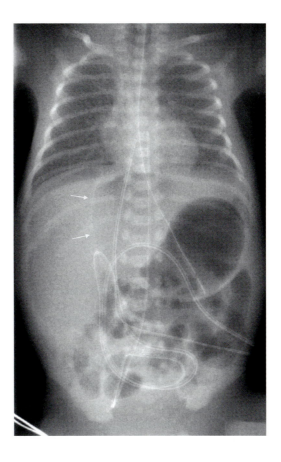

Abb. 4.24 **Football Sign.** Sterile Darmperforation. Frühgeborenes 24. SSW.

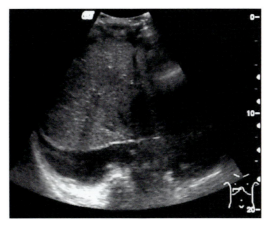

Abb. 4.25 **Crus Sign.** Flüssigkeit zwischen Crus diaphragmaticum und Wirbelsäule rechts im transversalen Schnitt durch die Leber.

Obere Luftwege

Besonderheiten im Kindesalter, Normvarianten, Artefakte

Mundhöhle, Pharynx, Larynx und *Trachea* sind radiologisch am besten durch die seitliche Aufnahme des Halses darzustellen. Die Luft wirkt als „negatives KM" und erlaubt so die Abgrenzung der Luftwege von Weichteilen und Knochen.

Epipharynx und Adenoide. Zwischen dem Luftband des Epipharynx und der Schädelbasis liegen die Adenoide (Syn.: Polypen, Rachenmandel). Sie sind nicht vor dem 3. Lebensmonat nachweisbar, d. h. im frühen Säuglingsalter grenzt die Pharynxwand an die Schädelbasis. Vom 6. Lebensmonat an sollten sie als weichteildichte Struktur zwischen Pharynx und Schädelbasis zu sehen sein.

Meso- und Hypopharynx. Zungengrund und Gaumenmandeln sind als weichteildichte Strukturen des Mesopharynx abzugrenzen. Der Hypopharynx wird nach kaudal durch die konkaven aryepiglottischen Falten begrenzt. Die Epiglottis liegt als kommaförmige, weichteildichte Struktur zwischen lufthaltigem Hypopharynx und Larynxbereich (Abb. 4.27 b).

Das weichteildichte Ohrläppchen kann den lufthaltigen Hypopharynx überlagern und eine Raumforderung vortäuschen.

Stimmbänder. Die Lage der Stimmbänder kann auf dem Sagittalbild des Halses bestimmt werden: Sie liegen an der schmalsten Stelle der Luftsäule in Höhe einer Linie, die horizontal durch die kaudale Berandung des Sinus piriformis beidseits verläuft. Der subglottische Bereich wird dem Larynx und nicht der Trachea zugeordnet.

Trachea. Die Trachea beginnt an der Unterkante des Ringknorpels. Bei ruhiger Atmung schwankt ihr Kaliber nur gering. Bei Exspiration kann es zu einer Verschmälerung des Kalibers um bis zu 50 % kommen.

Im frühen Kindesalter ist die Trachea vermehrt beweglich. In Exspiration und bei Beugung des Kopfs weichen die Trachea und damit auch der Hypopharynx nach ventral aus. Dadurch kann eine prävertebrale Raumforderung vorgetäuscht werden. Die seitliche Halsaufnahme sollte deshalb in *Inspiration und Reklination* des Kopfs durchgeführt werden. Nur dann ist der Abstand zwischen Rachenhinterwand und Vorderrand der Halswirbelkörper verwertbar. Beim Säugling und Kleinkind darf dieser Abstand bis in Höhe von C4 das 1,5fache, jenseits des Kleinkindesalters die Hälfte des sagittalen Durchmessers des benachbarten Wirbelkörpers nicht überschreiten.

Angeborene Fehlbildungen, entzündliche Erkrankungen

Die kleinen oralen Luftwege, der relativ kranial gelegene Larynx und die große Zunge prädisponieren das Neugeborene für Obstruktionen der oralen Luftwege. Mikrognathie (Pierre-Robin-Sequenz) und Makroglossie führen zur Luftwegsobstruktion, besonders in Rückenlage und beim Füttern.

Choanalatresie

Klinik:
- nasotracheale Sondierung nicht möglich,
- Besserung der Atemnot beim Schreien (Neugeborene sind obligatorische „Nasenatmer"),
- Trinkschwierigkeiten: der Schnuller verschließt den oralen, die Choanalatresie den nasalen Luftweg.

Die Atresie kann fibrös oder knöchern, unilateral oder bilateral sein. Die unilaterale Choanalatresie ist asymptomatisch und wird erst beim älteren Kind diagnostiziert.

Die Diagnose wird endoskopisch gestellt. Zur Beurteilung der Membranen und damit zur operativen Planung ist eine *MRT* durchzuführen, um Begleitfehlbildungen des Gehirns auszuschließen eine *Sonographie* des Schädels.

Epipharynx

Eine *Hyperplasie der Adenoide* führt zur Einengung des Epipharynx bis hin zur kompletten Obstruktion. Diese kann zu Hypoxie und im Extremfall zu pulmonaler Hypertension mit Kardiomegalie und Herzinsuffizienz führen. Alle Symptome bilden sich nach Normalisierung der Ventilation zurück.

Fehlende Adenoide beim älteren Säugling und Kleinkind können, sofern sie nicht operativ entfernt worden sind, ein Hinweis auf eine Störung des Immunsystems sein.

Mesopharynx

Hyperplastische Gaumenmandeln können das Luftband des Mesopharynx einengen bzw. obliterieren. Tumoren bzw. Zysten des Gaumens, der Tonsillen und des Zungengrundes sind sehr selten.

Pharyngeale Dyskoordination

Bei Hypertrophie oder fehlender Erschlaffung des M. cricopharyngeus und des proximalen Ösophagussphinkters kann es zum Reflux der Nahrung in den Epipharynx und die Nasenhöhle bzw. zum Übertritt der Nahrung in die Trachea kommen.

Die Störung kann durch Unreife bedingt sein und ist dann vorübergehend. Sie kann jedoch auch im Zusammenhang mit zerebralen oder neuromuskulären Störungen vorkommen und persistieren.

Hypopharynx

Retropharyngealer Abszess:
- spontan nur beim jungen Säugling,
- infolge penetrierender Verletzung bei Intubation oder Sondierung.

Seitliche Aufnahme des Halses. Verbreiterung des retropharyngealen Weichteilschattens mit Verlagerung des Luftbandes nach vorne. Luft innerhalb des Weichteilschattens ist typisch für die Diagnose (Abb. 4.26).

MRT. Präoperativ ist die MRT indiziert.

Differenzialdiagnose:
- Tumoren wie Neuroblastom oder zystisches Hygrom,
- Ödem und Entzündung, z.B. bei einem Trauma der HWS.

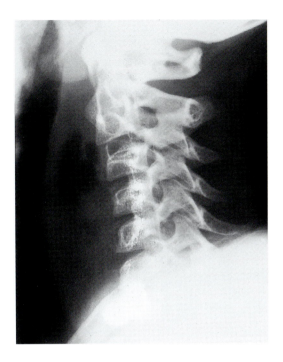

Abb. 4.26
Retropharyngealabszess. 6-jähriges Mädchen mit Leukämie und starken Nackenschmerzen. Luft im Retropharyngealraum.

Epiglottitis

Meist handelt es sich um eine Infektion durch Haemophilus influenzae. Prädilektionsalter: 3.–6. Lebensjahr.

Klinik:
- Fieber,
- Schluckbeschwerden,
- vermehrter Speichelfluss.

Seitliche Aufnahme des Halses (Abb. 4.27):
- Verbreiterung des Weichteilschattens der Epiglottis,
- die normalerweise konkaven aryepiglottischen Falten sind konvex.

Eine seitliche Halsaufnahme ist nur bei unklaren Fällen und zum Ausschluss eines Fremdkörpers erforderlich. Sie sollte in Intubationsbereitschaft möglichst schonend und im Sitzen durchgeführt werden.

Tracheomalazie

Klinik. Klinisches Leitsymptom ist ein exspiratorischer Stridor.

4 Thorax und Mediastinum

Abb. 4.27 a u. b   Epiglottitis.
Hals seitlich. 5 1/2-jähriges Mädchen.
a Weichteilschwellung der Epiglottis (↓).
b Normale Epiglottis (↓).

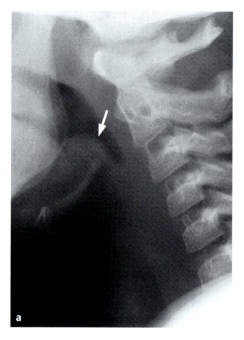
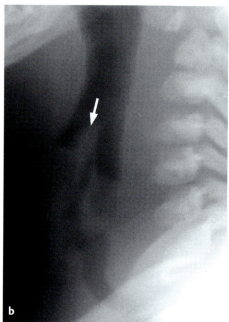

Fokale Tracheomalazie. Durch den Blindsack einer Ösophagusatresie oder durch vaskuläre Fehlbildungen.

Generalisierte Tracheomalazie. Die gesamte Trachea ist betroffen.

Diagnostik. Radiologisch zeigt sich bei Exspiration ein ausgeprägter Kollaps der Trachea. Da dieser auch bei normalen Individuen nachweisbar sein kann, ist die Röntgenuntersuchung wenig aussagekräftig. Generell wird die *Tracheoskopie* bevorzugt.

Trachealstenose

Primäre Stenose. Kongenitale Fehlbildung mit komplettem Knorpelring, häufig im Zusammenhang mit anderen Anomalien und vaskulären Ringbildungen.

Sekundäre Stenose. Extrem selten als Folge von Intubation oder Bronchoskopie. Entscheidend für die Entstehung einer Stenose sind Tubusgröße und Traumatisierung bei der Intubation. Normalerweise tritt keine Stenose auf, wenn die Intubation weniger als 48 Stunden dauerte.

Diagnostik: Tracheoskopie.

Stridor

Ätiologie. Häufigste Ursache eines Stridors beim jungen Säugling ist die *Laryngomalazie*, (sog. „weicher Kehlkopf"), die klinisch jedoch nicht bedeutsam ist. Klinisch bedeutsame, aber relativ seltene Ursachen eines Stridors sind die Tracheomalazie, die *Fremdkörperaspiration bzw. -ingestion*, *Gefäßfehlbildungen* und Raumforderungen.

Bildgebende Verfahren je nach Fragestellung:
- Laryngomalazie:
  klinisch inspiratorischer Stridor in Ruhe:
  – keine Röntgenuntersuchung erforderlich, die Diagnose wird klinisch oder laryngoskopisch gestellt.
- Tracheomalazie:
  klinisch exspiratorischer Stridor:
  – Tracheoskopie, gegebenenfalls CT oder MRT.
- Fremdkörper:
  klinisch in- und exspiratorischer Stridor bei Fremdkörper in der Trachea:
  – Thorax mit Halsregion in 2 Ebenen.
- Gefäßfehlbildungen:
  – Sonographie,
  – evtl. Ösophagographie,
  – präoperativ MRT.
- Raumforderungen:
  Larynxzyste, subglottisches Hämangiom (in 50% kutane Hämangiome), andere Lymph- bzw. Hämangiome, zervikales Teratom:
  – Sonographie,
  – präoperativ MRT.

Untere Luftwege

Normale Lungenentwicklung. Sie beginnt beim 26 Tage alten Embryo mit einer ventralen Ausstülpung aus dem Vorderdarm. Für die normale Entwicklung sind ein ausreichendes Maß an Amnionflüssigkeit und Exkursionen des Thorax erforderlich.

Die Ausbildung des Bronchialsystems ist mit der 16. Lebenswoche abgeschlossen. Die Ausbildung der Alveolen beginnt in der 20.– 24. Woche und dauert über die Geburt hinaus bis etwa zum 8. Lebensjahr an. Danach ist die Anzahl der Alveolen konstant, sie nehmen nur noch an Größe zu. Der Zeitpunkt einer Störung der Lungenentwicklung hat somit eine entscheidende Bedeutung für Art und Ausmaß der daraus resultierenden Fehlbildung.

Angeborene Fehlbildungen

Lungenagenesie, Lungenaplasie

Im Gegensatz zur Agenesie ist bei der Aplasie ein rudimentärer, blind endender Bronchus vorhanden. Vaskuläre und parenchymatöse Lungenstrukturen fehlen sowohl bei der Aplasie wie bei der Agenesie. In der Praxis werden beide Begriffe synonym verwendet. Klinisch erscheint der Thorax beim Neugeborenen bei Agenesie bzw. Aplasie selbst eines ganzen Lungenflügels relativ symmetrisch.

Thorax a.-p./p.-a.:
- Weichteildichter Hemithorax auf der Seite der Agenesie,
- Volumenverminderung und dadurch bedingte Verschmälerung der Interkostalräume, Zwerchfellhochstand, Verlagerung von Herz und Mediastinum zur kranken Seite, Herniation des überblähten kontralateralen Lungenflügels,
- die Abgrenzung zur totalen Atelektase eines Lungenflügels kann schwierig sein.

CT/CT-Angiographie oder MRT/MR-Angiographie: Zur Klärung der Diagnose.

Lungenhypoplasie

Die Struktur eines hypoplastischen Lungenflügels ist normal. Bronchien, Gefäße und Alveolen sind jedoch an Zahl und Größe vermindert.

Primäre Lungenhypoplasie

Sie kann als isolierte Fehlbildung oder als Teil eines komplexen Syndroms vorkommen. Die unkomplizierte Lungenhypoplasie ist meist asymptomatisch und wird oft nur als Zufallsbefund auf dem Thoraxbild entdeckt.

Thorax a.-p./p.-a.:
- Volumenverlust der betroffenen Seite mit Verlagerung von Herz und Mediastinum zur kranken Seite,
- die hypoplastische Lunge ist oft vermehrt transparent,
- evtl. zusätzliche vertebrale und kardiale Fehlbildungen.

Syndrome mit primärer Lungenhypoplasie

Scimitarsyndrom

- Lungenhypoplasie und vaskuläre Fehlbildung,
- klinisch werden die Patienten durch rezidivierende Infektionen oder aufgrund der zusätzlichen kardialen Fehlbildungen auffällig.

Thorax a.-p./p.-a.:
- rechter Lungenflügel hypoplastisch,
- charakteristische bogige Verdichtung rechts parakardial, die wie ein Türkensäbel (Scimitar) aussieht und der Lungenvene entspricht, die nach kaudal in die V. cava inferior mündet. Dieses Zeichen ist allerdings nur bei ca. $1/3$ der Patienten nachweisbar,
- Dextroposition des Herzens möglich.

Weiterführende Diagnostik: MRT, MR-Angiographie (S. 342).

Hufeisenlunge

Rezidivierende pulmonale Infektionen.
- Der rechte Lungenflügel ist hypoplastisch. Er ist über eine retrokardiale Parenchymbrücke mit dem normal entwickelten linken Lungenflügel verbunden,
- Abnorme arterielle und venöse Gefäßversorgung.

Weiterführende Diagnostik: CT.

Sekundäre Lungenhypoplasie

Für die Entstehung einer sekundären Lungenhypoplasie gibt es eine Reihe von Ursachen:
- Einengung des Thoraxinnenraums durch:
  - Zwerchfellhernie mit intrathorakaler Lage des Intestinums, auch bei Relaxatio diaphragmatica oder Zwerchfellparese,
  - intrathorakale oder intraabdominale Raumforderung,
  - große fetale Pleuraergüsse.
- Oligohydramnion infolge eines Verlusts von Amnionflüssigkeit oder fehlender Urinproduktion bei Potter-Sequenz oder schweren Nierenfehlbildungen anderer Genese,
- kurze Rippen bei Skelettdysplasien, die die Atemexkursionen behindern,
- schwere pulmonale Infektionen (mit der möglichen Folge eines Swyer-James-McLeod-Syndroms),
- Radiotherapie.

Neugeborene mit Lungenhypoplasie können postnatal, vor allem bei maschineller Beatmung, einen Pneumothorax entwickeln, der bei schwerer Lungenhypoplasie nicht zu therapieren ist (S. 154).

Zystische Fibrose (CF)

Syn.: Mukoviszidose

Ätiologie und Klinik. Häufigste angeborene Stoffwechselerkrankung in Europa, Inzidenz 1 : 2500. Autosomal rezessiv bedingter Gendefekt, der einen gestörten Transport von Chlorid verursacht. Die exokrinen Drüsen bilden einen wasserarmen, zähen und hochviskösen Schleim, der vor allem in der Lunge und im Pankreas zu einer fortschreitenden Gewebezerstörung führt. In der Lunge kommt es zur Obstruktion der Bronchiolen und zur Infektion (meist Staph. aureus, Haemophilus influenzae, Burholderi cepacia, Stenotrophomonas maltophilia und später bei fast allen Patienten Pseudomonas aeruginosa) mit Ausbildung von Bronchiektasen. Morbidität und Mortalität werden vor allem durch die Lungenbeteiligung bestimmt.

Thorax in 2 Ebenen. Die Veränderungen sind beim älteren Kind so charakteristisch, dass aufgrund der Thoraxaufnahme die Diagnose gestellt werden kann (Abb. 4.28).

Aufgrund der genetischen Heterogenität der Erkrankung ist die Manifestation der Erkrankung jedoch unterschiedlich und die Thoraxaufnahme kann über Jahre normal sein.

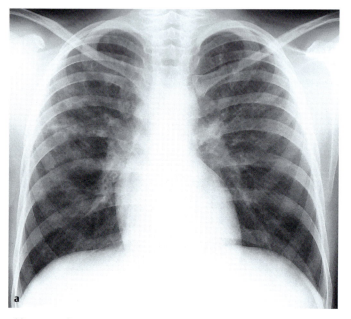
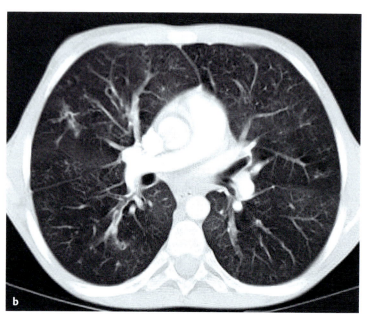

Abb. 4.28 a u. b Zystische Fibrose. 13-jähriger Junge.
a Thorax p.-a. Umschriebene und generalisierte Lungenüberblähung, Hilusvergrößerung beidseits, Bronchialwandverdickung, kleine Fleckschatten bis in die Lungenperipherie. Oberlappen stärker betroffen als die übrigen Lungenabschnitte.
b CT. Bronchiektasen deutlicher als in der konventionellen Aufnahme.

- Bei Neugeborenen ist die Lunge unauffällig. Ein Mekoniumileus kann Hinweis auf eine CF sein (S. 209).
- Vermehrtes Lungenvolumen infolge Überblähung: Sie ist charakteristisch für die Mukoviszidose und kann bei Säuglingen und Kleinkindern der einzige Hinweis auf die Erkrankung sein:
  - Abflachung des Zwerchfells,
  - vermehrte Konvexität der BWS und des Sternums, dadurch vergrößerter a.-p. Durchmesser,
  - die Überblähung ist im Seitenbild leichter zu diagnostizieren,
  - im Verlauf oft in Kombination mit Atelektasen.
- Hili vergrößert und verdichtet infolge vergrößerter Lymphknoten und einer sich entwickelnden pulmonalen Hypertonie.
- Lineare Verdichtungen durch peribronchiale Entzündung. Im Querschnitt sind diese Strukturen als Ringschatten zu sehen.
- Multiple rundliche, bis 0,5 cm große Fleckschatten als Ausdruck einer Bronchopneumonie oder gefüllter Bronchiektasen.
- Ringschatten, die leeren Bronchiolektasen entsprechen und die wieder zu Fleckschatten werden, wenn erneut Sekret das Lumen ausfüllt.
- Bandförmige Verdichtungen infolge von Bronchiektasen, die mit Sekret gefüllt sind.
- Großflächige Verschattungen als Ausdruck von Infiltrationen und Atelektasen im Rahmen von rezidivierenden Pneumonien.
- Bullae, auch subpleural.
- Partielle Pleuraverdichtungen.
- Die Oberlappen sind häufig stärker betroffen als die übrigen Lungenabschnitte.
- Im Endstadium der Erkrankung häufig interstitielles Emphysem.
- Das Vollbild, welches keine andere Differenzialdiagnose mehr zulässt, ist gekennzeichnet durch: ein ausgeprägtes Emphysem mit Vorwölbung des Sternums und zunehmender Kyphosierung der BWS, gefüllte und leere Bronchiektasen, Atelektasen, Infiltrate unterschiedlicher Größe und Emphysembullae, besonders in den oberen Lungensegmenten, verdichtete und vergrößerte Hili sowie Zeichen eines Cor pulmonale.

Der Thorax-Röntgen-Score nach Chrispin u. Norman (1974), Shwachman-Kulczycki und in den USA nach Brasfield erlaubt eine gute Korrelation mit den klinischen Symptomen. Diese Korrelation ist bei Kindern jedoch schlechter als bei Erwachsenen.

Röntgenaufnahme der Nasennebenhöhlen (für die Diagnose nicht erforderlich!). Homogene Verschattung der Nasennebenhöhlen durch den viskösen Schleim (nahezu obligatorisch). DD Kartagener-Syndrom: Sinusitis, Bronchiektasen, Situs inversus als Symptomkombination beim Zilien-Dyskinesie-Syndrom.

CT. Die CT, insbesondere die HR-CT, ist der konventionellen Thoraxaufnahme in Bezug auf die morphologische Darstellung eindeutig überlegen. Verdickte Luftwege können früher als mit konventionellen Röntgenaufnahmen erkannt werden. Schleimverhalt kann sich als knotige Struktur in den zentralen Lungenabschnitten oder als „tree in bud sign" in der Lungenperipherie darstellen. Auch in der CT kommen Scoresysteme wie das von Bhalla zum Einsatz.

Indikationen zur CT sind:
- Thorax-CT: Bei unklaren Komplikationen, z.B. therapieresistentem Fieber und persistierenden entzündlichen Lungenveränderungen zum Nachweis oder Ausschluss einer invasiven Aspergillose; außerdem vor Lungentransplantation,
- NNH-CT: präoperativ.

MRT. In der Routinediagnostik der zystischen Fibrose spielt die MRT noch keine Rolle. Sowohl entzündliche Veränderungen der Bronchialwände als auch Schleimpfropfen können gut erkannt werden. Ebenso ist die anatomische Zuordnung bei verbreiterten Hilusstrukturen hilfreich. Eine nichtinvasive Flussmessung hilärer Gefäße ist möglich, was die Diagnose einer pulmonalen Hypertonie erleichtern kann. Besonders interessant erscheinen – bislang noch experimentelle – Studien an Erwachsenen mit hyperpolarisiertem Helium, da sie zusätzlich einen funktionellen Ansatz aufweisen. Das inhalierte Helium zeigt in allen ventilierten Abschnitten ein sehr starkes Signal. Ventilationsausfälle bleiben dagegen signalarm.

Entzündliche Erkrankungen

Besonderheiten der kindlichen Lunge

Entzündungen der tiefen Luftwege führen im Säuglings- und frühen Kindesalter zu charakteristischen Veränderungen, die durch Überblähung und Atelektasen gekennzeichnet sind. Der Grund dafür liegt in den anatomischen und funktionellen Besonderheiten, durch die sich die kindliche Lunge von der des Erwachsenen unterscheidet:
- Die peripheren Luftwege sind absolut und relativ kleiner.
- Der Widerstand in den peripheren Luftwegen ist beim Kind 5-mal höher als beim Erwachsenen. Kleinere Bronchien und Bronchiolen neigen deshalb bei Druckunterschieden vermehrt zum Kollaps.
- Schleimproduktion und die Konsistenz des Schleims sind vermehrt.
- Die kollaterale Ventilation, die durch intraalveoläre Verbindungen (Kohn-Poren) und durch Verbindungen zwischen Alveolen und Bronchien (Lambert-Kanäle) erfolgt, ist noch nicht vollständig entwickelt. Die Lambert-Kanäle sind erst nach dem 8. Lebensjahr ausgebildet. Der Zeitpunkt des Auftretens der Kohn-Poren ist nicht genau bekannt.
- Die immunologische Abwehr ist noch nicht ausgereift.

Epidemiologie

Der Keimnachweis bei entzündlichen Lungenerkrankungen gelingt meist nicht. Blutkulturen sind nur in etwa 20–30% der Fälle positiv. In manchen Fällen helfen serologische Untersuchungen weiter (z. B. Mykoplasmen-Titer). Das Erregerspektrum ist altersabhängig und wird durch sozioökonomische, klimatische und jahreszeitliche Faktoren beeinflusst:
- Neonatalzeit:
  - meist bakterielle Infektionen: B-Streptokokken, Staphylokokken,
  - häufigstes Virus: Zytomegalie-Virus,
  - häufigster Pilz: Candida albicans.
- 2. Lebensmonat bis 5. Lebensjahr:
  - im 2. oder 3. Lebensmonat sollte immer an eine *Chlamydien-Infektion* gedacht werden, sonst sind in dieser Altersgruppe 95% der Infektionen viral bedingt,
  - häufigstes Virus: Respiratory-syncytial-Virus (RSV).
    Vor allem Patienten mit bronchopulmonaler Dysplasie haben ein erhöhtes Risiko für RSV-Infektionen. Bei Kindern nach dem 3. Lebensmonat kommt neben den bakteriellen Infektionen auch bereits die Mykoplasmeninfektion vor.
- Nach dem 5. Lebensjahr:
  - häufigster Keim: Mycoplasma pneumoniae,
  - häufigstes Virus: Influenza A,
  - häufigste Bakterien: Haemophilus influenzae, Streptococcus pneumoniae und pyogenes, Staph. aureus, Klebsiellen.

Bronchitis

Ätiologie. Bronchogene Infektion, vor allem durch Viren.

Thorax a.-p./p.-a.:
- generalisierte Überblähung der Lunge, irreguläre Belüftung und Atelektasen sind Ausdruck der Bronchusobstruktion,
- bilaterale, selten unilaterale Verdichtung und Verbreiterung des Hilus infolge Vergrößerung der Hiluslymphknoten und Reaktion des peribronchialen und perivaskulären Gewebes,
- Ringstrukturen, welche orthograd dargestellten Bronchien entsprechen. Der weichteildichte Ring ist durch Schleimhautschwellung, Verdickung der Bronchialwand und des peribronchialen Gewebes bedingt. Das Bronchuslumen ist eingeengt,
- parallele Verdichtungslinien und perihiläre radiäre Streifenzeichnung (Schienenphänomen, „tram lines"). Sie sind wie die Ringschatten Ausdruck der Bronchialwandverdickung. Im Unterschied zu den Gefäßstrukturen verlaufen die bronchialen Verdichtungen „gestreckt",
- unscharfe Berandung der Gefäße infolge perivaskulären Ödems.

Pneumonie, Bronchopneumonie

Virale Pneumonie. Radiologisch sind neben den bei der Bronchitis (s. o.) beschriebenen Röntgensymptomen vor allem interstitielle Verdichtungen nachweisbar. Peribronchiale und interstitielle Veränderung sind jedoch wegen ihrer unmittelbaren Nachbarschaft nur schwer zu unterscheiden und der Übergang zwischen Bronchitis und viraler Pneumonie ist fließend.

Bakterielle Pneumonie. Bei der Pneumonie ist der Infektionsmodus hämatogen, die Erkrankung betrifft den Alveolarraum. Die alveolären Verdichtungen können zu homogenen segmentalen bzw. lobären Verdichtungen konfluieren. Die Veränderungen bleiben jedoch auf den Lungenlappen beschränkt.

Bronchopneumonie. Bei der Bronchopneumonie erfolgt die Infektion bronchogen und geht per continuitatem auf den Alveolarraum über. Die Röntgenveränderungen entsprechen deshalb einer Kombination von peribronchialen und alveolären Veränderungen, wobei der Übergang zwischen Bronchitis und Bronchopneumonie fließend ist.
- Die Aufnahme muss korrekt belichtet sein, damit auch die Region „hinter" dem Herzen und „unterhalb" des Zwerchfells beurteilt werden kann.
- Das *Silhouettenzeichen* erlaubt auf dem üblicherweise nur in 1 Ebene durchgeführten Thoraxbild meist eine anatomische Zuordnung der Pneumonie.
- Basale Pneumonien führen bei Kindern häufig zu Bauchschmerzen, sodass die Pneumonie möglicherweise auf einer Abdomenübersichtsaufnahme diagnostiziert wird, welche die basalen Lungenabschnitte mit erfasst.
- Lobärpneumonien sind im Kindesalter relativ selten.

Die Aussage, ob eine virale oder bakterielle Infektion vorliegt, ist nur eingeschränkt möglich, da virale wie bakterielle Infektionen häufig die gleichen Röntgenveränderungen hervorrufen, nebeneinander vorkommen und ineinander übergehen können.

Viren und Chlamydien verursachen eher Entzündungen der Luftwege und des Interstitiums, Bakterien eher Entzündungen des Alveolarraums.

Chlamydienpneumonie

Erreger. Chlamydia trachomatis, Infektion beim Durchtritt durch den infizierten Geburtskanal.

Charakteristika. 2.–14. Lebenswoche, Diskrepanz zwischen relativ mildem klinischen und deutlichem radiologischen Befund.

Thorax a.-p./p.-a.:
- Überblähung,
- bilaterale interstitielle Verdichtungen.

Staphylokokkenpneumonie

Erreger. Staphylococcus aureus.

Charakteristika. Betrifft in 70% Säuglinge.

Thorax a.-p./p.-a.:
- Alveolarraumpneumonie mit fleckförmig-konfluierenden Verdichtungen,
- Pleuraerguss und Empyem in ca. 90% der Fälle,
- in ca. 40–60% Pneumatozelen (Abb. 4.29) durch Destruktion von Lungengewebe. Im Unterschied zum Abszess haben sie eine dünne Wand. Wie ein Abszess können sie einen Luft-/Flüssigkeitsspiegel aufweisen. Die Mehrzahl der Pneumatozelen verschwindet ohne chirurgische Therapie,
- Pneumothorax in ca. 10% als Folge der Ruptur einer Pneumatozele.

Pertussispneumonie

Erreger. Bordetella pertussis.

Charakteristika. Obwohl es sich um ein Bakterium handelt, entsprechen die Röntgenveränderungen eher denen einer Virusinfektion und sind – entgegen mancher Angaben in der Literatur – keineswegs pathognomonisch für eine Pertussisinfektion.

Thorax a.-p./p.-a.:
- Überblähung,
- bilaterale „strähnige" hilobasale Lungenzeichnung mit teilweiser Auslöschung der Herzkontur,
- gegebenenfalls Verschattung des medialen Mittellappensegments.

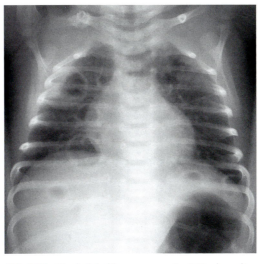

Abb. 4.29 Staphylokokkenpneumonie. 3 Wochen altes Mädchen. Pneumatozelen beidseits (charakteristisch).

> Viren und Chlamydien verursachen eher Entzündungen der Luftwege und des Interstitiums, Bakterien eher Entzündungen des Alveolarraums.

Masernpneumonie

Thorax a.-p./p.-a.:
- Hilusvergrößerung beidseits,
- retikuläre Verdichtungen,
- die Pneumonie bei Masern entspricht einer Alveolarraumpneumonie.

Atypische Masern

Kinder, die eine Impfung mit Maserntotimpfstoff oder abgeschwächtem Masernlebendimpfstoff erhalten haben, können bei Exposition mit natürlichem Masernvirus noch 2–18 Jahre nach der Impfung atypische Masern entwickeln. Die Diagnose kann durch den Anstieg der Masern-KBR gesichert werden.

Thorax a.-p./p.-a.:
- ein- oder beidseitige Hilusvergrößerung,
- ein- oder beidseitige segmentale oder lobäre Pneumonie,
- in der Folge können *Rundherde* auftreten, die Verkalkungen aufweisen und über Monate bestehen bleiben können.

Varizellenpneumonie

Normaler Immunstatus

Bei Kindern mit normalem Immunstatus ist die Pneumonie bei Varizellen eine seltene Komplikation.

Thorax a.-p./p.-a.:
- Hilusvergrößerung beidseits,
- retikuläre Verdichtungen.

Gestörter Immunstatus

Bei Patienten mit gestörtem Immunsystem bilden Varizellen nach der Pneumocystis-carinii-Infektion die zweithäufigste Infektion.

Thorax a.-p./p.-a.:
- initial uncharakteristisches Bild von fleckig konfluierenden Verdichtungen, wobei die Veränderungen in den perihilären und basalen Lungenabschnitten überwiegen,
- residual können nach Varizellen-Pneumonien fokale stippchenförmige Verkalkungen nachweisbar sein.

Mykoplasmenpneumonie

Erreger. Mycoplasma pneumoniae.

Charakteristika. Selten vor dem 3. Lebensjahr, jedoch häufigster Keim einer Pneumonie bei Kindern über 5 Jahren. Beweisend für eine Mykoplasmenpneumonie ist der Anstieg der KBR.

Thorax a.-p./p.-a.:
- häufig Vergrößerung der hilären Lymphknoten,
- im Frühstadium retikuläres Muster (interstitielle Entzündung),
- Übergang in fleckige Verdichtungen (Alveolarraumpneumonie) oder milchglasartige Trübung (Abb. 4.**30**),
- bilaterale Veränderungen in ca. 30% der Fälle,
- kleiner Pleuraerguss möglich,
- die Röntgenveränderungen bilden sich nur langsam zurück.

Pneumonie durch Pneumocystis carinii

Häufigster opportunistischer Keim (S. 170). Die definitive Diagnose ist nur durch die Isolierung des Keims im Sputum oder Lungengewebe möglich.

Thorax a.-p./p.-a. (Abb. 4.**31**):
- unspezifische Veränderungen einer viralen Infektion ohne Vergrößerung der hilären Lymphknoten,
- parahiläre interstitielle Verdichtungen,
- Übergang in alveoläre bzw. noduläre Verschattungen,
- Überblähung der Lunge.

Komplikationen. Interstitielles Emphysem, Pneumothorax, Pneumomediastinum, selten Pleuraerguss.

Pneumonie durch Zytomegalievirus

Neben Neugeborenen sind vor allem Patienten mit AIDS oder anderen Erkrankungen des Immunsystems betroffen.

Thorax a.-p./p.-a. Die Röntgenveränderungen entsprechen denen der Pneumocystis-carinii-Infektion.

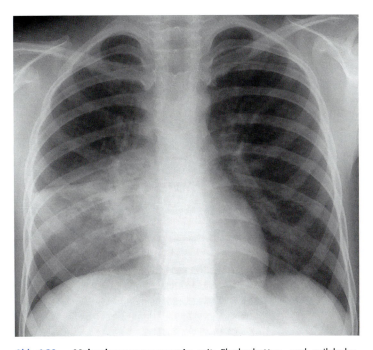

Abb. 4.30 **Mykoplasmenpneumonie** mit Fleckschatten und milchglasartiger Trübung des Mittellappens. Hilusvergrößerung rechts. 10-jähriger Junge.

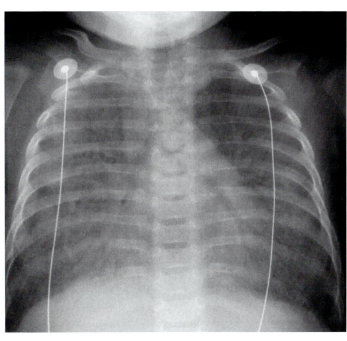

Abb. 4.31 **Thorax a.-p. auf Intensivstation bei gesicherter PcP.** Grunderkrankung unklar. 5 Monate alter Säugling.

Pilzpneumonien

Pilzpneumonien treten fast ausschließlich bei immunsupprimierten Patienten auf. Die radiologische Diagnostik ist schwierig, da Mischinfektionen von 2 und mehr Keimen vorliegen können. Am häufigsten ist eine Kombination von Bakterien, Zytomegalievirus und Candida albicans. Der sichere Nachweis einer Pilzinfektion gelingt nur durch die Biopsie.

Pneumonie durch Candida albicans

Thorax a.-p./p.-a.:
- häufig normal, da die Herde nur eine Größe von 4 mm erreichen und somit nur mit der CT nachweisbar sind,
- bei ausgedehnten Infektionen Alveolarraumpneumonie.

CT:
- milchglasartige Trübung,
- mosaikartiges Muster, bilateral, asymmetrisch, fleckig,

Pneumonie durch Aspergillus fumigatus oder Mucor (Phykomyzeten)

Thorax a.-p./p.-a.:
- Veränderungen sehr variabel,
- halbmondförmige Luftsichel innerhalb einer tumorförmigen Verschattung („air crescent sign"),
- keilförmiger Lungeninfarkt infolge von Gefäßverschlüssen durch die Pilze.

CT: selten erforderlich,
Charakteristische Läsion in Form eines „Bullauges" („bull eye sign") und einer Schießscheibe („target sign").

Rundherd-Pneumonie

Erreger. Fast immer Bakterien, meist Pneumokokken.

Thorax a.-p./p.-a. (Abb. 4.32):
- runde bis ovaläre, meist scharf berandete Verschattungen, die wie eine Raumforderung aussehen,
- rasche Rückbildung unter Antibiotika-Therapie.

Differenzialdiagnose:
- intrathorakale Raumforderung,
- atypische Masern.

Pneumonie bei Herzfehlern

Pulmonal bedingte Veränderungen sind bei Vitien mit vermehrtem Lungendurchfluss von kardial bedingten Veränderungen oft nur schwer zu unterscheiden. Hilfreich ist der Vergleich mit Voraufnahmen:

- Ausgedehnte, flächige Verschattungen sprechen für eine Infektion.
- Eine retrokardiale Verschattung bei Kardiomegalie spricht eher für eine Atelektase des linken Unterlappens infolge einer Bronchusobstruktion durch einen großen linken Vorhof als für eine Pneumonie.
- Die Befundbesserung nach Therapie der Herzinsuffizienz weist auf eine kardiale Ursache, die Befundbesserung nach Antibiotikagabe auf eine pulmonale Ursache der Veränderungen hin.

Persistierende und rezidivierende Entzündungen

Betrifft die rezidivierende Pneumonie jeweils die gleiche Region, so besteht der Verdacht auf eine nicht erkannte Fremdkörperaspiration oder eine anatomische Fehlbildung:

- rezidivierende Aspiration durch gastroösophagealen Reflux, ösophagotracheale Fistel (H-Fistel; S. 198) oder zentralnervöse Störung; beim Säugling erfolgt die Aspiration wegen seiner überwiegend liegenden Position bevorzugt in den rechten Oberlappen,
- Fremdkörperaspiration,
- anatomische Fehlbildung, z. B. Sequestration.

Tuberkulose

Zunahme der Erkrankungszahl in den Industrieländern. Zur Risikogruppe zählen Patienten mit primärer oder sekundärer Störung des Immunsystems.

Pathogenese. Infektion durch Mycobacterium tuberculosis, selten Mycobacterium bovis oder atypische Mykobakterien. Ausbildung eines lokalen Entzündungsherdes (*Primärherd*) und lymphogene Ausbreitung in die regionalen Lymphknoten. Primärherd, Lymphangiitis und die regionale Lymphadenitis bilden den Primärkomplex. Die Ausbildung von *Primärkomplex* und Tuberkulinallergie beansprucht

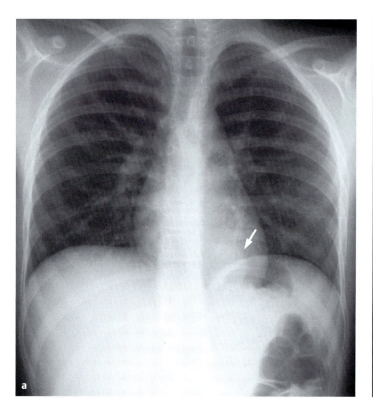
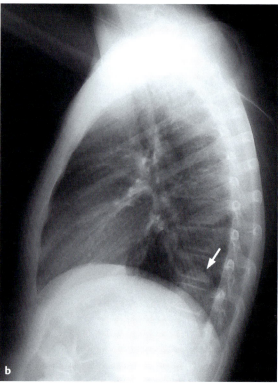

Abb. 4.32 a u. b **Rundherd-Pneumonie** (Pneumokokken). 15-jähriger Junge. Runde, scharf berandete Verschattung im posterobasalen Unterlappensegment links (↓). **a** sagittal, **b** lateral. Nach 1 Woche antibiotischer Therapie vollständige Rückbildung.

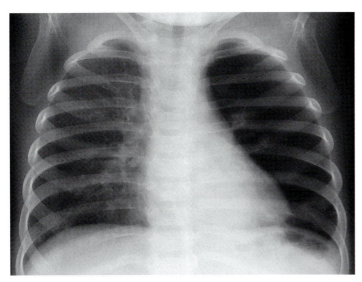

Abb. 4.33 **Tuberkulose.** 12 Monate alter Junge. Klinisch Verdacht auf Pneumonie, Tuberkulintest positiv. Die „einseitig helle Lunge" links (Ventilmechanismus) ist in Kombination mit dem positiven Tuberkulintest charakteristisch für eine Tuberkulose dieses Lebensalters.

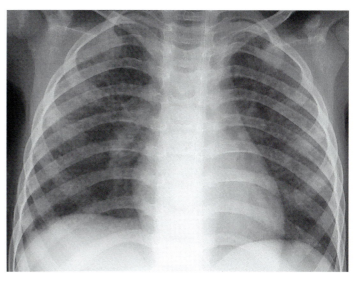

Abb. 4.34 **Miliartuberkulose.** 2-jähriges Mädchen mit tuberkulöser Meningoenzephalitis.

etwa 2–10 Wochen, sodass der Tuberkulintest erst dann positiv wird.

Eine hämatogene Aussaat ist möglich in:
- Lunge (Miliartuberkulose),
- Meningen,
- Nieren,
- Skelett,
- Plazenta (kongenitale Tuberkulose).

Als *postprimäre Lungentuberkulose* bezeichnet man die Reaktivierung von Herden, die zum Zeitpunkt der Primärinfektion hämatogen entstanden sind. Sie kann nach einer jahrelangen Latenzzeit auftreten und ist normalerweise eine Erkrankung des älteren Jugendlichen bzw. des Erwachsenen.

Mehr als 90% der Infektionen verlaufen ohne klinische oder sichere röntgenologische Veränderungen. Bei Verdacht auf Tuberkulose wird eine zusätzliche Seitenaufnahme empfohlen, da hier hiläre Lymphknotenvergrößerungen besser erkannt werden können.

Thorax a.-p./p.-a.:
- Leitsymptom der primären Lungentuberkulose im Kindesalter: hiläre bzw. paratracheale *Lymphknotenvergrößerung*, typischerweise einseitig. Kann bei Patienten unter 3 Jahren der einzige Röntgenbefund sein.
- Atelektase oder Überblähung eines Lungenabschnitts bzw. des gesamten Lungenflügels infolge Kompression der Bronchien durch die vergrößerten Lymphknoten (Abb. 4.33), charakteristisch für die Tuberkulose des frühen Kindesalters.
- Segmentale oder lobäre Erkrankung des Lungenparenchyms mit fleckförmig-konfluierenden alveolären Verdichtungen und Atelektasen mit Volumenverlust.
- Die Einlagerung von *Kalk* in den Primärherd ist erst nach dem 6. Monat zu erwarten.
- *Pleuraerguss*: In etwa 10% der Fälle im frühen Kindesalter, somit deutlich seltener als bei Jugendlichen und Erwachsenen. Bei älteren Kindern und Jugendlichen ist ein Pleuraerguss so lange verdächtig auf eine Tuberkulose, bis diese ausgeschlossen ist. Bei adäquater Therapie bildet sich der Erguss rasch zurück.
- *Miliartuberkulose* (Abb. 4.34): Da die miliaren Knötchen erst bis zu 6 Wochen nach der hämatogenen Aussaat zu sehen sind, kann in diesem frühen Stadium – trotz schwerer Erkrankung – das Röntgenbild normal und der Tbc-Test negativ sein. Die miliaren Knötchen sind im CT früher nachweisbar als durch die konventionelle Röntgendiagnostik. Sie sind jedoch nicht pathognomonisch für eine Miliartuberkulose.

Die Kombination von alveolären Verdichtungen mit einseitig vergrößerten Hiluslymphknoten und Pleuraerguss bei „mäßig krankem Kind" ist verdächtig auf eine Tuberkulose.

Die Rückbildung eines tuberkuloseverdächtigen Befundes in weniger als 3–6 Wochen spricht gegen eine Tuberkulose.

▸ Einseitige Hilusvergrößerung bei Kindern unter 3 Jahren ist tuberkuloseverdächtig.

▸ Die Rückbildung eines tuberkuloseverdächtigen Befundes in weniger als 3–6 Wochen spricht gegen eine Tuberkulose.

CT. Methode der Wahl in ungewöhnlichen und komplizierten Fällen, z. B. bei Patienten mit Tbc-Exposition, positivem Hauttest und normalem Thorax.

MRT. Zum Ausschluss einer Aussaat in die Meningen, falls klinisch indiziert.

AIDS

Etwa 20% der Kinder von Müttern mit AIDS erkranken ebenfalls. Der Grund ist bislang unklar.

AIDS steht als Todesursache bei Kindern zwischen 1 und 4 Jahren an 6., zwischen 5 und 14 Jahren an 7. Stelle. Die Lunge ist das am häufigsten betroffene Organ (> 50%). Lungeninfektionen sind die häufigste Todesursache.

Häufige Infektionen. Häufige Infektionen bei Kindern mit HIV sind:
- Pneumocystis-carinii-Pneumonie (PcP; S. 166):
    - häufigster opportunistischer Keim,
    - ca. 50% der Kinder mit AIDS erkranken an PcP,
    - klinische Symptome sind Tachypnoe, Dyspnoe, Husten und Fieber,
    - Nachweis durch Bronchiallavage.
- „lymphocytic interstitial pneumonitis" (LIP) oder „pulmonary lymphoid hyperplasia" (PLH):
    - ca. 40% der Kinder, welche perinatal mit HIV infiziert werden, weisen diese Erkrankung auf,
    - oft sind LIP und PLH die Erstmanifestation von AIDS,
    - Diagnose durch Lungenbiopsie.
    - **Thorax a.-p./p.-a.:**
        - bilaterale retikuläre oder retikulonoduläre Verdichtungen basal oder in der Peripherie (DD: Miliartuberkulose),
        - homogene Verdichtungen, bedingt durch Atelektasen oder Alveolen, welche mit Lymphozyten oder Plasmazellen gefüllt sind,
        - Bronchiektasen,
        - hiläre und mediastinale Lymphknoten (im Gegensatz zur PcP).
    - Die Einteilung LIP positiv/PcP negativ und umgekehrt ist für die Prognose von Bedeutung. So wird zwar bei Patienten mit PcP die Diagnose früher gestellt, die Prognose ist aber schlechter, der Tod tritt meist schon im Säuglingsalter ein. Bei Patienten mit LIP dagegen wird die Diagnose später gestellt. Sie haben eine relativ gute Prognose und leben länger. Der früher getroffenen Aussage, dass ihre Prognose schlechter wird, wenn LIP „verschwindet" und PcP „kommt", widersprechen neuere Publikationen.
    - Die Häufigkeit der PcP nimmt mit zunehmendem Alter ab, die der LIP zu.
- Bakterielle Pneumonien: v. a. durch Streptococcus pneumoniae und Haemophilus influenzae,
- Mycobacterium tuberculosis: Die Inzidenz einer Infektion mit Mykobakterien nimmt zu. Die Erkrankung entspricht im Gegensatz zu erwachsenen Patienten meist einer Primärinfektion. Die radiologischen Veränderungen entsprechen den Veränderungen bei Tuberkulose ohne AIDS (S. 168). Im Spätstadium finden sich diffuse, bilaterale grobe retikulonoduläre Veränderungen (DD: Pilzerkrankungen).
- Pilzinfektionen:
    - Candida, Cryptococcus neoformans (wichtigste Pilzinfektion bei AIDS), und Aspergillus fumigatus (besonders im Endstadium der Erkrankung),
    - v. a. Unterlappen betroffen.
    - **Thorax a.-p./p.-a.:**
        - hiläre und mediastinale Lymphknotenvergrößerungen,
        - diffuse noduläre und interstitielle Infiltrate,
        - nodulare Veränderungen weisen z. T. Einschmelzungen mit Höhlenbildung auf.
- Virusinfektionen: Die häufigsten Viren sind das Varizellen-, das Zytomegalie- und das Herpessimplex-Virus, welches im fortgeschrittenen Stadium als nekrotisierende Tracheobronchitis in Erscheinung treten kann.

Maligne Erkrankungen. Häufigstes thorakales Malignom bei AIDS-kranken Kindern ist das B-Zell-Lymphom. Leiomyome, Leiomyosarkome und Rhabdomyosarkome der Luftwege nehmen zu.

Thorax a.-p./p.-a.: Pleuraerguss, retikulonoduläres Muster, alveoläre Verschattungen, hiläre oder mediastinale Lymphknoten, die einschmelzen können.

Fremdkörperaspiration

Fremdkörper der oberen Luftwege

Radiologisches Vorgehen
- Thorax a.-p./p.-a. einschließlich der Halsregion, die überlagerungsfrei dargestellt sein muss.
- Bei fehlendem Nachweis eines Fremdkörpers auf der a.-p./p.-a. Aufnahme wird eine seitliche Aufnahme des Halses und ggf. des Thorax angefertigt.
- Zur Klärung, ob der verschluckte Fremdkörper röntgendicht ist, kann ein evtl. mitgebrachter gleicher Fremdkörper vor der Röntgenuntersuchung des Patienten geröntgt werden.

Beachte:
- Fremdkörper der Nasenhöhle werden meist zufällig oder bei der Diagnostik eines chronisch eitrigen Schnupfens entdeckt.
- Durch Überlagerung mit den Strukturen der Wirbelsäule sind auf der sagittalen Aufnahme weichteildichte Fremdkörper oft schwer abgrenzbar und können leicht übersehen werden.
- Indirektes Röntgenzeichen: Unterbrechung des Luftbandes der Trachea auf der a.-p./p.-a. Aufnahme („leeres Segment").
- Die Seitenaufnahme zeigt den Fremdkörper überlagerungsfrei; er ist vor allem dann leicht zu entdecken, wenn er innerhalb luftdichter Strukturen wie Pharynx oder Trachea liegt.
- Der Nachweis von Glas gelingt nur, wenn dieses Blei enthält. Die seitliche Aufnahme kann hier besonders hilfreich sein.
- Aluminium ist aufgrund der geringen Ordnungszahl von 13 nicht röntgendicht.
- Bei nicht röntgendichten Fremdkörpern kann die Thoraxaufnahme normal sein.
- Mediastinalemphysem tritt bei Perforation der Trachea oder des Ösophagus auf.
- Fremdkörper des Ösophagus können bei Obstruktion oder Perforation infolge ödematöser Schwellung zu einer Einengung der Trachea und zu Atemstörungen führen.
- Bei einem Fremdkörper in der Trachea kommt es in Inspiration zu einer Verbreiterung des Herzens und des Mediastinums im Gegensatz zur physiologischen Verbreiterung bei Exspiration. Dies erklärt sich durch einen inspiratorisch abnehmenden intrathorakalen Druck mit konsekutiv verbessertem venösen Rückfluss zum Herzen.

Fremdkörper der unteren Luftwege

Nur etwa 10% der Fremdkörper sind röntgendicht, sodass überwiegend indirekte Zeichen auf die Aspiration hinweisen:
- Ventilstenose (am häufigsten),
- Atelektase,
- fehlende Rückbildung einer Pneumonie oder rezidivierende Pneumonien an der gleichen Stelle.

Das Prädilektionsalter liegt zwischen dem 5. Lebensmonat und dem 3. Lebensjahr.

Bei sicherer Anamnese einer Fremdkörperaspiration und unauffälligem Thoraxbefund ist die *Bronchoskopie* zur Diagnose und Therapie die Methode der Wahl. Bei fehlender Anamnese wird die Diagnose oft nicht erkannt und erfolgt erst mit deutlicher Zeitverzögerung.

Die *Körperposition* im Moment der Aspiration ist für die Lokalisation der Veränderungen von Bedeutung. Bei aufrechter Position ist v. a. der rechte Unterlappenbronchus betroffen. In liegender Position findet sich der Fremdkörper meist im rechten Oberlappenbronchus.

Beim *Bronchoventilmechanismus* ist die physiologische Verengung während der Exspiration zum einen bedingt durch die Kontraktion der glatten Muskulatur – vom Parasympathikus gesteuert –, zum anderen durch die Übertragung der intrapulmonalen Druckverhältnisse: die Luft, die während der Inspiration noch am Fremdkörper vorbei in die Alveolen gelangt, kann in Exspiration nicht mehr entweichen.

Radiologisches Vorgehen

Thorax a.-p./p.-a. in In- und Exspiration:
- Die Aufnahme in Inspiration kann völlig unauffällig sein. Bei Verdacht auf Fremdkörperaspiration ist eine zusätzliche Aufnahme in Exspiration unverzichtbar, da sich ein Bronchoventilmechanismus oft erst im Vergleich von In- und Exspirationsaufnahme nachweisen lässt.
- Fremdkörper im Hauptbronchus: Die betroffene Seite zeigt eine vermehrte Transparenz (Überblähung, air trapping) und ein abgeflachtes, evtl. tiefer stehendes Zwerchfell (Abb. 4.35).
- Bei einem Fremdkörper in einem Bronchus der 2. oder 3. Ordnung zeigt die betroffene Seite nur eine partielle Transparenzvermehrung, das Zwerchfell ist allenfalls abgeflacht. Die *Exspirationsaufnahme* zeigt wegen des geringeren Lun-

4 Thorax und Mediastinum

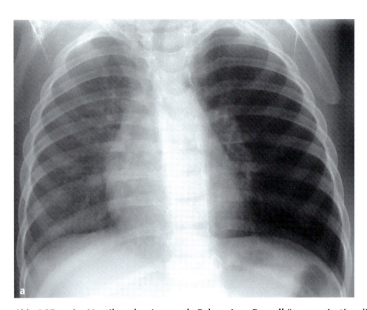
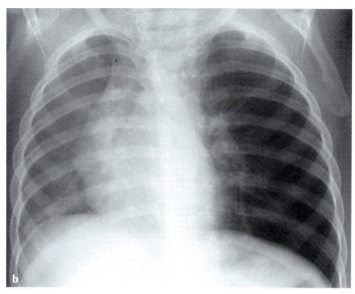

Abb. 4.35 a u. b **Ventilmechanismus als Folge einer Fremdkörperaspiration (Erdnuss) in den linken Hauptbronchus.** 22 Monate alter Junge.
a Thorax in Inspiration. Überblähung des linken Lungenflügels.
b Thorax in Exspiration. Deutlichere Überblähung des linken Lungenflügels, Mediastinalwandern zur gesunden Seite.

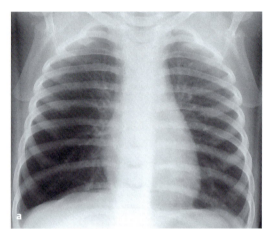
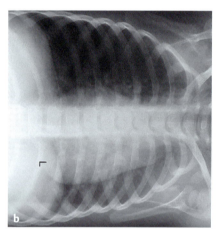
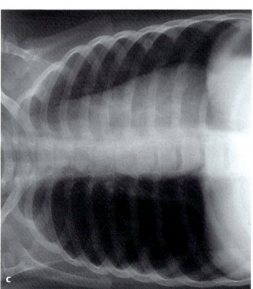

Abb. 4.36 a – c **Ventilmechanismus infolge Fremdkörperaspiration (Erdnuss) in den rechten Hauptbronchus.** 18 Monate alter Junge.
a Thorax a.-p. Transparenzvermehrung rechter Lungenflügel.
b Thorax in Linksseitenlage. Transparenzminderung des linken Lungenflügels.
c Thorax in Rechtsseitenlage. Der rechte Lungenflügel bleibt als Ausdruck des Ventilmechanismus vermehrt transparent.

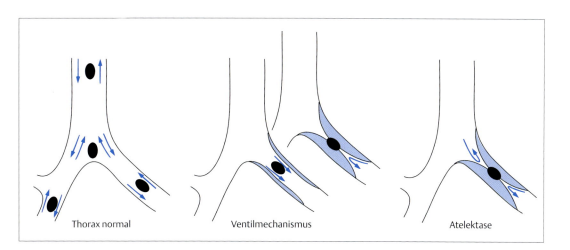

Abb. 4.37 Folgen einer Fremdkörperaspiration in Abhängigkeit von der Lokalisation und der Größe des Fremdkörpers.

genvolumens der gesunden Seite bei Exspiration die Veränderungen deutlicher, insbesondere eine geringe Mediastinalverlagerung zur gesunden Seite (Mediastinalwandern). Nur wenn eine Exspirationsaufnahme nicht möglich ist, können als Ersatz je eine Aufnahme in Rechts- bzw. Links-Seitenlage mit horizontalem Strahlengang (Dekubitus-Aufnahmen) durchgeführt werden. Der jeweils unten gelegene Lungenflügel ist normalerweise auf diesen Aufnahmen infolge der Schwerkraft in „Exspiration", d. h. vermindert transparent. Beim Ventilmechanismus kann die Luft nicht entweichen und der betroffene, unten gelegene Lungenflügel behält im Seitenvergleich eine vermehrte Transparenz (Abb. 4.36).
- Ist die Diagnose trotz der Aufnahmen noch unklar, so ist zum Nachweis oder Ausschluss eines Mediastinalwanderns die *Durchleuchtungsuntersuchung* erforderlich.

Beachte:
- Beim obstruktivem Emphysem (Überblähung eines Lungenflügels) kann bei Inspiration die Luft in den Lungenflügel gelangen, während bei Exspiration der Fremdkörper den Bronchus blockiert. Das Mediastinum wandert somit bei Exspiration zur gesunden Seite.
- Bei der obstruktiven Atelektase kann die Luft infolge des obstruierten Bronchus nicht in den betroffenen Lungenflügel gelangen. Das Mediastinum wandert somit bei Inspiration zur kranken Seite.

- Liegt der Fremdkörper an der Bifurkation oder sind Fremdkörper auf beiden Seiten vorhanden, so tritt kein Mediastinalwandern auf (Abb. 4.37).

CT. Die CT ist die empfindlichste diagnostische Methode zum Nachweis eines Fremdkörpers. Bei Verwendung von dünnen Schichten kann der Fremdkörper fast immer direkt dargestellt werden. Die CT wird jedoch nur äußerst selten eingesetzt, da die *Bronchoskopie* wegen der gleichzeitigen therapeutischen Möglichkeiten bevorzugt wird.

Fehlermöglichkeiten:
- Ein Fremdkörper kann so klein sein, dass er weder in In- noch in Exspiration eine Obstruktion verursacht. Somit ist auch bei normalem Röntgenbefund eine Bronchoskopie erforderlich, sofern Anamnese, klinischer Befund oder Verlauf auf eine Fremdkörperaspiration hinweisen.
- Wenn ein Fremdkörpers an der Bifurkation liegt oder bei bilateraler Aspiration kann die Transparenz der Lungenflügel seitengleich sein.
- „Wandernde" Fremdkörper verursachen wechselnde radiologische Befunde.
- Bei Rotation des Patienten ist der Lungenflügel auf der Seite der Drehrichtung transparenter und kann so einen Ventilmechanismus vortäuschen (S. 137). Das Zwerchfell ist in diesem Fall jedoch nicht abgeflacht. Orthograde Aufnahme erforderlich!

Ertrinken

Ausmaß und Schweregrad hängen mehr von der Menge als von der Art des aspirierten Wassers ab.

Thorax a.-p./p.-a.:
- kann trotz schwerer klinischer Symptome normal sein,
- Zeichen eines Lungenödems, aber normal großes Herz.

Kohlenwasserstoffpneumonitis

Bei Aspiration von Möbelpolitur, Benzin oder Petroleum (Lampenöl) kommt es innerhalb von 6–12 Stunden zu einer chemischen Pneumonitis.

Thorax a.-p./p.-a.:
- innerhalb der ersten 6 Stunden ist die Thoraxaufnahme in der Regel normal. Bleibt sie über 24 Stunden nach Aspiration noch normal, so ist keine relevante Aspiration erfolgt,
- konfluierende, fleckig-noduläre Verdichtungen in den mittleren und kaudalen Lungenabschnitten,
- als Spätfolgen können Pneumatozelen und Überblähung auftreten.

Die Röntgenveränderungen bilden sich nur relativ langsam innerhalb von Wochen bis Monaten zurück.

Herz und große Gefäße

Auch wenn die Thoraxaufnahme seit Einführung der Echokardiographie in der Diagnostik der angeborenen Herzfehler an Bedeutung eingebüßt hat, gibt sie wertvolle Hinweise auf ein kongenitales Vitium. Dabei sind Aussagen über die Herzgröße und die Lungengefäßzeichnung von besonderer Bedeutung.

Herzgröße

Die Bestimmung der Herzgröße ist bis zu einem gewissen Maß subjektiv, da die Messung der Herzgröße bei Säuglingen und Kleinkindern wegen unterschiedlicher Atemphasen, Schreien, Pressen, Drehen und Strecken noch problematischer ist als beim Erwachsenen. Der Herz-Thorax-Quotient ergibt lediglich einen Näherungswert für die Herzgröße. Er ist beim Neugeborenen bis zu 65 % noch normal, da zu diesem Zeitpunkt oft nicht nur das Herz allein, sondern auch überlagernde Thymusanteile mitgemessen werden. Nach dem 2. Lebensjahr entspricht der Herz-Thorax-Quotient dem des Erwachsenen von bis zu 50 %.

Verkleinerung des Herzens. Kommt vor bei Hypovolämie, Lungenüberblähung, Exsikkose.

Vergrößerung des Herzens. Kommt bei einem Großteil der kongenitalen Herzfehler, bei Herzinsuffizienz und bei Erkrankungen des Peri-, Myo- und Endokards vor.

Die Kombination aus Kardiomegalie und vermehrtem Lungendurchfluss bei Patienten ohne kardiale Fehlbildung weist auf einen extrakardialen Shunt hin:
- Aneurysma der V. cerebri magna (Galeni),
- arteriovenöse Fistel in der Lunge,
- große Hämangiome bzw. Hämangiomatose der Leber. Kutane Hämangiome sind dabei häufig vorhanden.

Pulmonalsegment

Prominentes Pulmonalsegment

- Normalbefund bei Jugendlichen: 20% der gesunden Kinder weisen eine gering- bis mittelgradige Pulmonalbogenprominenz auf.
- Differenzialdiagnose prominenter Pulmonalishauptstamm vs. Thymusüberlagerung: eine prominente Pulmonalarterie wird kaudal durch den Oberlappenbronchus begrenzt, während ein Thymus über den Oberlappenbronchus nach kaudal reicht.

Fehlendes Pulmonalsegment (betonte Herztaille)

- Fallot-Tetralogie, v. a. bei Pulmonalatresie,
- Transposition der großen Gefäße (Abb. 4.38),
- Truncus arteriosus.

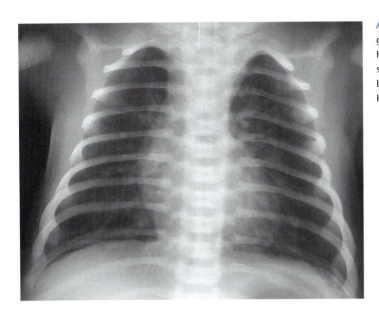

Abb. 4.38 **D-TGA mit VSD.** Neugeborenes, 2. Lebenstag. Eiförmige Herzsilhouette, fehlendes Pulmonalsegment, Zeichen der vermehrten Lungenperfusion, Intubation wegen Herzkatheteruntersuchung.

Rechter Aortenbogen

Hinweiszeichen auf einen rechten Aortenbogen:
- Abweichen der Trachea nach links bei Exspiration,
- rechtsseitige Eindellung an der Trachea, die höher liegt als beim linken Aortenbogen.

Ein rechter Aortenbogen kann Hinweis sein auf folgende Herzfehler:
- Pulmonalatresie,
- Fallot-Tetralogie,
- Truncus arteriosus.

Beim Säugling kann der Aortenbogen durch den Thymus überlagert sein. Die Aorta descendens, die meist auf der Seite des Aortenbogens verläuft, ist häufig leichter abzugrenzen als der Aortenbogen selbst.

Lungengefäßzeichnung

Die Beurteilung der Lungengefäßzeichnung ist oft problematisch, da die Übergänge von normal zu „vermehrt" oder „vermindert" fließend sind. Sie ist bei technisch unzureichenden Aufnahmen wie Exspirationsaufnahmen bzw. unter- oder überbelichteten Aufnahmen nicht zu beurteilen.

Vermehrte Lungengefäßzeichnung bei aktiver Hyperämie (vermehrter Lungendurchfluss)

Hinweis auf einen Links-rechts-Shunt (Abb. 4.39).

Thorax a.-p./p.-a. Ein kleiner Links-rechts-Shunt hat eine normale Lungengefäßzeichnung. Eine vermehrte Lungengefäßzeichnung ist erst sichtbar, wenn das Shuntvolumen mehr als 50 % beträgt: Zahl und Größe der Lungengefäße sind bis in die Peripherie vermehrt.
- Der Übergang von der „betonten" Lungengefäßzeichnung zum „Shunt-Typ" ist fließend.
- Eine physiologische Betonung der Lungengefäßzeichnung erfolgt beim Schreien.
- Postoperativ bleiben die Zeichen der aktiven Hypervolämie noch über längere Zeit bestehen.

Vermehrte Lungengefäßzeichnung bei passiver Hyperämie (Lungenstauung)

Thorax a.-p./p.-a.:
- unscharfe Gefäßgrenzen infolge des perivaskulären Ödems,
- schleierartige Trübung der Lungenfelder mit interstitieller und alveolärer Zeichnung als Ausdruck des interstitiellen bzw. alveolären Lungenödems (Abb. 4.**40**),
- horizontale Verdichtungslinien (Kerley-B-Linien) infolge Flüssigkeit in den Lungensepten,
- Kalibersprung der Gefäße: Erweiterung der zentralen und Verengung der peripheren Gefäße.

Bei aktiver Hyperämie sind die Lungengefäße scharf konturiert, bei passiver Hyperämie unscharf berandet.

Verminderte Lungengefäßzeichnung (verminderter Lungendurchfluss)

Ausdruck eines Rechts-links-Shunts oder eines Strömungshindernisses.

Thorax a.-p./p.-a.:
- vermehrte Transparenz der Lunge wie bei überbelichteten Aufnahmen oder Lungenüberblähung,
- verschmälerte Hilusregion,
- verminderte und verkleinerte Lungengefäße.

Eine kardial bedingte Dyspnoe führt kompensatorisch zu einer *Lungenüberblähung* und kann bei Vitien mit Links-rechts- wie mit Rechts-links-Shunt

> Bei aktiver Hyperämie sind die Lungengefäße scharf konturiert, bei passiver Hyperämie unscharf berandet.

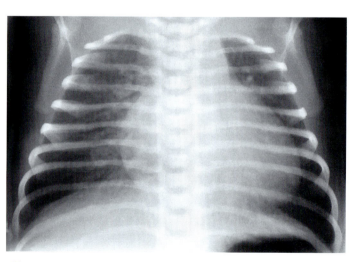

Abb. 4.39 **Vitium cordis (ASD I und VSD).** 8 Tage alter Junge. Kardiomegalie, Zeichen der vermehrten Lungenperfusion, Überblähung der Lunge.

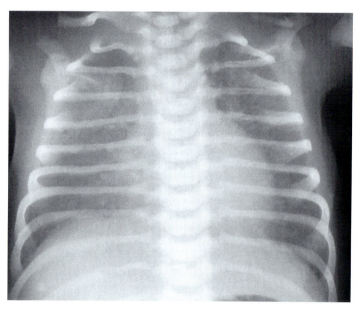

Abb. 4.40 **Totale Lungenvenenfehlmündung vom infradiaphragmalen Typ.** Reifes Neugeborenes mit Zyanose, 2. Lebenstag. Zeichen eines Lungenödems.

beobachtet werden. Die Überblähung ist oft ein Hinweis dafür, dass ein relevantes Vitium cordis vorliegt. Ihr Pathomechanismus wird bis heute unterschiedlich diskutiert.

Eine Lungenüberblähung kann unter anderem auch durch eine verminderte Lungengefäßzeichnung vorgetäuscht sein.

Gefäßfehlbildungen

Klinisch ohne Bedeutung sind die keineswegs seltenen Fehlabgänge der brachiozephalen Gefäße. Klinisch bedeutsam dagegen sind die – zahlenmäßig geringen – Fehlbildungen, die eine vaskuläre Ringbildung aufweisen. Sie führen zu einer Kompression von Trachea und Ösophagus und damit zu eindrucksvollen klinischen Symptomen wie Stridor, Dyspnoe und/oder Dysphagie.

Für die radiologische Diagnostik der Gefäßfehlbildungen spielt die Beurteilung der Trachea und des kontrastierten Ösophagus eine wichtige Rolle. Auf folgende Punkte ist zu achten:

- Ist die Trachea in gesamter Länge abgrenzbar?
- Liegt die Trachea normal, d.h. rechts von der Mittellinie bzw. mittelständig, oder liegt sie links von der Mittellinie?
- Besteht eine Impression an der Trachea und/oder am kontrastierten Ösophagus?

Kontrastverstärkte MR-Angiographie. Sie stellt heute eine bedeutende, sichere, nicht interventionelle Bildgebung zur exakten Darstellung von Gefäßfehlbildungen dar.

Klinisch harmlose Gefäßfehlbildungen

Fehlabgang der rechten A. subclavia (A. lusoria)

Die rechte A. subclavia geht als letztes Gefäß aus dem linken Aortenbogen ab. Ein Fehlabgang wird meist im Rahmen der Stridordiagnostik oder als Zufallsbefund bei der Magen-Darm-Diagnostik entdeckt.

Thorax a.-p./p.-a. Trachea unauffällig.

Ösophagogramm:
- a.-p./p.-a.: diagonale Impression von links unten nach rechts oben (Abb. 4.41 a),
- seitlich: dorsale Impression (Abb. 4.41 c).

Fehlabgang der linken A. subclavia aus einem rechten Aortenbogen.

Sofern keine Ringbildung durch ein Lig. arteriosum bzw. ein Divertikel am Abgang der linken A. subclavia vorliegt, ist diese Fehlbildung harmlos.

Thorax a.-p./p.-a. Trachea unauffällig.

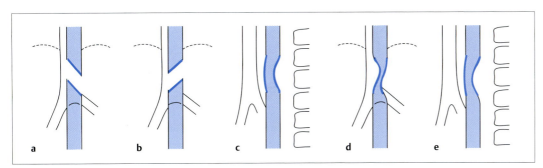

Abb. 4.41 a–e **Formen der Ösophagusimpression bei Gefäßfehlbildungen des Aortenbogens.**

a Fehlabgang der rechten A. subclavia (a.-p.).
b Fehlabgang der linken A. subclavia (a.-p.).
c Dorsale Impression bei Fehlabgang der rechten bzw. der linken A. subclavia (seitlich).
d Doppelter Aortenbogen (a.-p.).
e Doppelter Aortenbogen (seitlich).

Ösophagogramm:
- a.-p./p.-a.: diagonale Impression von rechts unten nach links oben (Abb. 4.41 b),
- seitlich: dorsale Impression (Abb. 4.41 c).

Klinisch bedeutsame Gefäßfehlbildungen

Doppelter Aortenbogen, rechter Aortenbogen mit Fehlabgang der linken A. subclavia und Ringbildung

Doppelter Aortenbogen. Der doppelte Aortenbogen entsteht durch Persistenz der rechten und linken 4. Kiemenbogenarterie und führt so zu einem vaskulären Ring. Er kann mit einer rechts oder – häufiger – links deszendierenden Aorta einhergehen. Der rechte Bogen ist meist größer und liegt höher, hinter dem Ösophagus. Der linke Bogen ist kleiner und liegt tiefer, vor der Trachea und dem Ösophagus.

Rechter Aortenbogen. Beim rechten Aortenbogen mit Fehlabgang der linken A. subclavia und Ringbildung besteht ein persistierender rechter und ein rudimentärer linker Aortenbogen. Die linke A. subclavia entspringt aus einem Divertikel des rudimentären linken Aortenbogens. Das Lig. arteriosum (obliterierter Ductus arteriosus) verläuft vom Ursprung der linken A. subclavia zur A. pulmonalis und vervollständigt so den Ring.

Beide Fehlbildungen weisen auf der Thoraxaufnahme und am Ösophagogramm die gleichen Veränderungen auf.

Thorax a.-p./p.-a.:
- rechter Aortenbogen, bei jungen Säuglingen oft nur durch eine mittelständige Trachea erkennbar,
- rechtsseitige Impression der Trachea oberhalb der Karina,
- in Exspiration weicht die Trachea beim rechten Aortenbogen nach links ab, beim doppelten Aortenbogen ist keine Abweichung möglich.

Thorax seitlich. Nach ventral konvexbogiger Verlauf der Trachea oberhalb der Karina infolge des dorsal verlaufenden Aortenbogens.

Ösophagogramm (Abb. 4.41 d u. e, 4.42):
- a.-p./p.-a.: rechtsseitige kraniale, größere Impression; linksseitige kaudale, kleinere Impression,
- seitlich: dorsale Impression am Ösophagus.

MRT. Präoperativ ist die Klärung der anatomischen Verhältnisse durch die MRT erforderlich, in Ausnahmefällen erfolgt eine ergänzende Angiographie.

Bei manchen Kindern verbleiben Stridor und Röntgenveränderungen auch nach der Dissektion der Ringbildung infolge der fortbestehenden Tracheomalazie.

> Bei manchen Kindern persistieren Stridor und Röntgenveränderungen auch nach der Dissektion der Ringbildung infolge der fortbestehenden Tracheomalazie.

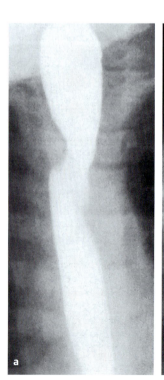
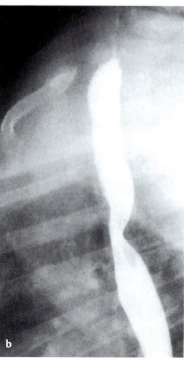

Abb. 4.42 a u. b Doppelter Aortenbogen. 7 Monate altes Mädchen.
a Ösophagogramm a.-p. Rechts größere und links kleinere Impression des Ösophagus.
b Ösophagogramm seitlich. Dorsale Impression des Ösophagus.

Fehlabgang der linken A. pulmonalis („pulmonary sling")

Die linke A. pulmonalis entspringt aus der rechten A. pulmonalis, bildet eine Schlinge um den rechten Hauptbronchus und zieht zwischen Trachea und Ösophagus nach links (Abb. 4.43 a). Durch Kompression der distalen Trachea und des rechten Hauptbronchus kann es zu Überblähung oder Atelektase des rechten Lungenflügels kommen. Häufig besteht zusätzlich eine Hypoplasie oder Dysplasie der Trachea und der Hauptbronchien, sodass auch nach Resektion der Schlingenbildung Symptome fortbestehen können.

Die Röntgenveränderungen hängen vom Zeitpunkt der Diagnostik und dem Ausprägungsgrad der durch die Ringbildung verursachten Komplikationen ab.

Thorax a.-p./p.-a. (Abb. 4.43 b):
- rechtsseitige Impression der distalen Trachea und des rechten Stammbronchus,
- in manchen Fällen Emphysem oder Atelektase des rechten Lungenflügels.

Thorax seitlich. Impression der Trachea von dorsal (charakteristisch!).

Ösophagogramm seitlich. Impression des Ösophagus von vorne (charakteristisch!)

MRT. Präoperativ ist die MRT erforderlich, ggf. die Angiographie.

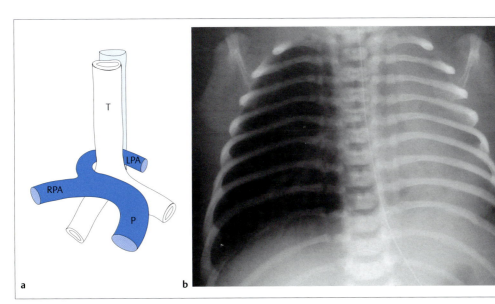

Abb. 4.43 a u. b Fehlabgang der linken A. pulmonalis („pulmonary sling").

a Schema
LPA linke Pulmonalarterie
P A. pulmonalis
RPA rechte Pulmonalarterie
T Trachea

b Thorax a.-p. Vermehrte Transparenz des rechten Lungenflügels und Verlagerung von Herz und Mediastinum nach links (Ventilmechanismus) bei einem 1 Tag alten Neugeborenen.

Thoraxwand

Nicht selten erfolgt eine Überweisung zur Röntgenuntersuchung, weil den Eltern oder dem Arzt Deformierungen oder asymmetrische Vorwölbungen an der Thoraxwand auffallen. Ursächlich kommen infrage:
- Pectus excavatum (Trichterbrust): flacher und breiter Brustkorb, Thorax in 2 Ebenen:
  - verminderter Sagittaldurchmesser des Thorax,
  - erheblich eingeengter oder aufgebrauchter Retrokardialraum,
  - Herz nach links verlagert, Herz-Thorax-Quotient vergrößert,
  - Fehlen des Processus xiphoideus möglich.
- Pectus carinatum (Hühnerbrust).
- Rippenanomalien (S. 94):
  - überzählige Rippe oder Rippenpaare,
  - verminderte Zahl der Rippenpaare als Normvariante oder bei verschiedenen Syndromen: Trisomie 18 bzw. 21 oder bei Skelettdysplasien,
  - Rippenaplasien oder -hypoplasien,
  - Rippendeformierungen wie Gabel- oder Schaufelrippen,
  - Synostosen oder Artikulationen von Rippen.

Sonographie. Oft finden sich diese Veränderungen an der Knorpel-Knochengrenze oder im knorpligen Rippenanteil, sodass die erste und oft einzige Untersuchung die Sonographie sein sollte (Abb. 4.44).

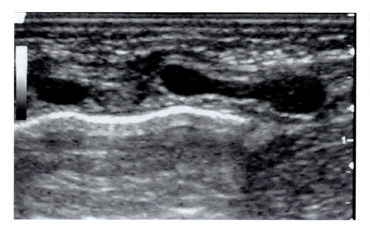

Abb. 4.44 **Rippenfusion.** Sonogramm. Fusionierung zweier Rippen im knorpligen Anteil unter einer tastbaren asymmetrischen Erhebung. Dieser Befund entgeht einer röntgenologischen Darstellung.

Thoraxwandtumoren

Etwa $^2/_3$ aller Thoraxwandtumoren sind maligne. Hiervon sind ca. 50% *Ewing-Sarkome*. Diese zeigen Knochendestruktionen und meist ein homogenes KM-Enhancement.

Besonders bei großen Raumforderungen müssen *PNET-Tumoren* in die Differenzialdiagnose mit einbezogen werden. *Rhabdomyosarkome* wachsen oft nach intrathorakal.

Lungen- und Pleuratumoren

Lungentumoren. Die Mehrzahl der Lungentumoren (ca. $^3/_4$ aller Raumforderungen) im Kindesalter sind Metastasen. Eine pulmonale Raumforderung ohne bekannten Primärtumor ist bei Kindern meist benigne im Gegensatz zu Erwachsenen. Die CT ist das bildgebende Verfahren der Wahl.

Pleuratumoren. Primäre Pleuratumoren sind im Kindesalter selten. Sie entsprechen in der Regel Metastasen (Neuroblastom).

Thoraxtrauma

Ein unfallbedingtes Thoraxtrauma ist bei Kindern relativ selten. Dennoch ist es – nach dem Schädel-Hirn-Trauma – die zweithäufigste traumatische Ursache bei Verletzungen mit Todesfolge. Am häufigsten ist diese Art der Verletzung Folge von Verkehrsunfällen mit Kraftfahrzeugen, bei denen Kinder als Fußgänger beteiligt sind. Die *Lungenkontusion* ist der entscheidende pathologische Befund.

Rippenfrakturen

Die Knochen sind im Kindesalter geringer mineralisiert und elastischer als bei Erwachsenen, sodass auch bei schwerem Trauma Rippenfrakturen seltener vorkommen. Fehlende Rippenfrakturen schließen ein schweres Thoraxtrauma aber nicht aus. Der relativ weiche Thorax bietet wenig Schutz für die intrathorakalen Organe, da die Energie direkt auf das Lungenparenchym übertragen werden kann. Neben pulmonalen Verletzungen können solche von Herz und Gefäßen, des Tracheobronchialbaums und Zwerchfellhernierungen vorliegen.

Die *konventionelle Thoraxaufnahme* ist noch immer die erste bildgebende Maßnahme, wenn auch bei Patienten mit schwerem Thoraxtrauma immer häufiger die CT als Primärdiagnostik gefordert wird. Bei instabilen Patienten ist die CT die Untersuchungsmethode der Wahl.

Siehe auch S. 80–82.

Lungenkontusion

Als Folge eines stumpfen Thoraxtraumas finden sich Blut und Ödem in Alveolen und Interstitium ohne begleitende Parenchymlazeration. Der Nachweis ist bedeutsam, da sich eine Kontusionsblutung negativ auf die Prognose auswirkt. Die *CT* ist die Untersuchungsmethode der Wahl, da auf konventionellen Aufnahmen in ca. 50 % Kontusionen nicht nachgewiesen und in ca. 25 % der Fälle unterschätzt werden. Im Röntgenbild stellen sich Kontusionen als unscharf begrenzte Verschattungen, in der Regel nahe der Thoraxwand dar.

Tracheobronchiale Verletzungen

Diese Verletzungen gehen mit einer Mortalitätsrate von ca. 30 % einher. Die radiologischen Zeichen sind oft unspezifisch:
- therapieresistenter oder progressiver Pneumothorax,
- mediastinales oder subkutanes Emphysem,
- interstitielles Emphysem,
- therapieresistente oder progressive Atelektasen,
- „falling lung sign" (nach kaudal kollabierte Lunge),
- assoziierte Frakturen der obersten 3 Rippen,
- Unterbrechung der Bronchialwandkonturen.

Pneumothorax

- Bei fast 40 % der schweren Thoraxtraumen kommt es zum Pneumothorax,
- auf der Thoraxaufnahme im Liegen liegt die Nachweisrate unter 40 %,
- bei nicht erkanntem Pneumothorax entwickelt sich in 30 % der Fälle ein Spannungspneumothorax,

- **Thorax a.-p./p.-a.:**
  - Verlagerung des Mediastinums,
  - Abflachung des Zwerchfells,
  - Aufweitung der Interkostalräume,
  - Kollaps der ipsilateralen Lunge.

- **Sonographischer Nachweis** möglich (S. 140, 155), Einschränkung durch subkutanes Emphysem.
- **CT** ist die Methode der Wahl bei therapieresistentem Pneumothorax.

Zwerchfellruptur

- Kommt vorzugsweise bei penetrierenden Verletzungen vor,
- linker Zwerchfellschenkel 10-mal häufiger betroffen als rechter,
- stets Assoziation von Verletzungen der ipsilateralen thorakalen und abdominalen Organe,

- **Thorax a.-p./p.-a.:** relativ unspezifisch,
- **MRT** für Notfälle meist nicht verfügbar,
- **CT** mit 3 D-Rekonstruktion ist die Methode der Wahl.

Literatur

Agrons GA, Markowitz RJ, Kramer SS. Pulmonary tuberculosis in children. Semin Roentgenol. 1993;28:158–72.

Becmeur F, Horta P, Donato L, Christmann D, Sauvage P. Accessory diaphragm – review of 31 cases in the literature. Eur J Pediatr Surg. 1995;5(1):43–7.

Capitanio MA, Kirkpatrick JA. The lateral decubitus film – An aid in determining air-trapping in children. Radiology. 1972;103:460–2.

Crispin AR, Norman AP. The systematic evaluation of the chest radiograph in Cystic Fibrosis. Pediat Radiol. 1974;2:101–6.

Christy C, Powell KR. Pneumonia in children – Tracking the cause. J Resp Dis. 1987;8:65–73.

Crowley JJ, Sang Oh K, Newman B, Ledesma-Medina J. Telltale signs of congenital heart disease. Radiol Clin N Amer. 1993;31:573–82.

Davis LA. The vertical fissure line. Amer J Roentgenol. 1960;84:451–3.

Donelly LF, Klosterman LA. Subpleural sparing – a CT finding of lung contusion in children. Radiology. 1997;204(2):385–7.

Donoghue V. Radiological Imaging of the Neonatal Chest. Berlin: Springer; 2002.

Felman AH, Cohen MD. Radiology of the Pediatric Chest – Clinical and Pathological Correlations. New York: McGraw-Hill; 1987.

Griscom NT. The postnatal pediatric chest. In: Green R, Muhm JR. A categorical Course in Diagnostic Chest Radiology. Oak Brook: RSNA Publications; 1992:195–205.

Griscom NT, Wohl MEB, Kirkpatrick JA. Lower respiratory infections – How they differ from adults. Radiol Clin N Amer. 1978;16:367–87.

Gückel C, Benz-Bohm G, Widemann B. Mycoplasmal pneumonias in childhood. Pediat Radiol. 1989;19:499–503.

Haller JO, Cohen HL. Pediatric HIV infection – an imaging update. Pediat Radiol. 1994;24:224–30.

Iochum S, Ludig T, Walter F, Sebbag H, Grosdidier G, Blum AG. Imaging of diaphragmatic injury – a diagnostic challange? Radiographics. 2002;22:103–18.

Keck EW. Kardiologie – Neugeborene – Säuglinge – Kinder. München: Urban 1989.

Kirks DR. Practical Pediatric Imaging. Boston: Little, Brown 1991.

Kuhn JP, Slovis TL, Haller JO. Caffey's Pediatric Diagnostic Imaging. Philadelphia: Mosby; 2004.

Lucaya J, Strife JL. Pediatric Chest Imaging. Berlin: Springer; 2002.

Lynch JL, Blickman JG, ter Meulen DC, Babl FE, Moloney CH, Pelton SI. Radiographic resolution of lymphocytic interstitial pneumonitis (LIP) in children with human immunodeficiency virus (HIV) – not a sign of clinical deterioration. Pediat Radiol. 2001;31:299–303.

Northway WH. Bronchopulmonary dysplasia – then and now. Arch Dis Childh. 1990;65:1076–80.

Oestreich AE. Pädiatrische Radiologie. Stuttgart: Enke; 1986.

Ok Hwa K, Woo Sun K, Min Jun K, Young Jung J, Jung HS. US in the Diagnosis of Pediatric Chest Diseases. RadioGraphics. 2000;20:653–71.

Oppermann HC, Wille L, Ulmer HE. Der Neugeborenenthorax. Berlin: Springer; 1982.

Puig S. Imaging children, chest trauma. In: Carthy H. Emergency Pediatric Radiology. Berlin: Springer; 2004.

Richter E, Lierse W. Radiologische Anatomie des Neugeborenen. München, Wien, Baltimore: Urban und Schwarzenberg; 1990.

Schuster W, Färber D. Kinderradiologie. Berlin: Springer; 1996.

Shennan AT, Dunn MS, Ohlsson A, Lennox K, Hoskins EM. Abnormal Pulmonary outcomes in Premature Infants – Prediction from Oxygen Requirement in the Neonatal Period. Pediatrics 1988;82(4):527–32.

Stöver B. Radiologische Diagnostik der Bronchitis im Kindesalter. Atemw u Lungenkr. 1985;11:173–9.

Stöver B. Differentialdiagnose entzündlicher Lungenerkrankungen im Kindesalter. Radiologe. 1990;30:310–8.

Swischuk LE. Imaging of the newborn, Infant and Young Child.Baltimore: Williams 1989.

Valsangiacomo ER, Levasseur S, McCrindle BW, MacDonald C, Smallhorn JF, Yoo S. J. Contrast-enhanced MR angiography of pulmonary venous abnormalities in children. Pediat Radiol. 2003;33(2):92–8.

Wood BP. The Newborn Chest. Radiol Clin N Amer. 1993;31:667–76.

Wunsch R, Wunsch C, Darge K, Fremdkörperinspiration. Radiologe. 1999;39:467–71.

Wunsch R, Wunsch C. Thorakale Veränderungen bei zystischer Fibrose im Kindesalter. Radiologe. 2003;43(12):1103–8.

Wyttenbach R, Vock P, Tschäppeler H. Cross-sectional imaging with CT and/or MRI of pediatric chest tumors. Eur Radiol. 1998;8:1040–6.

Mediastinum

R. Wunsch, E. Willich

Das Mediastinum des Kindes weist im Vergleich zu dem des Erwachsenen altersabhängige Besonderheiten auf, die anatomisch und funktionell bedingt sind. Sie geben nicht selten Anlass zu Fehldiagnosen.

Thymus

Thymusgröße

Eine herausragende Stellung nimmt im Kindesalter der Thymus ein. Er ist für das Immunsystem des menschlichen Körpers ein zentrales Organ, das endokrinen Einflüssen unterliegt.

Neugeborenes. Beim Neugeborenen wird das Mediastinum im Röntgenbild weitgehend vom Thymus eingenommen. Dabei gibt es Extreme zwischen maximaler Verbreiterung und einem völligen Fehlen des Thymus, z.B. als Folge der Stresswirkung unter der Geburt oder einer pränatalen Steroidmedikation.

Säugling. Im Säuglingsalter führt der Thymus zum *breiten Mittelschatten* mit enormen Form- und Größenvarianten. Im frühen Kindesalter bleiben die Hili und großen Gefäße unter physiologischen Bedingungen unsichtbar (Abb. 4.**45 a**).

Kleinkind. Bei Kleinkindern (2.–5. Lebensjahr) kommt es zu einer allmählichen, individuell unterschiedlich raschen Thymusinvolution. Die großen Gefäße treten erst spät hervor, die Hili differenzieren sich langsam.

Schulkind. Im Schulalter gleicht sich das Mediastinum den Verhältnissen des Erwachsenen an, der Mediastinalschatten verschmälert sich zum Gefäßband mit deutlicher sichtbarem Aortenbogen. Der Hilus wird dichter und scharf begrenzt.

4 Thorax und Mediastinum

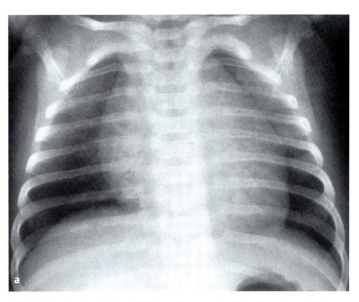

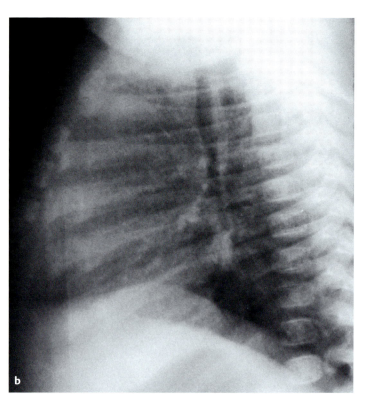

Abb. 4.45 a u. b Typisches Bild des Thymus im Säuglingsalter. 2 Monate altes Mädchen.
a Sagittalbild. Nach beiden Seiten ausladender „Mittelschatten", durch den die Lungengefäßzeichnung sichtbar bleibt. Herz im Thymusschatten.
b Seitenbild. Retrosternale Verdichtung.

Bildgebende Diagnostik

Radiologische Normalbefunde. Die wichtigsten diagnostischen Kriterien in den ersten Lebensjahren sind:
- Lage: retrosternal (Seitenbild; Abb. 4.45 b), in der CT und MRT überwiegend in der oberen Hälfte des Thorax gelegen.
- Dichte: gering,
  - im Röntgenbild semitransparent (Abb. 4.45 a),
  - im Säuglingsalter von homogener Dichte ohne Fetteinlagerung, die Dichtewerte in der CT liegen demzufolge bei 50–60 HE, bei Schulkindern bei 35–50 HE ± 10 HE,
  - der relative T1-Wert des Thymus in der MRT, der bei Säuglingen bei 600 ms liegt, nimmt mit zunehmendem Alter aufgrund der Fetteinlagerung ab, während der relative T2-Wert von 62,3 ± 14,6 ms im Kindesalter keine wesentliche Änderung aufweist.
- Struktur: sonographisch homogene, relativ grobkörnige, im Vergleich zum normalen Schilddrüsengewebe echoarme Textur mit echoreichen linearen Strukturen. Glatte Begrenzung (Abb. 4.46). Der Homogenität im Röntgenbild entspricht die feinsolide Struktur in der CT, die charakteristisch ist. Retikuläre Strukturen findet man bei residualem Thymus im Pubertäts- und Erwachsenenalter, konkordant mit dem zunehmenden Fettgewebe.
- Konturen (Abb. 4.47): wellenförmig, segelartig (Focksegel), Kerbenzeichen in der rechten oder linken Herzkontur; Spinnakerzeichen bei einseitigem, Butterfly- oder Engelsflügelzeichen bei beidseitigem Pneumomediastinum.

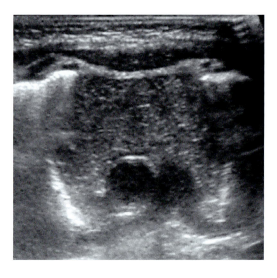

Abb. 4.46 Normaler Thymus beim Neugeborenen. Sonogramm im Transversalschnitt.

Mediastinum

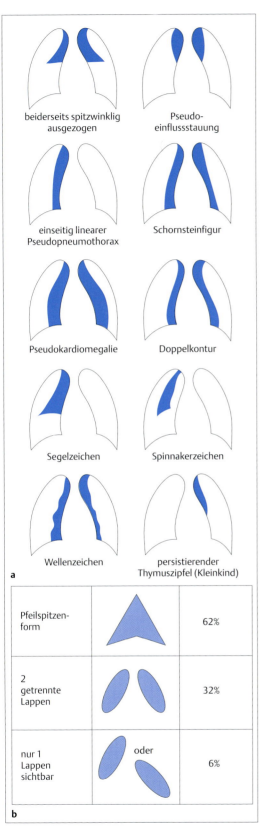

Abb. 4.47 a u. b Formen des Thymus.
a Röntgenbild.
b CT (nach Baron et al.).

- Unabhängigkeit von der Lungen- und Pleuratopographie: Auch bei großem Thymus werden die umliegenden Organe weder imprimiert noch verdrängt.
- Seitenausdehnung: ein- oder doppelseitig, häufiger rechts als links vorspringend.
- Vortäuschung einer Kardiomegalie durch einen dem Herzschatten aufliegenden Thymus im Röntgensagittalbild (Abb. 4.45 a).
- Formvariationen: In der CT findet man die Pfeilspitzenform (62%), 2 getrennte Thymuslappen (32%) oder nur 1 Lappen (6%).
- Größe: Sehr variabel, sodass es keine Normwerte für die Größe des Thymus gibt. Er kann im Röntgenbild einen Hemithorax oder auch fast den ganzen Thorax einnehmen, die Abgrenzung des Herzens unmöglich machen oder auch völlig fehlen. Die Größenmessung wird bei entsprechender klinischer Relevanz am besten mit CT oder MRT vorgenommen. Sie kann eine Rolle spielen bei der regenerativen Hyperplasie, dem Rebound-Effekt bei erneutem Wachstum (Aufholwachstum) des durch vorangegangene endo- oder exogene Einflüsse verkleinerten oder röntgenologisch verschwundenen Thymus. Hierbei kann er seine ursprüngliche Größe erreichen oder diese übertreffen und, z.B. bei Tumorpatienten, zu differenzialdiagnostischen Schwierigkeiten (Tumorrezidiv?) führen, zumal dieser Prozess noch nach 4 Monaten bis zu 5 Jahren eintreten kann (Abb. 4.48).

Verlaufsbeobachtung. Für die Verlaufsbeobachtung ist das biologische Verhalten des Thymus von diagnostischem Wert:
- die Persistenz über Monate im 1. Lebensjahr,
- die in Relation zum Thorax allmähliche Verkleinerung vom Säuglings- ins Kleinkindesalter,
- das vorübergehende Verschwinden oder eine Verkleinerung unter Stresssituationen, bei interkurrenten Krankheiten, Fieber oder durch medikamentöse Einwirkung (Steroide, Zytostatika).

Klinische Daten müssen bei der Beurteilung berücksichtigt werden. Die Diskrepanz zwischen der vermeintlichen Schwere der radiologischen Veränderungen und den fehlenden oder geringfügigen klinischen Symptomen ist typisch und oft frappierend. Der sehr seltene *Thymus im mittleren oder hinteren Mediastinum* kann schwierig von Tumoren abgrenzbar sein.

> Je jünger das Kind und je größer der Thymus, umso unwahrscheinlicher ist ein Tumor.

Abb. 4.48 a u. b
Rebound-Effekt des Thymus.
Zustand nach Wilms-Tumor und Chemotherapie. 6-jähriges Mädchen.

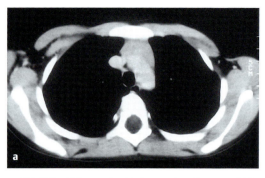

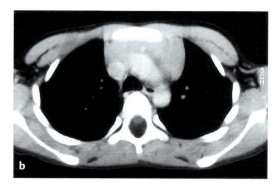

a KM-CT Im Rahmen der Nachsorge im Alter von 5 Jahren. Kleiner Thymus.

b KM-CT 1 Jahr später. Deutliches Aufholwachstum des Thymus, Rebound-Effekt.

Untersuchungstechnik

Die Untersuchung des Mediastinums ist selten die primäre Fragestellung. Vielmehr führt entweder eine auffällige Thoraxübersichtsaufnahme zu einer weiterführenden Diagnostik oder klinische Leitsymptome weisen auf eine Erkrankung des Mediastinums hin:
- *Stridor, Husten, Dyspnoe*:
  - Läsion der Trachea:
    Kompression, Impression, Verlagerung,
- *Dysphagie*:
  - Läsion des Ösophagus:
    Gefäßanomalien (S. 177 – 179),
- *Heiserkeit*:
  - Affektion des N. recurrens bei Tumoren,
- *obere Einflussstauung*:
  - Kompression der V. cava superior, meist durch Tumor.

Seitliche Thoraxaufnahme. Die seitliche Thoraxaufnahme ist bei solchen Fragestellungen aufgrund geringerer Überlagerung und besserer Lokalisierbarkeit des pathologischen Prozesses weitaus ergiebiger als die sagittale.

Ösophagogramm. Gefäßanomalien, Schluckschwierigkeiten und der Verdacht auf eine Raumforderung indizieren ein Ösophagogramm.

MRT. Bei Unklarheiten vor Operationen oder zum Tumorstaging erfolgt die MRT. Sie ermöglicht eine Differenzierung zwischen normalem und pathologischem Thymusgewebe, eine ausgezeichnete Darstellung der Trachea und der großen Gefäße sowie bei neurogenen, dorsal gelegenen Tumoren eine gute Abgrenzung gegenüber dem Spinalkanal (S. 190).

Röntgendiagnostik. In der Röntgendiagnostik können die Aufnahmebedingungen die Breite des Mediastinalschattens beeinflussen:
- eine Verkantung der Aufnahme täuscht eine Verlagerung des Mediastinums vor,
- im Liegen höherer Zwerchfellstand, dadurch Zunahme der Breite von Herz und Mediastinum,
- die Atemphase zeigt einen erheblichen Einfluss auf die Mediastinalbreite (in Exspiration breit, besonders bei Säuglingen).

Sonographie. *Sektorschallköpfe* mit kleiner Auflagefläche und großem Bildausschnitt, bei Säuglingen und Kleinkindern auch hoch auflösende Linearschallköpfe mit einer Frequenz zwischen 5 und 15 MHz.

Thymus als *Schallfenster*, da das Sternum noch nicht vollständig verknöchert ist.
- Horizontale Schallrichtung von suprasternal, bei Säuglingen transsternal durch einen noch nicht ossifizierten Sternumanteil oder von subxiphoidal,
- longitudinale Schallrichtung von parasternal oder bei Säuglingen von medioklavikulär oder axillär.

Darstellbare Strukturen sind der Thymus, die großen Gefäße, das Herz, das Zwerchfell und pleuranahe Lungenabschnitte.

Indikationen zur Sonographie des Mediastinums:

- Verdacht auf Immundefekt, Thymusaplasie (Di-George-Syndrom, Nezelof-Syndrom),
- Gefäßfehlbildungen im oberen Mediastinum,
- Stridor (Abb. 4.49),
- Mediastinaltumor bzw. pleuranaher Lungentumor,
- Lymphknoten,
- Differenzierung einer im Röntgenbild homogenen Mediastinalverbreiterung.

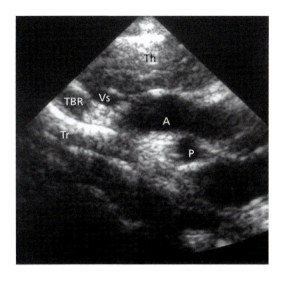

Abb. 4.49 **Stridor congenitus.** 10 Wochen altes Mädchen. Sonographie (rechts parasternaler Längsschnitt). Trachea konstant bogig imprimiert, davor Querschnitt) des Truncus brachiocephalicus. Diagnose: vaskulär bedingter Stridor.
A   Aorta
P   Pulmonalarterie
TBR Truncus brachiocephalicus
Th Thymus
Tr Trachea
Vs V. subclavia

Anatomische Einteilung und Erkrankungen

Anatomische Einteilung

- Vorderes Mediastinum zwischen Sternum und den großen Gefäßen: Aorta, V. cava superior und Pulmonalarterie.
- Mittleres Mediastinum:
  - paratracheal: rechte paratracheale Anteile,
  - supraaortal: obere linke Paratrachealregion, kranial des Aortenbogens,
  - aortopulmonal: kaudal des Aortenbogens, kranial der rechten Pulmonalarterie und des linken Hauptbronchus,
  - subkarinal: dorsal der Pulmonalisbifurkation, kranial des linken Vorhofs, frontal des Ösophagus und kaudal der Karina.
- Hinteres Mediastinum: prä- und paravertebraler Raum.

Erkrankungen im vorderen Mediastinum

- Thymusvergrößerung, z. B. lymphoide follikuläre Hyperplasie bei AIDS.
- Thymusaplasie oder –hypoplasie bei kongenitalen Anomalien mit Immunmangelsyndromen, z. B. DiGeorge-Syndrom oder Nezelof-Syndrom.
- Thymuszysten als uni- oder multilokuläre echofreie Areale. Multilokuläre Thymuszysten finden sich bei ca. 1 % der pädiatrischen Patienten mit AIDS.
- Raumforderungen des Thymus: Im Kindesalter überwiegen die Veränderungen bei Lymphomen oder Leukämien als heterogene, relativ echoarme Veränderungen (Abb. 4.50).
- Primäre Tumoren des Thymus wie Thymome oder Lipome sind im Kindesalter ausgesprochen selten.
- Teratome sind oft zystisch mit inhomogenen Arealen, bedingt durch die verschiedenen Bestandteile wie echoreiches Fett, Weichteilgewebe und Verkalkungen.

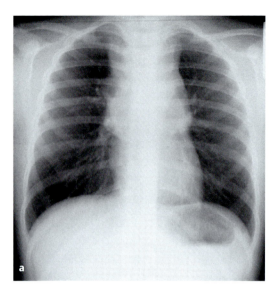
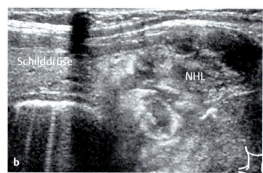

Abb. 4.50 a u. b **Verbreiterung des oberen vorderen Mediastinums bei NHL.** 11-jähriger Junge. Im supraklavikulären Längsschnitt findet sich ein bis an die Schilddrüse reichender, inhomogener Tumor, welcher die Trachea komprimiert.
a Röntgenaufnahme
b Sonogramm

Erkrankungen im mittleren Mediastinum

- Meist kongenitale Malformationen:
  - Bronchogene Zysten: meist subkarinal, solitäre echofreie/echoarme Strukturen mit dünner Wand. Gelegentlich täuschen Fettanteile und Schleim eine solide Struktur vor. Schwebepartikel in der Zyste.
  - Zysten bei Ösophagusduplikaturen liegen meist im kaudalen Ösophagusdrittel.
  - Neuroenterale Zysten kommen zwar im mittleren Mediastinum vor, sind jedoch meist im hinteren Mediastinum zu finden. Ihr sonographisches Erscheinungsbild gleicht dem bei bronchogenen Zysten und Ösophagusduplikaturen.
- Entzündliche und neoplastische Lymphknotenvergrößerungen,
- Gefäßmalformationen: sonographisch nachweisbar, die MRT ist die Methode der Wahl.

Erkrankungen im hinteren Mediastinum

Meist neurogene Tumoren als solide Strukturen mit granulären und fleckigen Verkalkungen. *Sonographisch* subxiphoidaler oder transdiaphragmaler Zugang.

Mediastinale Ergüsse

Mediastinale Ergüsse können serös, eitrig oder chylös sein.
Ursachen sind:
- *häufig* Systemerkrankungen des lymphatischen Systems, insbesondere Non-Hodgkin-Lymphom,
- *selten* intrathorakale Operation oder Perforation des Ösophagus durch Fremdkörperingestion oder Trauma.

Gefäßbedingte Mediastinalveränderungen

Gefäßbedingte Mediastinalveränderungen lassen sich häufig schon auf der Nativaufnahme des Thorax vermuten. Dies gilt insbesondere bei:

- Fehlbildungen des Aortenbogens oder der Pulmonalarterie (Abb. 4.43 b),
- Transposition der großen Gefäße (Abb. 4.38),
- Persistenz der linken oberen Hohlvene.

Mediastinale Verlagerung

Eine mediastinale Verlagerung ist bei Kindern umso stärker und häufiger, je jünger diese sind. Eine Atelektase der Lunge bzw. eine angeborene Hypoplasie oder Agenesie eines Lungenflügels verziehen das Mediastinum zur kranken Seite (Abb. 4.50). Ein kongenitales lobäres Emphysem, ein Ventilmechanismus oder ein Pneumothorax verlagern das Mediastinum dagegen zur gesunden Seite (Abb. 4.12, 4.13 a u. 4.35). Die atemabhängige Verlagerung des Mediastinums ist bei jüngeren Kleinkindern typisch für eine Fremdkörperaspiration (Abb. 4.35) und ist daher bei entsprechendem Verdacht und unklarem Befund eine der wenigen Indikationen für eine Durchleuchtungsuntersuchung zum Nachweis des Mediastinalwanderns (S. 173).

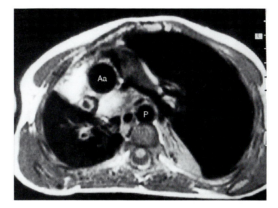

Abb. 4.51 Rechtsverlagerung des Mediastinums bei partieller Lungenagenesie. 3 ½ Jahre alter Junge. Dilatation der vorspringenden Aorta ascendens. MRT-Transversalschnitt (TR/TE 1151/22).
Aa Aorta ascendens
P Pulmonalarterie

Pneumomediastinum

Ätiologie. Ein Pneumomediastinum kommt vor:
- bei *Neugeborenen* als Komplikation der postnatalen Reanimation oder der Beatmung (S. 155),
- bei *Säuglingen* als Komplikation einer abszedierenden Pneumonie,
- im *Kleinkindesalter* infolge heftigen Hustens bei Bronchitiden, Bronchopneumonien oder auch Keuchhusten,
- im *Schulalter* als Folge eines Thoraxtraumas,
- selten durch Ruptur von Trachea oder Ösophagus.

Befunde. Die für ein Pneumomediastinum von Säuglingen charakteristische beidseitige Abhebung des Thymus wird als Butterfly- oder Engelsflügelzeichen, bei einseitiger Abhebung auch als Spinnakerzeichen bezeichnet (Abb. 4.20). Es finden sich retropharyngeale Luft, gelegentlich ein subkutanes Emphysem. Die mediastinale Pleura wird nach lateral verlagert. Gelangt Luft zwischen Perikard und Zwerchfell, kann dieses auch im sonst nicht abgrenzbaren zentralen Anteil kontinuierlich dargestellt werden.

Cave: Auf einer Aufnahme im Liegen kann ein Pneumomediastinum leicht mit einem medialen Pneumothorax verwechselt werden. Eine Aufnahme im Liegen mit angestellter Kassette im horizontalen Strahlengang hilft hier weiter, da sich dann die Luft im Pleuraraum retrosternal darstellt. In schwierigen Fällen kann die Diagnose mit der CT gestellt werden.

4 Thorax und Mediastinum

Mediastinaltumoren

Die häufigsten bei Kindern vorkommenden Tumoren des Mediastinums sind aus Abb. 4.52 ersichtlich. $^2/_3$ der Raumforderungen sind maligne, Lymphome und Teratome machen ungefähr 85% aus. Im Gegensatz zu anderen Malignomen zeigen Lymphome meist ein homogenes KM-Enhancement. Verkalkungen, fetthaltige Areale und zystische Veränderungen sind charakteristisch für Teratome. Hinsichtlich der Höhen-, Seiten- und Tiefenlokalisation gibt es gewisse Gesetzmäßigkeiten, die bereits eine Wahrscheinlichkeitsdiagnose erlauben (Abb. 4.52).

Epidemiologie

Häufigkeit und Vorkommen sind bei Erwachsenen und Kindern unterschiedlich:
- neurogene Tumoren, Neuroblastome und Gangliome, mediastinale Lymphome, Teratome und Enterokystome sind bei Kindern häufiger,
- Thymome, paratracheale und bronchogene Zysten sind gleich häufig,
- Karzinome und Schilddrüsentumoren werden bei Kindern kaum beobachtet,
- Mesothelzysten sind bei Erwachsenen häufiger.

Die Latenzzeit zwischen Tumorentstehung und klinischer Manifestation ist im Kindesalter oft sehr lang, sodass bei fehlenden klinischen Symptomen der Tumor schon eine beträchtliche Größe erreicht haben kann (Abb. 4.53).

Primäre Untersuchung bleibt die Thoraxaufnahme in 2 Ebenen. Das Staging erfolgt insbesondere bei den neurogenen, dorsal gelegenen Tumoren mit der MRT (S. 191; Abb. 4.53).

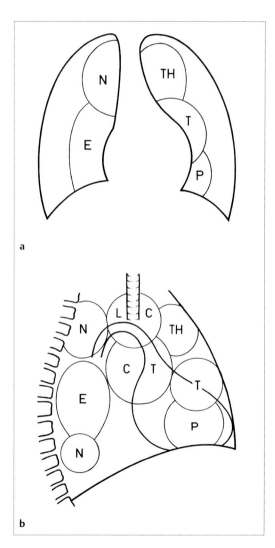

Abb. 4.52 a u. b **Prädilektionsorte kindlicher Mediastinaltumoren.**
a Höhen- und Seitenlokalisation.
b Tiefenlokalisation.
C   paratracheale und bronchogene Zysten
E   Enterokystome
L   Lymphome
N   Neuroblastom
P   Perikardzysten
T   Teratome
TH Thymustumoren

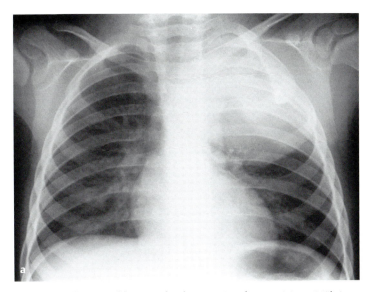
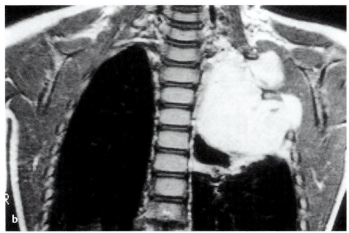

Abb. 4.53 a u. b **Neuroblastom, durch Screening diagnostiziert.** 2-jähriges Mädchen.
a Thoraxaufnahme.
b MRT, T2-gewichtete koronare Schicht.

Mediastinale Lymphome

Ätiologie. Mediastinale Lymphome sind vorwiegend Ausdruck eines Non-Hodgkin-Lymphoms oder eines Morbus Hodgkin (S. 187 u. 342; Abb. 4.50). Isolierte paratracheale, paraaortale oder hiläre Lymphome sind meist unspezifischer oder – seltener – tuberkulöser Genese (S. 169).

Befunde. Das *Röntgenbild* maligner Lymphome zeigt tumorartige Vorwölbungen des oft erheblich verbreiterten Mediastinums (Schornsteinfigur bei Morbus Hodgkin) mit Verlagerung oder Einengung der Trachea.

Für eine Thymusinfiltration sprechen Lymphome, die im vorderen und mittleren Mediastinum liegen und im Seitenbild oder noch besser in der CT zu erkennen sind (Abb. 9.5). Ein mediastinaler oder parietaler Pleuraerguss erhärtet die Diagnose. Sonographisch gleicht in diesen Fällen die Echogenität der Lymphome derjenigen von Leber und Milz.

Ein ähnliches Bild verursacht die mediastinal-tumoröse Verlaufsform der akuten lymphatischen Leukämie des Kindesalters, die T-Zell-Leukämie und das vom Thymus ausgehende T-Zell-Lymphom. Das Mediastinum ist hierbei erheblich verbreitert und verdichtet, ein Pleuraerguss häufig. Eine Differenzierung durch bildgebende Methoden allein ist nicht möglich.

Mediastinale Verkalkungen

Verkalkungen im Mediastinum geben diagnostische Hinweise durch ihre Form, Lage und Struktur (Abb. 4.54). Charakteristisch sind:
- bei neurogenen Mediastinaltumoren die stippchenförmigen Verkalkungen,
- bei Teratomen ektodermale Bestandteile, wie Zähne und Knochen (Abb. 4.55),
- bei Lymphknotentuberkulose krümelige hiläre, paratracheale und paraaortale Verkalkungen,
- eine punktförmige Verkalkung im Lig. arteriosum (Abb. 4.2 b),
- selten Verkalkungen in Thromben.

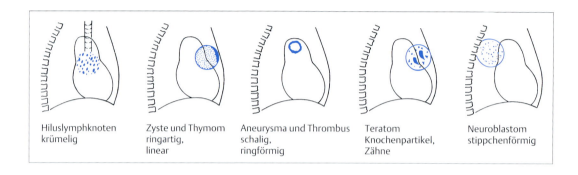

Abb. 4.54 Verkalkungstypen im Mediastinum.

Hiluslymphknoten krümelig | Zyste und Thymom ringartig, linear | Aneurysma und Thrombus schalig, ringförmig | Teratom Knochenpartikel, Zähne | Neuroblastom stippchenförmig

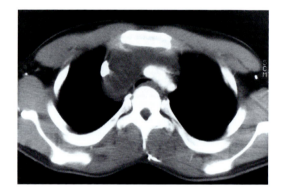

Abb. 4.55 Mediastinales Teratom. 5-jähriger Junge. Nativ-CT. Typische Knochenelemente im Tumor.

Literatur

Baron RL, Lee JKT, Sagel SS, Peterson RR. Computed tomography oft the normal thymus. Radiology. 1982;142:121–5.

Boothroyd AE, Hall-Craggs MA, Dicks-Mireaux C, Shaw D.G. The magnetic resonance appearance of the normal thymus in children. Clin Radiol. 1992;45:378–81.

Deeg KH, Peters H, Schumacher R, Weitzel D. Die Ultraschalluntersuchung des Kindes. Berlin: Springer; 1997.

Kuhn JP, Slovis TL, Haller JO. Caffey's Pediatric Diagnostic Imaging. Philadelphia: Mosby; 2004.

von Lengerke HJ, Schmidt H. Mediastinalsonographie im Kindesalter. Radiologe. 1988;28:460–5.

Lucaya J, Strife JL. Pediatric Chest Imaging. Berlin: Springer; 2002.

Merten DF. Diagnostic imaging of mediastinal masses in children. Amer J Roentgenol. 1992;158:825–32.

Ok Hwa K, Woo Sun K, Min Jun K, Young Jung J, Jung HS. US in the Diagnosis of Pediatric Chest Diseases. RadioGraphics. 2000;20:653–71.

Siegel MJ, Nadel SN, Glazer HS, Sagel SS. Mediastinal lesions in children – Comparison of CT and MR. Radiology. 1986;160:241–4.

Walter E, Willich E, Webb WR. The Thymus – Diagnostic Imaging, Functions and Pathologic Anatomy. Berlin: Springer; 1992.

Willich E. Mediastinum. In: Schuster W, Färber D. Kinderradiologie 2. Berlin: Springer; 1996:187–222.

5 Gastrointestinaltrakt

A. E. Horwitz

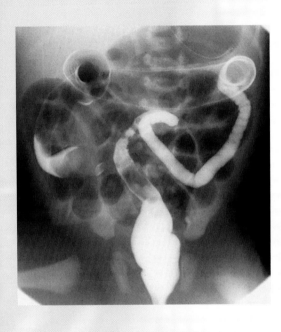

Untersuchungstechnik → 194

Entwicklungsstörungen des Magen-Darm-Trakts → 196

    Ösophagus → 197

    Magen → 201

    Dünndarm → 202

    Dickdarm → 208

    Anorektaler Bereich → 210

    Intestinale Duplikaturen → 212

Gallenwege → 212

    Gallengangsatresie → 212

    Choledochuszyste, Caroli-Syndrom, Common Channel Syndrome → 213

Akutes Abdomen → 213

    Akutes Abdomen beim Neugeborenen → 213

    Nekrotisierende Enterokolitis → 214

    Invagination → 214

    Meckel-Divertikel → 217

    Appendizitis → 217

    Nabelkoliken → 218

Fremdkörperingestion → 219

    Ösophagus → 219

    Magen, Darm → 219

Entzündliche Darmerkrankungen → 220

    Morbus Crohn → 220

    Yersiniose → 221

Tumoröse Erkrankungen des Darms → 221

    Polypöse Veränderungen → 221

    Non-Hodgkin-Lymphom (B-Zell-Lymphom) → 222

Untersuchungstechnik

Lagerung

Gängige *Fixierungshilfen* sind:
- Babix-Hüllen in verschiedenen Größen,
- Kompressorium aus durchsichtigem, strahlendurchlässigem Material,
- Badetücher,
- Sandsäcke,
- Bocollo-Lagerungshilfen (Schaumstoffkissen unterschiedlicher Größen).

Gegen *Wärmeverlust* schützen:
- Wärmelampe,
- Wärme-Pacs,
- Kirschkernsäckchen.

Abdomenübersichtsaufnahme

Je jünger das Kind und je schlechter der klinische Zustand, umso weniger sollte eine Änderung der Lage vorgenommen werden.

Auf der *(Intensiv-)Station* bzw. im *Perinatalzentrum* gelten folgende Besonderheiten:
- kein Umlagern!
- bei Aufnahme in Rückenlage oder Bauchlage vertikaler Strahlengang,
- bei seitlicher Aufnahme horizontaler Strahlengang mit seitlich angestellter Kassette.

Je nach Fragestellung Thorax- oder Abdomenübersichtsaufnahme. Die *Aufnahmeposition* ist abhängig von Alter, klinischem Zustand und Fragestellung. Auch bei Säuglingen kann die Aufnahme in aufrechter Position (im Hängen) in einer Babix-Hülle durchgeführt werden.

Eine *spezielle Technik* bei Morbus Hirschsprung oder Analatresie ist die „Bauchhängelage" mit leicht angehobenem Becken im vertikalen und im horizontalen Strahlengang mit seitlich angestellter Kassette (Abb. 5.1).

Abdomenübersichtsaufnahme mit negativem KM „Luft". Lagerung in Links-Seitenlage, Absaugen sämtlichen Magen- und evtl. Darminhalts über liegende Magensonde. Nach Umlagern in Rechts-Seitenlage vorsichtige Gabe von Luft mit 10- oder 20-ml-Spritzen über Magensonde bis zum Auftreten eines Widerstands. Aufnahme möglichst unter kontinuierlicher Luftgabe.

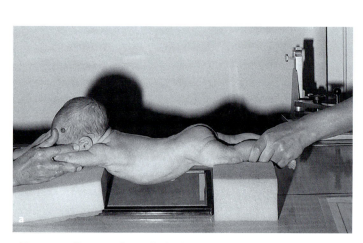 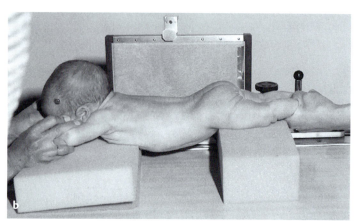

Abb. 5.1 a u. b **Spezielle Technik der Abdomenübersichtsaufnahme in Bauchhängelage mit angehobenem Becken.**
a Vertikaler Strahlengang.
b Horizontaler Strahlengang bei angestellter Kassette.

Durchleuchtung

Technische Besonderheiten bei Durchleuchtung

- Generell ist auf ein möglichst kleines Durchleuchtungsfeld zu achten.
- Bei herkömmlichen Durchleuchtungsgeräten sind aufgrund geringerer Strahlenexposition Übersichtsaufnahmen, auch nach Gabe von KM, Aufnahmen unter Durchleuchtung vorzuziehen.
- Dies gilt nicht bei Geräten mit gepulster Durchleuchtung (niedrige Pulsrate von 3 Pulsen/s.), einer „Last-image-hold"-Funktion und einer „Frame-grabber"-Technik (S. 8–13).

Durchleuchtung mit oraler KM-Gabe

Vorbereitung. Jüngere Säuglinge müssen 3–4 Stunden, ältere Säuglinge 4–6 Stunden nüchtern sein. Bei Klein- und Schulkindern erfolgt die Untersuchung morgens nüchtern, da später Magensekret die Diagnostik erschwert. Bei Säuglingen wird die Untersuchung unmittelbar vor einer Mahlzeit durchgeführt.

Alle Untersuchungen müssen gut vorbereitet sein, damit sie schnell und mit einer möglichst geringen Menge an KM durchgeführt werden können. Nach Ende der Untersuchung sollte bei Neugeborenen und jüngeren Säuglingen wegen der Gefahr des Erbrechens das KM über die Magensonde abgesaugt werden.

Ab dem 2. Lebensjahr empfiehlt es sich, die Magensekretion ggf. mit Cimetidin zu unterdrücken (20 mg/kg KG; max. 400 mg). Diese Maßnahme ist zur Vorbereitung einer fraktionierten MDP immer indiziert. Bei der fraktionierten MDP ist unbedingt vor der Untersuchung die Harnblase zu entleeren (dadurch bessere Entfaltung des unteren Dünndarms).

Kontrastmittel. Als KM werden bei Früh- und Neugeborenen sowie bei Perforationsgefahr wasserlösliche, nichtionische, niederosmolare Lösungen bevorzugt, die mit destilliertem Wasser verdünnt werden können. Im späteren Säuglingsalter werden auch Bariumsulfatsuspensionen – ggf. mit Wasser verdünnt und mit Süßstoff geschmackskorrigiert – verwendet.

Das KM bei fraktionierter Dünndarmdarstellung besteht aus einer mit Wasser verdünnten Bariumsulfatsuspension, die mit Zellulose stabilisiert wird.

Amidotrizoatsalzgemische in Form konzentrierter ionischer Lösungen (z. B. Gastrografin) haben eine Osmolarität von ca. 2000 mOsmol/l und dürfen bei Kindern nicht verwendet werden. Grund hierfür sind Nebenwirkungen nach enteraler Gabe, z. B. Hypovolämie und Schock, die durch die hohe Osmolarität und die Chemotoxizität bedingt sind. Ersatzweise werden wasserlösliche, nichtionische, niederosmolare KM eingesetzt.

Säuglinge und junge Kleinkinder erhalten orales KM entweder über eine Flasche mit Sauger, durch einen Schnuller, durch den eine Sonde in die vordere Mundhöhle eingeführt wird, oder über eine Magensonde, deren distales Ende je nach Fragestellung auch im Ösophagus positioniert wird.

Fraktionierte Dünndarmdarstellung. *Anstelle eines Enteroklysmas* wird bei Kindern eine fraktionierte Dünndarmdarstellung (nach Emons) mit oraler Gabe eines semitransparenten KM-Gemischs (s. o.) durchgeführt, das in Abhängigkeit von der Magenentleerungszeit schluckweise getrunken wird. Bei nicht kooperativen Kindern kann das KM über eine Magensonde fraktioniert eingebracht werden.

Nachteile eines Enteroklysmas: Für Kinder ist das Einführen einer Sonde in den Dünndarm sehr unangenehm, was auch zu einer Verlängerung der Durchleuchtungszeit führt. Die Art der KM-Applikation ist unphysiologisch, sodass sich funktionelle Störungen nicht beurteilen lassen. Die unphysiologisch große Menge an KM pro Zeiteinheit bewirkt eine Darmhypotonie. Die dadurch weit gestellten Darmschlingen führen zu einer Unübersichtlichkeit.

Endoskopie und Hydro-MRT. Im Gastrointestinaltrakt wird zunehmend die Doppelkontrasttechnik durch die Endoskopie und zukünftig möglicherweise bei älteren Kindern auch durch die Hydro-MRT ersetzt.

> Amidotrizoatsalzgemische in Form konzentrierter ionischer Lösungen (z. B. Gastrografin) dürfen bei Kindern nicht verwendet werden.

Durchleuchtung mit rektaler KM-Gabe

Vorbereitung. Reinigungseinläufe mit physiologischer Kochsalzlösung werden am Nachmittag vor dem Untersuchungstag und einige Stunden vor der Untersuchung durchgeführt. Einlaufmenge: Säuglinge 150–200 ml, Kleinkinder 250–500 ml, ältere Kinder 1–1,5 l. Bei hartnäckiger Obstipation sind Darmspülungen über mehrere Tage und eine entsprechende Diät erforderlich.

Eine Vorbereitung ist bei Morbus Hirschsprung kontraindiziert.

> Eine Vorbereitung ist bei Morbus Hirschsprung kontraindiziert.

Kontrastmittel. Jenseits des Neugeborenenalters kann statt niederosmolarem, nichtionischem KM auch eine stark mit Wasser verdünnte Bariumsulfatsuspension verwendet werden, sofern keine Perforationsgefahr besteht. Je nach Fragestellung ist ein geringer Zusatz von Laxanzien nützlich.

Auch bei rektaler Applikation dürfen Amidotrizoatsalzgemische nicht verwendet werden (s. o.).

Die rektale KM-Applikation erfolgt über eine Ernährungssonde oder einen Ballonkatheter.

Entwicklungsstörungen des Magen-Darm-Trakts

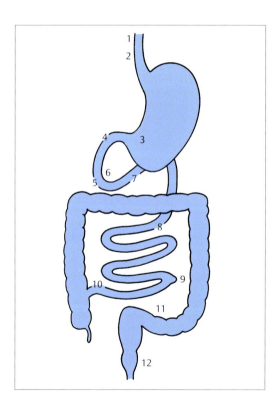

Abb. 5.2 **Häufigste Entwicklungsstörungen des Magen-Darm-Trakts beim Neugeborenen** (nach Wolf).
1 Ösophagusatresie
2 isolierte Ösophagotrachealfistel
3 hypertrophe Pylorusstenose
4 suprapapilläre Duodenalatresie
5 infrapapilläre Duodenalatresie
6 Pancreas anulare
7 äußere Duodenalstenose (Rotationsanomalien)
8 Jejunumatresie
9 Meckel-Divertikel
10 Ileumatresie
11 Megacolon congenitum
12 anorektale Verschlüsse/Stenosen

Ösophagus

Besonderheiten im Kindesalter

Ösophagusengen. Zur Lokalisation eines verschluckten Fremdkörpers ist die Kenntnis der 3 physiologischen Engen des Ösophagus wichtig:
- Ösophagusmund,
- Impression in Höhe des Aortenbogens durch den etwas tiefer liegenden linken Hauptbronchus,
- Hiatus oesophageus des Zwerchfells (S. 219).

Der *Ösophagusmund* befindet sich bei Neugeborenen in Höhe von HWK 3–4, bei Säuglingen in Höhe von HWK 4–5, bei Schulkindern in Höhe von HWK 5–6 (1–3 HWK höher als bei Erwachsenen), die Kardia in Höhe von BWK 10–11.

Kardia. Die Kardia des Säuglings hat 3 Abschnitte:
- unterer Ösophagus mit parallelstreifigem Faltenrelief,
- Antrum cardiacum, im Hiatusschlitz gelegen,
- Magenfundus.

Reflux. Diese anatomischen Besonderheiten beim Säugling können zu einem gastroösophagealen Reflux führen.

Peristaltik. Die atemabhängige Pendelperistaltik des Ösophagus ist typisch für das Säuglingsalter. Erst ab dem Kleinkindalter entwickelt sich die schuckaktabhängige Ösophagusperistaltik.

Ösophagusatresie

Häufigkeit. 1 : 3000 Neugeborene.

Einteilung. Typen der Ösophagusatresie nach Vogt sind (Abb. 5.3):
- Typ I: Aplasie,
- Typ II: Atresie ohne Fistel zur Trachea,
- Typ III a: Atresie mit Fistel des oberen Anteils zur Trachea (1%),
- Typ III b: Atresie mit Fistel des unteren Anteils zur Trachea (87%),
- Typ III c: Atresie mit Verbindung des oberen und unteren Anteils zur Trachea (2%),
- Typ IV: ösophagotracheale Fistel, „H-Fistel" (3%).

Wegweisende Befunde
- Polyhydramnion,
- Schaum vor dem Mund,
- Abdomen eingefallen oder vorgewölbt in Abhängigkeit vom Atresietyp,
- Sondenprobe pathologisch.

Eine Fehldeutung der Sondenprobe ist möglich durch:
- Umschlagen einer zu weichen Sonde,
- Absaugen von Sekret aus dem Blindsack, vermeintliches Magensekret,

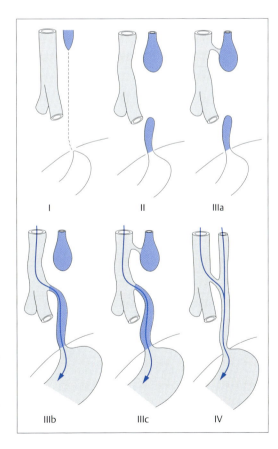

Abb. 5.3 Typen der Ösophagusatresie nach Vogt. Die Belüftung des Magens bei den Typen III b und III c erfolgt über die untere Fistel zur Trachea (blauer Pfeil).

- Absaugen von Magensaft über die untere Fistelverbindung,
- Sondierung des Magens über die Trachea und die untere Fistel.

Spezielle bildgebende Diagnostik

- Thorax/oberes Abdomen mit röntgendichter Sonde:
  - Nach Absaugen des Sekrets aus dem oberen Blindsack Insufflation von Luft und Darstellung des oberen Blindsacks:
    - luftleeres oberes Abdomen: Typ I, II, III a,
    - Luft im oberen Abdomen: Typ III b, III c.
  - Aspirationsfolgen und Begleitfehlbildungen der Wirbelsäule sind möglich.
- Thorax/oberes Abdomen seitlich:
  - Typ III b und III c: luftgefüllter unterer Blindsack,
  - Typ II und III a: der untere Blindsack ist erkennbar durch den meist vorhandenen gastroösophagealen Reflux, wenn der Magen über das Gastrostoma mit Luft bzw. mit KM gefüllt wird.
- Nur auf Wunsch des Kinderchirurgen Längsdarstellung des oberen Blindsacks durch Applikation von Spuren wasserlöslichen KM.
- Abdomenübersichtsaufnahme frühestens 12 Stunden postnatal zum Ausschluss zusätzlicher Darmatresien.

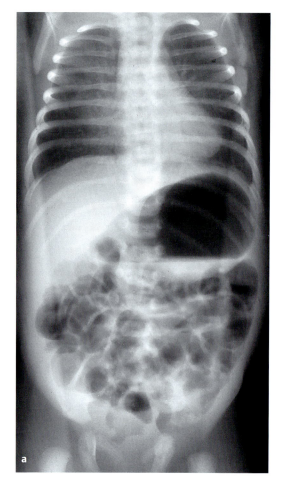

Ösophagotracheale Fistel Typ IV nach Vogt (Abb. 5.4)

Wegweisende Befunde

- Hustenattacken bei Nahrungsaufnahme,
- gebläthes Abdomen.

Spezielle bildgebende Diagnostik

- Thorax-/Abdomenübersichtsaufnahme:
  - Aspirationsfolgen,
  - unphysiologischer Meteorismus.

Bei positivem Befund *KM-Darstellung* (wasserlösliches, nichtionisches KM, ggf. auch Gabe von Luft) unter Abdrücken der Kardia. Diese Untersuchung sollte nur vom Erfahrenen durchgeführt werden.

Ein fehlender Fistelnachweis schließt diese nicht aus.

> Ein fehlender Fistelnachweis schließt diese nicht aus.

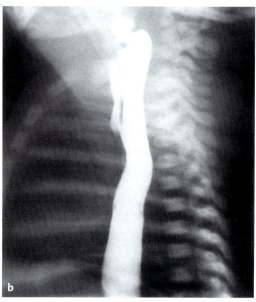

Abb. 5.4 a u. b **Ösophagotracheale Fistel, H-Fistel.** 7 Tage altes Mädchen. Zyanose und Husten bei Nahrungsaufnahme.
a Thorax-/Abdomenübersicht im Hängen: Aspirationsfolgen, Darmmeteorismus.
b Ösophagogramm. KM-Darstellung der Fistel.

Ösophagusstenosen

- Strikturen infolge einer Ösophagitis durch:
  - Verätzung, Verbrühung,
  - Verletzung durch festsitzenden Fremdkörper bzw. Sonde,
  - gastroösophagealer Reflux,
  - Infektion, meist Mykosen,
  - Medikamente wie Steroide oder Zytostatika.
- Nahtstenosen nach Operation einer Ösophagusatresie (Abb. 5.5 b),
- funktionelle Stenosen („Ösophagusspasmus") aufgrund einer Neuropathie.

Wegweisende Befunde

- Schluckbeschwerden frühestens bei Übergang von flüssiger zu fester Nahrung,
- Steckenbleiben nicht gekauter Nahrung (Abb. 5.5 a).

Spezielle bildgebende Diagnostik

- Thorax seitlich zum Ausschluss eines schattengebenden Fremdkörpers,
- Ösophagogramm mit wasserlöslichem nichtionischen KM.

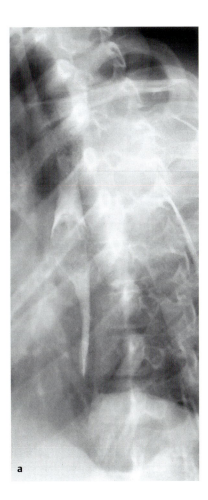

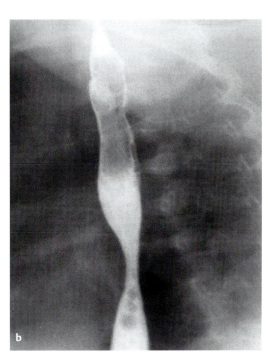

Abb. 5.5 a u. b
Ösophagusstenose. Ein Stück Bockwurst ist oberhalb der ehemaligen End-zu-End-Anastomose bei Ösophagusatresie Typ III b stecken geblieben.
a Ösophagogramm bei einem Jungen im Alter von 6 Jahren.
b Ösophagogramm nach Operation und Bougierung bei dem gleichen Patienten im Alter von 2 Monaten.

Kardiainsuffizienz

Syn.: gastroösophageale Insuffizienz, Kardiachalasie

Man unterscheidet:
- *Funktionelle Kardiainsuffizienz* bei Neugeborenen und jungen Säuglingen im 1. Trimenon, bedingt durch die anatomische Situation, „Speien ohne Gedeihstörung",
- *primäre Kardiainsuffizienz*,
- *sekundäre Kardiainsuffizienz* durch Stenose im oberen Magen-Darm-Trakt oder Zwerchfellhernie.

Wegweisende Befunde

Gastroösophagealer Reflux und dadurch bedingt chronisches Erbrechen, Dysphagie, Atemstörungen, Eisenmangelanämie, Gedeihstörung, Schreiattacken, neuromotorische Symptome durch Überstreckung der Wirbelsäule.

Spezielle bildgebende Diagnostik

Refluxnachweis (Tab. 5.1).
- Der sonographische Nachweis eines gastroösophagealen Refluxes erfordert Geduld. Der gastroösophageale Übergang wird dazu mit einem hochfrequenten Linearschallkopf eingestellt (Abb. 5.6a).
- Ist ein gastroösophagealer Reflux nachgewiesen, muss eine Hiatushernie ausgeschlossen werden.
- Die KM-Untersuchung sollte in den ersten Lebenswochen mit wasserlöslichem nichtionischen KM, ab dem 2. Lebensmonat mit verdünnter Bariumsulfatsuspension durchgeführt werden.
- pH-Metrie und Refluxszintigraphie sind die diagnostisch überlegenen Methoden.

Sondenplatzierung zur pH-Metrie:
- Radiologisches Verfahren: Sondenmarkierung etwa 3 Wirbelkörperhöhen über dem Zwerchfell in mittlerer Atemtiefe.
- Sonographisches Verfahren: Sondenspitze im mittleren Ösophagus, ungenaues Verfahren.
- Positionierung nach Strobel: pH-Sprung am Übergang von Ösophagus zum Magen als Ausgangspunkt zur Berechnung der optimalen Position (nur anwendbar bei Kindern bis zu 1 m Körperlänge).

Tab. 5.1 Wertigkeit diagnostischer Methoden bei gastroösophagealem Reflux

Methode	Sensitivität
pH-Metrie	+++
Sonographie	++
Refluxszintigraphie	+++
Radiologische Refluxprüfung	++

Hiatushernie

Eine Hiatushernie geht oft mit einer Kardiainsuffizienz einher.

Wegweisende Befunde

- Gastroösophagealer Reflux,
- Hämatinerbrechen oder Blutspuren in Erbrochenem,
- okkultes Blut im Stuhl oder Teerstuhl,
- Eisenmangelanämie,
- Gedeihstörung.

Spezielle bildgebende Diagnostik

- Sonographie: s. Kardiainsuffizienz (s.o., Abb. 5.6a).
- Thorax-/Abdomenübersichtsaufnahme: kleiner Magen, da Luft problemlos entweichen kann. Bei ausgeprägter Form luftgefüllte Magenanteile im Thorax, die mit einer zystischen Lungenmalformation verwechselt werden können,
- obere MDP (Abb. 5.6b).

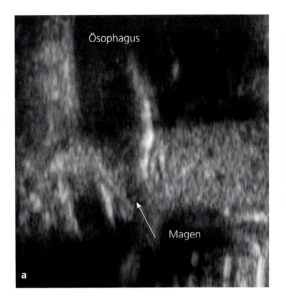
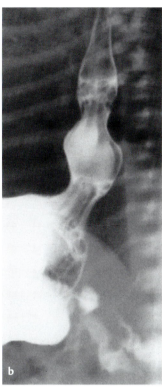

Abb. 5.6 a u. b
Axiale Gleithernie. 9 Tage alter Junge. Nicht-galliges Erbrechen nach jeder Mahlzeit.
a Sonographischer Längsschnitt im epigastrischen Winkel. Nachweis eines gastroösophagealen Refluxes (↑) und einer axialen Hernie.
b Obere MDP. Axiale Gleithernie bestätigt.

Magen

Besonderheiten im Kindesalter

Magenform und -größe. Bei Neugeborenen kann man am Magen anatomisch nur Fundus und Antrum unterscheiden, der Angulus an der kleinen Kurvatur fehlt. Erst die Beanspruchung des Magens führt zum Längenwachstum, wobei die Schwerkraft in aufrechter Position für die Größenzunahme eine entscheidende Wirkung hat.

Schleimhautrelief. Das Relief der Schleimhaut ist bei Neugeborenen kaum zu erkennen, da es aus sehr niedrigen Schleimhautfalten besteht und der Magen meist stark sekret- und gasgefüllt ist. Der Säuglingsmagen weist eine deutlichere Schleimhautzeichnung auf. Ab dem Kleinkindalter lässt sich das Schleimhautrelief radiologisch nachweisen. Im Schulalter entspricht die Schleimhautzeichnung annähernd der eines Erwachsenen. Klinisch ohne Bedeutung ist eine gelegentlich vorkommende hypertrophe Magenschleimhaut und im Antrumbereich eine höckerige Schleimhautoberfläche durch große Lymphfollikel.

Magenkapazität. Die Magenkapazität beträgt in den ersten Lebenstagen ca. 10–20 ml und steigt in der 2. Lebenswoche rasch auf ca. 100 ml an. Bei Kleinkindern beträgt die Kapazität dann ca. 450 ml, im Schulalter um 1000 ml.

Entleerungszeit. Die Magenentleerungszeit ist altersabhängig. Bei Neugeborenen und Säuglingen können bis 24 Stunden p.c. noch Nahrungsreste im Magen vorgefunden werden. In rechter Seiten- oder in Bauchlage ist bei Säuglingen der Magen nach ca. 3 Stunden, bei älteren Kindern nach 1–2 Stunden entleert.

Hypertrophe Pylorusstenose

Häufigkeit. In westlichen Ländern 1 : 300 bis 1 : 900, ♂ : ♀ = 5 : 1, Häufigkeitsgipfel 4.–7. Lebenswoche, selten nach der 12. Lebenswoche.

Wegweisende Befunde

- Schwallartiges Erbrechen, nicht gallig,
- Gedeihstörung.

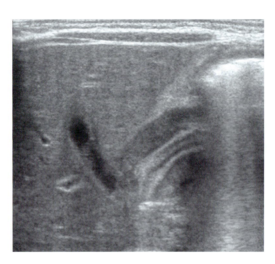

Abb. 5.7 **Hypertrophe Pylorusstenose.** 4 Wochen alter Junge mit schwallartigem Erbrechen. Sonographischer Oberbauchquerschnitt, Pyloruskanal im Längsschnitt. Verdickte Muskularis und Schleimhaut, enger Canalis egestorius.

Die Diagnose wird meist klinisch gestellt durch tastbaren „Pylorustumor", positive „Teeprobe" (sichtbare Hyperperistaltik des Magens) und große Magenreste.

Spezielle bildgebende Diagnostik

- Sonographie:
  - Längsschnitt paramedian: in der Nähe des Lobus quadratus echoarme, verdickte Kokarde (Durchmesser mindestens 12 mm, Wanddicke 4 mm).
  - Quer-/Schrägschnitt: verlängerter Pyloruskanal (Länge mindestens 16 mm) mit verdickter Muskulatur und schmalem Lumen; keine Nahrungspassage bei flüssigkeitsgefülltem Magen mit starker, frustraner Peristaltik (Abb. 5.**7**).
- Ggf. Thorax-/Abdomenübersichtsaufnahme: großer Magen, spärlich belüfteter Darm als Zeichen der Magenausgangsstenose. Aspirationsfolgen möglich. In seltenen Fällen Abdomenübersichtsaufnahme mit negativem KM Luft (S. 194). Eine KM-Untersuchung ist nicht erforderlich.

Dünndarm

Besonderheiten im Kindesalter

Darmgasverteilung. Beim Neugeborenen ist etwa 10 Minuten nach dem ersten Atemzug Luft im Magen, nach 30 Minuten im Duodenum, nach 3 Stunden im Ileum, nach 3–6 Stunden im Zäkum, nach 6–8 Stunden in der linken Kolonflexur und nach 8 bis max. 12 Stunden im Rektum (Abb. 5.**8**). Der physiologische Darmmeteorismus dauert bis zu 48 Stunden. Danach hat sich die normale Darmgasverteilung eingependelt. Mit Ausnahme des rechten oberen Quadranten (Leber) ist das gesamte Abdomen belüftet. Bei lebensschwachen *Frühgeborenen* ist die Belüftung des Gastrointestinaltrakts erheblich verzögert, sodass Fehlinterpretationen möglich sind.

Duodenum. Im Neugeborenen- und Säuglingsalter liegt die für den Erwachsenen typische Form des Bulbus duodeni noch nicht vor. Der Bulbus verläuft meist nach dorsal und wird in der Sagittalprojektion durch das Antrum des Magens überlagert. Am

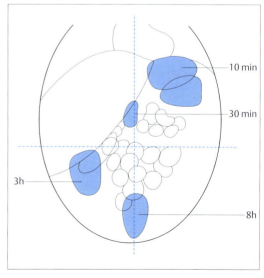

Abb. 5.8 **Physiologische Darmgasverteilung beim Neugeborenen** (nach Buffard u. Defrenne).

Ende des Bulbus zeigt sich gelegentlich eine Impression durch den Ductus choledochus, die jedoch funktionell keine Auswirkung hat. Der distale Anteil des Duodenums verläuft oft geschlängelt, wodurch die typische Form eines „C" noch fehlt.

Schleimhautrelief. Die Schleimhautfalten des Dünndarms sind funktionelle Strukturen, die im Jejunum in Abhängigkeit vom Füllungszustand des Darms am ausgeprägtesten ausgebildet sind. Bei Neugeborenen und Säuglingen sind die Dünndarmschlingen infolge erheblicher Luftfüllung stark gedehnt, sodass keine Faltenbildung zu erkennen ist. Nur bei fast kollabiertem Darm werden die Schleimhautfalten sichtbar. Radiologisch sichtbar wird die Reliefzeichnung erst in der 2. Hälfte des 1. Lebensjahres. Da auch die Haustrierung des Kolons erst mit zunehmender Funktion in Erscheinung tritt, lassen sich bei jungen Säuglingen nativdiagnostisch Dünn- und Dickdarm nicht unterscheiden.

Lymphatisches Gewebe. Lymphatisches Gewebe ist in Form von ausgeprägten, hirsekorngroßen, solitären Lymphknoten in der Sub- und Mukosa des Dünndarms – von kranial nach kaudal zunehmend – vorhanden. Im terminalen Ileum findet sich lymphatisches Gewebe in Form von 2×2–10 cm großen Lymphgewebeansammlungen, den Peyer-Plaques. Bei Klein- und Schulkindern ist die Ausbildung des lymphatischen Gewebes am ausgeprägtesten und entspricht einer pseudopolypösen Reliefform. Erst bei beginnender Pubertät entwickelt der distale Dünndarm ein Aussehen, das dem des Erwachsenen entspricht.

Peristaltik. Bei *Neugeborenen* und *Säuglingen* kommt es durch die träge und teilweise auch pendelförmige Peristaltik des Dünndarms zu einer diskontinuierlichen, zuweilen auch klumpigen Verteilung des KM-Breis (Bild eines „Schneegestöbers"). Bei *Klein-* und *Schulkindern* ist die Darmmotilität ähnlich wie bei Erwachsenen. Man erhält daher in diesen Altersstufen eine zusammenhängende KM-Darstellung. Wird während der Untersuchung nachgefüttert, so wird die Darmmotilität angeregt und der KM-Brei im unteren Dünndarmanteil weitertransportiert.

> Bei jungen Säuglingen sind nativdiagnostisch Dünn- und Dickdarm nicht zu unterscheiden.

Duodenalatresie

Häufigkeit. 1 : 9000 bis 1 : 40 000. Häufige Inzidenz bei Morbus Down.

Einteilung. 3 Formen werden der Häufigkeit nach unterschieden:
- membranöse Atresie,
- Atresie mit erhaltener Kontinuität des Darms durch strangförmige Verbindung beider Enden mit und ohne Mesenterialdefekt,
- Atresie mit vollständiger Kontinuitätsunterbrechung und zusätzlichem Mesenterialdefekt.

In 80% der Fälle liegt mehr als eine Atresie vor. Nur bei einer zusätzlichen, tiefsitzenden Dünndarmobstruktion liegt ein Mikrokolon vor, was sich klinisch durch einen fehlenden Mekoniumabgang vermuten lässt (S. 209).

Duodenalstenosen

Einteilung. Es werden 3 Formen unterschieden:
- innere Form: Membranstenose bei perforierter Atresiemembran, enges Segment, intramurales Divertikel,
- äußere Form: Malrotation mit Volvulus oder Bridenbildung, verstärktes Treitz-Band, atypische Gefäßverläufe, aortomesenteriale Duodenalkompression, Darmduplikaturen, Pancreas anulare,
- Kombination beider Formen.

Spezielle bildgebende Diagnostik

Die Diagnose wird häufig sonographisch bereits pränatal gestellt.
- Sonographie: Nachweis der präatretischen bzw. prästenotischen Erweiterung des Darms. Beim Pancreas anulare lässt sich bei sorgfältiger Untersuchung das Pankreas als ein mäßig echogenes Organ darstellen, das das Duodenum von dorsal und ventral umgreift. Unter Umständen ist ein

5 Gastrointestinaltrakt

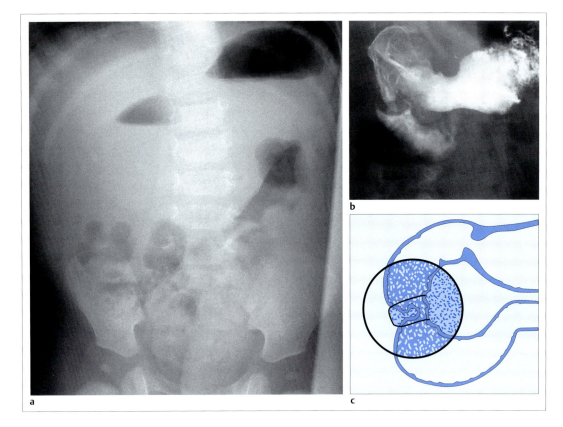

Abb. 5.9 a – c
Duodenalstenose bei Pancreas anulare. Sonographischer Verdacht radiologisch bestätigt. 10 Monate alter Junge. Rezidivierendes, meist abendliches Erbrechen, Gedeihstörung.
a Abdomenübersichtsaufnahme im Hängen. „Double bubble".
b Obere MDP. Ringstenose im absteigenden Schenkel des Duodenums.
c Schematische Darstellung der äußeren Duodenalstenose. Der Pankreaskopf umgreift ringförmig das Duodenum (nach Lassrich).

> Ein Mitteldarmvolvulus ist nur sonographisch von einer Duodenalatresie/-stenose zu unterscheiden.

subhepatisch gelegener, ektatischer, echoarmer, proximaler Darmabschnitt hinweisend.
- Thorax-/Abdomenübersichtsaufnahme: „Double bubble": Luft-/Flüssigkeitsspiegel im Magen und im präatretisch oder prästenotisch dilatierten Duodenum (Abb. 5.9). Keine Luft distal der Atresie, sofern nicht von rektal angespült wurde, wenig Luft distal der Stenose.

Unklare Fälle. Bei ausgeprägter Sekretmenge im präatretisch dilatierten Duodenum kann der 2. Spiegel der „double bubble" fehlen. Deshalb muss bei unklarer Nativdiagnostik, aber klinischem Verdacht die Durchführung einer Abdomenübersichtsaufnahme mit negativem KM „Luft" erfolgen nach Lagerung in Links-Seitenlage und Absaugen des Magen-/Duodenalsekrets (S. 194, Abb. 5.10). Eine *KM-Untersuchung ist kontraindiziert* (unnötige Belastung, keine Zusatzinformation, Aspirationsgefahr).

Erstreckt sich der 2. Spiegel von der linken zur rechten Bauchwand, so sitzt die Stenose am Übergang Duodenum/Jejunum (Flexura duodenojejunalis).

Multiple Atresien. Sind mehrere Atresien vorhanden, entziehen sich die weiteren Atresien der radiologischen Diagnostik.

Mitteldarmvolvulus. Ein Mitteldarmvolvulus ist nur *sonographisch* von einer Duodenalatresie/-stenose zu differenzieren durch das „whirlpool sign" (S. 207 – 208, Abb. 5.12). Nur dann sollte ein *Kontrasteinlauf* zum Nachweis einer Malrotation durch Darstellung der Position des Zäkalpols erfolgen (wasserlösliches nichtionisches KM, ggf. mit destilliertem Wasser verdünnt).

Entwicklungsstörungen des Magen-Darm-Trakts

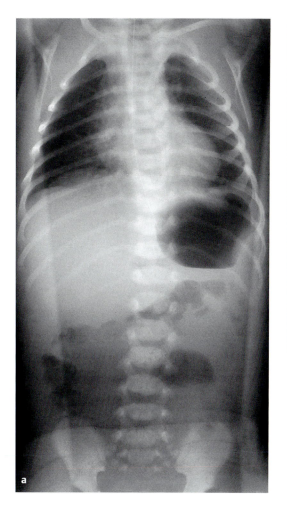
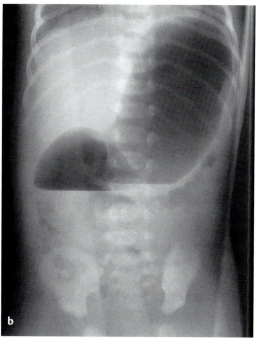

Abb. 5.10 a u. b **Duodenalatresie.** 3 Tage alter Junge. Galliges Erbrechen.
a Thorax-/Abdomenübersicht im Hängen: Luft-/Flüssigkeitsspiegel im Magen; Dünndarm nicht belüftet. Kolon belüftet durch mehrfaches rektales Anspülen in der Geburtsklinik.
b Abdomenübersicht im Hängen nach Absaugen von Sekret in Links-Seitenlage und Applikation von 60 ml Luft. „Double bubble".

Dünndarmatresie

Eine Dünndarmatresie liegt häufiger im unteren Ileum als im Jejunum (Abb. 5.11). Eine Assoziation mit anderen Fehlbildungen an Ösophagus, Duodenum, anorektaler Region sowie an Herz und/oder Wirbelsäule ist möglich.

Spezielle bildgebende Diagnostik

Frühestens 12 Stunden postnatal:
- Thorax-/Abdomenübersichtsaufnahme: Je tiefer der Verschluss, desto mehr Spiegel sind vorhanden. Distal der Atresie findet sich keine Luft, falls von rektal nicht angespült wurde. Die Thoraxaufnahme ist erforderlich zum Nachweis oder Ausschluss von Aspirationsfolgen und weiterer Fehlbildungen.
- Kontrasteinlauf: Auf Wunsch des Kinderchirurgen zur Darstellung eines Mikrokolon.

5 Gastrointestinaltrakt

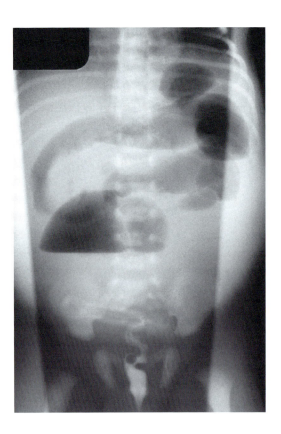

Abb. 5.11 **Tiefsitzender Dünndarmileus bei Ileumatresie.** Abdomenübersichtsaufnahme im Hängen nach Kontrasteinlauf. Neugeborenes. Mikrokolon. Nabelklemme in Projektion auf das Becken.

Dünndarmstenosen

Dünndarmstenosen sind seltener als Atresien und liegen meist am Übergang vom Jejunum zum Ileum.

Lageanomalien

Ätiologie. Lageanomalien des Darms sind Folge:
- einer nicht oder unvollständig stattgefundenen Darmdrehung in der Embryonalzeit, bei der sich normalerweise der Darm im Gegenuhrzeigersinn um die fixierte Mesenterialwurzel um 3-mal 90° dreht,
- einer möglichen Störung des Eigenwachstums einzelner Darmabschnitte,
- einer mangelnden Verklebung der Mesenterien mit fehlender Fixierung einzelner Darmabschnitte in der Bauchhöhle.

Fixpunkte der Rotation sind das Duodenum – das sich um die A. mesenterica superior dreht, die in der Nabelschleife liegt – und das Zäkum, das am Ende der Drehung im rechten Unterbauch liegt. Das Duodenum wird im Bereich der Flexura duodenojejunalis durch das Treitz-Band fixiert.

Nonrotation (häufigste Form der Drehstörung). Durch eine normal gerichtete jedoch inkomplette Drehung der Nabelschleife um nur 90° verbleibt der Darm in einer Lage, die dem Zustand der frühen Fetalzeit entspricht. Die üblicherweise links der Wirbelsäule gelegene Flexura duodenojejunalis und der Dünndarm liegen rechts, das Zäkum vor oder links der Wirbelsäule. Es liegt ein Mesenterium commune für Dünn- und Dickdarm vor.

Malrotation I. Darmdrehung um nur 2-mal 90°. Die Pars inferior duodeni dreht sich hinter die Mesenterialgefäßachse; die Mesenterialwurzel ist kurz. Es kommt zu einem Hochstand des Zäkalpols und des Colon ascendens. Die Fehlposition des Zäkums oder peritoneale Stränge (Ladd-Bänder) können zu einer äußeren Duodenalkompression führen, die fehlende

Entwicklungsstörungen des Magen-Darm-Trakts

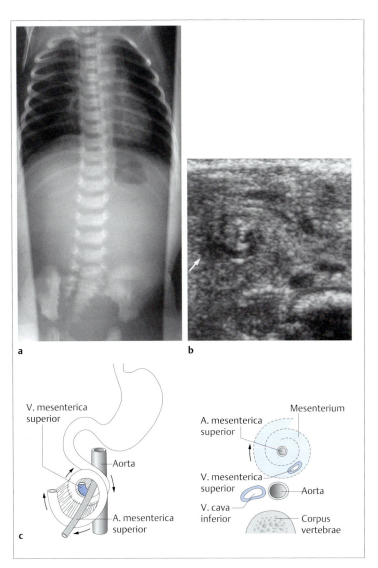

Abb. 5.12 a – c **Akutes Abdomen mit galligem Erbrechen infolge eines Mitteldarmvolvulus.**
a Thorax-/Abdomenübersicht im Hängen. Fast luftleeres Abdomen.
b Sonographischer Längsschnitt des Oberbauchs. „Whirlpool sign" (↑). 2 Tage altes Mädchen.
c "Whirlpool sign" bei Volvulus (Schema). Fehllage der V. mesenterica superior durch Verdrehung der Mesenterialwurzel (Pfeile).

Fixation der kurzen Mesenterialwurzel zu einem Volvulus.

Malrotation II. Ein Wechsel der Drehrichtung nach der primären regelrechten Drehung um 90° führt zu einer prävaskulären Position der Pars inferior duodeni. Dabei gelangen Zäkum und Colon ascendens hinter den Mesenterialstiel, der dadurch meist das Colon transversum komprimiert. Wird die inverse Drehung um weitere 180° fortgesetzt, kommt es zu einem Volvulus.

Volvulus. Der Volvulus kann zu einer Infarzierung des gesamten Mitteldarms führen, bei dem nur der Magen, das Duodenum und der linke Anteil des Kolon eine regelrechte Perfusion aufweisen. Selten findet dieses Ereignis bereits in utero statt, in den meisten Fällen in den ersten Lebensmonaten.

Klinische Symptome. Vorübergehende Passagestörungen führen zu Nabelkoliken und zu Zeichen eines akuten Abdomens mit zum Teil galligem Erbrechen und in der Spätphase blutig tingierten Stühlen. Ein Stau in den Mesenterialgefäßen kann zu Resorptionsstörungen im Dünndarm führen.

Das akute Abdomen tritt auf infolge:
- einer Dünndarmobstruktion durch peritoneale Stränge, Ladd-Bänder,
- eines Mitteldarmvolvulus,
- der Kombination aus beiden.

Spezielle bildgebende Diagnostik

Sonographie. Die Darstellung der inversen Lage der A. und V. mesenterica superior ist insbesondere mit der Farb-Doppler-Sonographie möglich. Es gelingt häufig im Schräg- und Querschnitt vom Epigastrium aus, die spiralig gedrehte Mesenterialwurzel mit der dadurch bedingten Fehllage der V. mesenterica superior darzustellen („whirlpool sign"; Abb. 5.**12**).

Bei $^1/_3$ der Patienten mit nachgewiesener Malrotation kann eine normale Lagebeziehung der Mesenterialgefäße vorliegen, Umgekehrt wird eine inverse Lage der Mesenterialgefäße auch bei Patienten mit regelrechter Mitteldarmrotation gesehen.

Abdomenübersichtsaufnahme. Zeichen eines relativ hochsitzenden Dünndarmileus. Ein KM-Einlauf zur Lagebestimmung des Zäkalpols ist nur auf Wunsch des Kinderchirurgen durchzuführen.

Bei Neugeborenen kann der Zäkalpol physiologischerweise relativ hoch liegen. Diagnostisch beweisend bei einer Lageanomalie ist somit nur die obere MDP.

> Bei Neugeborenen kann der Zäkalpol physiologischerweise relativ hoch liegen.

Dickdarm

Das Kolon weist im Kindesalter eine mehr oder minder ausgeprägte lymphfollikuläre Hyperplasie auf, die sich in Form kleiner, runder KM-Aussparungen durch einzelne Lymphfollikel in der Schleimhaut darstellt.

Mekoniumpfropf-Syndrom

Die verzögerte Reifung des Neuralplexus in der Dickdarmwand des Colon descendens führt bei Früh- und selten auch bei Neugeborenen zu fehlendem Mekoniumabgang (Mekoniumpfropf-Syndrom, „small left colon syndrome", Abb. 5.**13**). Das Syndrom ist assoziiert mit mütterlichem Diabetes und mütterlicher Tabletteneinnahme, insbesondere von Magnesiumsulfat. Kommt es nach Kontrasteinlauf nicht zu einer Besserung, wobei ein Mekoniumpfropf abgehen kann, muss eine Aganglionose ausgeschlossen werden.

Spezielle bildgebende Diagnostik

- Abdomenübersichtsaufnahme: Zeichen eines tiefsitzenden Ileus,
- Kontrasteinlauf: aufgrund des eng gestellten Colon descendens Kalibersprung an der linken Kolonflexur.

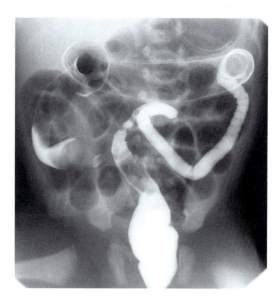

Abb. 5.13 **Small-left-Colon-Syndrom** bei Mekoniumpfropf-Syndrom. 4 Tage altes Frühgeborenes. Kontrasteinlauf. Colon descendens kleinkalibrig, Normale Weite des Colon ascendens und transversum, Kalibersprung in Höhe der linken Kolonflexur. Rektum dilatiert durch häufiges Anspülen wegen geringen Mekoniumabgangs.

Mikrokolon

Das Mikrokolon ist eine Minderentwicklung des Kolons, das verkürzt und dünnwandig ist mit mangelhaft ausgebildeten Flexuren. Das Kaliber liegt unter 1 cm.

Ätiologie. Ursache eines Mikrokolons können sein:
- tiefsitzende Dünndarmobstruktion (S. 205),
- Mekoniumileus,
- Kolonaganglionose.

Spezielle bildgebende Diagnostik

Der Kontrasteinlauf ist nur mit erhöhtem hydrostatischen Druck möglich (Perforationsgefahr! Abb. 5.13).

Mekoniumileus

Der Mekoniumileus durch abnormes, zähes Mekonium ist die häufigste Ursache eines tiefsitzenden Darmverschlusses beim Neugeborenen. Eine Perforation mit Spontanheilung kann ggf. schon intrauterin stattgefunden haben, worauf peritoneale Verkalkungen hinweisen (Abb. 5.14).

Wegweisende Befunde

- Galliges Erbrechen,
- aufgetriebenes Abdomen,
- fehlender Mekoniumabgang (in 20–30% der Fälle Frühzeichen einer CF).

Spezielle bildgebende Diagnostik

Abdomenübersichtsaufnahme. Atypische Darmgasverteilung: multiple dilatierte Darmschlingen ohne Flüssigkeitsspiegel mit Haarnadelphänomen. Schaumige Struktur des Darminhalts durch Gemisch von Gasblasen mit zähem Mekonium, sog. „Seifenblasenmuster". Gasfreies Kolon und Rektum, falls nicht von rektal angespült wurde.

Kontrasteinlauf. Unter Zusatz eines Mukolytikums als diagnostische und therapeutische Maßnahme (kein Gastrografin, S. 195). Charakteristisch ist das Absetzen von zentimeterlangem bleistiftdünnen, zähen Mekonium.

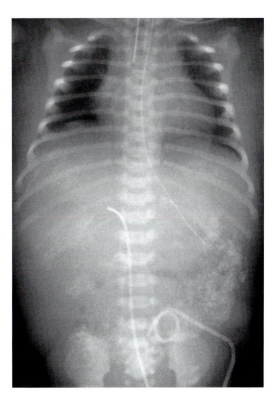

Abb. 5.14 Kleinstfleckige intraabdominale Verkalkungen als Ausdruck einer Mekoniumperitonitis. Hydrops fetalis unklarer Genese. Neugeborenes, 1. Lebenstag.

Megakolon

Das Megakolon kann Teile oder das gesamte Kolon betreffen, wobei die Ursachen vielfältig sind:
- idiopathisches Megakolon bei habitueller chronischer Obstipation,
- Megacolon congenitum,
- chronische Obstipation durch:
  - anorektale Fehlbildung oder Analstenose,
  - Entzündung im Analbereich, Fissuren,
  - Raumforderung,
  - neurogene Ursache, z. B. Meningomyelozele,
  - Hypothyreose,
  - Folgezustand nach Radiatio,
- neuronale instestinale Dysplasie, Kombination mit Megacolon congenitum möglich.

Megacolon congenitum

Syn.: aganglionäres Megakolon, Morbus Hirschsprung

Häufigkeit. 1 : 2000 bis 1 : 5000, ♀ : ♂ = 4 : 1.

Ätiologie. Hierbei liegt eine Aplasie des intramuralen parasympathischen Nervenplexus zugrunde. Dies führt zu einer Hyperplasie des extramuralen Parasympathikus, der verstärkt Acetylcholin ausschüttet und dadurch eine Dauerkontraktion der Ringmuskulatur hervorruft. Dieser aganglionäre Abschnitt kann im Extremfall ultrakurz sein oder den gesamten Darm betreffen. Am häufigsten befindet sich die enge (aganglionäre) Strecke im Rektosigmoidbereich.

Wegweisende Befunde

- Chronische Obstipation,
- bei Neugeborenen tiefsitzender Ileus,
- therapieresistentes Mekoniumpfropf-Syndrom.

Spezielle bildgebende Diagnostik

Abdomenübersichtsaufnahme. Beim Neugeborenen und Säugling Zeichen eines tiefsitzenden Ileus. Beim älteren Kind Darstellung des Megakolon mit ausgeprägtem Stuhlgehalt.

Kontrasteinlauf. Ausschließlich zur Darstellung des engen Segments (Abb. 5.**15**).

Eine Untersuchung vor dem 10. Lebenstag ist nicht sinnvoll, da das enge Segment erst mit zunehmender Darmtätigkeit nachgewiesen werden kann. **Cave:** keine Vorbereitung. Die Darstellung des engen Segments gelingt am besten in Seitenlage mit vertikalem Strahlengang und Doppelkontrastdarstellung (geringe Menge KM). Ein ultrakurzes enges Segment (Syn.: Megakolon ohne enges Segment, Sphinkterachalasie) entzieht sich der radiologischen Diagnostik (Manometrie und Biopsie).

Differenzialdiagnose. Bei unklarem Befund beim älteren Kind ggf. Defäkogramm zum Ausschluss einer Analstenose.

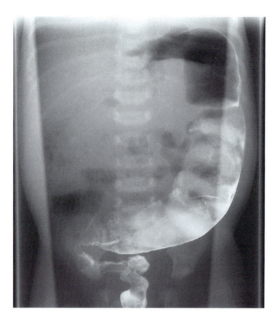

Abb. 5.15 **Morbus Hirschsprung.** Kontrasteinlauf am 13. Lebenstag. Abdomenübersicht im Hängen nach Kontrasteinlauf. Deutlicher Kalibersprung im Sigma.

Anorektaler Bereich

Analatresie

Häufigkeit. 1 : 2500 bis 1 : 3500.

Ätiologie. Die komplexe embryologische Entwicklung der anorektalen Region kann zu verschiedenen Formen von Fehlbildungen führen. Die häufigste geht mit einer ektopen Endung des primitiven Enddarms einher, sodass der Anus entweder ektop gelegen oder atretisch ist (Analatresie). Häufig kommt es zu einer Fistelbildung zwischen Rektum und Blase, Urethra oder Vagina. Bei einer Rektumatresie fehlen Teile des Rektums, der Anus ist vorhanden, keine Fistelbildung.

Assoziierte Fehlbildungen. Anorektale Fehlbildungen sind in etwa 80% der Fälle mit weiteren Fehlbildungen assoziiert, hauptsächlich der Wirbelsäule (lumbosakral) und der unteren Harnwege. Insbesondere die Formen, die mit einer Fistel einhergehen, haben ein höheres Risiko für assoziierte Fehlbildungen.

Die möglichen Begleitfehlbildungen werden mit dem Begriff VACTERL-Assoziation zusammengefasst (vertebral, anal, cardial, tracheo, esophageal, renal, limb). Eine VACTERL-Assoziation liegt vor, wenn 2 oder 3 solcher Fehlbildungen zusammentreffen.

Prognose. Die Prognose bei anorektalen Fehlbildungen ist u. a. auch abhängig vom Ausmaß der spinalen Fehlbildungen (z. B. fehlende Innervierung der Beckenbodenmuskulatur).

Klassifikation. Die bislang gebräuchliche Klassifikation der anorektalen Fehlbildungen nach Wingspread (1984) wird in der ursprünglichen Form nicht mehr verwendet. Sie ist international von dem von Peña 2000 eingeführten Protokoll zur Diagnostik und Therapie abgelöst worden. Im Gegensatz zu den anderen Klassifikationen unterscheidet diese Einteilung nicht zwischen hoher, intermediärer und tiefer Form, sondern nur zwischen tiefer und hoher Form. Die Grenze zwischen beiden Formen liegt bei 1 cm Abstand zwischen dem Rektumstumpf und der Analhaut. Im Weiteren erfolgt die Einteilung geschlechtsabhängig entsprechend dem Fistelverlauf, wobei Ursprung und Mündung der Fisteln benannt werden. Die Antepositio ani wird als rektoperineale Fistel klassifiziert („bucket handle"; Tab. 5.2). Die möglichst genaue Bestimmung der Form ist für die Wahl des therapeutischen Vorgehens weiterhin entscheidend.

Bereits in den ersten 24–48 Stunden muss die therapeutische Entscheidung zwischen einer sofortigen operativen Korrektur und der Anlage eines Kolostomas gefällt werden.

Spezielle bildgebende Diagnostik

Vor der bildgebenden Diagnostik steht die *klinische Inspektion* und eine *Untersuchung des Urins auf Mekonium*.

Sonographie. Mit einem hochfrequenten Linearschallkopf können das kaudale Ende des Blindsacks, der Abstand zwischen diesem und dem Perinealgrübchen sowie die knöchernen Strukturen von Steißbein und Schambein dargestellt werden. Zu beachten ist, dass der Schallkopf vorsichtig aufzusetzen ist, ohne den Beckenboden einzudrücken. Die Unterscheidung zwischen hoher und tiefer Form ist jedoch sonographisch nicht zuverlässig genug.

Abdomenübersichtsaufnahme. Untersuchung mit angehobenem Becken im horizontalen Strahlengang und Markierung des Analgrübchens. Aufnahme frühestens 8–12 Stunden nach der Geburt, da die Luft den Enddarm erreicht haben muss (S. 194).
- Voraussetzung: keine Öffnung sichtbar und kein Mekonium in Vagina oder im Urin, da bei einer Fistel die Luft entweichen und somit das kaudale Ende des Blindsacks nicht zuverlässig bestimmt werden kann.
- Die Unterscheidung in eine hohe und tiefe Form hängt von der Distanz zwischen unterem Ende des Blindsacks und der Analhaut ab, wobei die Grenze bei 1 cm liegt (Abb. 5.16).

Liegt eindeutig eine tiefe Form vor, so ist eine weitere bildgebende Diagnostik nicht erforderlich.

Weitere Untersuchungen.
- Bei Vorliegen einer äußeren Öffnung wird eine KM-Darstellung vorgenommen.
- Ein MCU dient dem Nachweis oder Ausschluss einer Blasen-/Urethra-Fistel.
- Mit der MRT lassen sich hauptsächlich Aussagen zur Ausbildung der puborektalen Muskulatur und des M. sphincter ani externus treffen (S. 344). Eine 3D-Visualisierung kann die Operationsvorbereitung erleichtern. Gleichzeitig lassen sich mögliche spinale und kloakale Fehlbildungen darstellen bzw. ausschließen.
- Ist die erste chirurgische Maßnahme eine Kolostomie (Anlage eines Anus praeter), so kann eine weitere radiologische Diagnostik über den aboralen Schenkel erfolgen.

Tab. 5.2 ⇢ *Klassifikation anorektaler Malformationen* (nach Peña 2000)

♂	♀
Analatresie ohne Fistel	
Vesikale Fistel	Kloake
Urethrale Fistel	vaginale Fistel
Analmembran	vulväre Fistel
Rektoperineale Fistel (früher „Antepositio ani")	
Analstenose	

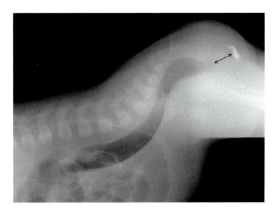

Abb. 5.16 **Analatresie, hohe Form ohne Fistel.** Abdomenübersicht in Bauchhängelage in streng seitlichem Strahlengang, angestellte Kassette. Analgrübchen mit Bariumpaste markiert. Abstand (↔) zwischen Blindsackboden und Analgrübchen 1,5 cm. Neugeborenes Mädchen, 1. Lebenstag.

Intestinale Duplikaturen

Diese kongenitalen Fehlbildungen bestehen aus einer intestinalen Mukosa – in seltenen Fällen ektoper Magenschleimhaut –, umgeben von einem äußeren Ring glatter Muskulatur. Sie sind mesenterialseits mit einem Teil des Darms verwachsen. 35 % befinden sich im Bereich des distalen Ileums.

Zu einer abdominalen Symptomatik kommt es nur infolge einer Darmkompression, Obstruktion oder Invagination. Eine Blutung tritt bei Ulzeration der ektopen Magenschleimhaut auf.

Spezielle bildgebende Diagnostik

Sonographie. Charakteristisch ist der Befund, wenn es gelingt, den echoarmen Muskularisring um die echoreiche Mukosa darzustellen. Selten ist der Zysteninhalt echogen infolge einer Blutung.

Szintigraphie. Eine eingeblutete Zyste wird szintigraphisch mit ^{99m}Tc-Pertechnetat nachgewiesen.

Abdomenübersichtsaufnahme. Verlagerung von Darmschlingen durch eine weichteildichte Raumforderung oder dilatierte Darmschlingen infolge einer Darmobstruktion.

MRT. Exakte Darstellung der Anatomie (S. 343 Abb. 8.**45**).

Gallenwege

Gallengangsatresie

Häufigkeit. 1 : 12 000; ♀ > ♂.

Einteilung. 2 Formen:
- intrahepatische fokale Form.
- extrahepatische Form.

Eine frühzeitige Diagnosestellung ist erforderlich, da ohne chirurgische Therapie die Gefahr der biliären Leberzirrhose besteht.

Spezielle bildgebende Diagnostik

Der Nachweis einer Gallengangsatresie ist schwierig. Bei bestehendem Verdacht ist daher immer eine Biopsie erforderlich.

Sonographie. Der Nachweis einer Gallenblase schließt eine Gallengangsatresie nicht aus, da eine Gallengangteilatresie vorliegen kann. Eine sehr kleine, nahezu atretische Gallenblase, deren Länge im nüchternen Zustand weniger als 19 mm beträgt, eine verschmälerte Blasenwand und das Fehlen des echoreichen Mukosastreifens werden als Beweis für eine Gallengangsatresie gewertet. Oft findet sich durch den obliterierten Ductus hepaticus eine verbreiterte A. hepatica und ein periportaler Streifen mit vermehrter Echogenität.

Hepatobiliäre Szintigraphie (^{99m}Tc-BRIDA). Die Aufnahme der Aktivität in der Leber bei fehlender Anreicherung im Intestinaltrakt ist beweisend für eine vollständige Atresie.

MR-Cholangiographie. Nachweis einer Gallengangsfehlbildung.

Differenzialdiagnose. Das klinische Symptom eines Icterus prolongatus über die Neugeborenenperiode hinaus besteht auch bei einer Neugeborenenhepatitis und einer Galaktosämie.

Choledochuszyste, Caroli-Syndrom, Common Channel Syndrome

Häufigkeit. 1 : 13 000; ♀ : ♂ = 4 : 1.

Die zystische Erweiterung des Gallengangsystems ist meist auf den Ductus choledochus beschränkt. Liegt eine zystische Erweiterung der intrahepatischen Gallenwege vor, handelt es sich um das genetisch bedingte Caroli-Syndrom. Diese Erkrankung ist oft assoziiert mit „autosomal recessive polycystic kidney disease" (ARPKD), welche immer mit einer kongenitalen Leberfibrose einhergeht (S. 249–250). Sowohl die Choledochuszyste als auch das Caroli-Syndrom können mit dem „common channel syndrome" assoziiert sein. Der gemeinsame Verlauf von Ductus choledochus und Ductus pancreaticus vor ihrer Mündung kann zu einem jeweiligen Reflux führen, wodurch sowohl entzündliche Gallengangsveränderungen als auch Pankreatitiden entstehen können.

Wegweisende Befunde

- Ikterus,
- rezidivierende, kolikartige Schmerzen im rechten oberen Quadranten mit oder ohne Ikterus.

Spezielle bildgebende Diagnostik

Sonographie. Diagnosestellung möglich. Eine subhepatisch gelegene, echofreie Formation neben der Gallenblase muss an eine Choledochuszyste denken lassen. Sind neben einer großen Gallenblase weitere zystische Strukturen vorhanden, liegt ein Caroli-Syndrom vor.

Differenzialdiagnose. Zu erwägen sind eine Pankreaspseudozyste, ein ektatisches Duodenum beim Pancreas anulare oder eine Leberzyste. Diese kontrahieren sich jedoch nach der Mahlzeit nicht.

Weiterführende Diagnostik. MR-Cholangiographie, MRCP (S. 347) und intraoperative ERCP.

Akutes Abdomen

Akutes Abdomen beim Neugeborenen

Allgemeine Richtlinien:

- Ein akutes Abdomen in den ersten Lebenstagen spricht für eine angeborene Passagestörung durch Atresie oder Stenose.
- Das klinische Symptom „galliges/nicht galliges Erbrechen" gibt Hinweise auf die anatomische Beziehung der Atresie/Stenose zur Papilla Vateri.
- Bei einer Atresie ist distal des Verschlusses keine Luft nachweisbar. Eine hochgradige Stenose kann eine Atresie vortäuschen.
- Je mehr Luft-/Flüssigkeitsspiegel, desto tiefer der Ileus, sodass anhand der Abdomenübersichtsaufnahme zwischen einer hohen und tiefen intestinalen Obstruktion differenziert werden kann.
- Eine Unterscheidung zwischen Dünn- und Dickdarmspiegel ist aufgrund der noch fehlenden Haustrierung nicht möglich.
- Bei eingedicktem Mekonium im Fall einer Unterhydrierung oder bei zystischer Fibrose tritt anstelle der Luft-/Flüssigkeitsspiegel das *Haarnadelphänomen* auf: weit gestellte Darmschlingen in umgekehrter U-Form.
- Ein Mekoniumabgang oder das Vorhandensein eines Mikrokolons ist abhängig von der Höhe des Verschlusses.
- *Pränatal* ist ein *Polyhydramnion* wegweisend. Daher wird die Verdachtsdiagnose oft schon pränatal gestellt. Bei Verdacht auf Darmatresie bzw. -stenose bei einem Neugeborenen muss die postnatale physiologische Darmgasverteilung abgewartet werden, sodass die Abdomenübersichtsaufnahme nicht früher als 8–12 Stunden nach der Geburt durchgeführt werden sollte.

> Die Abdomenaufnahme bei Atresie-/Stenoseverdacht sollte erst 8–12 Stunden nach der Geburt durchgeführt werden.

Nekrotisierende Enterokolitis

Die nekrotisierende Enterokolitis (NEC) als ischämische Darmerkrankung unklarer Genese betrifft fast ausschließlich Frühgeborene, selten Reifgeborene mit Vitium cordis oder Morbus Hirschsprung. Gelegentlich führen einige in der neonatologischen Intensivmedizin gebräuchliche Pharmaka (z. B. Indometacin zur Therapie des offenen Ductus arteriosus Botalli) zur Verminderung der Darmperfusion und erhöhen damit das Risiko einer nekrotisierenden Enterokolitis.

Wegweisende Befunde

- Gebähtes Abdomen,
- blutige Darmentleerungen,
- Zeichen einer Sepsis,
- später Ileussymptomatik.

Es besteht die hochgradige Gefahr der Perforation. Spätkomplikationen sind Strikturen betroffener Darmabschnitte (meist Kolon). Die Letalität liegt bei etwa 20–30 %.

Differenzialdiagnose. Bedacht werden müssen Mekoniumileus, Volvulus und neuronale intestinale Dysplasie.

Spezielle bildgebende Diagnostik

Abdomenübersichtsaufnahme. Im Liegen, ggf. in 2. Ebene ohne Umlagern (S. 194):
- *Phase 1 – Frühstadium:* Darmschlingen distanziert durch Wandödem/-blutung, weit gestellte Darmabschnitte, in 70 % der Fälle ausschließliche Dünndarmblähung, in 30 % der Fälle isolierte Blähung des Kolons. Ein Wechsel des Darmgasverteilungsmusters spricht eher für eine momentan günstigere Situation; eine nur geringe Veränderung korreliert meist mit einem klinisch schweren Verlauf.
- *Phase 2 – fortgeschrittenes Stadium* (Abb. 5.**17**): fortschreitende Nekrose der Darmwand, in 60 % der Fälle Pneumatosis intestinalis (submukös perlschnurartig, subserös linear).
- *Phase 3 – Spätstadium:* in schweren Fällen Pneumoportogramm.
- *Phase 4 – Operationsindikation:* Aszites (Peritonitis), konstant stehende Darmschlingen (intestinale Ischämie oder Nekrose); ggf. Pneumoperitoneum nach Perforation.
- KM-Untersuchung kontraindiziert.

Sonographie. Die Sonographie beeinträchtigt den schwer kranken Säugling unnötig und ersetzt die Röntgenaufnahme auf keinen Fall.

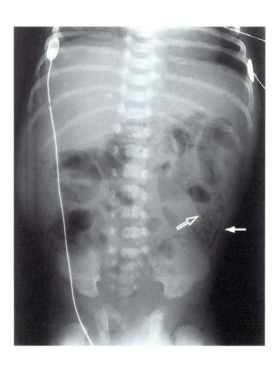

Abb. 5.17 **NEC, Phase 2.** 12 Tage altes weibliches Frühgeborenes der 26. SSW. Fortgeschrittene Nekrose der Darmwand. Pneumatosis intestinalis (perlschnurartige, submuköse [⇨] und lineare, subseröse Lufteinlagerungen [←]).

Invagination

Bei einer Invagination schiebt sich ein proximal gelegener Darmanteil mit seinem Mesenterium in den distal davon gelegenen Darmanteil, wobei die Ursache in etwa 10 % der Fälle Raumforderungen wie Meckel-Divertikel, Polypen, Duplikaturen oder selten auch Lymphome sind. Etwa 90 % sind ileokolische Invaginationen. Der Häufigkeitsgipfel liegt zwischen 3 und 24 Monaten.

Klinische Symptome:
- kolikartige, rezidivierende Bauchschmerzen,
- blutige Darmentleerungen, teilweise auch blutige Stühle,
- Erbrechen,
- Schocksymptome,
- tastbare Walze,

- rezidivierende Invaginationen mit spontaner Rückbildung sind möglich (symptomfreie Intervalle).

Spezielle bildgebende Diagnostik

Sonographie. Die Invagination stellt sich im Querschnitt meist schießscheibenförmig dar mit mehreren echoarmen Ringen um ein echoreiches Zentrum (Kokarde, Abb. 5.18 a). Im Längsschnitt zeigen sich diese echoarmen Ringe in Abhängigkeit vom Ausmaß des Ödems in Form mehrerer paralleler, verdickter Darmwandanteile.

Cave: Verwechslung mit Kokarden anderer Genese, z. B. schwere Enterokolitis.

Mögliche Begleitbefunde:
- Lymphknoten im Bereich des Invaginats,
- ausgeprägte Darmwandverdickung, geschwollene Peyer-Plaques,
- Zysten, Tumor.

Abdomenübersichtsaufnahme. Luftarmes Abdomen oder Zeichen eines Ileus (Abb. 5.18 b). Das Invaginat ist gelegentlich als weichteildichte Raumforderung zu sehen. Die Aufnahme ist hauptsächlich bei schlechtem Allgemeinbefinden indiziert, um einen Ileus oder eine Perforation auszuschließen.

Ein Repositionsversuch ist nicht indiziert bei Patienten mit:
- einer Anamnese von mehr als 24 Stunden,
- klinischen Zeichen einer Dehydratation oder Peritonitis,
- sonographischem Nachweis größerer Mengen freier Flüssigkeit,
- radiologischem Nachweis von extraintestinaler Luftansammlung (Perforation) oder Ileus (Abb. 5.18 b).

Patienten mit diesen Symptomen müssen primär operativ versorgt werden. Bei Patienten mit einer Dehydratation bzw. einem Schock kann unter Umständen eine Rehydrierung (Infusion) abgewartet werden.

Bildgesteuerte Reposition

Ein Repositionsversuch sollte nur in Operationsbereitschaft durchgeführt werden.
Vorteile der bildgesteuerten Reposition sind:
- geringe Invasivität,
- verkürzter Krankheitsverlauf,
- niedrige Kosten.

Methodenwahl. Es stehen verschiedene Möglichkeiten einer bildgesteuerten Reposition zur Verfügung. Entscheidend für die Wahl des Vorgehens ist das Wohl des Kindes sowie die Sicherheit im Umgang mit möglichen Komplikationen. Der Vorzug sollte der Methode gegeben werden, bei der sich der Radiologe am sichersten fühlt.

Vorbereitung. Nach Darstellung des Invaginats unmittelbar vor dem Repositionsversuch i. v. Applikation eines Relaxans oder Spasmolytikums (z. B. Valium, Buscopan). Das gelegentlich angewandte Glukagon bringt keine Vorteile.

Reposition unter sonographischer Kontrolle
Verfahren:
- hydrostatisch mit warmer physiologischer Kochsalzlösung (Druck: 90–120 cm Wassersäule),
- pneumatisch durch Insufflation von Raumluft (Druck: max. 80–120 mmHg).

Die Anwendung von Luft zur Reposition hat den Vorteil einer einfachen, schnellen und sauberen Methode. Statistisch sind bei diesem Verfahren die Perforationsdefekte an der Darmwand kleiner und damit das Risiko einer stuhlkontaminierten Peritonitis geringer. Das Zurückdrängen des Invaginats lässt sich verfolgen (Abb. 5.18 c).

Erfolgskriterien:
- deutlicher Reflux der Flüssigkeit oder der Luft in das terminale Ileum,
- freie Darstellung der Bauhin-Klappe (Abb. 5.18 e),
- kein Mehrschichtenphänomen (Kokarde) im gesamten Abdomen.

Vorteile:
- relativ geringer Aufwand,
- fehlende Strahlenexposition,
- bei der hydrostatischen Reposition:
  – hohe Genauigkeit und Zuverlässigkeit bei der Darstellung des Repositionserfolges,
  – zusätzlich Darstellung des Ödems der Ileozäkalklappe nach Reposition (Abb. 5.18 e).

Nachteile:
- keine Möglichkeit, eine Perforation rechtzeitig oder überhaupt zu erkennen,
- bei pneumatischer Reposition:
  – erschwerte Beurteilbarkeit des Repositionserfolges, sonographische Kontrolle nicht möglich,
  – Risiko eines Spannungsperitoneums bei einer unbemerkten Perforation.

Reposition unter Durchleuchtung
Verfahren:
- hydrostatisch mithilfe eines Röntgen-KM (Bariumsulfatsuspension oder isotones wasserlösli-

> Verwechslung mit Kokarden anderer Genese möglich.

Abb. 5.18 a–e Ileokolische Invagination.
a Sonographischer Längsschnitt im rechten Oberbauch. Doppelkokarde. 2 ½ Jahre alter Junge.
b Abdomenübersichtsaufnahme im Hängen. Zeichen eines Ileus. 3 Monate alter Junge. Weit gestellte Dünndarmschlingen mit Luft-/Flüssigkeitsspiegel. Kolon darmgasfrei. „Invaginationstumor" nicht abgrenzbar.
c Sonographischer Längsschnitt im rechten Mittelbauch. Hydrostatische Reposition unter sonographischer Kontrolle.
d Kolonkontrasteinlauf (Bariumsulfat). Darstellung des Invaginats im Colon transversum. Diagnosestellung und Therapie mit Kontrasteinlauf. 5-jähriger Junge.
e Sonographischer Querschnitt im rechten Unterbauch. Erfolgreiche hydrostatische Reposition. Übertritt von Flüssigkeit in das terminale Ileum. Bauhin-Klappe geschwollen.

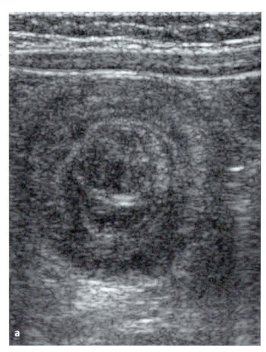
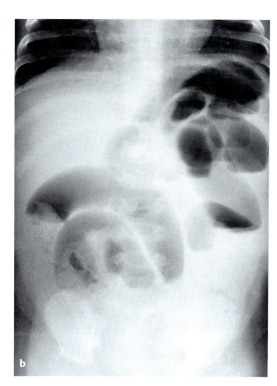
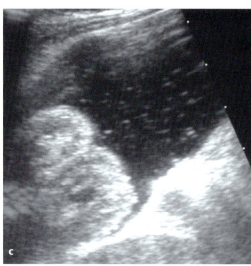
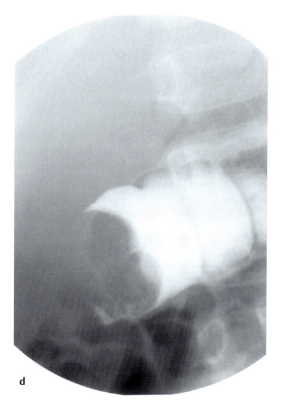
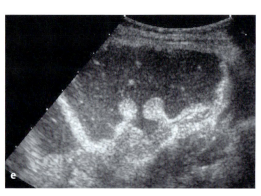

ches KM. Wegen des Risikos einer Perforation wird Letzteres bevorzugt; Abb. 5.**18 d**),
- pneumatisch durch Insufflation von Raumluft bzw. einem Luft/CO_2-Gemisch. Im Vergleich zur hydrostatischen Reposition verursacht die Anwendung von Luft wegen der kürzeren Anwendungszeit und der niedrigeren Einstellparameter (mAs) eine geringere Strahlenexposition.
- Kombination beider Verfahren.

Unter direkter Sicht lässt sich das Zurückdrängen des Invaginats verfolgen.

Erfolgskriterium:
- deutlicher Reflux der Flüssigkeit oder der Luft in das terminale Ileum.

Vorteile:
- Bestätigung der Diagnose,
- bessere Übersicht,
- bessere Beurteilung des Repositionserfolgs.

Nachteile:
- Strahlenexposition,
- bei pneumatischer Reposition: Risiko eines Spannungsperitoneums bei einer unbemerkten Perforation.

Gefahr der Perforation (unter 1 %) durch
- Darmwandnekrose oder
- Anwendung einer falschen Technik.

Die Erfolgsrate aller konservativen Methoden liegt bei 50–95 %. Gelingt die vollständige Reposition nicht, so liegt meist ein pathologischer Darmwandprozess oder eine Raumforderung als Ursache der Invagination vor.

Meckel-Divertikel

Das Meckel-Divertikel ist ein Rest des dem Ileum zugewandten Anteils des Ductus omphaloentericus und stellt eine wichtige Ursache für Blutungen aus dem Darm bei Kindern unter 2 Jahren dar. Die Wandauskleidung besteht aus Ileum-Schleimhaut. Bei etwa 15–20 % kommen Inseln von Magenschleimhaut vor, bei denen es zu peptischer Ulzeration, Blutung und Perforation kommen kann. Die Diagnosesicherung erfolgt ausschließlich szintigraphisch.

Spezielle bildgebende Diagnostik

Sonographie. Das entzündete Meckel-Divertikel kann wie eine entzündete Appendix aussehen und von dieser bisweilen kaum unterschieden werden. Meist kommt das Meckel-Divertikel wegen erheblicher Luftüberlagerung nicht zur Darstellung.

Szintigraphie. ^{99m}Tc-Pertechnetat.

Appendizitis

Die Appendizitis ist im Kindesalter die häufigste chirurgische abdominale Erkrankung mit einem Häufigkeitsgipfel zwischen dem 12. und 14. Lebensjahr. Charakteristisch für das Kleinkindalter ist die Perforation, da Kleinkinder nicht fähig sind, ihre Schmerzen exakt zu lokalisieren. Daher wird in dieser Altersgruppe an die Möglichkeit einer Appendizitis oft nicht gedacht.

Die Diagnose einer Appendizitis wird primär klinisch gestellt. Die Bildgebung kann die Diagnose erhärten und Komplikationen wie Perforation oder Abszess aufzeigen.

Spezielle bildgebende Diagnostik

Sonographie:
- akute Appendizitis:
  - Querschnitt: Kokarde mehr als 6 mm Durchmesser unter Kompression (Abb. 5.**19 a**),
  - Längsschnitt: blind endende tubuläre Struktur (Abb. 5.**19 b**),
  - fehlende Peristaltik,
  - Appendikolith,
  - echogene Umgebungsreaktion,
  - freie Flüssigkeit perizäkal und retrovesikal,
  - in der farbkodierten Duplexsonographie zusätzlich erhöhter Blutfluss der A. appendicularis,
- perforierte Appendizitis:
  - aufgehobene Wanddifferenzierung der Appendix,
  - inhomogenes Konglomerat ohne Peristaltik,
  - Abszessbildung,
  - wandverdickter Ileozäkalbereich,
  - freie Flüssigkeit perizäkal und retrovesikal,
  - paralytischer Ileus,
  - Harnblasen-Sludge.

> Bei Kleinkindern wird oft nicht an die Möglichkeit einer Appendizitis gedacht.

5 Gastrointestinaltrakt

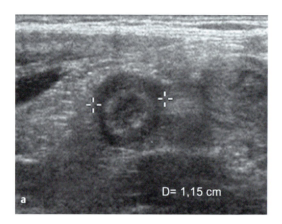

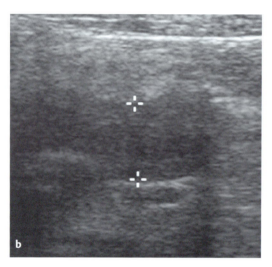

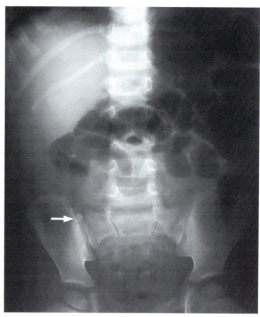

Abb. 5.20 **Perforierte Appendizitis.** 3 1/2-jähriger Junge. Abdomenübersicht im Stehen: Zeichen eines Dünndarmileus. Appendikolith (→).

Abb. 5.19 a u. b **Akute Appendizitis.** 8-jähriger Junge. Sonogramm rechter Unterbauch.
a Appendix im Querschnitt. Wandverdickung. Gesamtdurchmesser 1,15 cm.
b Appendix im Längsschnitt. Blind endende tubuläre Struktur.

Abdomenübersichtsaufnahme. Routinemäßig nicht in 1 oder 2 Lagen/Ebenen erforderlich, jedoch bei Verdacht auf Perforation hilfreich:
- linkskonvexe Skoliosehaltung der LWS als Ausdruck einer Schonhaltung – nur im Liegen sichtbar,
- im rechten Unterbauch umschriebener Luft-/Flüssigkeitsspiegel,
- stehende Darmschlinge, „sentinel loop", infolge Darmmotilitätsstörung bei Peritonitis,
- Aufhebung des peritonealen Fettstreifens und des Psoasrands durch eine entzündlich veränderte Darmwand oder Abszess,
- der Nachweis eines Appendikolithen im rechten Unterbauch ist pathognomonisch (Abb. 5.**20**),
- Pneumoperitoneum.

Nabelkoliken

Rezidivierende kolikartige Schmerzattacken im Mittelbauch im Kleinkindalter können der Häufigkeit nach verursacht sein durch:
- Meteorismus/Obstipation,
- psychische Ursachen,
- unspezifische Lymphadenitis mesenterialis,
- Dünndarminvagination,
- Pankreaspseudozyste,
- infizierte Urachuszyste.

Spezielle bildgebende Diagnostik

Sonographie. möglichst zum Zeitpunkt der Schmerzen.

Abdomenübersichtsaufnahme. Selten indiziert.

Fremdkörperingestion

Ösophagus

Lokalisation. Bevorzugt in einer der 3 Ösophagusengen:
- Ösophagusmund,
- Impression in Höhe des Aortenbogens durch den linken Hauptbronchus,
- Hiatus oesophageus des Zwechfells,

Klinische Symptome:
- Dysphagie,
- Hypersalivation,
- Dyspnoe.

Spezielle bildgebende Diagnostik:

Röntgenaufnahme des Thorax mit Hals und oberem Abdomen. Schattengebende Fremdkörper in diesem Bereich können gelegentlich bei Überlagerung durch die Wirbelsäule nicht erkannt werden. Daher ist bei fehlendem Nachweis und berechtigtem Verdacht eine Aufnahme im seitlichen Strahlengang erforderlich.

Aufnahme im seitlichen Strahlengang. Da der Querschnitt von Ösophagus und Trachea jeweils oval geformt ist, stellen sich nicht kugelige Fremdkörper wie z. B. Münzen oder Schrauben im Ösophagus in der *frontalen*, in der Trachea in der *sagittalen Ebene* ein. Dadurch ist die Organzuordnung des Fremdkörpers ohne Applikation eines KM möglich.

Fremdkörper im Ösophagus dürfen wegen der Gefahr einer Perforation durch Druckatrophie nicht über einen längeren Zeitraum verbleiben, sondern müssen rasch entfernt werden.

> Fremdkörper im Ösophagus müssen rasch entfernt werden (Gefahr der Perforation durch Druckatrophie).

Magen, Darm

Das für den Transport des Fremdkörpers gern verabreichte Sauerkraut ist nicht kindgerecht und sollte durch eine Lieblingsspeise ersetzt werden.

Bei *Verätzung* ist eine endoskopische Untersuchung der radiologischen vorzuziehen.

Spezielle bildgebende Diagnostik

Runde Fremdkörper. Die meisten runden Fremdkörper passieren den Darm ohne Hindernis. Der Verbleib eines stumpfen Fremdkörpers im Magen über ca. 1 Woche ist nicht ungewöhnlich. Daher ergibt sich keine therapeutische Konsequenz und eine radiologische Darstellung ist nicht erforderlich. Bleibt der Fremdkörper jedoch über längere Zeit an der gleichen Stelle liegen, muss an eine Darmanomalie (z. B. Divertikel, Duplikatur) gedacht werden. Ein relatives Hindernis bei der Passage eines Fremdkörpers ist die Ileozäkalklappe.

Spitze Fremdkörper. Durch spitze Gegenstände kommt es sehr selten zu einer Darmwandverletzung, da sich ein spitzer Gegenstand, z. B. eine Stecknadel, immer so einstellt, dass das stumpfe Ende führt, und es durch den „Nadelreflex" zu einer Retraktion der Darmwand kommt (Abb. 5.**21**).

Knopfbatterien. Manche Knopfbatterien bergen die Gefahr einer Intoxikation oder Perforation durch Korrosion der Hülle im Magen. Da eine Differenzierung auf dem Röntgenbild nicht möglich ist, müssen alle entfernt werden.

Münzen. Münzen oder andere runde bzw. flache Fremdkörper passieren im Allgemeinen den Pylorus ohne Probleme. Bei Erwachsenen kommt es jedoch vor, dass Münzen mit einem Durchmesser von 25 mm den Pylorus nicht immer passieren. *Bei Kindern gilt ein Durchmesser von 20 mm als grenzwertig.* Da außer dem 1-, 2- und 10-Cent-Stück alle Euro-Münzen einen Durchmesser von mehr als 20 mm haben, wird die endoskopische Entfernung dieser Münzen aus dem Magen empfohlen. *Deshalb sollte auf der Röntgenaufnahme immer ein Maßstab mit abgebildet werden.*

Die Euro- und Cent-Münzen sind säurebeständiger als die Pfennig- und DM-Münzen. Ihre Kanten bleiben selbst bei längerem Kontakt mit Magensäure stumpf.

5 Gastrointestinaltrakt

Abb. 5.21 a u. b Verschluckte Stecknadel. 7-jähriges Mädchen.

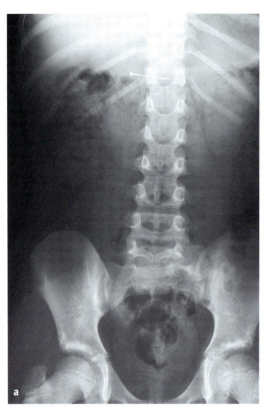

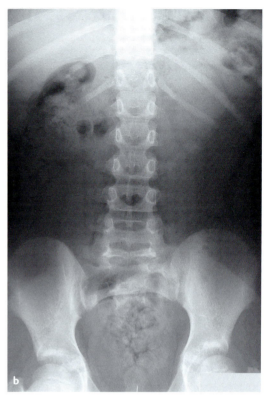

a Abdomenübersicht im Liegen: Stecknadel im Magen, stumpfes Ende führt.

b Abdomenübersicht im Liegen nach 4 Tagen. Nadel im Rektum, stumpfes Ende führt.

Entzündliche Darmerkrankungen

Morbus Crohn

Der Morbus Crohn ist eine segmental vorkommende transmurale granulomatöse Entzündung des Darms, die den gesamten Gastrointestinaltrakt einschließlich des Ösophagus und der Mundhöhle befallen kann. Die Krankheit kann nur ein Segment, aber auch mehrere befallen, wobei zwischen den Segmenten Abschnitte vorhanden sein können, die nicht befallen sind. Am häufigsten ist das terminale Ileum befallen (Ileitis terminalis). Komplikationen entstehen durch extramurale, extraintestinale Entzündungen in Form von Abszessen und Fistelbildungen zu anderen Hohlräumen der Umgebung oder zur Körperoberfläche.

Vorkommen. Hauptsächlich betroffen sind junge Erwachsene. Bei 25% der Patienten beginnt diese Erkrankung bereits im Kindes- oder Adoleszentenalter. Der Beginn im Säuglings- oder Kleinkindalter ist äußerst selten.

> Ein Beginn des Morbus Crohn im Säuglings- oder Kleinkindalter ist äußerst selten.

Spezielle bildgebende Diagnostik

Endoskopie. Abklärung des Befalls von Ösophagus, Magen, Dickdarm.

Fraktionierte Dünndarmpassage (modifiziertes Enteroklysma nach Emons, S. 195). Aphthoide Schleimhautläsionen sind Frühveränderungen, die als KM-dichte Zonen mit kontrastfreiem Randsaum zu erkennen sind. Später kommt es infolge eines Ödems zur Faltenvergröberung. Das Bild des „Pflastersteinreliefs" entsteht durch lineare Ulzerationen, durch Fissuren und vergrößerte Lymphfollikel. Die nahezu gleichmäßige Verteilung der KM-Aussparungen entsprechen Granulationen, Schleimhautinseln und -regenerationen. Ist die gesamte Darmwand erfasst, kommt es zur Einengung des Darmlumens („starres Rohr"). Als „skip lesions" wird der abrupte Übergang veränderter Segmente in vollständig normale Darmanteile bezeichnet. Je transparenter die Darmpassage, umso eher gelingt der Nachweis von Fisteln.

MRT (S. 344).

Sonographie. Darstellung von Darmwandverdickung, Distanzierung der einzelnen Darmschlingen sowie mesenterialen Veränderungen wie z.B. Lymphadenopathie. Der befallene Darmabschnitt, dessen Wand verdickt ist, erscheint röhrenförmig und frei von Peristaltik. Das submuköse Ödem führt im Querschnitt zu einem zielscheibenförmigen Bild, im Längsschnitt zu einem Doppelgleisphänomen. Größere Abszesse lassen sich abgrenzen, kleinere sind von entzündeten Darmschlingen nicht immer zu differenzieren.

Mit der farbkodierten Duplexsonographie (FKDS) können aktive Entzündungsabschnitte identifiziert werden. So kann im Vergleich zur Remissionsphase eine höhere Gefäßdichte in der betroffenen Darmwand auf einen neuen Schub hinweisen.

CT. Ggf. zur Sicherung eines Abszessverdachts bei nicht eindeutigem sonographischen Befund.

Yersiniose

Die Darmyersiniose ist eine durch Yersinia enterocolitica hervorgerufene akute Erkrankung ohne Sepsis. Der Erreger wird meist durch kontaminierte Nahrung (unzureichend gekochtes Fleisch, Kakaogetränke, Tofu) aufgenommen. Auch nicht erkrankte Haustiere (Katzen) kommen als Infektionsquelle des Menschen in Betracht.

Vorkommen. Bis zu 75% der Erkrankten sind zwischen 5 und 20 Jahre alt. Die Nachweisrate liegt am höchsten während der kalten Jahreszeit.

Klinische Symptome:
- Bauchschmerzen,
- Fieber,
- Diarrhö.

Differenzialdiagnose. Appendizitis.

Spezielle bildgebende Diagnostik

Sonographie. Lymphadenitis mesenterialis, hauptsächlich im rechten unteren Quadranten. Erhebliche Darmwandverdickung des terminalen Ileums. Der Nachweis gelingt am besten mit einem hochfrequenten, auf den Nahbereich fokussierten Schallkopf.

Bakteriologie. Erregernachweis im Stuhl.

Tumoröse Erkrankungen des Darms

Polypöse Veränderungen

Juvenile Kolonpolypen, langstielige Hamartome bzw. Schleimhauthyperplasien

Bei diesen Erkrankungen besteht keine Tendenz zur malignen Entartung. Juvenile Kolonpolypen und langstielige Hamartome gehen oft spontan ab.

Klinische Symptome:
- Darmbluten
- selten Bauchschmerzen.

Spezielle bildgebende Diagnostik

- **Kontrasteinlauf**, falls eine Endoskopie nicht erfolgreich ist: Nachweis durch KM-Aussparung.
- **Sonographie**: Polypen stellen sich als echoreiche Strukturen dar, die in das Darmlumen hineinreichen, wobei die Unterscheidung von Darminhalt schwierig sein kann. Maligne Veränderungen erscheinen meist in Form einer Darmwandverdickung oder als echoärmere Raumforderung.

Familiäre gastrointestinale Polyposis

Syn.: mukokutane Pigmentation, Peutz-Jeghers-Syndrom

Ätiologie. Autosomal dominant vererbte mukokutane Pigmentation mit Polyposis intestini, hauptsächlich des Dünndarms, wobei kleinere, zum Teil gestielte Hamartome in Gruppen auftreten.

Häufigkeit. 1 : 8300 bis 1 : 29 000, ♀ : ♂ = 1 : 1.

Vorkommen. Manifestation im 1. oder 2. Lebensjahrzehnt.

Klinische Symptome: Bauchschmerzen durch
- mechanischen Ileus,
- Dünndarminvagination,
- gastrointestinale Blutung.

Spezielle bildgebende Diagnostik

Endoskopie. Ösophagus, Magen, Dickdarm.

Sonographie. Die Abbildung von Polypen gelingt nur, wenn der betroffene Darmabschnitt ausreichend mit Flüssigkeit gefüllt ist. Bei Bauchschmerzen ggf. Darstellung einer Invagination.

MDP. Im Doppelkontrast (Goldstandard).

MRT. In Abhängigkeit von der Weite des Darmlumens können Polypen als intraluminale Weichteilmasse oder als Darmwandverdickung sichtbar werden.

Verlaufskontrolle:
- jährlich Koloskopie,
- Sonographie oder MRT.

Non-Hodgkin-Lymphom (B-Zell-Lymphom)

Das Non-Hodgkin-Lymphom kommt im Dünndarm vor als:
- polypöse Veränderungen,
- Darmwandverdickung,
- primärer oder sekundärer Befall des Mesenteriums.

Klinische Symptome:
- Ein tastbarer Tumor ist meist ein Lymphom der Ileozäkalregion, das sich klinisch nicht selten durch eine Invagination bemerkbar macht.
- Bei der disseminierten Form liegen unspezifische abdominale Beschwerden, Gewichtsverlust und Anämie als Ausdruck der Malabsorption vor.

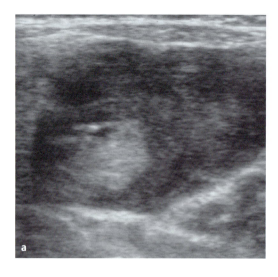
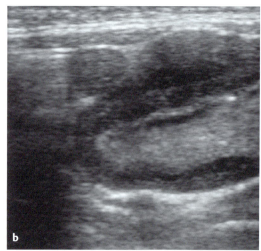

Abb. 5.22 a u. b
Erstmanifestation eines Burkitt-Lymphoms im Ileum bei einem 3 ½-jährigen Jungen mit uncharakteristischen Bauchschmerzen.
a Sonographischer Querschnitt des Darms.
b Längsschnitt.

Spezielle bildgebende Diagnostik

Sonographie. Blumenkohlartige, inhomogene, echoarme Struktur. Bei der schweren disseminierten Form ist das Darmlumen in den befallenen Abschnitten kaum noch zu sehen. Manchmal sieht man auch eine deutliche echoarme Darmwandverdickung mit einem relativ starren Lumen. Zusätzlich sind häufig echoarme, rundliche Lymphknotenvergrößerungen in der Mesenterialwurzel vorhanden (Abb. 5.**22**).

Weiterführende Diagnostik. MRT.

Literatur

Bundesinstitut für Arzneimittel und Medizinprodukte. Amidotrizoate – Bekanntmachung über die Zulassung und Registrierung von Arzneimitteln. Berlin: Bundesinstitut für Arzneimittel und Medizinprodukte; 1994.

Barr LL, Hayden CK, Stansberry SD, Swischuk LE. Enteric duplcation cysts in children – are their ultrasonographic wall characteristics diagnostic? Pediatr Radiol. 1990;20:326–8.

Bezerra JA, Balistreri WF. Cholestatic syndromes of infancy and childhood. Semin Gastrointest Dis. 2001;12:54–65.

Buffard P, Defrenne P. Les possibilités de diagnostic des affections digestives du nouveau-né et de nourrisson per l'étude du simple contraste gazeux naturel. Arch Mal Appar Dig. 1961;50:121–6.

Carty H, ed. Emergency Pediatric Radiology. Berlin, Heidelberg, New York: Springer; 2002.

Chao HC, Kong MS, Chen JY, Lin S, Lin JN. Sonographic features related to volvulus in neonatal intestinal malrotation. J Ultrasound Med. 2000;19:371–6.

Daneman A, Navarro O. Intussusception. Pediatr Radiol. 2004;34:97–108.

Emons D. Semitransparente Dünndarmdarstellung per os. Fortschr Röntgenstr. 1981;135:446–52.

Hahn HB, Hoepner FU, v. Kalle T, Macdonald EBM, Prantl F, Spitzer IM, Faerber DR. Sonography of acute appendicitis in children – 7 years expierence. Pediatr Radiol. 1998;28:147–51.

Hofmann v. Kapherr S, Berger S, Linke F, Beck O, eds. Anorektale Anomalien. Aachen: Shaker; 2003.

Jaw TS, Kuo YT, Liu GC. MR cholangiography in the evaluation of neonatal cholestasis. Radiology. 1999;212:249–56.

Kurugoglu S, Aksoy H, Kantarci F, Cetinkaya S, Mihmanli I, Korman U. Radiological work-up in Peutz-Jeghers-syndrome. Pediatr Radiol. 2003;33:766–71.

Lassrich MA, Prévôt R. Röntgendiagnostik des Verdauungstraktes bei Kindern und Erwachsenen. Stuttgart: Thieme; 1983.

Magnano G, Granata C, Barabino A, Magnaguagno F, Rossi U, Calevo MG, Toma P. Polyethylene glycol and contrast-enhanced MRI of Crohn's disease in children – preliminary experience. Pediatr Radiol. 2003;33:385–91.

McHugh K, Dudley NE, Tam P. Pre-operative MRI of anorectal anomalies in the newborn period. Pediatr Radiol. 1995;25:S33–6.

Muensterer O, Wallner CP. Verschluckte Münzen im Magen – wie gefährlich ist das Euro-Geld? Deutsches Ärzteblatt. 2003;4:A203.

Peña A. Imperforate anus and cloacal malformations. In: Ashgraft KW. Pediatric Surgery. Philadelphia: Saunders; 2000.

Pracros JP, Sann L, Genin G, Tran-Minh VA, Morin de Finfe CH, Foray P, Louis D. Ultrasound diagnosis of midgut volvulus – the „Whirlpool" sign. Pediatr Radiol. 1992;22:18–20.

Salinger J, Patriquin H, Miron MC, et al. Doppler US in patients with Crohn disease – vessel density in the diseased bowel reflects disease activity. Radiology. 2000;217:787–91.

Tan Kendrick AP, Phua KB, Ooi BC, Tan CE. Biliary atresia – making the diagnosis by gallbladder ghost triad. Pediatr Radiol. 2003;33:311–5.

Walker W, Goulet O, Kleinman R, Sherman P, Shneider B, Sanderson I. Pediatric Gastrointestinal Disease – Pathophysiology, Diagnosis, Mangement. Hamilton: BC Decker; 2003.

Wolf HG. Das akute Abdomen in der Pädiatrie – Diagnose und Differentialdiagnose. München: Marseille; 1971.

Working Group of the European Society of Pediatric Gastroenterology and Nutrition. A standardized protocol for the methodology of esophageal pH monitoring and interpretation of the data for the diagnosis of gastroesophageal reflux. J Pediatr Gastroenterol Nutr. 1992;14:467–71.

6 Urogenitaltrakt

G. Alzen, G. Staatz

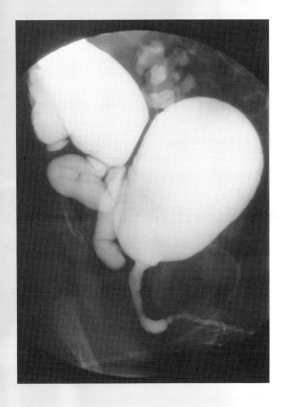

Diagnostische Verfahren ⋯▸ 226

　Sonographie ⋯▸ 226

　Röntgenologische Verfahren ⋯▸ 231

　Szintigraphische Verfahren ⋯▸ 234

　Computertomographie ⋯▸ 236

　MR-Urographie ⋯▸ 237

Embryologische Grundlagen von Urogenitalfehlbildungen ⋯▸ 240

Nieren- und Harnwegsdiagnostik ⋯▸ 246

　Anlagestörungen ⋯▸ 246

　Zystische Nierenerkrankungen ⋯▸ 248

　Dilatative Uropathien ⋯▸ 252

　Entzündungen ⋯▸ 255

　Urolithiasis ⋯▸ 256

　Nephrokalzinose ⋯▸ 256

　Immunologische Erkrankungen der Niere ⋯▸ 257

　Gefäßerkrankungen der Niere ⋯▸ 257

　Nierentumoren ⋯▸ 258

Funktionelle Störungen des Harntransports ⋯▸ 260

Nebennieren ⋯▸ 261

　Nebennierenblutung ⋯▸ 261

　Neuroblastom ⋯▸ 261

　Phäochromozytom ⋯▸ 262

　Adrenogenitales Syndrom ⋯▸ 263

Genitalorgane ⋯▸ 263

　Männliche Genitalorgane ⋯▸ 263

　Weibliche Genitalorgane ⋯▸ 267

Diagnostische Verfahren

Sonographie

B-Bild-Sonographie

Die B-Bild-Sonographie ist das Basisverfahren der Nieren- und Harnwegsdiagnostik. Insbesondere Nieren- und Harnwegsanomalien, die mit einer Erweiterung der Harnwege einhergehen, können bereits durch die pränatale Sonographie entdeckt werden.

Aufgrund der pränatalen Diagnostik, der großzügigen Indikationsstellung zur Sonographie beim Vorliegen klinischer Symptome und durch das in manchen Kliniken übliche Neugeborenen-Screening hat sich der Diagnosezeitpunkt von Harnwegsfehlbildungen in die ersten Lebensmonate verlagert. Besonders für die Therapie der dilatativen Uropathien ist dies von entscheidender Bedeutung.

Schallkopf. Die Untersuchung der Nieren erfolgt je nach Alter mit einer 7,5- bis 3,5-MHz-Sonde. Bei Säuglingen und Kleinkindern werden Linear- und Trapezscanner bevorzugt, die zusammen mit ihrer höheren Sendefrequenz eine hohe Detailauflösung des Nierenparenchyms erlauben. Bei älteren Kindern und zur Volumetrie sind besonders Curved-Array-Sonden geeignet, da es mit ihnen am besten gelingt, die gesamte Niere im Längsschnitt abzubilden.

Darstellung. Bei sehr großen Nieren oder Nierentumoren kann zur vollständigen Abbildung des Organs die Panoramadarstellung (Siescape) von Nutzen sein. Bei der Abgrenzung und Differenzierung von Nierenrinde und -mark sowie bei der Untersuchung fokaler Läsionen der Nieren ist die *harmonische Bildgebung* der fundamentalen Sonographie überlegen. Nachteilig ist diese Technik hingegen bei sehr adipösen Patienten, da der harmonischen Bildgebung im Vergleich zur fundamentalen eine geringere Schallenergie zur Verfügung seht.

Die Untersuchung der Nieren sollte sowohl von ventral als auch von dorsal aus erfolgen. Zuverlässige Größenbestimmungen, insbesondere der linken Niere, sind nur von dorsal möglich; hingegen lassen sich z. B. Hufeisennieren oft nur von ventral aus erkennen.

Postnatale Untersuchung. Bei der postnatalen Untersuchung der Nieren von Neugeborenen und bei Säuglingen beginnt man mit der Untersuchung der Harnblase, um diese möglichst noch gefüllt beurteilen zu können. Zum Zeitpunkt der Untersuchung müssen die Kinder ausreichend hydriert sein, da sonst durch verminderte Diureseleistung selbst schwere Harntransportstörungen übersehen werden können. Da Neugeborene eine noch eingeschränkte Diureseleistung haben, ist hier besonders auf die ausreichende Flüssigkeitszufuhr vor der Untersuchung zu achten. Die Sonographie sollte möglichst nicht vor dem 4. Lebenstag erfolgen. Ausnahme ist eine bereits pränatal diagnostizierte, beidseitige, ausgeprägte Ektasie der Harnwege, wie sie z. B. bei einer Harnröhrenklappe oder bei einem beidseitigen Reflux Grad IV und V zu erwarten ist. In beiden Fällen wäre eine sofortige Therapie einzuleiten.

Ursachen für eine vorübergehende Einschränkung der Diurese, bei der das Nierenbeckenkelchsystem (NBKS) vollständig kollabieren kann, sind:
- verminderte orale Flüssigkeitszufuhr,
- Erbrechen,
- enteraler Flüssigkeitsverlust,
- Diarrhö,
- Fieber.

Nierenmorphologie. Die sonographische Morphologie der Nieren erlaubt besonders im Säuglingsalter die Unterscheidung der echoreicheren Nierenrinde von den echoärmeren Markpyramiden, was als Zysten oder erweiterte Kelche fehlinterpretiert werden kann (Abb. 6.1). Dieses unterschiedliche Reflexverhalten gleicht sich innerhalb des 1. Lebensjahres weitgehend an. Gelegentlich wird der Raum zwischen den Markkegeln von breiteren echoreichen Zonen, den hypertrophierten Bertini-Säulen, durchzogen. Der Sinus renalis wird mit zunehmendem Alter reflexreicher und breiter, bis etwa Ende des 1. Lebensjahres die Parenchym-Pyelon-Relation der adulten Niere erreicht ist. Mit dem Farbdoppler lassen sich innerhalb des reflexreichen Sinus renalis Gefäße und Nierenbecken unterscheiden. Die phy-

---

▶ Eine Sonographie der Nieren sollte möglichst nicht vor dem 4. Lebenstag durchgeführt werden.

▶ Die Nieren sollten sonographisch sowohl von ventral als auch von dorsal untersucht werden.

Diagnostische Verfahren

siologische Spalttiefe im Nierenbecken (*Mittelechospaltung*) beträgt durchschnittlich 2–5 mm.

Die glatt begrenzte Organoberfläche der Niere weist bei Säuglingen und Kleinkindern häufig noch eine *renkuläre Lappung* auf (Abb. 6.1). Die Nieren sind entlang des Psoasrands sehr gut atemverschieblich. Das echoreiche perirenale Fettgewebe ist bei Kindern deutlich geringer ausgebildet als bei älteren Patienten.

Nierengröße. Die Beurteilung der Nierengröße, bezogen auf die jeweilige Altersgruppe, erfordert eine exakte *Volumetrie* von dorsal aus und den Vergleich der Messwerte mit Normwerttabellen (Abb. 6.2). Das Nierenvolumen stellt bei Erkrankungen, die sich morphologisch alleine nicht erkennen oder differenzieren lassen, ein weiteres diagnostisches Kriterium dar.

Nebennieren. Bei Neugeborenen lassen sich am oberen Nierenpol die Nebennieren gut abgrenzen. Das Nebennierenmark hebt sich als echoreiches Zentrum von der echoarmen Rinde ab (Abb. 6.3).

Ureter. Der gesamte Verlauf eines normal weiten Ureters ist sonographisch nicht zu erfassen. Mit hoch auflösenden Schallköpfen gelingt es jedoch, normkalibrige Ureteren im Bereich des pyeloureteralen Übergangs und retrovesikal darzustellen. Bei guter Blasenfüllung können peristaltische Wellen des distalen Ureters beobachtet werden.

Harnblase. Bei der Harnblase werden Blasenform, -volumen (Abb. 6.4), Echogenität des Blaseninhalts, Wanddicke und Restharnmenge beurteilt. Binnenechos durch amorphe Urate sind in den ersten Lebenstagen physiologisch. Binnenechos bei älteren Kindern können im Morgenurin und bei stark reduzierter Flüssigkeitszufuhr auftreten. Die Wanddicke ist nur bei ausreichender Blasenfüllung zu bewerten und beträgt altersunabhängig 2–3 mm.

Im kranialen Anteil der Blasenvorderfläche lässt sich regelmäßig ein Urachusrest als echoarme

> Die Wanddicke der Harnblase ist nur bei ausreichender Füllung zu bewerten.

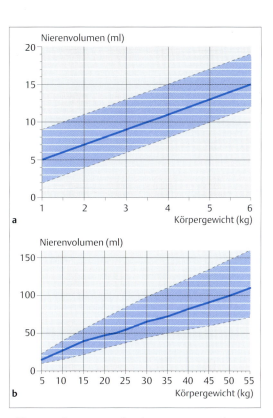

Abb. 6.2 a u. b Sonographische Normwerte des Nierenvolumens im Kindesalter. Das Nierenvolumen wurde mit der Volumenformel (V = Länge × Breite × Tiefe × 0,523) berechnet und ist auf das Körpergewicht bezogen.
a Für Neugeborene (1.–28. Lebenstag) bis 6 kg KG. (Die Daten basieren auf Messungen an 14 306 Säuglingen [nach Weitzel in Deeg])
b Für Kinder von 5–55 kg KG. (Die Daten basieren auf Messungen an 325 rechten Nieren [nach Dinkel]). Obwohl ein statistisch signifikanter Unterschied zwischen dem rechten und linken Nierenvolumen besteht, hat dieser für die klinische Anwendung keine Bedeutung. Die Differenz des Mittelwertes beträgt für 55 kg KG lediglich 7 ml und ist für niedrigere Gewichte entsprechend geringer.

Abb. 6.1 Sonographischer Längsschnitt der rechten Niere eines Neugeborenen. Renkuläre Lappung, kein Pyelonreflex, Betonung der Markpyramiden, gleiche Echogenität von Nierenrinde und Leber.

6 Urogenitaltrakt

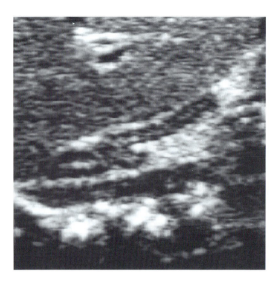

Abb. 6.3 **Sonographischer Längsschnitt der rechten Nebenniere eines Neugeborenen.** Die echofreie Nebennierenrinde umgibt das echoreiche Mark.

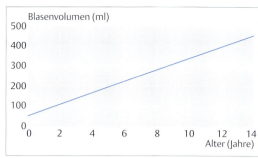

Abb. 6.4 **Blasenkapazität (ml) in Abhängigkeit vom Alter nach Koff.**

Struktur nachweisen. Die vollständig entleerte Harnblase imponiert als eine in ventrodorsaler Richtung flache, echoarme Struktur. Unmittelbar am Ende einer restharnfreien Blasenentleerung ist die normale Harnblase kugelförmig und dickwandig, bis sich der Detrusortonus wieder entspannt.

Kleines Becken. Die Untersuchung bei gefüllter Harnblase erlaubt bei Mädchen die Darstellung von Uterus und Ovarien. Zur vollständigen Kompensation der dorsalen Schallverstärkung muss hierzu die tiefenabhängige Bildverstärkung abgesenkt werden. Stets sollten die paravesikalen Strukturen mitbeurteilt werden, um freie Flüssigkeit und raumfordernde Prozesse im Douglas-Raum nicht zu übersehen. Geringe Mengen freier Flüssigkeit sind physiologisch. Bereits bei einer blanden Gastroenteritis oder bei geschlechtsreifen Mädchen kann die freie Flüssigkeit retrovesikal deutlich vermehrt sein. Bei shuntpflichtigen Kindern ist dies noch ausgeprägter.

Doppler-Sonographie

Die Beurteilung der Nierendurchblutung erfolgt mittels Duplexsonographie. Wahlweise findet sowohl der Power-Doppler als auch die farbkodierte Duplexsonographie (FKDS) Anwendung.

Power-Doppler

Der Power-Doppler als nicht richtungskodierte Gefäßdarstellung ist sehr sensitiv und kann als semiquantitatives Verfahren jederzeit während der Nierenbeurteilung dem B-Bild zugeschaltet werden. Mit dem Power-Doppler kann man sehr feine Gefäßäste darstellen, sodass eine Beurteilung der Parenchymdurchblutung möglich ist. Fokale Läsionen wie z.B. die vermindert durchbluteten Areale bei fokaler Nephritis oder Intimaeinrisse nach stumpfem Bauchtrauma lassen sich so gut erkennen. Nachteilig ist die hohe Störanfälligkeit des Power-Dopplers durch Bewegung und Darmgasüberlagerung.

Farbkodierte Duplexsonographie (FKDS)

Die FKDS kann ebenso wie der Power-Doppler zum leichteren Auffinden der Gefäße genutzt werden. Die Farbdarstellung dient dabei einerseits der Richtungskodierung und ermöglicht andererseits durch unterschiedliche Farbintensitäten eine semiquantitative Darstellung der Blutflussgeschwindigkeit.

Einsatzgebiete. Häufig wird die FKDS zur Differenzierung von Nierenvene und leicht erweitertem Nierenbecken kurzzeitig dem B-Bild zugeschaltet. Weitere Beispiele für den sinnvollen Einsatz der farbkodierten Gefäßdarstellung ist die Beurteilung

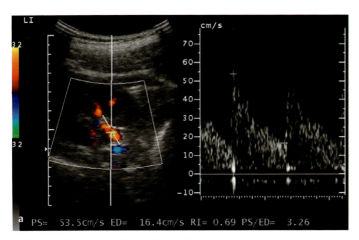
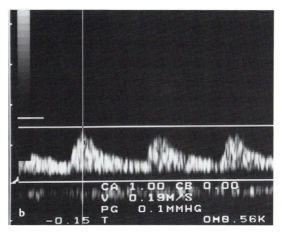

Abb. 6.5 a u. b FKDS und Doppler-Spektrum der Nierenarterie.
a Normalbefund.
b Poststenotisch verändertes Spektrum.

der V. cava inferior und der Nierenvene beim Wilms-Tumor, die Darstellung von Tumorgefäßen sowie die Abklärung einer Nierenvenenthrombose.

Die *quantitative Beurteilung* der FKDS erfolgt anhand der abgeleiteten Doppler-Spektren. Im Idealfall werden auf jeder Seite mehrere intrarenale Gefäße im Transversal- oder Longitudinalschnitt angepeilt.

Indikation für die quantitative Beurteilung der FKDS sind:
- AV-Fistel nach Nierenpunktion,
- Nierentransplantation:
  - Beurteilung der Anastomosen,
  - akute Abstoßung,
- stumpfes Bauchtrauma,
- Alteration der Nieren bei:
  - Neuroblastom postoperativ,
  - offene Biopsie retroperitonealer Raumforderungen.

Aufgrund der fehlenden Kooperation von *Säuglingen* und *Kleinkindern* sowie ihrer physiologischen Tachypnoe liefert die Auswertung der Doppler-Spektren bei Kindern oft nur in Sedierung brauchbare Ergebnisse. Diese meist sehr zeitaufwendige Untersuchung bleibt damit nur ausgesuchten Fragestellungen vorbehalten.

Widerstandsindex. Anhand der Doppler-Spektren lassen sich unterschiedliche Indizes (z. B. Pulsatilitätsindex, Akzelerationsindex, Akzelerationszeitindex) bestimmen, von denen der Widerstandsindex (RI) am häufigsten verwendet wird:

$$\text{Widerstandsindex (RI)} = \frac{V_{max} - V_{min}}{V_{max}}$$

Akzelerationsindex. Der Akzelerationsindex wird als modifizierter Handa-Index definiert: Hierzu wird an den ansteigenden Teil des systolischen Peaks eine Tangente angelegt und aus gerätetechnischen Gründen auf eine Basiszeit von 200 ms bezogen.

Normalbefund. Bei normalen Nieren zeigt die Doppler-Kurve einen typischerweise steilen Verlauf mit kurzer Akzelerationszeit, einem hohen Akzelerationsindex und einem positiven diastolischen Fluss.

Nierenarterienstenose. Poststenotisch verändert sich das Dopplersignal in typischer Weise. Die Kurve wird flacher („Pulsus tardus"), die Akzelerationszeit länger und der Akzelerationsindex niedriger (Abb. 6.5). Der Seitenvergleich der Doppler-Spektren hat sich gegenüber den Absolutwerten als deutlich überlegen erwiesen. Bei den Untersuchungen an Erwachsenen zeigten Patienten mit einer Stenose der A. renalis von mindestens 70 % einen Seitenquotienten für den Akzelerationsindex von über 1,8.

Der Nachweis einer Nierenarterienstenose bei arteriellem Hypertonus gelingt im Kindesalter nicht mit ausreichender Sicherheit. Anders als die arteriosklerotisch bedingte Nierenarterienabgangsstenose des Erwachsenen können die durch eine fibromuskuläre Dysplasie bedingten Nierenarterienstenosen im Kindesalter weit peripher in Segmentarterien liegen. Der fehlende Nachweis einer solchen Veränderung schließt deshalb den renalen Hypertonus nicht mit ausreichender Sicherheit aus. Gleiches gilt für die bei Erwachsenen gerne alterna-

> Die quantitative Beurteilung der FKDS ist im frühen Kindesalter nur ausgesuchten Fragestellungen vorbehalten.

tiv verwendete MR-Angiographie, die ebenfalls noch keine ausreichende Beurteilung der Segmentarterien erlaubt. Daher bleibt damit nach wie vor nur der sichere Ausschluss mit der i.a. DSA.

Diurese-Sonographie

Durch eine i.v. Injektion von 0,5 mg/kgKG Furosemid kommt es durch die verstärkte Diurese zu einer mehr oder weniger starken Aufweitung des Nierenbeckens. Beim Gesunden ist nach 20 Minuten p.i. die ursprüngliche Nierenbeckenweite wieder erreicht. Liegt eine organisch bedingte Abflussstörung vor, so kommt es im Diurese-Sonogramm zu einer stärkeren und über 30 Minuten anhaltenden Aufweitung des Nierenbeckenkelchsystems.

Sonographische Refluxprüfung

Die einfachste Form des sonographischen Refluxnachweises gelingt durch Beobachtung einer Aufweitung des NBKS während der Miktion. Die gezielte Provokation dieses Effekts wird erreicht, wenn die Blase mit physiologischer Kochsalzlösung aufgefüllt wird, bis eine Miktion einsetzt. Nachteil dieser Methoden ist, dass sich damit nur ein höhergradiger Reflux (Grad III–V) nachweisen lässt.

Durch Füllung der Harnblase über einen 3- bis 6-F-Katheter (Ernährungssonde) mit einem Ultraschall-KM oder einfach mit Luft kann aufgrund der besseren Kontrastierung auch ein niedriggradiger Reflux sonographisch nachgewiesen werden (Abb. 6.6).

Vor der Blasenfüllung mit KM/Luft wird steril Urin zur mikrobiologischen Untersuchung entnommen. Die Sensitivität des sonographischen Refluxnachweises beträgt ebenso wie die szintigraphische und die radiologische Miktionszystourethrographie (MCU) lediglich 60–70%. Im Gegensatz zu den beiden anderen Methoden kommt sie jedoch ohne io-

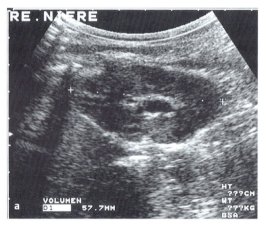
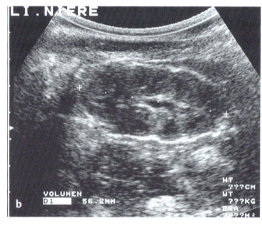
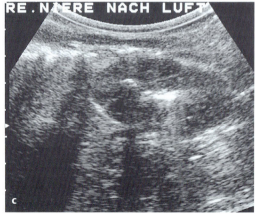
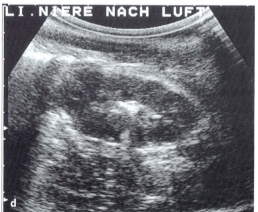

Abb. 6.6 a–d **Sonographische Refluxprüfung.**
a u. **b** Längsschnitt der rechten und linken Niere vor der Refluxprüfung.
c u. **d** Längsschnitt der rechten und linken Niere nach Füllung der Harnblase mit Luft. Die durch den VUR in das NBKS aufgestiegenen Luftblasen sind als sehr helle Reflexe erkennbar.

nisierende Strahlung aus und erlaubt deshalb während einer Untersuchung die Prüfung mehrerer Miktionen, was die Treffsicherheit des Refluxnachweises signifikant erhöht. Die sonographische Refluxprüfung ist zur Vorselektion vor Durchführung eines MCU geeignet. Dies gilt insbesondere für asymptomatische Kinder, die lediglich ein erhöhtes Refluxrisiko aufweisen. Beispiele:
- Einzelniere (37%),
- subpelvine Stenose (25%),
- multizystische oder dysplastische Nierendegeneration (28%),
- Reflux bei Verwandten 1. Grades (32%).

Ferner können Verlaufskontrollen bei Patienten mit bekanntem vesikoureteralen Reflux (VUR) unter antibiotischer Dauertherapie ausschließlich sonographisch durchgeführt werden. Das MCU sollte, wenn erforderlich, unmittelbar im Anschluss an die sonographische Refluxprüfung bei noch liegendem Katheter durchgeführt werden, um dem Kind die nochmalige Katheterisierung zu ersparen.

Röntgenologische Verfahren

Miktionszystourethrographie (MCU)

Indikation. Die MCU wird zur morphologischen und funktionellen Beurteilung des unteren Harntrakts durchgeführt. Neben dem Refluxnachweis dient sie der Darstellung der Harnblase und der Urethra. Sie ist bei der *Analatresie* (Fistelnachweis, S. 211) sowie beim *intersexuellen Genitale* unverzichtbar. Die MCU ist heute noch die häufigste Durchleuchtungsuntersuchung im Kindesalter und muss aufgrund der hohen Gonadenexposition vom erfahrenen Arzt an einem für Kinder geeigneten Durchleuchtungsgerät durchgeführt werden. Übertischröhrengeräte haben sich bei dieser Fragestellung besonders bewährt, da das Strahlenfeld bereits mit dem Lichtvisier exakt eingestellt werden kann und die einsetzende Miktion besser als mit Untertischröhrengeräten beobachtet werden kann. Die Option einer gepulsten Durchleuchtung trägt zur weiteren Dosisreduktion bei (S. 9).

Blasenfüllung. Das MCU kann nach Abklingen des Harnwegsinfekts im Anschluss an die Antibiotikatherapie durchgeführt werden (Ausnahme: therapieresistenter Harnwegsinfekt). Die Harnblase wird transurethral über einen dünnen Katheter (3- bis 6-F-Ernährungssonde) oder über eine suprapubische Punktion mit KM gefüllt. Die Füllung (10–20 ml/min) erfolgt bei Säuglingen und Kleinkindern mit körperwarmem KM in einer Konzentration von 150 mmol/ml. Bei älteren Kindern wird das KM anfangs unverdünnt appliziert und kann dann bis zum Miktionsreiz mit physiologischer Kochsalzlösung verdünnt verabreicht werden. Nach suprapubischer Punktion einer gut gefüllten Harnblase empfiehlt sich die Verwendung einer höheren Iodkonzentration des KM.

Dokumentation. Bei maximaler Blasenfüllung und während der Miktion werden durchleuchtungsgezielte Aufnahmen der Urethra (bei Jungen im seitlichen Strahlengang) angefertigt. Im Falle eines Refluxes sollte die Ureiereinmündung der refluxiven Seite freigedreht dargestellt werden (Abb. 6.7). Auch wenn während der Durchleuchtung kein KM in den Ureteren bzw. im NBKS beobachtet wird, sollte eine Bilddokumentation beider Nieren erfolgen, da bei kurzen Durchleuchtungssequenzen der Reflux leicht übersehen werden kann. Der VUR wird entsprechend der „International Reflux Study Group" eingeteilt (Abb. 6.8). Die Befundung des MCU macht Aussagen zum Refluxgrad und Refluxzeitpunkt (Niederdruck/Hochdruck), zu einem möglicherweise beobachteten intrarenalen Reflux, der Blasenform, der Restharnmenge und der Urethra.

> Bei der MCU sollte immer eine Bilddokumentation beider Nieren erfolgen, da ein Reflux bei reiner Durchleuchtung leicht übersehen werden kann.

6 Urogenitaltrakt

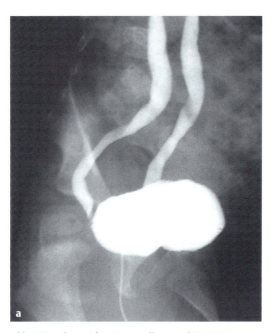
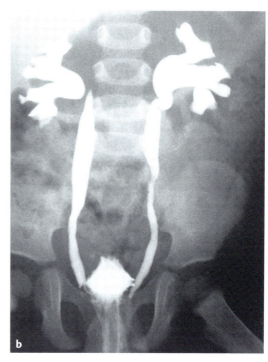

Abb. 6.7 a u. b **Beidseitiger Reflux Grad IV.** MCU. 15 Monate altes Mädchen.
a RAO-Aufnahme der Harnblase während der Füllung über einen transurethralen Katheter. Der rechte vesikoureterale Übergang ist freigedreht.
b A.-p. Aufnahme beider Nieren und Ureteren am Ende der Miktion.

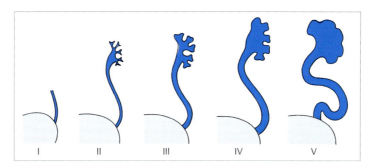

Abb. 6.8 **Schema der radiologischen Refluxstadien und Definition nach der International Reflux Study Group.**
Grad I: Reflux nur in den Ureter.
Grad II: Reflux in den Ureter und das NBKS *ohne Dilatation*.
Grad III: *Beginnende Dilatation* und vermehrte Schlängelung des Ureters; leichte oder mäßige Dilatation des Nierenbeckens und geringe oder mäßige Abstumpfung der Kelche.
Grad IV: *Zunehmende Dilatation* und Schlängelung des Ureters; mäßige Dilatation des Nierenbeckens und der Kelche. Vollständige Abstumpfung der Fornices. Die Impression der Papillen ist noch in den meisten Kelchen zu erkennen.
Grad V: *Ausgeprägte Dilatation* und mäanderförmige Schlängelung des Ureters. Ausgeprägte Dilatation des gesamten Nierenhohlsystems. Keine Impression der Papillen mehr.

Ausscheidungsurographie (AUG)

Indikationen. Das Indikationsspektrum der AUG ist insbesondere durch die Möglichkeiten der Sonographie, der MR-Urographie und in einzelnen Fällen durch die CT erheblich eingeschränkt. Abgesehen von speziellen Fragestellungen, z. B. Urolithiasis, ist die AUG im Kindesalter heute nicht mehr gerechtfertigt.

Vorbereitung. Die AUG erfordert zur überlagerungsfreien Darstellung der Nieren eine altersabhängige Vorbereitung des Patienten (Abb. 6.9 a). Der Verzicht auf vorbereitende Maßnahmen führt zwangsläufig zu der Notwendigkeit von Zusatzaufnahmen oder einer CT, was eine höhere Strahlenbelastung bedingt.

KM-Gabe. Die KM-Dosierung für die AUG ist altersabhängig:
- Neugeborene: 3 ml/kg KG, max. 15 ml,
- Säuglinge: 2,5 ml/kg KG, max. 25 ml,
- Kleinkinder/Kinder: 1 ml/kg KG, max. 60 ml, (mind. 25 ml).

Verwendet wird ein nichtionisches KM mit einer Iodkonzentration von 300 mg/ml. Die Injektion erfolgt im Bolus, wobei gelegentlich über die Verweilkanüle KM oder Furosemid nachgespritzt werden kann.

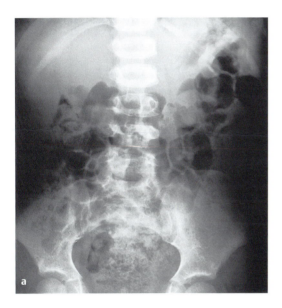

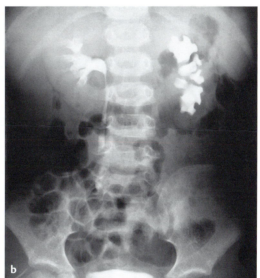

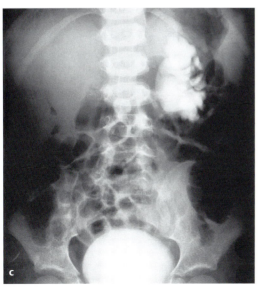

Abb. 6.9 a–c Subpelvine Stenose links. AUG. 5-jähriger Junge.
a Leeraufnahme (ohne Vorbereitung!) mit starker Stuhl- und Darmgasüberlagerung.
b 15 Minuten p.i. (nach Klysma, 1 Stunde später). Unvollständige KM-Füllung des erweiterten NBKS links. Rechts unauffällig.
c 20 Minuten nach Gabe von 0,5 mg/kgKG Furosemid. Fehlender Abfluss aus dem linken NBKS. Das rechte NBKS ist fast vollständig entleert.

Dokumentation. Es werden eine Leeraufnahme, 7 Minuten p.i. eine auf beide Nieren eingeblendete Darstellung und 15 Minuten p.i. eine Abflussaufnahme angefertigt. Bei einer obstruktiven Uropathie kann die Untersuchung durch eine *Furosemid-Pyelographie* (0,5 mg Furosemid/kg KG) ergänzt werden, um zwischen kompensierter (nicht operationsbedürftig) und dekompensierter (operationsbedürftig) Harntransportstörung zu unterscheiden (Abb. 6.**9 b, c**). Spätestens nach 20 Minuten muss das KM abgeflossen sein.

Szintigraphische Verfahren

Nierenfunktionsszintigraphie

Die dynamische Nierenfunktionsszintigraphie wird zur Beurteilung der totalen und seitengetrennten Nierenfunktion eingesetzt. Sie erlaubt darüber hinaus eine orientierende Beurteilung der Nieren- und Harnwegsmorphologie. Die ursprünglich zur Nierenszintigraphie eingesetzte ^{123}Ortho-Iod-Hippursäure (^{123}I-Hippuran) wurde durch einen mit Technetium markierten Nieren-Tracer (^{99m}Tc-Mercapto-Acetyl-Triglycin, ^{99m}Tc-MAG$_3$) ersetzt. Aufgrund der 77%-igen Plasmaproteinbindung werden nur 2% des MAG$_3$ glomerulär filtriert – bei sonst ausschließlich tubulärer Sekretion. Zwischen der Ortho-Iod-Hippursäure-Clearance (zu ca. 20% glomerulär filtriert und zu ca. 80% tubulär sezerniert) und der um den Faktor 1,7 niedriger liegenden ^{99m}Tc-MAG$_3$-Clearance besteht ein linearer Zusammenhang.

Indikation. Die Indikation zur dynamischen Nierenfunktionsszintigraphie ist bei Verdacht auf eine eingeschränkte Nierenfunktion gegeben. Dies betrifft insbesondere jede dilatative Uropathie zur Erhärtung der Operationsindikation und zur Erhebung eines Ausgangsbefundes. Weitere Fragestellungen sind verkleinerte oder dysplastische Nieren und Doppelnieren mit Verdacht auf Funktionseinschränkung eines Nierenanteils. Aufgrund der Möglichkeit, die seitengetrennte Nierenfunktion MR-tomographisch zu untersuchen, wird mit zunehmender Verbreitung dieser Methode die Szintigraphie an Bedeutung verlieren.

Die Indikationsstellung zu szintigraphischen Kontrolluntersuchungen sollte die um ein Vielfaches höhere Strahlendosis bei Harnstauungsniere berücksichtigen. Szintigraphische Untersuchungen der ableitenden Harnwege sollten, da die Nieren von Neugeborenen noch physiologischer Weise in ihrer Funktion eingeschränkt sind und die Untersuchung mit einer höheren Strahlenbelastung als später einhergeht, möglichst erst ab der 6. Lebenswoche durchgeführt werden.

Durchführung. Nach i.v. Injektion des Radionuklids im Bolus wird mithilfe einer Gammakamera die Aktivitätsverteilung von dorsal mit einer zeitlichen Auflösung von 8 s aufgezeichnet. Gegenüber der Hintergrundaktivität lässt sich dann über beiden Nieren eine Zeit-Aktivitäts-Kurve erstellen. Diese besteht aus 3 Phasen:
- Anflutungsphase (0 – 30 s p.i.),
- Sekretionsphase (31 – 120 s p.i.),
- Exkretionsphase (> 120 s p.i.).

Die Ganzkörper-Clearance errechnet sich aus 2 Blutentnahmen im Abstand von 20 Minuten und 30 Minuten p.i. Die Partialfunktion der Nieren wird aus der Sekretionsphase berechnet. Man unterscheidet 3 pathologische Kurvenverläufe des Isotopen-Nephrogramms:
- Akkumulations- oder Stauungstyp,
- Isosthenurie- oder Horizontaltyp,
- Nephrektomietyp.

Ergibt das Isotopen-Nephrogramm einen *Akkumulationstyp*, so wird analog der Diurese-Sonographie 0,5 mg/kgKG Furosemid i.v. injiziert und die Nierenfunktionsszintigraphie für weitere 15 Minuten durchgeführt. Liegt eine kompensierte Abflussstörung vor, so ist nach Furosemidgabe über der betroffenen Niere ein Aktivitätsabfall um mindestens 50% zu erwarten. Bei einer dekompensierten obstruktiven Uropathie fällt diese Abnahme deutlich schwächer aus oder fehlt ganz (Abb. 6.**10**).

> Die Funktionsszintigraphie der Nieren wird zugunsten der MR-Urographie an Bedeutung verlieren.

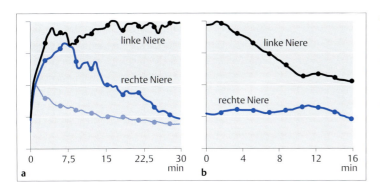

Abb. 6.10 a u. b **Prävesikale Stenose links.** Nierenszintigramm (^{99m}Tc-MAG$_3$). 3 Monate alter Junge.
a Linke Niere: Akkumulationstyp. Rechte Niere: Regelrechter Aktivitätsabfall nach 30 Minuten.
b 16 Minuten nach Furosemid-Gabe. Weniger als 50% der Aktivität wurden ausgeschwemmt. Die urodynamisch wirksame Obstruktion ist damit belegt.

Perfusionsszintigraphie

Mit der Perfusionsszintigraphie wird die Nierenperfusion im Seitenvergleich überprüft. Als rein glomerulär filtrierbarer Tracer wird ^{99m}Tc-Diethylentriaminpentaessigsäure (^{99m}Tc-DTPA) i.v. appliziert. Durch Wiederholung der Untersuchung nach vorheriger Gabe eines ACE-Hemmers (Captopril) kann anhand der Änderung der Nephrogrammkurve ein Hinweis auf eine Nierenarterienstenose gewonnen werden.

Statische Szintigraphie

Die statische Nierenszintigraphie wird mit einem tubulär fixierten Radiopharmazeutikum wie der heute am häufigsten verwendeten Dimercaptobernsteinsäure (DMSA) durchgeführt. Die Clearance der Substanz ist sehr gering. Dementsprechend ist die effektive Halbwertszeit und damit die Strahlenbelastung höher als bei der dynamischen Nierenszintigraphie (ca. 380 µGy/MBq gegenüber 17 µGy/MBq). Die statische Szintigraphie dient der Parenchymdarstellung der Nieren. Die Methode ist geeignet Parenchymnarben, wie sie nach Pyelonephritiden entstehen, sichtbar zu machen. Mittels MR-Urographie kann die gleiche Information mit höherer Ortsauflösung ohne zusätzliche Strahlenexposition gewonnen werden.

Refluxszintigraphie

Der Reflux lässt sich während einer Miktion im Anschluss an das Isotopen-Nephrogramm szintigraphisch überprüfen (*indirekte Radionuklidzystographie*). Kommt es dabei zu einem erneuten Anstieg der Aktivität im NBKS, so gilt dies als positiver Nachweis eines höhergradigen vesikoureteralen Refluxes.

Zuverlässiger lässt sich der Reflux szintigraphisch nachweisen, wenn die Harnblase über einen transurethralen Katheter direkt mit einem Radionuklid (5–25 MBq ^{99m}Tc) gefüllt wird (*direkte Radionuklidzystographie*). Dabei ist es unerheblich, ob Pertechnetat alleine oder zusammen mit einem Tracer eingesetzt wird. Bereits ein minimaler Aktivitätsanstieg im NBKS vor oder während der Miktion beweist den Reflux (Abb. 6.11). Die Methode wird von manchen Autoren als sensitiver gegenüber dem MCU bei geringerer Strahlenexposition angesehen.

> Bereits ein minimaler Aktivitätsanstieg im NBKS vor oder während der Miktion beweist den Reflux.

6 Urogenitaltrakt

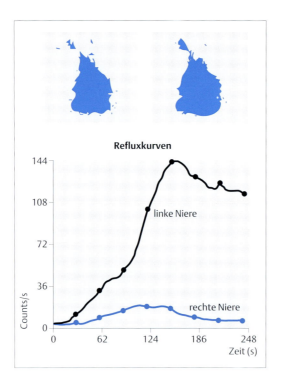

Abb. 6.11 **Refluxszintigramm.** 3 Monate altes Mädchen. In beiden NBKS (rechts weniger als links) lässt sich unter der Miktion Aktivität nachweisen. Im MCU Reflux Grad I rechts, Reflux Grad IV links.

Computertomographie

Indikation. Die Indikation zur CT des Urogenitaltrakts im Kindesalter besteht bei Urolithiasis, Abszess und traumatisch bedingten Organverletzungen (Abb. 6.12). Aus Gründen des Strahlenschutzes sollte bei sonographisch nachgewiesener unklarer Raumforderung und bei Malignomverdacht – wenn immer möglich – die MRT bevorzugt werden.

Durchführung. Je nach Fragestellung kann die CT nach vorhergehender oraler und rektaler KM-Gabe nativ und nach bolusartiger i.v. KM-Gabe durchgeführt werden. Die Kontrastierung des Gastrointestinaltrakts ist bei der Abklärung von Raumforderungen besonders wichtig, da die Bauchorgane bei Kindern nur unzureichend durch abdominales Fettgewebe voneinander getrennt werden. Mit dem Einschicht-Spiral-CT lassen sich bei normaler Atmung bessere Ergebnisse bei gleichzeitiger Dosisreduktion gegenüber einer herkömmlichen CT-Untersuchung erzielen, sofern ein Pitch über 1 gewählt wird. Das Optimum wird mit der Mehrschicht-Spiral-CT unter Verwendung pädiatrisch orientierter, dosisreduzierter Protokolle erreicht. Bei der Urolithiasis kann die Untersuchung im Low-Dose-Mode erfolgen. Die Möglichkeiten der multiplanaren Rekonstruktion und 3 D-Darstellung sollten großzügig genutzt werden, da sie besonders den behandelnden Ärzten eine bessere Vorstellung von der vorliegenden Pathologie vermitteln (S. 401).

Vorteile. Vorteile der CT gegenüber der MRT – trotz der mit ihr verbundenen Strahlenbelastung – sind die schnelle Durchführbarkeit, die meist eine Sedierung entbehrlich macht, und die bessere Verfügbarkeit. Darüber hinaus können CT-gezielte Interventionen wie z.B. Abszessdrainagen vorgenommen werden, die mit der MRT routinemäßig noch nicht möglich sind.

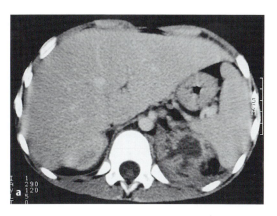
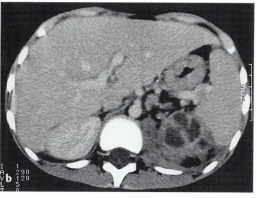
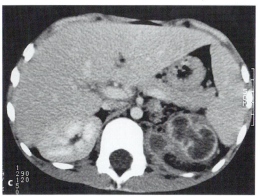
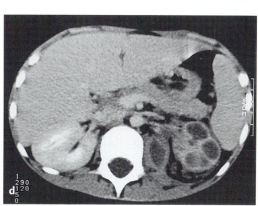

Abb. 6.12 a–d **Perforiertes NBKS bei Pyonephrose mit Perinephritis und Psoasabszess links.** KM-CT der Nieren. 9-jähriger Junge. Exemplarische Schnitte.

MR-Urographie

Die MR-Urographie hat für die Harnwegsdiagnostik im Kindesalter zunehmend an Bedeutung gewonnen. Dabei ermöglicht sie nicht nur eine detaillierte Darstellung des Hohlraumsystems, sondern erlaubt auch die Erfassung funktioneller Informationen.

Indikation. Das Indikationsspektrum zur MR-Urographie umfasst in erster Linie die Abklärung von Nieren- und Harnwegsanomalien, insbesondere:
- Dilatation des oberen Harntrakts,
- komplizierte doppelte Nierenanlagen,
- ektope Ureteren,
- zystische Nierenerkrankungen.

Zum erweiterten Indikationsspektrum zählen:
- pyelonephritische Läsionen,
- Refluxnephropathie.

MR-Techniken. Die MR-Urographie kann mit verschiedenen MR-Techniken durchgeführt werden. Die T2w MR-Urographie nutzt als statisches Verfahren die Wasserfüllung des Harntrakts zur Bildgebung und ist somit von der Nierenfunktion unabhängig. Einsetzbare MR-Sequenzen sind stark T2-gewichtete TSE-Sequenzen, wie die RARE („rapid acquisition with relaxation enhancement") und HASTE-Sequenz („half Fourier single shot TSE") sowie „Inversion-recovery"-Sequenzen mit Fettsuppression. Die T2w MR-Urographie eignet sich besonders gut zur Darstellung des dilatierten oberen Harntrakts (Abb. 6.13).

Durchführung. Die T1w MR-Urographie beruht wie die AUG auf der Kontrastgebung durch ein nierengängiges KM (0,1 mmol/kg KG Gadolinium [Gd]), allerdings ergänzt durch niedrig dosiertes Furosemid (0,1 mg/kgKG). Die hierdurch erzeugte Diurese führt zu einer leichten Erweiterung und damit besseren Darstellung des nicht dilatierten Harntrakts und bewirkt zusätzlich eine gleichmäßige Verteilung des Gd im Harntrakt.

Die T1w MR-Urographie lässt sich am günstigsten in einem 1,5-Tesla-Gerät mit schnellen 3 D-GE-Sequenzen durchführen. Bei Schulkindern ist in der Regel die Untersuchung in Atemanhaltetechnik durchführbar, bei Säuglingen und Kleinkindern können Atemartefakte mit Atemgating bzw. Atem-

6 Urogenitaltrakt

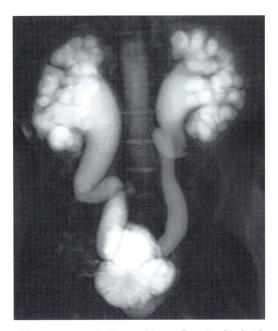

Abb. 6.13 **T2w MR-Urographie. Reflux Grad V beidseits.** 1-jähriger Junge. HASTE-Bild (TE: 550 ms, Echoabstand: 5,7 ms, Echozuglänge: 128, Schichtdicke: 50 mm, Matrix: 160 × 512, NSA: 2, Akquisitionszeit: 5 s, Atemtriggerung).

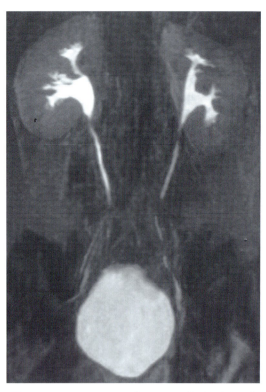

Abb. 6.14 **T1w MR-Urographie, Normalbefund.** 12-jähriger Junge. MIP-Bild (TR/TE: 13/5,9 ms, Flip-Winkel: 30°, EPI-Faktor: 5, 42 koronare Einzelschichten, Schichtdicke: 2,2/1,1 mm, Matrix: 190 × 256, NSA: 1, Sequenzdauer: 13,9 s).

triggerung vermieden werden. Aus den Quelldatensätzen können Maximumintensitätsprojektionen (MIP) z.B. in koronarer Schnittrichtung berechnet werden, wodurch der komplette obere Harntrakt analog der AUG auf einem MR-Bild dargestellt werden kann (Abb. 6.**14** u. 6.**15**).

Domäne der T1w MR-Urographie ist die bildgebende Diagnostik des nicht oder nur gering dilatierten Harntrakts, wofür eine Treffsicherheit von 98 % ermittelt werden konnte. Zystische Fehlbildungen und funktionslose dilatierte Nierenanlagen sind am besten mit der T2w MR-Urographie beurteilbar, woraus sich die Kombination beider MR-Urographietechniken im Rahmen eines *pädiatrisch orientierten Untersuchungsprotokolls* ergibt:

- Planungsscan,
- 2 – 3 HASTE-Projektionsbilder,
- Furosemidinjektion (0,1 mg/kg KG),
- 2 – 3 HASTE-Projektionsbilder,
- Gd-Applikation (0,1 mmol/kg KG),
- T1w 3 D-GE-Sequenzen.

Die Sequenzen können in Abständen von jeweils 2 Minuten gestartet werden. Die Wahl der Sequenz-

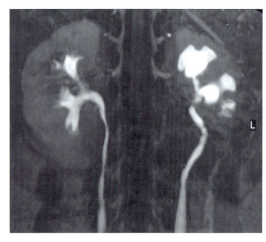

Abb. 6.15 **T1w MR-Urographie. Postentzündliche und narbige Veränderungen des NBKS links bei Zustand nach Wilms-Tumor-Enukleation.** 3-jähriges Mädchen. MIP-Bild einer höher aufgelösten T1w mit Fettsuppression (TR/TE: 27/11 ms, Flip-Winkel: 60°, SPIR, 41 koronare Einzelschichten, Schichtdicke: 2,0/1,0 mm, Matrix: 256 × 256, NSA: 2, Sequenzdauer: 3 : 56 Minuten, Atemgating).

parameter richtet sich nach dem verwendeten MR-Tomographen und muss ggf. dem Patienten individuell angepasst werden (Abb. 6.13–6.16). Auch die Anzahl der aufgenommen MR-Urogramme sowie deren räumliche Rekonstruktion richtet sich nach dem Patienten beziehungsweise nach der zugrunde liegenden Harnwegspathologie.

Kombination mit MR-Angiographie. Die Kombination der MR-Urographie mit einer MR-Angiographie bietet sich vor allem bei Kindern mit einer subpelvinen Stenose an, da durch dieses Verfahren sehr sensitiv Gefäßüberkreuzungen bzw. aberrierende Gefäße als auslösende Ursache nachgewiesen werden können (Abb. 6.16). Die Akquisition von 3 D-Datenblöcken beinhaltet ferner die Möglichkeit der virtuellen Endoskopie, die z.B. zur Beurteilung von Stenosen eingesetzt werden kann.

Funktionelle MRT. Die funktionelle MRT der Nieren ist mit dynamischen 2 D-GE-Sequenzen mit kurzen Echozeiten und großen Flip-Winkeln durchführbar. Durch Messung der Signalintensität (ROI-Methode) der gesamten Niere nach Gd-Applikation auf koronaren, 1 cm dicken Einzelschichten (in 10-s-Abständen über 40 Minuten angefertigt), lassen sich Renogramme ähnlich der Szintigraphie erstellen und die seitengetrennte Nierenfunktion ermitteln. Eine sehr gute Korrelation zur Szintigraphie zeigte auch die computergestützte Auswertung dynamischer 3 D-GE-Sequenzen, wobei eine automatische Segmentation der Nieren nach Gd-Applikation mit manueller Bestimmung von Schwellenwerten an einer Workstation vorgenommen werden muss. Die kombinierte Erfassung detaillierter morphologischer und funktioneller Information des oberen Harntrakts ohne Strahlenexposition ist ein großer Vorteil der MR-Urographie gegenüber anderen bildgebenden Verfahren.

> Die kombinierte Erfassung detaillierter morphologischer und funktioneller Information des oberen Harntrakts ohne Strahlenexposition ist ein großer Vorteil der MR-Urographie

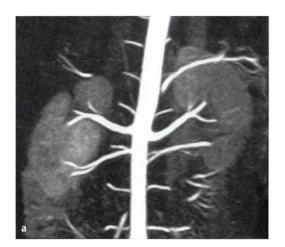

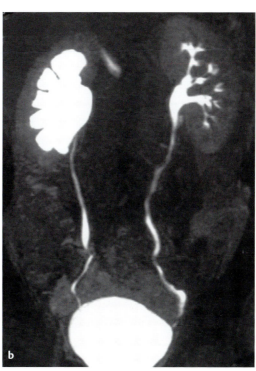

Abb. 6.16 a u. b MR-Urographie und MR-Angiographie. Subpelvine Stenose rechts infolge Gefäßüberkreuzung durch unteres Polgefäß. 17-jähriger Junge. MIP-Bilder.

a MR-Angiographie. Koronare 3 D-GE-Sequenz (TR/TE: 4,6/1,3 ms, Flip-Winkel: 30°, Schichtdicke: 3,1/1,5 mm, Matrix: 180 × 256, NSA: 1, Sequenzdauer: 45,1 s bei 3 Dynamiken).

b MR-Urographie (TR/TE: 5,8/2,8 ms, Flip-Winkel: 30°, 48 koronare Einzelschichten, Schichtdicke: 3,1/1,5 mm, Matrix: 180 × 256, NSA: 1, Sequenzdauer: 18,5 s).

Embryologische Grundlagen von Urogenitalfehlbildungen[1]

Der Ausführungsgang der Urniere, der *Wolff-Gang*, der ab der 3.–4. Woche von der Vorniere bis zur Kloake zieht, nimmt bei der weiteren Differenzierung des Urogenitaltrakts eine Schlüsselrolle ein. In der 4.–5. Woche entspringt kaudal und dorsomedial aus dem *Wolff-Gang* die Ureterknospe, aus der sich in der weiteren Entwicklung der Harnleiter, das Nierenbeckenkelchsystem und die Sammelrohre ausbilden (Abb. 6.17 u. 6.18). Der weiter kaudal gelegene Anteil des Wolff-Ganges bildet im Rahmen der Geschlechtsdifferenzierung Teile des Trigonum vesicae und beim Jungen zusätzlich den Ductus deferens, die Samenblasen und den Ductus ejaculatorius (Abb. 6.19).

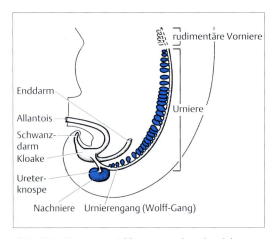

Abb. 6.17 **Nierenentwicklung.** Aus dem kaudalen Anteil des Urnierengangs (Wolff-Gang) sprosst in der 4.–5. Woche die Ureterknospe aus und gewinnt Anschluss an das metanephrogene Blastem (Nachniere), aus deren Vereinigung sich die Niere ausdifferenziert (mod. nach Drews).

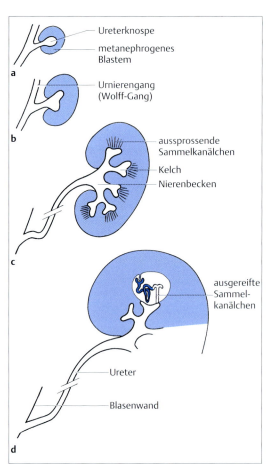

Abb. 6.18 a–d **Differenzierung der Nierenanlage** (mod. nach Drews).
a 4.–5. Woche. Die Ureterknospe hat Anschluss an das metanephrogene Gewebe gewonnen.
b 6. Woche. Die Ureterknospe beginnt sich aufzuteilen.
c 7. Woche. Aus der Ureterknospe differenzieren sich das Nierenbecken und die Kelche, aus denen die Sammelkanälchen aussprossen.
d Neugeborenes. Die Sammelkanälchen sind ausgereift.

---

[1] Frau Dr. med. Anke Seidel, Medizinisches Zentrum für Pathologie, Universitätsklinikum Gießen danken wir für die Überarbeitung dieses Kapitels

Embryologische Grundlagen von Urogenitalfehlbildungen

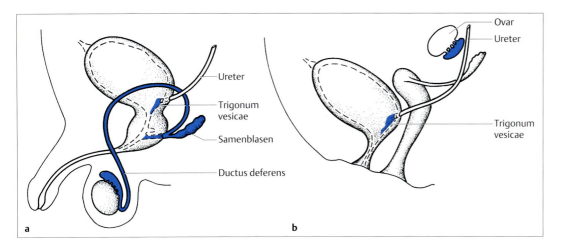

Abb. 6.19 a u. b **Reste des Wolff-Gangs und der Urniere** (mod. nach Drews).
a Beim männlichen Geschlecht.
b Beim weiblichen Geschlecht.

Uretermündung, refluxiver Ureter und ektoper Ureter

Die Position, aus der die Ureterknospe aus dem Urnierengang aussprosst, bestimmt die spätere Lage des Ureterostiums. Lag die Knospe zu tief, so befindet sich das spätere Ostium – bezogen auf das Trigonum vesicae – weiter kranial und lateralisiert. Folge ist ein vesikoureteraler Reflux, da das kranialisierte und lateralisierte Ostium aufgrund der verkürzten intramuralen Ureterstrecke über einen nur ungenügenden Antirefluxmechanismus verfügt.

Lag die Ureterknospe höher als normal und hat den Sinus urogenitale nicht mehr erreicht, sondern verbleibt auf dem Wolff-Gang, so folgt hieraus eine ektope Uretermündung (Meyer-Weigert-Regel; Abb. 6.20). Die ektope Uretermündung führt in den

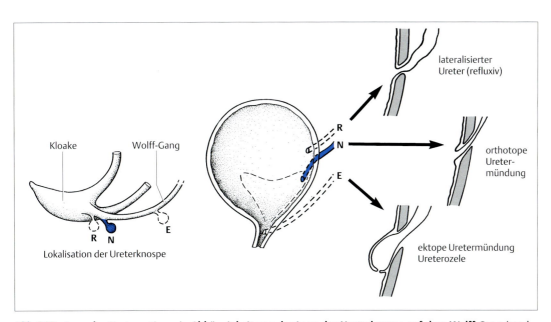

Abb. 6.20 **Lage des Ureterostiums in Abhängigkeit von der Lage der Ureterknospe auf dem Wolff-Gang** (mod. nach Drews).

N Bei regelrechter Lage der Ureterknospe mündet der Ureter später in der lateralen Spitze des Trigonums vesicae und verläuft schräg durch die Blasenwand.

R Entspringt die Ureterknospe zu weit kaudal, dann mündet der Ureter in Bezug auf das Trigonum lateralisiert. Aufgrund der zu kurzen intramuralen Strecke kommt es meist zum vesikoureteralen Reflux.

E Entspringt die Ureterknospe zu weit kranial, dann mündet der Ureter ektop (zu tief). In den meisten Fällen führt ein zu enges Ostium zu einer Ureterozele, die sich weit in das Blasenlumen vorwölben kann.

6 Urogenitaltrakt

Abb. 6.21 a u. b **Lage seltener ektoper Uretermündungen** (mod. nach Drews).

a Beim Jungen kann der Ureter in der Pars prostatica der Harnröhre (1), dem Ductus deferens (2), den Samenblasen (3), im Rektum (4) und im persistierenden Urachus (5) münden.

b Beim Mädchen kann der Ureter im gesamten Verlauf der Harnröhre (1), der Vagina (2), dem Rektum (3) und im persistierenden Urachus (4) münden.

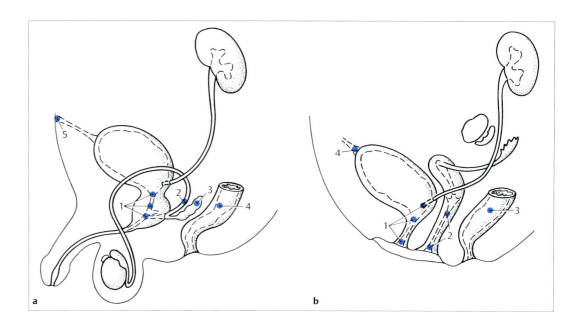

meisten Fällen zu der Entwicklung einer *Ureterozele* (Abb. 6.25). In ausgeprägteren Fällen mündet der *ektope Ureter* beim Jungen am häufigsten in den prostatischen Teil der Urethra ein. Er bleibt somit proximal des Sphinkter urethrae externus, wodurch die Harnkontinenz erhalten bleibt. Er kann jedoch auch in den Ductus deferens, die Samenblasen oder in den Ductus ejaculatorius einmünden (Abb. 6.21 a).

Beim Mädchen ist die häufigste Lage des ektopen Ureters das Vestibulum vaginae. Weitere ektope Lokalisationen sind Vagina und Zervix (Abb. 6.21 b). Mädchen mit einem ektopen Ureter leiden damit regelmäßig unter Harninkontinenz, die sich in typischer Weise durch Harnträufeln äußert.

Nierenagenesie

Bei einer Aplasie des Wolff-Ganges oder der Ureterknospe unterbleibt die Induktion zur Differenzierung des metanephrogenen Gewebes. Auch wenn die Ureterknospe aus einer falschen Position entspringt und deshalb das metanephrogene Gewebe nicht erreicht, ergibt sich hieraus eine Nierenagenesie (Abb. 6.22). Häufig fehlt auch der Ureter mit dem Trigonum vesicae der betroffenen Seite und die Genitalentwicklung ist bei Mädchen durch das Fehlen des Müller-Ganges oder durch seine nur rudimentäre Anlage gestört (Mayer-von-Rokitansky-Küster-Fehlbildungskomplex).

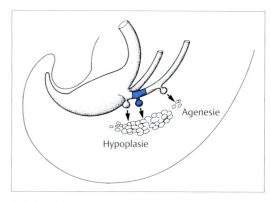

Abb. 6.22 **Nierenagenesie und -hypoplasie.** Ureterknospen, die nicht aus regelrechter Position sprossen, gewinnen zum Teil keinen Anschluss an das metanephrogene Gewebe (Agenesie) oder vereinigen sich mit nur wenigen Zellen des metanephrogenen Gewebes (Hypoplasie). Bei nur 1 Ureterknospe ist die Niere verkleinert oder fehlt. Bei Doppelanlagen ist die Parenchymmasse einer Anlage verringert oder die Ureterknospe endet blind (mod. nach Drews).

Nierenhypoplasie

Zu einer primären Hypoplasie der Niere kommt es durch eine fehlerhaft angelegte Ureterknospe oder durch eine unvollständige Differenzierung des metanephrogenen Gewebes (Abb. 6.22). Die beidseitige Nierenagenesie und die Nierenhypoplasie können Ursache einer letalen *Potter-Sequenz* sein.

Nierenzyste, Zystenniere und polyzystische Nierendegeneration

Der Pathomechanismus zystischer Nierenveränderungen ist noch nicht endgültig geklärt. Eine der neueren Theorien geht von einer Entwicklungsstörung der Sammelrohre aus, die sich hier noch nicht regulär teilen, sondern zystisch erweitern. Daneben können Zysten auch aus Resten der ersten Harnkanälchengeneration entstehen, die normalerweise degenerieren. Eine andere Theorie beschreibt einen verspäteten Anschluss der Tubuli an die Sammelrohre und, nach Einsetzen der Nierenfunktion, einen Aufstau des Urins in den Tubuli. Diese formen sich zystisch um, ohne jemals funktionell ihrer Aufgabe gerecht werden zu können. Tritt dieses Phänomen vereinzelt auf, so kommt es zu solitären Nierenzysten. Ist die Vereinigung von Tubuli und Sammelrohren multipel gestört, so können Markschwammnieren oder eine polyzystische Nierendegeneration entstehen. Letztere zeichnet sich durch familiäre Häufung und Leberbeteiligung aus. Eine derzeit vorherrschende Lehrmeinung geht davon aus, dass die angeborene Zystenniere auf eine abnorme Erweiterung von Teilen an sich vollständig entwickelter Nephrone, insbesondere der Henle-Schleife, beruht.

Ureter fissus

Der Ureter fissus entsteht durch eine Teilung der Ureterknospe, wobei eine unvollständige Teilung zu einer Spalt- bzw. Doppelniere mit Ureter fissus führt und eine vollständige Teilung zu einer überzähligen oder doppelten Niere mit Ureter fissus (extrem selten). Die Lage des Ureter fissus ist abhängig vom Zeitpunkt der Aufteilung und kann damit in jeder Höhe der Ureterverlaufs liegen (Abb. 6.23 a).

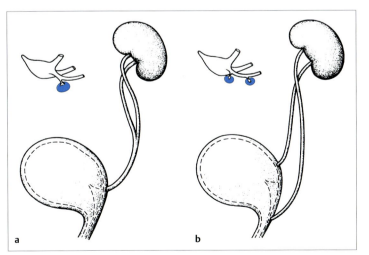

Abb. 6.23 a u. b Ursache des Ureter fissus und des Ureter duplex. (mod. nach Drews).
a Der Ureter fissus entsteht aus einer vorzeitigen Aufteilung einer Ureterknospe.
b Der Ureter duplex entsteht aus 2 getrennten Ureterknospen.

Ureter duplex

Abb. 6.24 a u. b **Zu erwartende Pathologie bei Ureter duplex (Doppelniere).** (mod. nach Drews).

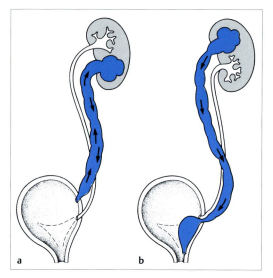

a Entspringt eine der beiden Ureterknospen kranial der regelrechten Position auf dem Wolff-Gang, dann ergibt sich daraus ein Reflux in die untere Anlage der Doppelniere.
b Entspringt eine der beiden Ureterknospen kaudal der regelrechten Position, dann mündet der Ureter der oberen Anlage in eine Ureterozele (Meyer-Weigert-Regel). Entspringen beide Ureterknospen aus falscher Position, dann können gleichzeitig eine Ureterozele der oberen Anlage und ein Reflux in die untere Anlage vorliegen (Kombination aus **a** und **b**).

Die Ursache eines Ureter duplex ist die Entstehung von primär 2 Ureterknospen aus dem Wolff-Gang und unterscheidet sich damit entwicklungsgeschichtlich grundlegend von einem Ureter fissus (Abb. 6.**23 b**). Auch beim Ureter duplex lässt sich die endgültige Mündung der beiden Ureteren aus der Meyer-Weigert-Regel ableiten: Die kaudale Knospe, die auch zur kaudalen Nierenanlage zieht, mündet kranial der oberhalb aus dem Wolff-Gang entspringenden Ureterknospe (Abb. 6.**24 a**). Liegen die beiden Knospen weit auseinander, so können später nicht beide orthotop münden. Es findet sich somit gehäuft eine refluxive untere Nierenanlage und ein ektop mündender Ureter der oberen Anlage, der mit einer Ureterozele einhergehen kann (Abb. 6.**24**). Die beiden Nierenanlagen des Ureter duplex sind miteinander zu einer Niere verschmolzen. Sehr selten können sie jedoch auch vollständig getrennt bleiben.

Malrotation

Aufgrund der ursprünglichen Position der Ureterknospe weist der Nierenhilus nach ventral. Die Drehung des Hilus nach medial vollzieht sich während der Kranialverschiebung der Nierenanlage. Die Störung dieser Wachstumsverschiebung führt zu malrotierten bzw. dystopen Nieren, die gleichzeitig mit einer atypischen Gefäßversorgung der Niere einhergehen können. Die seltene gekreuzte Dystopie entsteht, indem die Ureterknospe alleine oder die Ureterknospe mit der Nierenanlage die Mittellinie überschreitet. Es kommt fast immer auch zu einer Verschmelzung beider Anlagen.

Verschmelzungsanomalie

Die enge Nachbarschaft beider Nierenanlagen kann durch primäre Fusion oder durch Berührung während der Aszension zu den unterschiedlichen Formen einer Verschmelzungsanomalie führen (Hufeisen- oder Kuchenniere). Bei Verschmelzungsanomalien müssen die Ureteren die Parenchymbrücke zwischen den beiden Nieren überkreuzen, was zu einer Harntransportstörung führen kann. Darüber hinaus gehen Verschmelzungsanomalien gehäuft mit einer atypischen Gefäßversorgung der Nieren einher.

Gefäßversorgung der Nieren

Ursprünglich werden die noch nicht aszendierten Nieren aus Ästen der A. sacralis und der A. iliaca communis versorgt. Im Laufe der Aszension werden sie aus jeweils benachbarten Ästen der Aorta abdominalis versorgt, bis schließlich die endgültige Versorgung über die A. renalis erfolgt. Aus dieser wechselnden Gefäßversorgung resultiert bei ca. 25 % durch Persistenz vorbestehender Gefäße eine oder mehrere Aa. renales. Diese treten meist direkt über das Parenchym der Nieren ein (Polarterien). Sie stellen funktionelle Endarterien dar, deren Verletzung zu einer Ischämie des betroffenen Versorgungsgebiets und somit zu einem Niereninfarkt führt.

Primär obstruktiver Megaureter

In der 5. Fetalwoche kommt es zu einer nach kranial und kaudal fortschreitenden sekundären Obliteration des Ureterlumens und einer unmittelbar anschließenden Rekanalisierung. Als Ursache des primär obstruktiven Megaureters wird die unvollständige Rekanalisierung des kaudalen Ureterabschnitts angesehen.

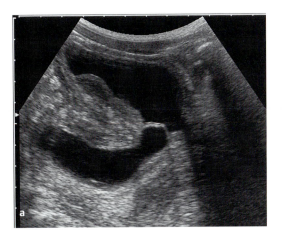
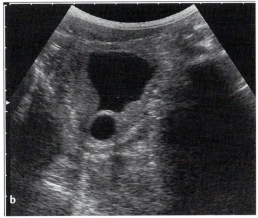

Abb. 6.25 a u. b **Prävesikale Stenose bei Ureterozele rechts.** 12-jähriger Junge. Sonogramm. Der Megaureter endet in der Ureterozele, die als zystisches Gebilde in das Blasenlumen hineinragt.
a Längsschnitt der Blase.
b Querschnitt der Blase.

Subpelvine Stenose

Die Ätiologie der wesentlich häufigeren subpelvinen Stenose ist nicht einheitlich und weitgehend ungeklärt. Man unterscheidet kreuzende Gefäße und Briden, die den Ureterabgang von außen komprimieren, den hohen Ureterabgang sowie analog zur prävesikalen Stenose durch inkomplette Rekanalisierung bedingte Engen des Ureterlumens. Unübersichtlich werden die Verhältnisse durch die Tatsache, dass äußere Kompressionen auch mit einer kollagenen Bindegewebsvermehrung der Ureterwand einhergehen und weiter distal liegende Abflusshindernisse zu sekundären Ureterabgangsstenosen führen können.

Blasenekstrophie und Hypospadie

Blasenekstrophie. Die Kloakenmembran wird kranial durch die paarig angelegten Genitalhöcker begrenzt, die in der 3. Woche miteinander verschmelzen und eine ventrale Begrenzung gegenüber der Bauchwandanlage bilden. Wenn die Genitalhöcker zu weit kaudal entstehen oder sich die Kloakenmembran zu weit nach kranial ausdehnt und in der 4. Embryonalwoche das Mesenchym nicht zwischen Ektoderm und Sinus urogenitalis einwandert, so kann sich über der Blase keine Bauchmuskulatur entwickeln. Durch einen Einriss des Gewebes kommt es schließlich zu einer Blasenekstrophie.

Hypospadie. In der 6. Woche lassen sich Genitalwülste, Genitalhöcker und Urethralfalten abgrenzen. Beim Jungen entsteht unter dem Einfluss einer von der 8.– 20. Woche nachweisbaren erhöhten Testosteronproduktion eine Urethralplatte, die sich zu einer Rinne, dem Sulcus urogenitalis, umformt. Während des Längenwachstums der Genitalhöcker schließt sich diese Rinne zwischen der 8.– 13. Woche von proximal nach distal. Bleibt dieser Verschluss unvollständig, dann kommt es zu den verschiedenen Formen der Hypospadie, die sich durch eine mehr oder weniger ausgeprägte Verlagerung des Meatus urethrae externus nach proximal unterscheiden. Der distale Anteil der nicht verschlossenen Urethra bildet zusammen mit dem in seiner Entwicklung gestörten Corpus spongiosum die fibröse Chorda aus.

Sinus urogenitale. Durch fehlende Differenzierung des Sinus urogenitale unterhalb des Müller-Tuberkels unterbleibt die Ausbildung des Vestibulum vaginae. Es persistiert ein Sinus urogenitale, der als gemeinsame Ausführung von Vagina und Urethra auch als „weibliche Hypospadie" bezeichnet wird.

Nieren- und Harnwegsdiagnostik

Anlagestörungen

Rotations- und Lageanomalien der Nieren lassen sich sonographisch am zuverlässigsten durch eine Untersuchung von dorsal erkennen. Wird der Nierenhilus im Querschnitt eingestellt, so fällt bei einer Rotationsanomalie die veränderte Lage des Mittelechokomplexes auf. Eine Verkippung des Schallkopfs nach lateral ist dabei zu vermeiden.

Pelvin-dystope Niere

Beim Versuch, die Nieren optimal im Längsschnitt darzustellen, muss bei Lageanomalien eine atypische Schallkopfposition und ein veränderter Einstrahlwinkel gewählt werden. Der Nachweis einer pelvin-dystopen Niere ist einfacher bei gefüllter Harnblase. Auf eine gleichzeitige Dysplasie oder Harntransportstörung ist besonders zu achten.

Weiterführende Diagnostik:
- nur bei pathologischer Echogenität oder Zeichen der Harntransportstörung: Refluxprüfung, ggf. MRT,
- je nach Fragestellung dynamische oder statische Nierenszintigraphie.

Verschmelzungsanomalien

▶ Verschmelzungsanomalien haben bei der Untersuchung von dorsal häufig ein verkleinertes oder seitendifferentes Nierenvolumen.

Verschmelzungsanomalien werden sonographisch leicht übersehen und weisen nicht nur eine Lage- und Rotationsanomalie auf, sondern haben bei der Untersuchung von dorsal häufig ein verkleinertes oder seitendifferentes Nierenvolumen. Die Darstellung der Parenchymbrücke von ventral kann bei Säuglingen und Kleinkindern an der Darmgasüberlagerung scheitern. Der Verlauf der Ureteren über die Parenchymbrücke führt in ca. 35 % der Fälle zu einer Harntransportstörung. Weitere Komplikationen sind Konkremente, arterielle Hypertonie und Reflux.

Weiterführende Diagnostik: Refluxprüfung, MR-Urographie.

Einseitige Nierenagenesie

Das Volumen der kontralateralen Einzelniere ist bereits beim Neugeborenen kompensatorisch hypertrophiert. Fehlt diese Hypertrophie, so muss sonographisch nach einer dystop gelegenen Niere gesucht werden. Bei gleichzeitiger Hypo- oder Dysplasie einer Einzelniere kann die kompensatorische Hypertrophie fehlen. In diesen Fällen ist jedoch auch die Echogenität des Nierenparenchyms erhöht und die sonst klare sonographische Abgrenzbarkeit von Mark und Rinde fehlt.

Weiterführende Diagnostik: Refluxprüfung (erhöhte Reflux-Inzidenz), Nieren-Perfusionsszintigraphie (ektopes Nierengewebe).

> Das Volumen der kontralateralen Einzelniere ist bereits beim Neugeborenen kompensatorisch hypertrophiert.

Hypoplastische Nieren

Hypoplastische Nieren weisen keine oder nur diskrete Abweichungen vom normalen sonographischen Parenchymmuster auf. Gelegentlich wird im Vergleich zum Leber- und Milzparenchym eine geringe Echogenitätsvermehrung beobachtet. Die Volumetrie erlaubt es, verkleinerte Nieren zuverlässig zu diagnostizieren und ihre Größenentwicklung im weiteren Verlauf zu beurteilen.

Weiterführende Diagnostik: Refluxprüfung, dynamische Szintigraphie oder MR-Urographie.

Blasendivertikel

Der Aufbau des Divertikels entspricht dem der Blasenwand. Beim *Pseudodivertikel* handelt es sich hingegen um eine Schleimhautausstülpung durch Lücken der Blasenmuskulatur. Blasendivertikel entstehen sowohl als Folge einer Blasendruckerhöhung als auch durch eine angeborene lokale Blasenwandschwäche. Pseudodivertikel sind Folge einer infravesikalen Problematik oder einer neurogenen Störung und gehen mit einer Blasenwandhypertrophie einher.

Große Divertikel werden sonographisch erfasst. Der Nachweis von Divertikel und Pseudodivertikel ist jedoch Domäne der MCU, zumal sie oft erst unter Miktion erkennbar sind (Abb. 6.26). Gelegentlich kann unter der Miktion eine Verschiebung des Urins von der Blase in das sich vergrößernde Divertikel mit hoher Pseudorestharnmenge beobachtet werden.

Blasenohren entstehen durch eine divertikelartige Hernierung der gesamten Blasenwand in den Leistenkanal. Diese sind bevorzugt bei Frühgeborenen mit einem offenen Leistenkanal zu beobachten und entsprechen keinem echten Divertikel.

> Der Nachweis von Divertikel und Pseudodivertikel ist Domäne der MCU.

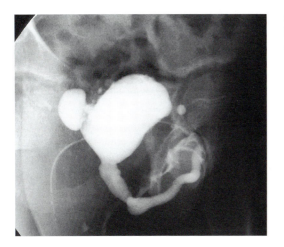

Abb. 6.26 **Paraureterales Blasendivertikel rechts.**
MCU. 11-jähriger Junge. Infravesikale Harnabflussstörung durch eine ringförmige Stenose der Urethra.

Urachusrückbildungsstörung

Der Verdacht auf eine Rückbildungsstörung des Urachus gründet sich meist auf das Vorliegen eines nässenden Nabels. Da Urachusanomalien sehr selten sind, ist die Ursache meist ein Nabelgranulom, das im Sonogramm leicht als kleine, echoarme, kugelige Struktur in Nabelhöhe identifiziert werden kann. Eine offene Verbindung zwischen Blase und Nabel bei persistierendem Urachus oder beim Urachussinus kann klinisch durch Luftfüllung der Blase nachgewiesen werden.

Weiterführende Diagnostik: Sonographie, MCU, ggf. MRT.

Zystische Nierenerkrankungen

Ursache, Manifestationsalter und Morphologie der zystischen Nierenveränderungen unterscheiden sich zum Teil erheblich voneinander (Tab. 6.1). Das diagnostische Vorgehen bei zystischen Nierenerkrankungen umfasst Sonographie, Refluxprüfung, MRT und ggf. Biopsie der Leber. Trotz charakteristischer Befunde ist das AUG nicht mehr indiziert.

Tab. 6.1 ⇢ *Zystische Nierenerkrankungen*

- Multizystische Nieren (nicht erblich)
    - multizystisch dysplastische Niere
    - renale zystische Dysplasie
- Polyzystische Nieren (erblich)
    - „autosomal recessive polycystic kidney disease" (ARPKD)
    - „autosomal dominant polycystic kidney disease" (ADPKD)
- Medulläre Zysten
    - Markschwammniere
    - juvenile Nephronophthisis
- Kortikale Zysten
    - Syndrome: Conradi-Erkrankung, von-Hippel-Lindau-Syndrom, tuberöse Sklerose, Turner-Syndrom, Zellweger-Syndrom (Abb. 6.**29**)
    - obstruktive Harnwegserkrankungen
- Sonstige Zysten
    - solitäre Zysten: einfache Zysten, Kelchzysten, Kelchdivertikel
    - sekundäre Zysten
    - multilokuläre Zysten: zystisches, partiell differenziertes Nephroblastom, zystisches Nephrom

Multizystisch dysplastische Niere und renale zystische Dysplasie

> Die multizystisch dysplastische Niere ist funktionslos.

Multizystisch dysplastische Niere. Die multizystisch dysplastische Niere stellt die häufigste der zystischen Nierenerkrankungen dar. Hierbei zeigen sich sonographisch dünnwandige Zysten unterschiedlicher Größe von wenigen Millimetern bis ca. 4 cm Durchmesser, die traubenartig aneinander liegen. Das Nierenparenchym und die Gefäßversorgung fehlen vollständig. Die Nieren sind funktionslos, das Nierenbecken und der proximale oder komplette Ureter sind atretisch. Die Abgrenzung gegenüber einer hochgradigen, funktionslosen Hydronephrose ist sonographisch daran zu erkennen, dass die einzelnen Zysten im Gegensatz zu den erweiterten Kelchen nie miteinander kommunizieren, sondern durch Zystenwandungen und bindegewebige Septen teils mit dysplastischem Nierengewebe voneinander getrennt sind (Abb. 6.**27 a**). MR-urographisch und szintigraphisch ist die multizystisch dysplastische Niere stumm. Die Refluxprüfung dient dem Ausschluss eines Refluxes in den distalen

Ureterstumpf und in den kontralateralen Ureter, der je nach Literatur bis zu 28% einen Reflux aufweist.

Die multizystisch dysplastische Niere ist bereits prä- oder postnatal nachweisbar. Häufiger sind Jungen betroffen. Die primären Nierengrößen variieren sehr stark. Ungeachtet dessen werden spontane Rückbildungen beobachtet, sodass sie bei älteren Kindern nicht mehr nachweisbar sein können und deshalb wie eine einseitige Nierenagenesie imponieren. Der durch sie verursachte arterielle Hypertonus ist beschrieben worden, jedoch nach eigener Erfahrung extrem selten. Eine Operation wird nur bei stärkster Raumforderung angestrebt. Die Prognose hängt von der Funktion der gegenseitigen Niere ab, die in bis zu 30% ebenfalls Fehlbildungen aufweisen kann. Meist liegt eine subpelvine Stenose vor (Abb. 6.27b) Beidseitige multizystisch dysplastische Nieren führen zusammen mit Anhydramnion und schwerster Lungenhypoplasie zum klinischen Bild einer Potter-Sequenz.

Renale zystische Dysplasie. Als eine renale zystische Dysplasie bezeichnet man sehr kleine (2–6 ml Volumen bei Neugeborenen), echoreiche Nieren, deren Parenchym von einzelnen größeren Zysten durchsetzt ist. Diese Organe zeigen im MR-Urogramm eine geringe Ausscheidung. NBKS und Ureter sind vorhanden.

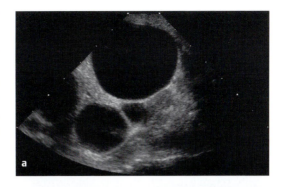

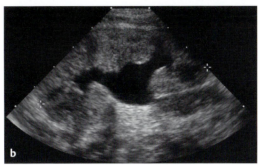

Abb. 6.27 a u. b **Multizystisch dysplastische Niere rechts, geringe Ureterabgangsstenose links.** 3 Monate alter Junge. Sonogramm.
a Rechte Niere.
b Linke Niere.

Polyzystische Nieren

Unter dem Sammelbegriff „polyzystische Nieren" werden 2 eigenständige Erkrankungen hereditärer Zystennieren zusammengefasst: Der autosomal rezessiv vererbte *infantile Typ* (ARPKD; Abb. 6.28) und der autosomal dominant vererbte *adulte Typ* der polyzystischen Nierendegeneration (ADPKD). Innerhalb der ARPKD werden nochmals 3 sich klinisch und morphologisch unterscheidende Formen mit teils fließenden Übergängen unterschieden. Mittlerweile sind verschiedene, für zystische Nierenerkrankungen verantwortliche Gen-Loci identifiziert worden, woraus sich eine neue Einteilung der Erkrankungsursachen ergibt.

In über 90% der Fälle wird die ADPKD durch einen Defekt auf dem kurzen Arm des Chromosoms 16 verursacht (ADPKD-1-Locus). Die übrigen Fälle werden durch eine Mutation des Chromosoms 4 verursacht.

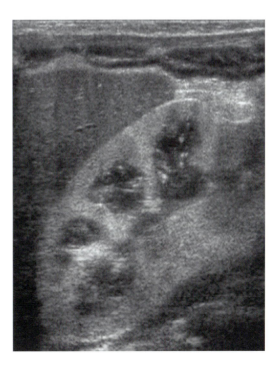

Abb. 6.28 **ARPKD.** 5 Wochen alter Junge. Sonogramm. Längsschnitt. Echogenität stark erhöht, kleinste, kaum erkennbare Zysten. Nierenvolumen mit 45 ml auf das 3fache erhöht. Mutationen des PKHD-1-Gens nachgewiesen.

Neonatale Form. Bei der neonatalen Form sind beide Nieren bereits pränatal massiv vergrößert und aufgrund mikroskopisch kleinster Zysten und erweiterter Nephrone, die unterhalb des sonographischen Auflösungsvermögens liegen, homogen echogenitätsvermehrt. Die Nieren sind funktionslos und führen zu einer Potter-Sequenz. Das früher noch durchgeführte AUG zeigte das charakteristische Bild einer über Tage hinweg anhaltenden Parenchymphase mit radiärem „Sonnenstrahlenmuster" der massiv vergrößerten Nieren ohne KM-Übertritt in das NBKS.

Intermediäre Form. Die intermediäre Form weist innerhalb des 1. Lebensjahres Zeichen der chronischen Niereninsuffizienz mit arterieller Hypertonie und eine Hepatosplenomegalie auf. Das sonographische und radiologische Bild wird von morphologischen Veränderungen sowohl der neonatalen, als auch der juvenilen Form geprägt.

Juvenile Form. Bei der juvenilen Form steht die stets assoziierte kongenitale Leberfibrose im Vordergrund. Sie manifestiert sich klinisch im Kleinkindalter durch eine Hepatosplenomegalie und Ösophagusvarizenblutungen aufgrund einer portalen Hypertension. Das Sonogramm zeigt eine periportale Fibrose und ggf. partiell erweiterte Gallengänge (Caroli-Syndrom). Die leicht vergrößerten und echoreichen Nieren weisen kleine, in der Rinde verstreut liegende Zysten auf. Das NBKS ist leicht ektatisch, jedoch nicht gestaut.

Adulter Typ. Der adulte Typ der polyzystischen Nierendegeneration wird meist erst im 4.–5. Lebensjahrzehnt durch rezidivierenden Flankenschmerz, arterielle Hypertonie und chronisches Nierenversagen klinisch auffällig. Weitere Komplikationen sind Nierensteine, Harnwegsinfekte, Zystenruptur und Hämaturie. Die Nieren sind durch multiple, 1–4 cm große Zysten massiv vergrößert. Durch Einblutungen kommt es vereinzelt zu einem echoreichen Zysteninhalt. Ein normales Nierenparenchym lässt sich nur noch selten sonographisch abgrenzen. Im MR-Urogramm sind die nicht kontrastierten Zysten gut vom NBKS zu unterscheiden, das durch die expandierenden Zysten verlagert und aufgespreizt ist. In 30% der Fälle sind Leber- und Pankreaszysten nachweisbar. In ca. 10% manifestiert sich die ADPKD schon im frühen Kindesalter.

Weiterführende Diagnostik: MR-Urographie und MR-Cholangiographie.

> In ca. 10% manifestiert sich die ADPKD schon im frühen Kindesalter.

Medulläre Zysten

Markschwammniere. Diese seltene, autosomal dominante Erkrankung – 2 Gen-Loci sind bislang gefunden worden – wird meist erst bei älteren Kindern und Jugendlichen erhoben und kann der sonographischen Beurteilung zunächst entgehen. Die Erkrankung ist durch eine zystisch-ektatische Aufweitung der Sammelrohre gekennzeichnet. Auch die Nierenkelche sind leicht erweitert, während die Nierenrinde unbeeinträchtigt bleibt. Bei den Patienten, die wegen Hämaturie, chronischen Pyelonephritiden oder Nierenkoliken untersucht werden, finden sich Nierensteine und Verkalkungen in den Papillen. Die Röntgenübersicht lässt feine Verkalkungen in Projektion auf die Papillen erkennen. Im früher durchgeführten AUG stellen sich die erweiterten Sammelrohre in den Papillen fächerartig kontrastiert dar und ergeben damit ein charakteristisches Bild.

Juvenile Nephronophthise. Hierbei handelt es sich um ein seltenes, autosomal rezessiv vererbtes Leiden. Bislang wurden 3 verantwortliche Gen-Loci gefunden. Die Erkrankung mündet im Alter von etwa 20 Jahren in eine chronische Niereninsuffizienz. Initialsymptome, die vor Auftreten von Niereninsuffizienz und Salzverlust eine bildgebende Diagnostik veranlassen, sind Polyurie und Polydipsie. Neben zystischen Veränderungen tritt eine interstitielle Fibrose und im Rahmen der fortschreitenden Niereninsuffizienz eine Glomerulosklerose auf. Die Nieren sind verkleinert und sonographisch homogen echoreich ohne erkennbare Mark-Rinden-Differenzierung. Die Größe der medullär und an der Mark-Rinden-Grenze gelegenen Zysten variiert zwischen 1 und 10 mm.

Sonstige Zysten

Solitäre Zysten

Abhängig von der Zystenlage werden Parenchymzysten, parapelvine Zysten und Rucksackzysten unterschieden.

Solitäre Zysten. Solitäre Zysten sind echofrei. Ein echoreicher Inhalt ist Hinweis auf eine Einblutung oder seltener eine Infektion. Im MR-Urogramm kann es zur Verdrängung und Aufspreizung des NBKS sowie zu Vorwölbungen der Nierenkontur kommen.

Einfache Zysten. Die im Senium sehr häufig nachweisbaren einfachen Zysten sind im Kindesalter eher die Ausnahme. Hinter solitären Zysten im Kindesalter können sich erste Befunde einer ADPKD verbergen.

Kelchzysten und -divertikel. Kelchzysten und -divertikel, die, mit dem Nierenhohlsystem kommunizieren, sind meist Zufallsbefunde, die besonders im AUG und MR-Urogramm durch ihre Kontrastierung in Erscheinung treten.

Sekundäre Zysten

Harntransportstörungen, die durch eine Stenosierung der Harnwege oder einen höhergradigen VUR verursacht werden, führen häufig zusätzlich zu sekundären zystischen Veränderungen des Nierenrestparenchyms. Bereits bei Neugeborenen können im Rahmen einer dilatativen Uropathie multiple sekundäre Zysten vorliegen. Diese Zysten stehen nicht mit dem dilatierten NBKS in Verbindung und bilden sich nach Beseitigung der Ursache der Harntransportstörung erst allmählich wieder zurück. Der Extremfall einer komplett *zystisch transformierten Schrumpfniere* ist im Kindesalter eher die Ausnahme.

Zystische Tumoren

Das *benigne zystische Nephrom* und das *zystische partiell differenzierte Nephroblastom* sind histologi-

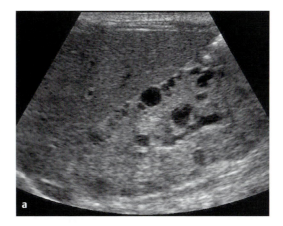

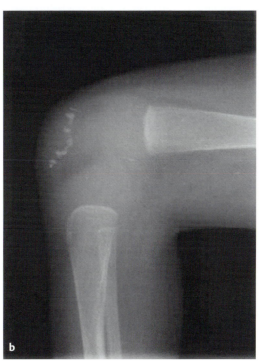

Abb. 6.29 a u. b **Zellweger-Syndrom.** 2 Monate alter Junge. Vergrößerte rechte Niere (40 ml) mit multiplen Zysten.
a Sonographischer Längsschnitt der rechten Niere.
b Rechtes Kniegelenk seitlich mit streifenförmiger Verkalkungsfigur entlang des medialen Patellarandes.

> Bereits bei Neugeborenen können im Rahmen einer dilatativen Uropathie multiple sekundäre Zysten vorliegen.

sche Sonderformen des Nephroblastoms. Das benigne zystische Nephrom lässt im Vergleich zu einer multizystisch dysplastischen Niere oder dem Vollbild einer ADPKD wesentlich dickere Zystenwandungen erkennen. Auch können noch Reste des nicht betroffenen Parenchyms der Niere darstellbar sein. Die differenzialdiagnostische Abgrenzung zu einem zystischen Wilms-Tumor ist mit der MR-Urographie oder eines i. v. KM-Bolus im CT anzustreben.

Dilatative Uropathien

Bei den dilatativen Uropathien werden *obstruktive* und *refluxive* unterschieden. Eine obstruktive Uropathie kann in verschiedenen Höhen des Harntrakts (subpelvin, prävesikal und infravesikal) liegen. Aufgabe der bildgebenden Diagnostik ist es – aus therapeutischen Gründen –, möglichst früh eine präzise Einordnung vorzunehmen.

Subpelvine Stenose

Die subpelvine Stenose ist die häufigste Ursache einer dilatativen Uropathie. Sie ist in aller Regel klinisch stumm, führt aber nicht erkannt zum schleichenden Funktionsverlust der Niere. Die pränatale Sonographie, das mancherorts durchgeführte postnatale Nieren-Screening und die heute großzügige Indikationsstellung zur Abdomensonographie haben den Diagnosezeitpunkt in das frühe Kindesalter verlegt. Hierdurch hat sich das radiologische und therapeutische Vorgehen geändert, sodass in der Mehrzahl der Fälle die Funktion der Niere erhalten werden kann (Abb. 6.30).

Das Bild der subpelvinen Stenose reicht von einer minimalen Erweiterung des NBKS bis zu einer großen, rein zystischen Raumforderung. Die sonographische Einteilung der Hydronephrose in unterschiedliche Schweregrade, wie sie von den entsprechenden Fachgesellschaften empfohlen wird, ist als Kriterium zur Verlaufsbeurteilung völlig wertlos. Eine exakte Quantifizierung erfolgt deshalb durch standardisierte und daher gut reproduzierbare Messungen des Nierenvolumens, der maximalen Weite des Nierenbeckens im Querschnitt, ggf. eines Kelchdurchmessers (exemplarisch) und der Parenchymdicke (Abb. 6.31). Subpelvine Stenosen geringen Schweregrades gilt es, gegenüber ampullären Nierenbecken abzugrenzen (Diurese-Sonographie, S. 230). Ein erweiterter Ureter muss als Hinweis für eine weiter distal gelegene Abflussbehinderung ausgeschlossen werden. Neben der *Urosepsis* ist die Komplikation einer unerkannten subpelvinen Stenose die *Pyonephrose* (S. 255), bei der der Urin fast immer steril ist. Schallreflexe im NBKS sind immer ein Hinweis auf Detritus, Eiter, Konkremente oder Blut.

Weiterführende Diagnostik: Nierenfunktionsszintigraphie. Dem AUG kommt heute allenfalls noch als Furosemid-Urographie Bedeutung zu (Abb. 6.9 b, c). Refluxprüfung, MR-Urographie (Abb. 6.16).

> Urosepsis und Pyonephrose sind Komplikationen einer unerkannten subpelvinen Stenose.

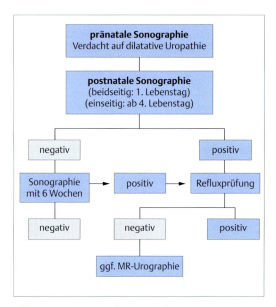

Abb. 6.30 **Diagnostisches Vorgehen bei einer pränatal diagnostizierten oder vermuteten dilatativen Uropathie.**

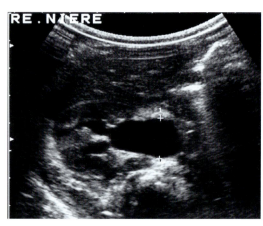

Abb. 6.31 **Subpelvine Stenose rechts.** Sonographischer Querschnitt. Aufspaltung von Nierenbecken und Kelchen ohne Reduktion des Parenchyms. Die beiden Messpunkte markieren die maximale Aufspaltung des Nierenbeckens. Die gut reproduzierbare Messung ist zur Beurteilung des Verlaufs geeignet.

Megaureter

Lässt sich im Sonogramm konstant ein Ureterlumen erkennen, so liegt eine Ureterweiterung vor. Weniger stark aufgeweitete Ureteren verlaufen gestreckt; ausgeprägte Megaureteren haben einen mäanderförmigen Verlauf (Abb. 6.7, 6.13 u. 6.33). Unterschieden wird der *primär kongenitale Megaureter*, der durch eine prävesikale Stenose bedingt ist, vom *idiopathischen, nicht obstruktiven, nicht refluxiven Megaureter*. Der *sekundäre Megaureter* ist u.a. Folge einer infravesikalen Harntransportstörung mit Blasenwandverdickung, eines VUR sowie einer Narbenbildung des Ureterostiums durch Konkrementabgang oder Entzündung. Die seltenere partielle Erweiterung des proximalen Ureters kann durch einen retrokavalen Verlauf, eine Gefäßüberkreuzung, eine Ureterklappe oder entzündlich (z.B. Purpura Schoenlein-Henoch) bedingt sein.

Obstruktive Megaureteren zeigen sonographisch eine stärkere Peristaltik des distalen Ureters als nicht obstruktive. Die Beurteilung der Harnblasenwand, der Blasenform, der Restharnmenge und das Doppler-Spektrum des Jet-Phänomens, das durch Einspritzen des Urins in die Harnblase entsteht, können weitere Informationen über die Ursache eines Megaureters liefern.

Weiterführende Diagnostik: Refluxprüfung, MR-Urographie, ggf. dynamische Nierenszintigraphie.

> Obstruktive Megaureteren zeigen sonographisch eine stärkere Peristaltik des distalen Ureters als nicht obstruktive.

Vesiko-uretero-renaler Reflux (VUR)

Man unterscheidet den primären, durch eine Fehlbildung der Uretermündung bedingten VUR (S. 241) vom sekundären. Häufige Ursachen sind Entzündung, infravesikale Harntransportstörung, neurogene Blasenentleerungsstörung oder Steinabgang. Der direkte Nachweis, insbesondere eines niedriggradigen Refluxes, im Nativsonogramm ist unzuverlässig. Indirekte Zeichen unterschiedlicher Refluxursachen sind:
- erweitertes NBKS,
- erweiterter Ureter,
- Reduktion des Parenchymsaums bzw. verkleinerte Niere,
- verbreiterte Pyelonwand,
- verdickte Blasenwand,
- Restharn,
- Blasendivertikel,
- abgeschwächtes Jet-Phänomen.

Zum Refluxnachweis stehen 3 bildgebende Verfahren zur Verfügung:
- sonographische Refluxprüfung mit Luft oder einem Ultraschall-KM,
- szintigraphische Refluxprüfung (aufgrund der geringen Verfügbarkeit in Deutschland kaum eingesetzt),
- radiologische Refluxprüfung mittels MCU.

Da die Methoden mit einer unterschiedlichen Strahlenbelastung verbunden sind, empfiehlt sich eine gestufte Diagnostik, die in der Regel mit der am wenigsten invasiven sonographischen Refluxprüfung beginnt (Abb. 6.32).

Zum definitiven Ausschluss eines Refluxes hat es sich bewährt, mindestens 3 Miktionen zu prüfen, da besonders ein niedriggradiger Reflux nicht bei jeder Miktion auftreten muss. Im Anschluss an die sonographische oder nuklearmedizinische Refluxprüfung sollte bei noch liegendem Katheter eine MCU angeschlossen werden können, um dem Kind die erneute Katheterisierung zu ersparen. Wird bereits nativsonographisch eine beidseitige Dilatation des NBKS mit Megaureteren gefunden, so wird die MCU primär durchgeführt. Wird hierbei kein Reflux gefunden, so ist eine Obstruktion als Ursache wahr-

Indikation/ Fragestellung	Sonographie	Methode zur Refluxprüfung
erhöhtes Refluxrisiko (Screening)	ohne Befund	sonographisch
1. oder rezidivierende HWI	ohne Befund oder geringe Dilatation des NBKS	sonographisch und MCU
1. oder rezidivierende HWI	Megaureter und/oder Hydronephrose	MCU (bei Verdacht auf Harnröhrenklappe suprapubische Punktion)
bekannter Reflux nach/unter Therapie		sonographisch (MCU in Abhängigkeit von der zu treffenden Therapieentscheidung)

Abb. 6.32 Empfehlung zum diagnostischen Vorgehen bei der Refluxprüfung in Abhängigkeit von der jeweiligen Fragestellung.

scheinlicher als ein nur intermittierend auftretender Reflux. Ebenso wird beim Verdacht auf eine Urethralklappe oder einen sekundären Reflux von vornherein eine MCU mit suprapubischer Blasenpunktion durchgeführt (Abb. 6.**32**).

Weiterführende Diagnostik: dynamische Szintigraphie und ggf. MR-Urographie.

Urethralklappe

Die Urethralklappe betrifft ausschließlich das männliche Geschlecht und führt zu einer schwersten obstruktiven Uropathie mit Megaureter und Hydronephrose. Es kann ein sekundärer Reflux oder aufgrund der verdickten Blasenwand eine prävesikale Stenose vorliegen. Die Urethralklappe wird im Rahmen der *suprapubischen Ableitung mittels MCU* dargestellt (Abb. 6.**33**). Auch *sonographisch* gelingt der Nachweis der Urethralklappe anhand der erweiterten Pars prostatica urethrae.

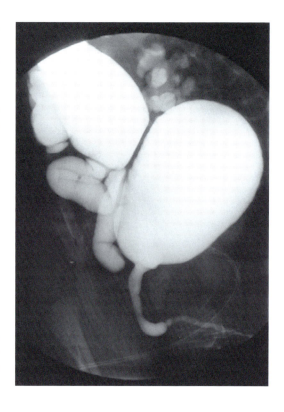

Abb. 6.33 **Urethralklappe mit VUR Grad V links und Grad IV rechts.** MCU. Neugeborener Junge. Distal der Klappe ist die Urethra unter der Miktion nur fadendünn kontrastiert.

Hypospadie

Bei der Hypospadie wird abhängig von der Meatusposition eine glanduläre (mit und ohne Chorda), penile, penoskrotale, skrotale und perineale Form unterschieden. Mit der Hypospadie geht meist eine hochgradige Meatusstenose einher, die zu einer urodynamisch wirksamen infravesikalen Obstruktion – ggf. mit Dilatation des NBKS – führt. Ziel der bildgebenden Diagnostik (primär Sonographie) ist die Abklärung von Restharn, einer Blasenwandhypertrophie, eines VUR sowie einer Nierenfehlbildung.

Utrikuluszyste

Kleine Utrikuluszysten sind zystische Aussackungen der hinteren Harnröhre in Höhe der Pars prostatica (Utriculus prostaticus als Rest des Müller-Ganges) und stellen meist einen Zufallsbefund im MCU dar. Größere Utrikuluszysten imponieren im Sonogramm als zystisches Gebilde dorsal der Blase. Sie gehen gehäuft mit Fehlbildung von Prostata, Samenblasen und Ductus deferens einher.

Entzündungen

Akute Entzündungen

Akuter fieberhafter Harnwegsinfekt. Der akute fieberhafte Harnwegsinfekt kann durch eine hämatogene Streuung oder aszendierende Keime verursacht werden. Aszendierende Infekte manifestieren sich bevorzugt bereits im frühen Säuglingsalter auf dem Boden eines VUR. In jedem Fall ist sonographisch eine den Infekt begünstigende dilatative Uropathie auszuschließen.

Akute Pyelonephritis. Die akute Pyelonephritis führt durch die entzündliche Schwellung des Nierenparenchyms zu einer Zunahme des Nierenvolumens. Bei Säuglingen und Kleinkindern können die Nieren auf das Doppelte der Norm vergrößert sein (Volumetrie!), ohne dass es zu einer Echogenitätsänderung des Parenchyms kommt.

Weiterführende Diagnostik: Sonographie (Volumetrie!), Refluxprüfung (am Ende der antibiotischen Therapie). Ggf. MR-Urographie, Nierenfunktionsszintigraphie.

Fokale Nephritis. Sowohl die hämatogene Entzündung der Niere, als auch die aszendierende Pyelonephritis kann sich als fokale Nephritis manifestieren. Neben der diffusen Organvergrößerung kann die Organkontur durch eine Raumforderung vorgewölbt sein, die einer fokalen Entzündung entspricht. Ihr Nachweis gelingt sonographisch am besten mit Power-Mode (S. 228). Schmelzen fokale Entzündungen der Niere ein, so entstehen *Nierenabszess* oder *Nierenkarbunkel* (Staphylokokken). Komplikationen der Erkrankung sind *Perinephritis* und *perinephritischer Abszess* (Abb. 6.12).

Pyonephrose. Eine Pyonephrose zeigt sonographisch eine Erweiterung des NBKS mit fein verteilten, echoarmen Schallreflexen innerhalb des Nierenbeckens, die einen Sedimentationseffekt aufweisen können. Gelangt der Eiter in die Harnblase, dann ist auch ihr Inhalt nicht völlig echofrei. Die Pyonephrose entwickelt sich auf dem Boden einer vorbestehenden Harntransportstörung wie z.B. einer subpelvinen Stenose oder einer Doppelniere mit Ureterozele (Abb. 6.34b). Das durch die Entzündung bedingte Ödem kann deshalb leicht akut zu einer kompletten Harnabflussstörung führen. In diesen Fällen gelangt der Eiter nicht mehr in die Harnblase,

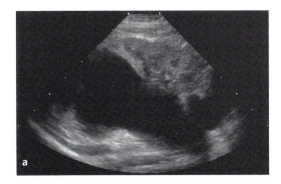

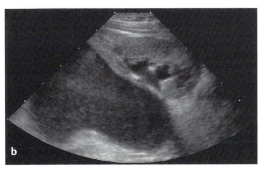

Abb. 6.34a u. b **Pyonephrose bei kompletter Doppelanlage mit hydronephrotischem oberen Anteil.** Weiblicher Säugling.
a Mit 5 Monaten.
b Pyonephrose mit 6 Monaten bei nicht durchgeführter Antibiotikaprophylaxe.

was erklärt, dass der Urin trotz ausgeprägter Infektion steril sein kann. Die erkrankte Niere ist bei ausreichend erhaltenem Parenchymsaum auf mehr als das Doppelte der Norm vergrößert.

Nierenmykose. Bei einer Candidiasis der Niere sind durch das Myzel sonographisch sehr helle Echostrukturen im NBKS abgrenzbar, die morphologisch kaum von Nierenkonkrementen zu unterscheiden sind. Die Erkrankung tritt bevorzugt bei Früh- und Neugeborenen im Rahmen der intensivmedizinischen Langzeittherapie auf. Neben der Oligurie wird eine Hämaturie mit fleischwasserfarbenem Urin beobachtet.

Zystitis. Eine *akute Zystitis* lässt *sonographisch* eine verdickte Blasenwand erkennen. Pollakisurie mit Restharn oder ein akuter Harnverhalt können Komplikationen bei stärkeren dysurischen Beschwerden sein. Bei einer stark blutenden *bullösen Zystitis* können sich ausgedehnte Koagel im Blasenlumen bilden, die tumorähnliche Formationen annehmen können.

> Der akute fieberhafte Harnwegsinfekt kann durch eine hämatogene Streuung oder aszendierende Keime verursacht werden.

> Bei der Pyonephrose kann der Urin trotz ausgeprägter Infektion steril sein.

Chronische Entzündungen

Chronische Pyelonephritis. Die chronische Pyelonephritis führt zu einem Sistieren des Nierenwachstums (Volumetrie!) oder zu einer Schrumpfniere.

Weiterführende Diagnostik: Refluxprüfung, Funktionsszintigraphie.

Xanthogranulomatöse Pyelonephritis. Eine Sonderform der chronischen Nierenentzündung ist die xanthogranulomatöse Pyelonephritis. Ihr tumorös raumfordernder Charakters, lässt an einen Nierentumor denken, zumal immer stark verkalkte und kleinere zystische Areale abzugrenzen sind.

Weiterführende Diagnostik: CT oder MRT.

> Die xanthogranulomatöse Pyelonephritis lässt durch ihren raumfordernden Charakters an einen Nierentumor denken.

Urolithiasis

Bei einer *Harnabflussbehinderung* und *Bauchschmerzen* ist auch im frühesten Kindesalter sonographisch eine Urolithiasis auszuschließen. Gleiches gilt für die unklare Hämaturie.

Weiterführende Diagnostik: Abdomenübersicht im Liegen nach Vorbereitung (!), AUG oder Low-Dose-CT (vor ESWL oder Operation).

Bei *Früh- und Neugeborenen*, die längere Zeit intensivmedizinisch behandelt wurden, fallen aufgrund der qualitativ hochwertigen Ultraschallgeräte vermehrt konkrementverdächtige, echoreiche Strukturen im NBKS auf. Da diese Strukturen oft nur sehr klein sind, keinen Schallschatten erzeugen und auch nicht immer eindeutig dem NBKS zugeordnet werden können, sind mehrere Differenzialdiagnosen möglich: Konkremente (Gries), Pilzmyzel, Nephrokalzinose (s. u.), Papillennekrose, aberrante Papille oder Tamm-Horsfall-Protein. Eine Urolithiasis kann auch bei Nephrokalzinose auftreten.

Nephrokalzinose

Eine Nephrokalzinose führt sonographisch durch Kalksalzeinlagerungen in das Nierenparenchym zu einer Echogenitätsvermehrung und bei stärkerer Konzentration auch radiologisch zu einer Verdichtung. Morphologisch werden *kortikale, medulläre* und *kortikomedulläre Kalzifikationen* unterschieden (Tab. 6.2). Die medulläre Nephrokalzinose wird entsprechend ihrem Ausmaß eingeteilt (Dick et al. 1999):
- Grad I: geringe Echogenitätsvermehrung im Grenzbereich der Markpyramiden zur Nierenrinde,
- Grad II: geringe diffuse Echogenitätsvermehrung der gesamten Markpyramiden,
- Grad III: ausgeprägte, homogene Echogenitätsvermehrung der gesamten Markpyramiden.

Ätiologisch überwiegen im Kindesalter *renale Tubulopathien* wie z. B. *renale tubuläre Azidose*, die zur medullären Form führen.

Zu Beginn der Erkrankung zeigt sich sonographisch eine schmale, ringförmige, echoreiche Zone zwischen Rinde und Mark sowie der Papillenspitze (Grad I). Die Sensitivität der Sonographie ist hier radiologischen Verfahren weit überlegen. Später kommt es zu einer homogenen Echogenitätsvermehrung der gesamten Markpyramiden, sodass die Rinde echoärmer als das Mark ist, entsprechend einem Umkehrbild der normalen Neugeborenenniere (Grad III; Abb. 6.35). Im Endstadium ist das gesamte Nierenparenchym verstärkt echoreich.

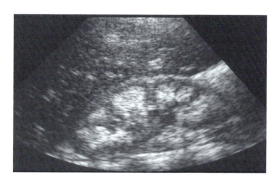

Abb. 6.35 **Medulläre Nephrokalzinose (Typ III nach Dick) bei familiärer Hypomagnesieämie und Hyperkalzurie-Syndrom.** 4 $^{1}/_{2}$-jähriger Junge.

Nieren- und Harnwegsdiagnostik

Tab. 6.2 Wichtige Differenzialdiagnosen der Nephrokalzinose im Kindesalter

Alter	Typ	Manifestation		
		medullär	kortikal	kortikomedullär
Frühgeborene	primär	Hypocitraturie		
Frühgeborene und Säuglinge	primär	• Hyperoxalurie • renale tubuläre Azidose • idiopathische Hyperkalzurie • Hyperprostaglandin-E-Syndrom • Bartter-Syndrom • „glycogen storage disease" Typ 1a • Tamm-Horsfall-Protein	Zustand nach Nierenvenenthrombose	idiopathische Hyperkalzurie (im Verlauf)
	sekundär	• Furosemid • ACTH-Therapie		
Klein- und Schulkinder	primär	Lesch-Nyhan-Syndrom	primäre Hyperoxalurie	primäre Hyperoxalurie (im Verlauf)
	sekundär	Vitamin-D-Therapie bei Phosphatdiabetes		Vitamin-D-Therapie (im Verlauf) Markschwammniere

Immunologische Erkrankungen der Niere

Immunologische Nierenerkrankungen wie die akute Glomerulonephritis, das nephrotische Syndrom, das hämolytisch-urämische Syndrom, der Lupus erythematodes und die Purpura Schoenlein-Henoch zeigen sonographisch keine charakteristischen Parenchymveränderungen, die eine Differenzierung erlauben würden. Die Diagnose wird laborchemisch oder bioptisch gesichert.

Bei allen diesen immunologischen Erkrankungen ist die Echogenität des Parenchyms als Zeichen der Parenchymschädigung und des Ödems vermehrt. Das Nierenvolumen kann bis auf das Doppelte der Norm vergrößert sein. Differenzialdiagnostische Hinweise geben Begleitsymptome:

- Bei der *akuten Glomerulonephritis* kann infolge der eingeschränkten Nierenfunktion ein geringer Aszites vorliegen (klinische Symptome: meist schmerzlose Makrohämaturie mit Ödemen).
- Beim *nephrotischen Syndrom* sind aufgrund der ausgeprägten Proteinurie neben dem stärker ausgeprägten Aszites beidseitige Pleuraergüsse nachweisbar.
- Bei der *Purpura Schoenlein-Henoch* können neben den charakteristischen Hautveränderungen sonographisch ausgeprägte Darmwandverdickungen wie beim *hämolytisch-urämischen Syndrom* vorliegen.

Gefäßerkrankungen der Niere

Nierenvenen

Die *Nierenvenenthrombose* entsteht als perinatale Komplikation intensivpflichtiger Früh- und Neugeborener. Es überwiegt der *periphere Typ* der Nierenvenenthrombose, bei dem die zentralen Nierenvenen offen bleiben. Die Niere ist vergrößert. In dem betroffenen Nierenabschnitt ist die Differenzierbarkeit von Mark und Rinde aufgehoben (Abb. 6.**36**). Im weiteren Verlauf kommt es zu einer Schrumpfung des betroffenen Parenchyms oder der gesamten Niere sowie zu einer kortikalen Nephrokalzinose (Tab. 6.2).

Die *zentrale* Nierenvenenthrombose tritt im Kindesalter nicht spontan auf. Sie ist eine Komplikation nach Nierentransplantation und wird dopplersonographisch gesichert.

> Perinatal überwiegt der periphere Typ der Nierenvenenthrombose, bei dem die zentralen Nierenvenen offen bleiben.

6 Urogenitaltrakt

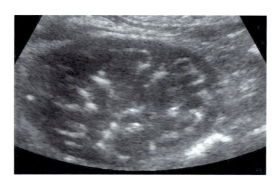

Abb. 6.36 **Zustand nach Nierenvenenthrombose eines Neugeborenen. Sonogramm.** Längsschnitt der rechten Niere. Beginnende Verkalkungen.

Nierenarterien

Nierenarterienverschluss. Ein *kompletter Verschluss der Nierenarterie* kann nach stumpfem Bauchtrauma durch Intimaeinrollung auftreten. Ein hohes Risiko des Nierenarterienverschluss besteht nach operativen Eingriffen im Retroperitoneum z. B. nach Operation eines Neuroblastoms. Unmittelbar posttraumatisch bzw. postoperativ sind noch keine Änderungen der Echogenität des Parenchyms zu erwarten. Hieraus leitet sich die Indikation zur Dopplersonographie ab, bei der zumindest komplette Verschlüsse aufgedeckt werden können (S. 229). Bei einem akuten Verschluss kommt es zunächst zu einer ödematösen Schwellung der Niere. Die daraufhin einsetzende Organschrumpfung kennzeichnet die Schädigung der Niere.

Nierenarterienstenose. Zur Nierenarterienstenose s. S. 229.

Nierentumoren

Wilms-Tumor. Der häufigste Nierentumor im Kindesalter ist das *maligne Nephroblastom* (*Wilms-Tumor*). Ausgehend von meist unspezifischen Symptomen, einer tast- oder sichtbaren abdominalen Raumforderung oder als Zufallsbefund wird der Tumor sonographisch diagnostiziert. Er ist aufgrund seiner Kapsel (**Cave:** Ruptur!) glatt begrenzt und von meist homogener, leberähnlicher Binnenstruktur. Zystische Areale innerhalb der Tumormassen entsprechen nekrotischen und eingebluteten Bezirken oder sind dem erweiterten NBKS zuzuordnen. Verkalkungen innerhalb des Tumors sind meist nur diskret (Abb. 6.**37**).

Geht der Wilms-Tumor von einem Nierenpol aus, so lassen sich Reste des normalen Nierenparenchyms abgrenzen. Überschreitet der Tumor die Mittellinie, dann werden die großen abdominalen Gefäße verlagert. Wie beim Hypernephrom können Tumorthromben bis ins Herz vorwachsen (Abb. 6.**38**). Er setzt früh Metastasen in retroperitoneale Lymphknoten, Leber und Lunge (Tab. 6.**3**). Die wichtigste Differenzialdiagnose des Nephroblastoms ist das Neuroblastom (S. 261, 352).

> Der Wilms-Tumor ist glatt begrenzt und von meist homogener, leberähnlicher Binnenstruktur.

Tab. 6.3 *Stadiendefinition des Wilms-Tumor nach SIOP*

Stadium	Kriterien
I	Tumor auf die Niere beschränkt und vollständig entfernt (Oberfläche der Kapsel intakt, keine Ruptur bei Entfernung)
II	Tumorausdehnung über die Niere hinaus, aber vollständige Entfernung (z. B. Ausdehnung durch Pseudokapsel hindurch), Gefäße außerhalb der Niere infiltriert
III	Tumor nicht komplett entfernt wegen lokaler Ausdehnung in vital bedeutsame Strukturen, Lymphknotenmetastasen in allen abdominopelvinen Regionen, prä- oder intraoperative Tumorruptur, peritoneale Tumorzellaussaat, Tumorthromben
IV	hämatogene Fernmetastasen (Lunge, Leber, Knochen, Gehirn), Lymphknotenmetastasen außerhalb der abdominopelvinen Region
V	bilaterale Tumoren

Nieren- und Harnwegsdiagnostik

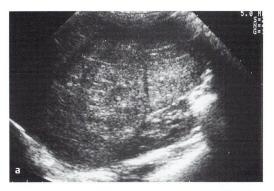
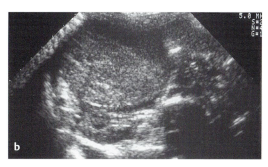
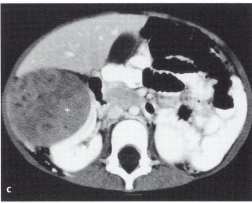

Abb. 6.37 a–c **Wilms-Tumor rechts.** 3-jähriges Mädchen. Dorsal und kaudal des Tumors ist noch erhaltenes Nierenparenchym abgrenzbar.
a Sonographischer Längsschnitt.
b Sonographischer Querschnitt.
c CT des Oberbauchs nach i. v. KM-Gabe. Starke Kontrastierung des erhaltenen Nierenparenchyms, sehr geringe KM-Aufnahme in das Nephroblastom.

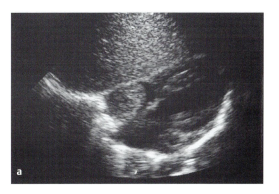
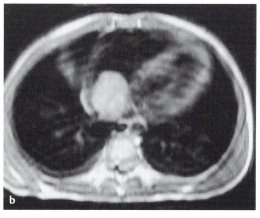

Abb. 6.38 a u. b **Wilms-Tumor rechts mit Tumorthrombus im rechten Vorhof.** 5-jähriger Junge.
a Sonographischer Querschnitt. Echoreiches Areal im rechten Vorhof.
b MRT, T1w SE axial. Der Thrombus stellt sich nativ signalreich dar.

Nephroblastomatose. Die Nephroblastomatose ist eine weniger maligne Variante und kann einen assoziierten Befund des bilateralen Wilms-Tumors darstellen. Die kontrastangehobene CT oder MRT zeigt bei einer Nephroblastomatose kortikal betonte Areale verminderter KM-Aufnahme, die miteinander konfluieren können. Ihre Größe variiert von wenigen Millimetern bis zu mehreren Zentimetern. Sie entsprechen unreifem metanephrogenen Gewebe (S. 240, 350 u. 351).

Weiterführende Diagnostik: siehe SIOP 2001/ GPOH.

Seltene Nierentumoren. Andere im Kindesalter seltene Nierentumoren erfordern ein analoges diagnostisches Vorgehen. Hervorzuheben sind Hamar-

6 Urogenitaltrakt

▶ Angiomyolipome treten fast ausschließlich bei Patienten mit einer tuberösen Hirnsklerose auf.

tome (*Angiomyolipome*), die fast ausschließlich bei Patienten mit einer *tuberösen Hirnsklerose (Morbus Bourneville-Pringle)* auftreten. Sie stellen sich sonographisch im Nierenparenchym als multiple echoreiche Zonen dar und zeigen meist über Jahre hinweg wenig Wachstumstendenz. In ausgeprägten Fällen ist das gesamte Organ tumorös vergrößert und es lässt sich kein normales Nierenparenchym mehr erkennen und abgrenzen. Es treten kortikale Zysten auf, die sonomorphologisch wie eine perirenale Flüssigkeitsansammlung imponieren (Tab. 6.1).

Funktionelle Störungen des Harntransports

Unter funktionellen Störungen des Harntransports werden Probleme der Harnspeicherfunktion (Kontinenz) und Harnentleerung (Miktion) zusammengefasst. Klinisch äußern sich Störungen der Speicherfunktion durch imperativen Harndrang, Pollakisurie ohne Restharn und Harninkontinenz.

Enuresis

Obwohl die meisten Kinder im 3. Lebensjahr trocken sind, spricht man erst im 4. Lebensjahr von einer primären (nie trocken gewesen) oder sekundären *Enuresis*. Eine Enuresis nocturna wird bei Mädchen bis zum 5. und bei Jungen bis zum 6. Lebensjahr noch nicht als sicher pathologisch angesehen.

Der *primären Enuresis* liegen eher organische, der sekundären eher psychische Ursachen zugrunde. Bei Mädchen lässt sich eine ektope Uretermündung distal des Blasensphinkters sehr früh aufgrund des ständigen Harnträufelns vermuten. Der Verlauf des nicht erweiterten ektopen Ureters ist mit MR-Urographie und MRT des Beckenbodens zu diagnostizieren.

Mögliche organische Ursachen der *sekundären Enuresis* sind z. B. Blasen- oder Harnröhrenirritationen durch Harnwegsinfekte, intravesikale und vaginale Fremdkörper.

▶ Ist die Sonographie bei sekundärer Enuresis ohne pathologischen Befund, ist eine weiterführende Diagnostik nicht erforderlich.

Sonographie. Die Sonographie der Nieren und Harnwege einschließlich einer Restharnbestimmung wird orientierend zum Ausschluss organischer Ursachen von Funktionsstörungen des unteren Harntrakts eingesetzt. Es ist auf die Dicke der Blasenwand, Veränderung der Blasenkonfiguration und auf Restharn zu achten. Als Auswirkung auf den oberen Harntrakt sind sowohl obstruktive als auch dilatative Megaureteren mit erweitertem NBKS zu erwarten.

Ergibt das Sonogramm bei Patienten mit einer sekundären Enuresis keinen pathologischen Befund, so besteht kein Anlass zur weiterführenden Diagnostik.

MCU. Die MCU dient der Beurteilung von Blase und Urethra während des Miktionsvorgangs – ggf. unter simultaner Aufzeichnung von Blasendruck, Harnfluss und Elektromyogramm (EMG) als sog. Urodynamik.

Neurogene Blasenentleerungsstörungen

Neurogene Blasenentleerungsstörungen gehen mit einer verdickten Blasenwand, einer zu geringen Blasenkapazität (Tannenbaumblase) oder einer pathologisch erhöhten Blasenfüllung mit hohen Restharnvolumina einher. Die weitere Bildgebung (MRT) dient dem Ausschluss einer kaudalen Regression mit fehlenden Steiß- und Kreuzbeinsegmenten sowie einer intraspinalen Fehlbildung (z. B. MMC) oder Raumforderung (z. B. Neuroblastom).

Nebennieren

Nebennierenblutung

Eine Nebennierenblutung tritt bei Früh- und Neugeborenen – gelegentlich auch intrauterin – als Folge einer Gerinnungsstörung bzw. im Rahmen eines Kreislaufschocks auf und kann auch mit einer Nierenvenenthrombose vergesellschaftet sein. Vereinzelt wird eine Nebennierenblutung auch als Zufallsbefund bei klinisch fraglich großer Niere ohne vorausgehende klinische Symptomatik diagnostiziert.

Bei älteren Kindern und Erwachsenen sind ein- oder beidseitige Verkalkungen der Nebennieren, die auf Abdomen-Übersichtsaufnahmen entdeckt werden, meist Restzustände einer neonatalen Nebennierenblutung. Die Nebennieren-Tuberkulose, als Ursache einer solchen Verkalkung, hat dagegen kaum noch eine differenzialdiagnostische Bedeutung.

Die frische Nebennierenblutung ist *sonographisch* homogen echoreich, sie wird innerhalb von wenigen Tagen inhomogen und weist echofreie Areale auf. Im weiteren Verlauf wird die Blutung rein zystisch, nimmt an Größe ab und zeigt eine dicke echoreiche Kapsel. Im Laufe des 1. Lebensjahres wird der Endzustand erreicht, der nur noch eine kleine, solide, teilweise verkalkte Raumforderung erkennen lässt. Auch bei einer beidseitigen Blutung ist die Funktion der Nebennieren nicht beeinträchtigt. Eine sichere Differenzierung der Nebennierenblutung vom Neuroblastom ist erst durch den sonographischen Verlauf möglich. Nur sehr selten ist eine MRT erforderlich (S. 352).

Neuroblastom

Das Neuroblastom ist mit 7% aller kindlichen Malignome etwas häufiger als der Wilms-Tumor. In 76% der Fälle haben die Patienten eine erhöhte Ausscheidung von Metaboliten des Katecholaminstoffwechsels, was im positiven Fall die Artdiagnose des Tumors sichert. Er liegt in ca. 60% intraabdominal und geht dann am häufigsten vom Nebennierenmark (adrenal) oder vom Grenzstranggewebe (extraadrenal) aus, was letztlich nicht in allen Fällen zu klären ist. Neurologische Symptome bis zur kompletten Querschnittslähmung treten auf, wenn das extraadrenale Neuroblastom durch die intervertebralen Foramina in den Spinalkanal eingewachsen ist (Sanduhrtumor). Der im Becken liegende Tumor führt zu Störungen der Stuhl- und/oder Urinentleerung.

Das Neuroblastom wird nach der internationalen Stadieneinteilung nach Brodeur et al. in 4 bzw. 6 Stadien eingeteilt, wobei das Stadium 4 S trotz ausgedehnter Metastasierung eine ungewöhnlich gute Prognose hat (Tab. 6.**4**).

Im Gegensatz zum Wilms-Tumor ist das Neuroblastom lobuliert. Der Tumor ummauert die abdominalen Gefäße und distanziert Aorta und V. cava inferior von der Wirbelsäulenvorderkante. Die Binnenstruktur ist *sonographisch* überwiegend inhomogen. Neben soliden echoreichen Bezirken finden sich kleinere echoarme bis zystische Areale ebenso wie ausgeprägte Verkalkungen mit Schallschatten (Abb. 6.**39 a**, **b**). Sonographisch ist nach Metastasen in Leber und abdominalen Lymphknoten zu suchen (Abb. 6.**39 c**).

MR-tomographisch stellt sich der Tumor in der T2w SE-Sequenz signalreich und T1w signalarm dar und zeigt eine starke Gd-Aufnahme (S. 352). Diese ist in der Regel stärker als bei einem Wilms-Tumor (Abb. 8.**54**).

Weiterführende Diagnostik: NB 2004 Trial Protocol.

> Lebermetastasen beim Neugeborenen sprechen für das Vorliegen eines Neuroblastoms.

Abb. 6.39 a–c **Neuroblastom Stadium IV S.** Neugeborenes Mädchen. Sonographie.
a Raumforderung in der rechten Nebenniere.
b Große Raumforderung in der linken Nebenniere.
c Lebermetastasen.

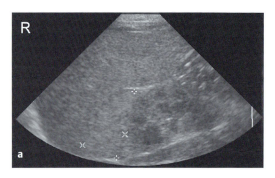
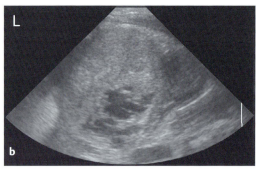
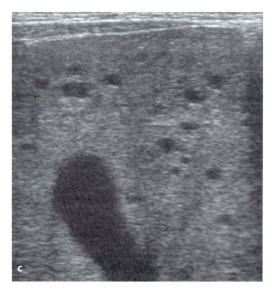

Tab. 6.4 ⇢ *Internationale Stadieneinteilung des Neuroblastoms* (Brodeur et al. 1993)

Stadium	Kriterien
1	• lokalisierter Tumor, auf die Ursprungsregion beschränkt • makroskopisch komplette Entfernung mit oder ohne mikroskopischen Residualtumor • identifizierbare ipsi- und kontralaterale Lymphknoten mikroskopisch negativ
2 A	• unilateraler Tumor • makroskopisch inkomplette Entfernung • identifizierbare ipsi- und kontralaterale Lymphknoten mikroskopisch negativ
2 B	• unilateraler Tumor • makroskopisch vollständige oder unvollständige Entfernung • ipsilaterale regionale Lymphknoten positiv • identifizierbare kontralaterale Lymphknoten mikroskopisch negativ
3	• Tumorinfiltration über die Mittellinie hinaus mit oder ohne regionale Lymphknotenbeteiligung oder • unilateraler Tumor mit kontralateraler regionaler Lymphknotenbeteiligung oder • Mittellinientumor mit bilateraler regionaler Lymphknotenbeteiligung
4	• Disseminierung des Tumors in entfernte Lymphknoten, Knochen, Knochenmark, Leber und/oder andere Organe (außer gemäß Definition für Stadium 4 S)
4 S	• lokalisierter Primärtumor entsprechend Definition für Stadium 1 oder 2 mit Disseminierung, die auf Leber, Haut und/oder Knochenmark (< 10 %) beschränkt ist

Phäochromozytom

Erstes Symptom des im Kindesalter seltenen Phäochromozytoms ist die meist *paroxysmale arterielle Hypertonie*. Der Tumor liegt überwiegend im Nebennierenmark und ist wie das Neuroblastom endokrin aktiv. Andere Lokalisationen sind der Grenzstrang und die Harnblase. Ein gehäuftes Vorkommen wird beim familiären *Syndrom der multiplen endokrinen Neoplasien Typ II* beobachtet.

Der oft nur sehr kleine Tumor ist bei *sonographischer* Darstellbarkeit glatt begrenzt und echoarm.

Weiterführende Diagnostik: MRT (S. 353), ^{123}I-MIBG-Szintigraphie, ggf. präoperativ selektive Blutentnahme unter Stimulation der Katecholaminausschüttung.

Adrenogenitales Syndrom (AGS)

Dieses Syndrom führt durch einen Enzymdefekt zu einem verminderten Cortisolspiegel, was eine verstärkte ACTH-Ausschüttung der Hypophyse bewirkt. Die hierdurch bedingte Virilisierung kann bei weiblichen Neugeborenen so ausgeprägt sein, dass ein komplett männliches äußeres Genitale vorliegt (Tanner V). Mit dem *sonographischen* Nachweis eines Uterus kann das Geschlecht zuverlässig bestimmt werden. Die Nebennieren der Patienten sind bei erhaltener Mark-Rinden-Differenzierung zerebriform verändert und erheblich vergrößert, was bei der physiologischen Größe der Nebennieren des Neugeborenen erst nach einigen Wochen ins Gewicht fällt. Dieses Phänomen der Nebennierenhypertrophie ist auch bei Patienten mit BNS-Krämpfen unter einer ACTH-Behandlung zu beobachten.

> Mit dem Nachweis eines Uterus kann das Geschlecht zuverlässig bestimmt werden.

Genitalorgane

Männliche Genitalorgane

Hoden. Das Skrotum wird mit einem 7,5- bis 13-MHz-Linearschallkopf untersucht. Der Hoden stellt sich als ovales Gebilde mit homogener Binnenstruktur mittlerer Echogenität dar. Abhängig von der sexuellen Reife beträgt sein Volumen 1–15 ml. Die *häufigste Indikation* zur Hodensonographie im Kindesalter ist der Maldescensus testis. Weitere *wichtige Indikationen* sind entzündlich, traumatisch oder tumorös bedingte Schwellungen und unklare Schmerzzustände. Der Nebenhoden und der Plexus pampiniformis sind echoreicher. Die Venen des Plexus pampiniformis lassen sich als echofreie tubuläre Windungen abgrenzen.

Prostata. Die retrovesikal gelegene Prostata wird altersabhängig mit einem 5- bis 3,5-MHz-Sektor- oder Konvexschallkopf bei gut gefüllter Blase untersucht. Ein zweiter Zugangsweg besteht von perineal mit einem Linearschallkopf. Die Prostata stellt sich vor der Pubertät als kleine, echoarme Struktur unterhalb des Blasenhalses dar, von der sich die proximale Harnröhre nur schwer abgrenzen lässt. Die normalen Samenblasen kann man erst in der Pubertät erkennen. Primäre Erkrankungen der Prostata sind im Kindesalter selten. Es werden entzündliche Begleitreaktionen bei Harnwegsinfektionen, Orchitiden und Epididymitiden beobachtet.

Maldescensus testis

Unter dem klinischen Bild eines Kryptorchismus liegt in 8% eine abdominale, in 63% eine inguinale und in 24% eine präskrotale Retention des Hodens vor. Seltene Formen sind die kongenitale Aplasie, die beidseitige Anorchie und die Hodenektopie. Ein nicht vollständig deszendierter, aber sicher tastbarer Hoden bedarf keiner Sonographie. Der sonographische Nachweis eines nicht tastbaren Hodens sollte jedoch versucht werden. Liegt dieser in unmittelbarer Nachbarschaft zum Leistenkanal, so sind die Erfolgsaussichten der Untersuchung hoch. Gelingt dies nicht, so kann eine MRT mit T2w SE-Sequenz in koronarer und axialer Schnittrichtung unter Einschluss der Nierenregion angeschlossen werden. Selbst wenn der primär deszendierte Hoden vollständig atrophiert ist, lässt sich mit der MRT der Samenstrang kaudal des Leistenkanals im subkutanen Fettgewebe nachweisen (S. 354).

Hydrocele testis

Bei einer verzögerten Obliteration des Processus vaginalis sammelt sich zwischen dem viszeralen und dem parietalen Blatt der Tunica vaginalis Flüssigkeit an, sodass deren Verklebung völlig ausbleibt (*offener Processus vaginalis*) oder unvollständig bleibt (*Hydrocele funiculi spermatici* bzw. *Hydrocele testis*). *Sonographisch* lassen sich die 3 Formen voneinander unterscheiden und differenzialdiagnostisch eine Inguinalhernie, eine Hoden- oder Nebenhodenentzündung und eine Hodentorsion ausschließen. Die gekammerte oder septierte Hydrocele testis oder eine nicht vollständig echofreie Flüssigkeit um den Hoden sind stets Hinweis auf eine entzündliche Genese oder stattgehabte Blutung.

Mikrolithiasis des Hodens

Das Sonogramm der Mikrolithiasis des Hodens zeichnet sich durch multiple, sehr echoreiche, jedoch nicht schattengebende Reflexe im Hodenparenchym aus (Abb. 6.40). Es handelt sich um eine sehr seltene Erkrankung, deren Genese noch nicht gänzlich geklärt zu sein scheint. Die winzigen Verkalkungen in den Tubuli seminiferi werden offensichtlich durch eine tubuläre Degeneration verursacht. Man findet die Mikrolithiasis des Hodens gehäuft bei anderen testikulären Erkrankungen, wie z. B. bei Keimzelltumoren und Varikozelen. Signifikant gehäuft wurde das Phänomen auch bei Extrem-Mountainbikern gefunden. Auch bei einem schlecht eingestellten AGS kann sie auftreten.

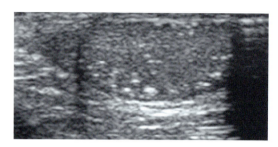

Abb. 6.40 **Mikrolithiasis.** Zufallsbefund bei Sonographie aufgrund einer Leistenhernie. 10-jähriger Junge.

Inguinalhernie

Der sonographische Nachweis einer Leistenhernie gelingt nur, wenn sich der Bruchsack im Leistenkanal befindet. Dann kann man anhand sehr heller Reflexe – z. T. mit dorsaler Schallauslöschung – Darmluft oder Darmperistaltik erkennen. Die Indikation zur Sonographie ist die Abgrenzung zur Hydrocele testis, die geübten Klinikern jedoch auch diaphanoskopisch gelingt. Bei Mädchen, insbesondere bei Frühgeborenen, kann eine *Ovarialhernie* vorliegen (S. 269), die ebenso wie eine inkarzerierte Hernie eine baldige Operation erforderlich macht. Eine spontan oder manuell reponierte Hernie imponiert bestenfalls als offener Processus vaginalis.

Hodentorsion

Die sonographische Diagnose einer Hodentorsion ist nur mit der *FKDS* unter Verwendung eines hochwertigen Ultraschallgeräts mit hochfrequentem Linearschallkopf (10–15 MHz) möglich. Bei der frischen Hodentorsion fehlt das arterielle Flusssignal innerhalb des Hodens. Die Zuverlässigkeit der Aussage muss im Vergleich zum Befund am kontralateralen Hoden bewertet werden. Bei der FKDS ist auf das diastolische Flussspektrum zu achten, da bei einer partiellen Hodentorsion der diastolische Fluss sistiert. Eine ältere Hodentorsion kann sowohl klinisch aufgrund der skrotalen Schwellung und Rötung als auch dopplersonographisch aufgrund der verstärkten Durchblutung wie eine Hoden- oder Nebenhodenentzündung imponieren. Hierbei bedarf es jedoch der feinen Unterscheidung der verstärkten Durchblutung der Tunica albuginea und des Samenstrangs bei fehlender radiärer Durchblutung des Hodenparenchyms entlang der Septula testis. Da selbst die normale Durchblutung des infantilen Hodens nur sehr schwer darstellbar ist, macht eine zusätzliche Bewegungsunruhe des Kindes eine Aussage fast unmöglich. Dies mag erklären, weshalb weniger erfahrene Untersucher bei jedem akuten Skrotum die operative Exploration vorziehen, um eine Hodentorsion sonographisch nicht zu übersehen.

Hydatidentorsion

Als Hydatide bezeichnet man eine wenige Millimeter große, zystische Struktur, die der Appendix testis entspricht (Abb. 6.41). Die Hydatidentorsion entspricht einer hämorrhagischen Infarzierung der stielgedrehten Hydatide. Sie kann mit bildgebenden Verfahren nicht sicher diagnostiziert werden. Ihr Nachweis hätte zudem keine therapeutische Konsequenz. Die Diagnose „Hydatidentorsion" wird sehr häufig intraoperativ gestellt, nachdem der präoperativ geäußerte Verdacht auf eine Hodentorsion ausgeschlossen ist.

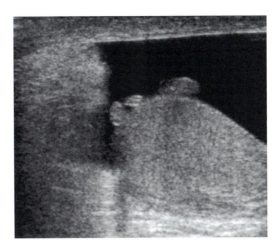

Abb. 6.41 Hydatiden des rechten Hodens bei Hydrocele testis.

Hoden- und Nebenhodenentzündung

Bei einer Entzündung von Hoden und Nebenhoden findet man *sonographisch* eine Vergrößerung beider Organe. Der Nebenhoden zeigt ein inhomogen fleckiges Bild echoreicher und echoarmer Areale. Größere echofreie Bezirke können einer Abszedierung entsprechen. In ca. 90% der Fälle bleibt die Entzündung auf den Nebenhoden beschränkt. Bei einer Beteiligung des Hodenparenchyms bleibt dieses diffus homogen hyporeflexiv. Ein von Septen durchzogenes Exsudat und die ödematöse Schwellung des Skrotums runden das Bild einer akuten Entzündung ab. Die Durchblutung des gesamten Skrotalinhalts zeigt sich dopplersonographisch vermehrt. Da die Infektion meist von der Urethra ausgeht, können weitere Abschnitte des Urogenitaltrakts davon betroffen sein. Bei einer Orchitis und Epididymitis sind deshalb Prostata, Samenblasen und die übrigen Harnwege sonographisch mit abzuklären.

> Bei einer Entzündung von Hoden und Nebenhoden müssen Prostata, Samenblasen und die übrigen Harnwege sonographisch abgeklärt werden.

Hodentumor

Der Hodentumor imponiert im Gegensatz zur Entzündung als *schmerzlose, derbe Schwellung*. Sonographisch lässt sich eine umschriebene, meist hyporeflexive Läsion innerhalb des Hodens abgrenzen. Vereinzelt werden zystische Areale und Verkalkungen erkennbar. Der Altersgipfel der Hodentumoren liegt zwischen 20 und 40 Jahren und damit deutlich außerhalb des Kindesalters. Dennoch muss bei Jugendlichen immer auch an einen malignen Tumor gedacht werden. Bei den primären Hodentumoren werden histologisch *Seminom, embryonales Karzinom, Teratokarzinom* und *Chorionkarzinom* unterschieden. Eine Artdiagnose des Tumors kann präoperativ in aller Regel nicht gestellt werden. Dennoch können Anamnese, klinischer und sonographischer Befund wegweisend sein (Abb. 6.42). Die *leukämische Infiltration* betrifft hingegen den gesamten Hoden und lässt sich mit der Anamnese oder den übrigen klinischen und sonographischen Befunden vermuten. In jedem Fall ist eine sorgfältige Staging-Untersuchung entsprechend des jeweils geltenden Studienprotokolls durchzuführen.

Abb. 6.42 a u. b
Leydig-Zell-Tumor des rechten Hodens. Pseudo-Pubertas praecox. 7 $^{1}/_{2}$-jähriger Junge.
a Sonographie des rechten Hodens im Längsschnitt.
b FKDS. Hypervaskularität des Tumors.

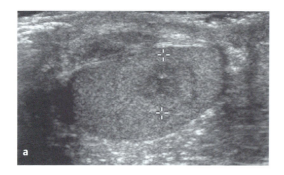
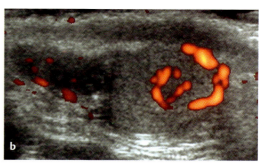

Varikozele testis

Der Befund einer Varikozele testis wird primär klinisch anhand einer schmerzlosen, in 80% der Fälle linksseitigen, knotigen Schwellung des Nebenhodens gestellt. Diese verstärkt sich unter Bauchpresse und kann bei liegendem Patienten in Ruhe vollständig verschwinden. Der Befund entspricht einem mit Blut prall gefüllten Plexus pampiniformis. Ursache ist ein fehlender oder insuffizienter Klappenapparat der V. spermatica interna an ihrer Einmündung in die V. renalis. In sehr seltenen Fällen wird die Varikozele testis durch einen die Nierenvene komprimierenden Tumor (z. B. Wilms-Tumor, Neuroblastom) verursacht. Die Varikozele testis tritt meist schon mit einsetzender Pubertät auf und führt unbehandelt durch die Erhöhung der Skrotaltemperatur zu einer Atrophie des Hodengewebes mit Oligospermie. Die Patienten werden oft erst aufgrund ihrer fehlenden Zeugungsfähigkeit einer Behandlung zugeführt (S. 422).

Sonographisch finden sich im Nebenhoden multiple, stark geschlängelt verlaufende, tubuläre Strukturen, die dem erweiterten Plexus pampiniformis entsprechen. Dieser sollte nach Hofmann beim liegenden Patienten in Ruhe im Querdurchmesser folgende Werte nicht überschreiten:
- Erwachsener: 1,0 – 1,5 cm
- Pubertät: 0,8 cm
- vor der Pubertät: 0,5 cm.

In ausgeprägten Fällen lässt sich im Valsalva-Manöver die Blutflussumkehr farbdopplersonographisch nachweisen (Abb. 6.43).

> Die Varikozele testis führt unbehandelt zu einer Atrophie des Hodengewebes mit Oligospermie.

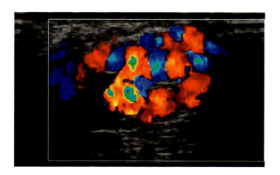

Abb. 6.43 Varikozele links. FKDS des linken Nebenhodens (Plexus pampiniformis) unter Valsalva-Manöver.

Weibliche Genitalorgane

Die inneren weiblichen Genitalorgane sind bei einer Abdomensonographie immer mit darzustellen und zu beurteilen. Darüber hinaus sind gezielte Fragestellungen, die eine Sonographie des weiblichen inneren Genitales indizieren, in Tab. 6.5 zusammengestellt.

Tab. 6.5 ⋯▶ *Indikationen zur Sonographie des weiblichen Genitales*

- Anorexia nervosa
- Akutes Abdomen:
  - Hydro-/Hämatokolpos bei Hymenal-/Vaginalatresie
  - Ovarialzyste, Ovarialtorsion
- Raumforderung im kleinen Becken:
  - Ovarialtumor
  - leukämische Infiltrate der weiblichen Genitalorgane
  - Rhabdomyosarkom der Vagina
  - interlabialer Tumor
- Pubertätsstörung:
  - Pubertas praecox, Pseudopubertas praecox
  - Pubertas tarda
  - sekundäre Amenorrhö
  - Hirsutismus
- Entzündung und Trauma:
  - Fluor vaginalis
  - vaginale Blutung
  - vaginaler Fremdkörper
  - sexueller Missbrauch
- Fehlbildung:
  - des äußeren Genitales
  - der Harnwege (in 50 % auch Fehlbildungen der Genitalorgane)

Äußeres Genitale

Vaginalatresie/Hymenalatresie

Vaginalatresie. Analog zur sonographischen Abklärung einer Analatresie erlaubt die Untersuchung vom Introitus aus mit einem hoch auflösenden Linearschallkopf die Abgrenzung der Urethra und des Analkanals und zeigt die Länge der Vaginalatresie.

Vaginalatresie, Uterusfehlbildungen (z. B. Uterusagenesie, Uterusrudimente und Uterus bicornis), Hypoplasie der Tuben, Nierenfehlbildungen sowie Skelett- und Gefäßfehlbildungen sind hinweisend auf den Mayer-von-Rokitansky-Küster-Fehlbildungskomplex.

Hymenalatresie. Die Hymenalatresie führt beim Neugeborenen durch die mütterlichen Östrogene zu einem Hydrokolpos bzw. einem Hydrometrokolpos mit Vorwölbung des Scheideninhalts zwischen den großen Labien. Dies lässt sich bereits klinisch durch die gezielte äußere Inspektion vermuten. Wird die Diagnose im Neugeborenenalter nicht gestellt, dann bleibt die Fehlbildung meist bis zur Menarche unerkannt. Mit Einsetzen der Menstruation entwickelt sich dann ein Hämatokolpos oder Hämatometrokolpos. In beiden Fällen zeigt sich sonographisch eine mehr oder weniger echofreie Raumforderung dorsal der Blase. Uterus und Vagina können so stark aufgeweitet sein, dass sie nur schwer voneinander abgegrenzt werden können.

Uterus

Anatomie und Entwicklung

Die Untersuchung erfolgt *sonographisch* bei gut gefüllter Harnblase mit einem 5- bis 7,5-MHz-Sektor- oder Konvexschallkopf. *Eine transvaginale Sonographie ist im Kindesalter nicht indiziert.*

Uterusgröße. Der *Uterus des Neugeborenen* ist durch die mütterlichen Hormone relativ groß. Die Zervix ist dabei prominenter als der Korpus. Nach der Neonatalperiode nimmt die Größe des Uterus, bedingt durch das Fehlen der mütterlichen Hormone, ab. In der Folge sind Korpus und Zervix nicht mehr zu unterscheiden. Erst nach dem 7. Lebensjahr nimmt der Uterus an Größe und Breite zu, wobei der Korpus schneller wächst als die Zervix. Mit Einsetzen der Pubertät lassen sich Korpus und Zervix wieder unterscheiden.

Richtwerte für die Uterusgröße:
- neonatal: bis zu 5 cm Länge, bis zu 2 cm Tiefe,
- infantil: ca. 2–3 cm Länge, 1–1,5 cm Tiefe,
- nach der Pubertät: ca. 5–8 cm Länge, 1,5–3 cm Tiefe, 3,5 cm Breite.

Uterusform. Bei gut gefüllter Harnblase imprimiert der Uterus im Querschnitt die Harnblase von dorsal, wobei er nicht immer mittelständig liegt – besonders während der Pubertät liegt er eher etwas nach links verschoben. Der Uterus des *Neugeborenen* weist ein gelegentlich geringfügig flüssigkeitsgefülltes Cavum uteri auf. Das Myometrium ist relativ echoreich. Nach der Neonatalperiode wird der Uterus echoärmer und nimmt eine tubuläre Form an. Diese Form bleibt etwa bis zum 7. Lebensjahr (*infantiler Uterus*) bestehen. Selbst in dieser Phase können gelegentlich peristaltische Wellen beobachtet werden. Mit fortschreitender Pubertät nimmt das Organ die typische Birnenform an.

> Eine Uterusdoppelbildung geht häufig mit einer unilateralen Nierenagenesie einher.

Uterusanomalien

Angeborene Uterusanomalien gewinnen erst mit einsetzender Pubertät und im reproduktionsfähigen Alter ihre klinische Bedeutung. Bei Kindern muss jedoch bedacht werden, dass eine Uterusdoppelbildung häufig mit einer unilateralen Nierenagenesie (43%) vergesellschaftet ist und umgekehrt eine Nierenagenesie mit einer Uterusdoppelbildung (30%).

Häufigste Uterusanomalie ist der *Uterus bicornis*, bei dem zwischen einer Scheidewand im Uteruslumen und 2 getrennten Uteruskorpora fließende Übergänge möglich sind. Durch eine ungenügend weite Verbindung einer oder beider Uterushöhlen kann es zum Aufstau des Menstruationsblutes kommen. Die Hämatometra imponiert sonographisch als zystische Erweiterung des Uteruslumens mit homogen echoarmem Inhalt.

Ovarien

Anatomie und Entwicklung

Lage. Die Lage der Ovarien ist besonders bei Säuglingen und Kleinkindern sehr variabel. Bei gut gefüllter Harnblase sollten sie in deren unmittelbaren Nachbarschaft liegen, um sie sonographisch sicher beurteilen zu können. Sie lassen sich dann schräg transvesikal – jeweils von der Gegenseite aus – einstellen oder man kann sie im Querschnitt vom Uterus ausgehend in Verlängerung der Tuben auffinden.

Binnenstruktur. Die Binnenstruktur der Ovarien lässt bereits im Säuglingsalter multiple Zysten von bis zu 5 mm Durchmesser erkennen. Erst in der Pubertät reifen Primärfolikel heran, die mit einem Durchmesser von 22 mm sprungreif sind.

Größe. Richtwerte für das Volumen des Ovars sind (Siegel 2002):
- 1. LJ: ca. 1 ml
- 2. LJ: < 1 ml
- 3. LJ bis zur Pubertät: 0,8 – 3,8 ml
- nach der Pubertät: 1,7 – 18,5 ml

Ovarialzysten

Durch mütterliche Hormone stimuliert können bereits pränatal große Ovarialzysten entstehen. Diese perinatal im Sonogramm entdeckten Ovarialzysten bilden sich in der Regel spontan zurück und sind deshalb ohne Krankheitswert. Man unterscheidet 2 Typen von Ovarialzysten:
- Ist das Ovar in die Zystenwand integriert, wird es je nach Zystengröße bis zur Unkenntlichkeit deformiert.
- Kommt es durch die Zyste zur Ablösung der Tunica albuginea, so befindet sich das restliche Ovar als Raumforderung innerhalb der Zyste, der Zystenwand anliegend.

Sehr große Ovarialzysten (über 4 cm Durchmesser) können bis in den Oberbauch reichen und raumfordernden Charakter mit der Gefahr einer Stieldrehung annehmen (Ovarialtorsion). Hier ist die gefahrlose Feinnadelpunktion zur Aspiration des Zysteninhalts Mittel der Wahl. Im Falle der kompletten Einbettung des Ovars in die Zystenwand ermöglicht die Punktion eine Erhaltung des Ovars.

Der Östrogenspiegel des Zysteninhalts beträgt ein Vielfaches des Serumspiegels, was zur Differenzierung abdominaler Zysten anderer Genese genutzt wird. Diese diagnostische Zusatzinformation ist v.a. bei stark gekammerten oder partiell eingebluteten Zysten von Bedeutung, da differenzialdiagnostisch auch ein zystischer Ovarialtumor vorliegen kann (Abb. 6.**44**). Ausnahme ist eine partiell offene Duplikatur des Magen-Darm-Trakts, in der sich Fruchtwasser mit ebenfalls hohem Östrogenspiegel befindet.

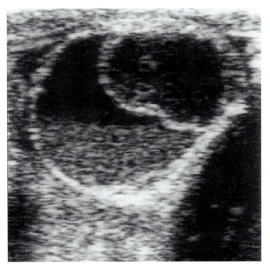

Abb. 6.44 **Eingeblutete Ovarialzyste bei einem Neugeborenen.** Sedimentation innerhalb der Zyste.

Multiple, teilweise eingeblutete Ovarialzysten entstehen durch präpubertär erhöhte Prolaktinspiegel bei *Hypothyreose* („hormon overlapping") und bei der *zystischen Fibrose* als Folge einer Follikelpersistenz. Beim *McCune-Albright-Syndrom* (fibröse Dysplasie und Pupertas praecox) bestehen bilateral vergrößerte Ovarien mit nur gering vermehrten Zysten.

Stein-Levental-Syndrom

Polyzystische Ovarien sind Folge eines Mangels an follikelstimulierendem Hormon und gehen mit einer Erhöhung von luteinisierendem Hormon einher. Das klinische Erscheinungsbild ist charakterisiert durch Amenorrhö, Adipositas und Hirsutismus (Stein-Levental-Syndrom). 70% dieser Patientinnen haben bilateral vergrößerte Ovarien. Sonographisch können in etwa der Hälfte der Fälle innerhalb der beiden echogenitätsvermehrten Ovarien eine vermehrte Anzahl an Follikelzysten mit einem Durchmesser von 0,5–1,0 cm abgegrenzt werden.

Ovarialtumoren

Bereits im Kindesalter treten Ovarialtumoren verschiedenartiger Histologie auf und haben daher auch eine sehr unterschiedliche Prognose. Sie können sowohl überwiegend solide als auch überwiegend zystisch aufgebaut sein. Lediglich das *reifzellige Teratom* kann durch Nachweis einer Zahnanlage auf der Röntgenübersicht sicher diagnostiziert werden. Die präoperative Differenzierung anderer Ovarialtumoren ist nur in den seltensten Fällen möglich. Die MRT wird zum Staging der Tumoren eingesetzt (S. 355 Abb. 8.**56** u. 8.**57**).

Ovarialhernie

Die Ovarialhernie stellt sich überwiegend bei Frühgeborenen innerhalb der ersten Lebensmonate inguinal als scharf begrenzte, echoarme Raumforderung dar. Die hoch auflösende Sonographie mit einem 10- bis 15-MHz-Linearschallkopf erlaubt in allen Altersstufen die Abgrenzung kleiner Follikelzysten. Als Ausschlusskriterium einer testikulären Feminisierung, bei der beide Hoden in die großen Labien deszendiert sein können, gelten das Fehlen dieser Follikel und der sonographische Nachweis des Uterus. Die Ovarialhernie ist wegen der Gefahr einer Ischämie eine OP-Indikation.

Literatur

Aaronson IA. Clinical Paediatric Uroradiology. Edinburgh: Churchill Livingstone; 1994.

Agrawalla S, Pearce R, Goodman TR. How to perform the perfect voiding cysturethrogram. Pediatr Radiol. 2004;34:114–9.

Alzen G, Wildberger JE, Ferris EJ, Günther RW. Sonographic detection of vesicoureteral reflux with air – A new method. Eur Radiol. 1994;4:142–5.

Alzen G, Wildberger JE, Müller-Leisse C, Deutz FJ. Sonographisches Screening des vesico-ureteralen Refluxes. Klinische Pädiatrie. 1994;206:178–80.

Avni EF, Nicaise N, Hall M, Janssens F, Collier F, Matos C, Metens T. The role of MR imaging for the assessment of complicated duplex kidneys in children – preliminary report. Pediatr Radiol. 2001;31:215–23.

Becker W, Meller J, Zappel H, Leenen A, Seseke F. Imaging in Paediatric Urology. Berlin, Heidelberg, New York: Springer; 2003.

Borthne A, Nordshus T, Reiseter T. MR urography – the future gold standard in pediatric urogenital imaging? Pediatr Radiol. 199;29:694–701.

Brodeur GM, Pritchard J, Berthold F et al. Revisions of the international criteria for neuroblastoma – Diagnosis,

Staging and response to treatment. Journal of Clinical Oncology. 1993;11(8):1466–77.

de Bruyn R, Gordon I. Postnatal investigation of fetal renal disease. Prenat Diagn. 2001;21:984–91.

Büll U, Schicha H, Biersack HJ, Knapp WH, Reiners C, Schober O. Nuklearmedizin. Stuttgart: Thieme; 1999.

De Cobelli F, Venturini M, Vanzulli A, et al. Renal arterial stenosis – prospective comparison of colour Doppler US and breath-hold, three-dimensional, dynamic, gadolinium-enhanced MR angiography. Radiology. 2000;214(2):373–80.

Darge K, Troeger J. Vesicoureteral reflux grading in contrast-enhanced voiding urosonography. Eur J Radiol. 2002;43(2):122–8.

Deeg KH, Peters H, Schumacher R, Weitzel D. Die Ultraschalluntersuchung des Kindes. Berlin, Heidelberg: Springer; 1997.

Dick PT, Shuckett BM, Tang B, Daneman A, Kooh SW. Observer reliability in grading nephrocalcinosis on ultrasound examinations in children. Pediatr Radiol. 1999;29:68–72.

Dinkel E, Ertel M, Peters H, Berres M, Schulte-Wissermann H. Kidney size in childhood – Sonographical growth charts for kidney length and volume. Pediatr Radiol. 1985;15:38–43.

Drews U. Taschenatlas der Embryologie. Stuttgart: Thieme; 1993.

Fotter R. Pediatric Uroradiology. Berlin, Heidelberg: Springer; 2001.

Heneghan JP, McGuire KA, Leder RA, DeLong DM, Yoshizumi T, Nelson RC. Helical CT for nephrolithiasis and ureterolithiasis – comparison of conventional and reduced radiation-dose techniques. Radiology. 2003;229(2):575–80.

Hertz M. Cystourethrography – a radiographic atlas. Amsterdam: Exerpta Medica; 1973.

Hildebrandt F, Otto E. Molecular genetics of nephronophtisis and medullary cystic kidney disease. J Am Soc Nephrol. 2000;11:1753–61.

Hofmann V, Deeg KH, Hoyer PF. Ultraschalldiagnostik in Pädiatrie und Kinderchirurgie. Stuttgart, New York: Thieme; 1996.

Hojreh A, Kainberger F, Puig S. Low-dose multislice-CT beim pädiatrischen Patienten. Radiologe. 2003;43(12):1051–5.

Jerkins GR, Noe HN. Familial vesicouretral reflux – a prospective Study. J Urology. 1982;128:774–8.

Jung G, Benz-Bohm G, Kugel H, Keller KM, Querfeld U. MR cholangiography in children with autosomal recessive polycystic kidney disease. Pediatr Radiol. 1999;29:463–6.

Koff SA. Estimating bladder capacity in children. Urology. 1983;21:248.

Knopfle E, Hamm M, Wartenberg S, Bohndorf K. CT der Ureterolithiasis mit der Strahlendosis einer Ausscheidungsurographie – Ergebnisse bei 209 Patienten Fortschr Röntgenstr. 2003;175(12):1667–72.

Kuwertz-Broeking E, Brinkmann OA, von Lengerke HJ, Sciuk J, Fruend S, Bulla M, Harms E, Hertle L. Unilateral multicystic dysplastic kidney – experience in children. BJU Int. 2004;93:388–92.

NB 2004 Trial Protocol for Risk Adapted Treatment of Children with Neuroblastoma. Dept. Pediatric Oncology and Hematology. Childrens Hospital. University of Cologne; 2004.

Nolte-Ernsting C, Bücker A, Adam G, Neuerburg J, Günther RW. T1-gewichtete MR-Ausscheidungsurographie mit Gd-DTPA und vorheriger niedrigdosierter Gabe eines Diuretikums. Fortschr Röntgenstr. 1997;167:314–8.

Qanadli SD, Soulez G, Therasse E, Nicolet V, Turpin S, Froment D, Courteau M, Guertin MC, Oliva VL. Detection of renal artery stenosis: prospective comparison of captopril-enhanced Doppler sonography, captopril-enhanced scintigraphy, and MR angiography. Am J Roentgenol. 2001;177(5):1123–9.

Rohrschneider WK, Haufe S, Wiesel M, Tonshoff B, Wunsch R, Darge K, Clorius JH, Tröger J. Functional and morphologic evaluation of congenital urinary tract dilatation by using combined static-dynamic MR urography – findings in kidneys with a single collecting system. Radiology. 2002;22:683–94.

Riccabona M. Contrast ultrasound of the urethra in children. Eur Radiol. 2003;13(7):1494–5.

Schmidt T, Hohl C, Haage P, Blaum M, Honnef D, Weibeta C, Staatz G, Günther RW. Diagnostic accuracy of phase inversion tissue harmonic imaging in comparison to fundamental B-Mode sonography in the evaluation of focal lesions of the kidney. Am J Roentgenol. 2003;180:1639–47.

Siegel MJ. Pediatric Sonography. New York: Raven Press; 2002.

SIOP 2001/GPOH. Nephroblastom Studie, Version 2.0. Homburg/Saar: Januar 2003.

Song JT, Ritchey ML, Zerin JM, Bloom DA. Incidence of vesicoureteral reflux in children with unilateral renal agenesis. J Urology. 1995;153:1249–51.

Staatz G, Nolte-Ernsting CCA, Adam GB, Hübner D, Rohrmann D, Stollbrink C, Günther RW. Feasibility and utility of respiratory-gated, gadolinium-enhanced T1-weighted magnetic resonance urography in children. Invest Radiol. 2000;35:504–12.

Staatz G, Nolte-Ernsting CCA, Haage P, Tacke J, Rohrmann D, Stollbrink C, Günther RW. Kontrastangehobene T1-gewichtete MR-Urographie versus T2-gewichtete (HASTE) MR-Urographie im Kindesalter. Fortschr Röntgenstr. 2001;173:991–6.

Thüroff JW, Schulte-Wissermann H. Kinderurologie in Klinik und Praxis. Stuttgart: Thieme; 2000.

Vade A, Agrawal R, Lim-Dunham J, Hartoin D. Utility of computed tomographic renal angiogramm in the management of childhood hypertension. Pediatr Nephrol. 2002;17:741–7.

Wilson PD. Polycystic kidney disease. N Engl J Med. 2004;350(2):151–64.

7 Spezielle Sonographie

H. Hahn

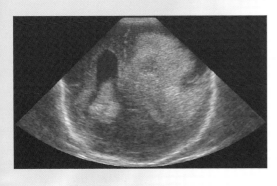

Gehirn ⇢ 272

    Untersuchungstechnik ⇢ 272

    Normvarianten ⇢ 276

    Intrakranielle Blutungen und Infarkte ⇢ 277

    Periventrikuläre Leukomalazie ⇢ 279

    Germinolyse ⇢ 280

    Infektiöse ZNS-Erkrankungen ⇢ 280

    Zerebrale Fehlbildungen ⇢ 281

    Intrakranielle Tumoren ⇢ 283

Spinalkanal ⇢ 284

    Untersuchungstechnik ⇢ 284

    Indikationen ⇢ 285

    Sonographischer Normalbefund ⇢ 285

    Ausgewählte pathologische Befunde ⇢ 286

Orbita ⇢ 287

    Untersuchungstechnik ⇢ 287

    Indikationen ⇢ 287

    Normalbefunde ⇢ 287

    Ausgewählte pathologische Befunde ⇢ 288

Schilddrüsensonographie ⇢ 290

    Normalbefunde ⇢ 290

    Ausgewählte pathologische Befunde ⇢ 290

Hüftgelenke ⇢ 291

    Dysplasiediagnostik ⇢ 291

    Andere Hüftgelenkerkrankungen ⇢ 295

Weichteile ⇢ 297

    Untersuchungstechnik ⇢ 297

    Ausgewählte pathologische Befunde ⇢ 297

Gehirn

Untersuchungstechnik

B-Mode

Auswahl des Schallkopfs

Die Untersuchung des Gehirns wird vorzugsweise durch die große Fontanelle mit hochfrequenten Sektor- bzw. Vektorschallköpfen durchgeführt: bei Frühgeborenen mit 7,5 MHz, bei reifen Neugeborenen mit 5–7,5 MHz und bei Säuglingen mit 3,5–7,5 MHz.

Zur *Nahfelddarstellung* werden Linearschallköpfe mit an das Alter angepasster Frequenz (5–10 MHz) eingesetzt.

Für die *transkranielle Untersuchung* bei größeren Kindern werden Schallköpfe mit entsprechend niedrigeren Frequenzen (2–5 MHz) eingesetzt.

Schnittebenen

Die Standarduntersuchung erfolgt in 2 Schnittebenen durch die große Fontanelle.

Sagittale Ebene. In der sagittalen Ebene werden Längsschnitte angefertigt (Abb. 7.1 a). Die *mittlere Sagittalebene (B)* ist korrekt eingestellt, wenn außer den Gyri der medialen Hirnoberfläche der Recessus supraopticus des III. Ventrikels und der IV. Ventrikel scharf dargestellt sind. Beurteilt werden die Gyrierung im Interhemisphärenspalt, der Balken, der III. und IV. Ventrikel, Hirnstamm, Kleinhirnwurm sowie die Cisterna magna (Abb. 7.2).

Durch Kippen des Schallkopfs nach lateral rechts und links werden *Parasagittalschnitte* (A u. C in Abb. 7.1 a) eingestellt mit Darstellung der Seitenventrikel, des Plexus choroideus, der Basalganglien und der Sylvius-Furche (Abb. 7.3).

Koronare Ebene. In der koronaren Ebene werden Querschnitte angefertigt (Abb. 7.1 b, 7.4–7.6). Bei der Einstellung ist besonders auf die Symmetrie der Strukturen zu achten: Schädelbasis, Sylvius-Furchen, Ventrikel mit Plexus choroideus. Durch Kippen des Schallkopfs von frontal nach okzipital (A–F in Abb. 7.1 b) können das gesamte Ventrikelsystem und wesentliche Hirnstrukturen von der vorderen bis in die hintere Schädelgrube eingesehen werden.

Nahfeld. Im Nahfeld unter der großen Fontanelle sind der Sinus sagittalis, der Subdural- und Subarachnoidalraum, die Brückenvenen, der Interhemisphärenspalt, die Falx cerebri und die Hirnmantelkante zu erfassen.

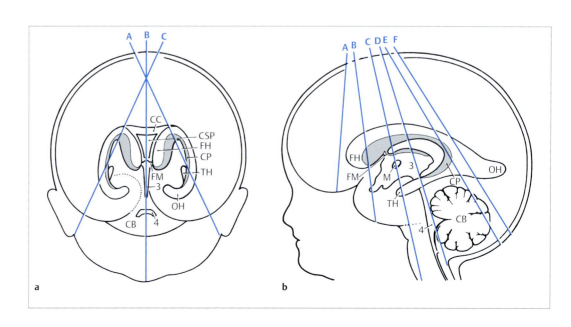

Abb. 7.1 a u. b **Sonographische Schnittführung.**
a Sagittale Schnittebenen
b Koronare Schnittebenen
CB Zerebellum
CC Corpus callosum
CP Plexus choroideus
CSP Cavum septi pellucidi
FH Frontalhorn
FM Foramen Monroi
M Massa intermedia
OH Okzipitalhorn
TH Temporalhorn
3 III. Ventrikel
4 IV. Ventrikel

Gehirn

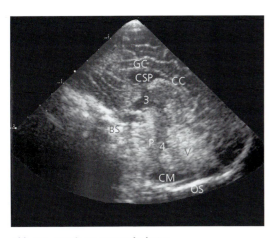

Abb. 7.2 Mittlerer Sagittalschnitt.
BS Basisphenoid
CC Corpus callosum
CM Cisterna magna
CSP Cavum septi pellucidi
GC Gyrus cinguli
OS Os occipitale
P   Pons
V   Vermis
3   III. Ventrikel
4   IV. Ventrikel

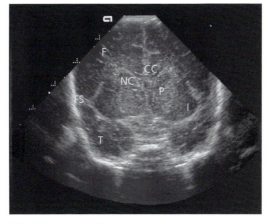

Abb. 7.4 Vorderer Koronarschnitt.
CC Corpus callosum. Die zarten Vorderhörner sind zwischen NC und CC kaum abgrenzbar
F   Frontalhirn
FS Fissura Sylvii
I   Insel
NC Kopf des Nucleus caudatus
P   Putamen
T   Temporalhirn

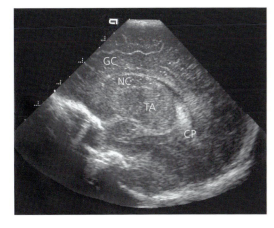

Abb. 7.3 Linker Parasagittalschnitt.
CP Plexus choroideus
GC Gyrus cinguli
NC Nucleus caudatus
TA Thalamus

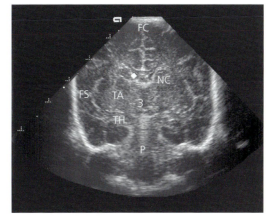

Abb. 7.5 Mittlerer Koronarschnitt.
FC Falx cerebri und Interhemisphärenspalt, Vorderhorn
FS Fissura Sylvii
NC Nucleus caudatus
P   Pons
TA Thalamus
TH Temporalhorn
3   III. Ventrikel

Transversale Schnitte. Je nach Fragestellung werden Schnitte in transversaler Richtung bei der Sonographie durch das Os temporale bzw. die lateralen Suturen erzielt. Bei älteren Kindern bis ins Jugendalter ist dies das einzig mögliche Schallfenster.

Axiale Schnitte. Im Winkel zur kanthomeatalen Grundebene („Frankfurter Horizontale") werden axiale Schnitte angefertigt, vergleichbar denen beim kranialen CT (Abb. 7.7). Durch Drehen des Schallkopfs um 90° lassen sich auch koronare Ebenen erzeugen. Dieser Zugang ermöglicht das Erkennen ka-

7 Spezielle Sonographie

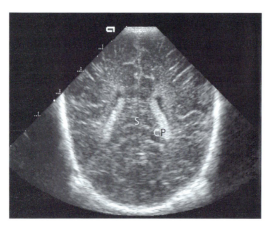

Abb. 7.6 **Hinterer Koronarschnitt.**
S   Splenium corporis callosi
CP Plexus choroideus

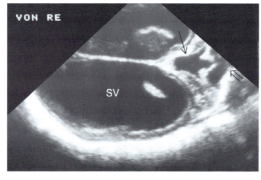

Abb. 7.7 **Transkranielle Sonographie mit axialer Schnittebene.** Exzessiver posthämorrhagischer Hydrocephalus internus. Frühgeborenes der 25. SSW in der 4. Lebenswoche.
SV Seitenventrikel
↓   IV. Ventrikel
⇐   Cisterna magna

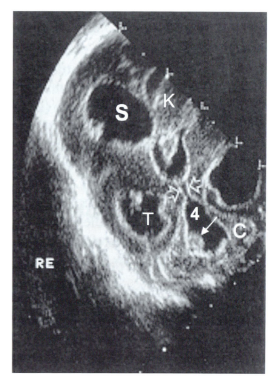

Abb. 7.8 **Scan durch die hintere Seitenfontanelle.** Posthämorrhagischer Hydrocephalus internus. Frühgeborenes der 26. SSW am 24. Lebenstag.
C   Zerebellum
K   Koagel
S   Seitenventrikel
T   Temporalhorn
4   IV. Ventrikel mit Koagel (↓)
⇐   Aquädukt

lottennaher Veränderungen wie Subduralergüsse oder extrazerebrale Hämatome, den sicheren Nachweis eines Septum pellucidum, Mittellinienverlagerungen oder Strukturen der Hirnbasis bzw. des Hirnstamms.

Seitenfontanellen. Bei Frühgeborenen eignet sich die Untersuchung durch die hinteren lateralen Seitenfontanellen besonders gut zur Beurteilung der hinteren Schädelgrube (Abb. 3.1, 7.8).

Dokumentation. Die Minimaldokumentation bei Untersuchung durch die große Fontanelle besteht aus 6 Aufnahmen:
- 3 in koronarer Schnittebene: vordere, mittlere, hintere Ebene (Abb. 7.4– 7.6),
- 3 in sagittaler Schnittebene: mittlere Sagittalebene, rechter und linker Parasagittalschnitt (Abb. 7.2, 7.3).

Pathologische Befunde müssen in mindestens 2 befundadaptierten Schnittebenen dokumentiert werden.

Zerebrale Strukturen

Das Hirnparenchym ist relativ homogen von mittlerer Echogenität, wobei die Rinde geringfügig echoärmer erscheint, die Sulci sind echoreich. Eine etwas höhere Echogenität als die Gyri haben die Stammganglien, wobei die Nuclei caudati etwas echoärmer imponieren. Der Balken und die Medulla oblongata sind relativ echoarm, während der Pons und insbesondere die Kleinhirnhemisphären echoreich erscheinen. Die Ventrikel und die größeren Zisternen lassen sich als echofreie Formationen nachweisen. Die Arterien sind in der Nähe der Schädelbasis und insbesondere in den Sulci der Mittellinie als pulsierende Doppelreflexe erkennbar. Mit der farbkodierten Duplexsonographie sind die meisten großen Gefäße mühelos zu identifizieren (Abb. 7.**9**).

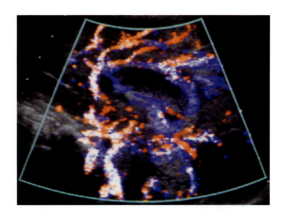

Abb. 7.9 **Intrazerebrale Gefäße im mittleren Sagittalschnitt.** FKDS. Frühgeborenes der 24. SSW.

Zerebrale Doppler-Sonographie

Im frühen Säuglingsalter lassen sich über die üblichen Schallfenster die meisten größeren intrakraniellen Gefäße – venöse wie arterielle – dopplersonographisch erfassen. Im späteren Kindesalter ist die Untersuchung nur noch transkraniell oder nuchal durch das Foramen magnum möglich und deshalb hauptsächlich auf die Aa. cerebri media, posterior und basilaris beschränkt.

Das beste Doppler-Signal wird erzielt, wenn der Blutfluss möglichst parallel zum Schallstrahl verläuft. Um dies zu erreichen, muss die Schallkopfposition durch Aufsuchen verschiedener Schallfenster optimiert werden. Nach allgemeiner Übereinkunft wird eine Blutströmung zum Schallkopf hin in der Spektralkurve oberhalb der Nulllinie (in der farbkodierten Duplexsonographie rot) und vom Schallkopf weg unterhalb der Nulllinie (im Farbdoppler blau) angezeigt.

Mittlerer Sagittalschnitt. Im mittleren Sagittalschnitt lassen sich beim Säugling die A. basilaris, die A. cerebri anterior bzw. die daraus entspringende A. pericallosa sowie der Sinus sagittalis und die V. cerebri magna (Galen) darstellen. Während sich die nach kranial verlaufenden Arterien in der farbkodierten Duplexsonographie rot abbilden, zeigt die A. pericallosa wegen ihres Verlaufs nahezu parallel zum Balken einen Farbumschlag zu blau.

Bei leichtem Kippen des Schallkopfs aus der mittleren Sagittalebene heraus stellt sich zunächst der Karotissiphon dar. Die optimale Messstelle für ein Flussspektrum ist der Übergang der Pars petrosa in die Pars cavernosa unmittelbar neben der Sella. Durch weiteres Kippen können die sich fächerförmig verzweigenden Vasa thalamostriata erfasst werden.

Der Sinus sagittalis ist nur ein kurzes Stück im Bereich der großen Fontanelle darzustellen. Da er sehr oberflächennah liegt, eignen sich hierzu hoch auflösende Linearschallköpfe.

Koronarschnitt. Im Koronarschnitt sind bis auf die A. cerebri posterior alle großen intrakraniellen Arterien dopplersonographisch erfassbar. Die A. basilaris kann in ihrem gesamten Verlauf sichtbar gemacht werden – einschließlich eines kurzen Abschnitts der Vertebralarterien. Wird der Schallkopf nach frontal gekippt, gelingt es häufig, in Höhe des Balkenknies die paarigen Aa. cerebri anteriores zu differenzieren. Da die A. cerebri media in der Fossa lateralis gewunden verläuft, ist der koronare Zugangsweg für die Berechnung von Flussgeschwindigkeiten mit einem zu großen Messfehler behaftet.

Temporale Schnitte. Um die Blutströmung der A. cerebri media in jedem Lebensalter exakt messen zu können, sind transkranielle temporale Schnitte erforderlich. Gemessen wird im auf den Schallkopf zulaufenden M1-Segment. Von dieser Beschallungsrichtung aus kann meist der gesamte Circulus Willisi dargestellt werden. Flussspektren sind aus dem P1- und P2-Segment der A. cerebri posterior detektierbar.

Kleine Fontanelle. Durch die kleine Fontanelle lassen sich häufig der Sinus rectus, die V. cerebri magna und zuführende Vv. cerebri internae darstellen. Bei Subduralergüssen ist über die Fontanellen ein Teil der Brückenvenen nachweisbar (Abb. 7.**10**).

Flussprofile. Neben der farbkodierten Duplexsonographie sollten immer auch Flussprofile an geeigneten Stellen (möglichst geringer Korrekturwinkel)

> Der koronare Zugangsweg ist zur Flussmessung in der A. cerebri media zu ungenau.

7 Spezielle Sonographie

Abb. 7.10 **Subdurales Hygrom**, von Brückenvenen durchzogen. FKDS. 6 Monate alter Junge.
← Brückenvenen
⇐ Sinus sagittalis superior

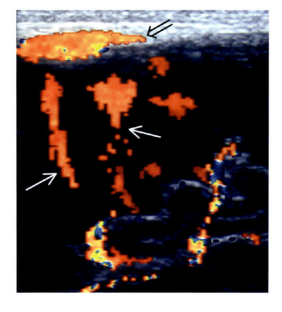

▶ Die Flussgeschwindigkeiten und Widerstandsindizes sind altersabhängig.

abgeleitet werden. Die Hirnarterien gesunder Kinder weisen in Systole und Diastole einen pulsatilen Vorwärtsfluss auf. Die Flussgeschwindigkeiten und berechenbaren Widerstandsindizes zeigen deutliche altersabhängige Veränderungen.

Pathologische Einflüsse auf die Flussparameter in den Hirnarterien können grob in *zerebrale* und *kardiovaskuläre* unterteilt werden. Dabei kommt es zu Auswirkungen in den systolischen und diastolischen Flussgeschwindigkeiten, auch in den Widerstandsindizes (RI, PI). Vorwiegend handelt es sich um Änderungen der enddiastolischen Flussgeschwindigkeiten.

Zerebrale Einflüsse:
- intrakranielle Raumforderung (Blutung, Hirntumor): $V_{ed}↓$, RI ↑,
- Druckhydrozephalus: $V_{ed}↓$, RI ↑,
- Hirnödem:
  - Grad 1 (leicht): normales Flussprofil,
  - Grad 2 (mittelschwer): $V_{ed}↑$, RI ↓,
  - Grad 3 (schwer): V_{ed} fehlt, RI = 1,
  - intravitaler Hirntod: negativer enddiastolischer Fluss, RI > 1, biphasischer Fluss mit geringer Amplitude.

Kardiovaskuläre Einflüsse:
- Obstruktion des linksventrikulären Ausflusstrakts: $V_{sys}↓$, RI ↓,
- „Leck" im großen Kreislauf (Ductus Botalli apertus, AV-Fistel): $V_{ed}↓$, RI ↑.

Normvarianten

Reifungsunterschiede. Abhängig vom Gestationsalter zeigen sich deutliche morphologische Reifungsunterschiede des Gehirns zwischen Früh- und reifen Neugeborenen (Abb. 2.2). Dies gilt insbesondere bei *Frühgeborenen* für:
- das Ausmaß der Gyrierung: unvollständige Gyrierung oder vollständiges Fehlen. Der Gyrus cinguli ist ab der 26. SSW als erster nachweisbar,
- die Weite der Ventrikel, insbesondere bleiben die Hinterhörner länger weit,
- die Weite der Subarachnoidalräume: weiter Interhemisphärenspalt, klaffende Fissura Sylvii (Abb. 7.11),
- die periventrikuläre Echogenitätsvermehrung des Marklagers, die es von einer beginnenden periventrikulären Leukomalazie und einer venösen Infarzierung abzugrenzen gilt.

Physiologische Flüssigkeitsräume der Mittellinie. Hierbei handelt es sich um das Cavum septi pellucidi und das Cavum Vergae (Abb. 7.12). Kommunizieren sie beide breit miteinander, wird dieser Hohlraum auch als Cavum veli interpositi bezeichnet. Etwa ab dem 6. Gestationsmonat bilden sie sich langsam zurück. Manchmal persistiert insbesondere das Cavum septi pellucidi über die Neugeborenenzeit hinaus. Es besteht keine Verbindung zum Ventrikelsystem oder zu den Zisternen.

Subependymales Keimlager (Syn.: germinale Matrix). Dieses liegt am Boden des Seitenventrikels. Am stärksten ist es in Höhe des Nucleus caudatus ausgebildet. Es entspricht einer metabolisch sehr aktiven Schicht unreifer Spongioblasten und Neuro-

Abb. 7.11 **Unreifes Gehirn im Koronarschnitt.** Frühgeborenes der 23. SSW. Weit klaffende Fissura Sylvii, leicht erweiterter Interhemisphärenspalt, Cavum septi pellucidi.

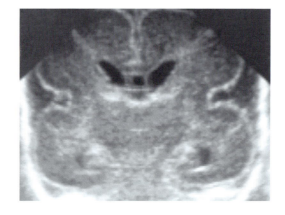

blasten, die von dort nach peripher wandern und den Kortex und die Basalganglien bilden. Um die 23. SSW ist das Keimlager am dicksten und von einem reichen Netzwerk unreifer, sehr dünnwandiger Blutgefäße durchzogen. Dieses ist sehr vulnerabel, bis es sich zu einem reifen Kapillarsystem entwickelt. Das periventrikuläre Keimlager bildet sich bis zur 32. SSW weitgehend zurück. So entstehen bei Frühgeborenen die meisten intrakraniellen Blutungen in dieser germinalen Matrix. Das Ausmaß der Blutungen und ihre Folgen (Hydrozephalus internus, venöse periventrikuläre Infarzierung) spielen bezüglich der Entwicklung und Prognose des Kindes eine wesentliche Rolle.

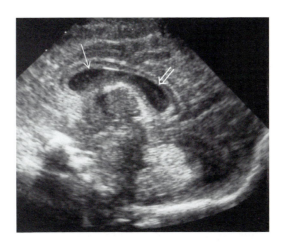

Abb. 7.12 **Cavum septi pellucidi** (↓) **et Vergae** (⇓). Mittlerer Sagittalschnitt. Frühgeborenes der 26. SSW.

Intrakranielle Blutungen und Infarkte

Frühgeborene

Frühgeborene neigen in Abhängigkeit von ihrer Unreife zu Blutungen in die germinale Matrix (s. o.). Das Ausmaß der Blutung und ihre Folgen werden in verschiedene Schweregrade eingeteilt. Entstehungsort ist meist die germinale Matrix. Sie stellt sich dabei als echoreiche Formation am Boden der Seitenventrikel dar.

Blutungsfolgen. Die Blutung kann dann in die Seitenventrikel einbrechen und diese dilatieren. Als Folge davon wird das Ependym der Ventrikelwände echoreich betont. Gleichzeitig kann eine raumfordernde Blutung auch die terminalen Venen komprimieren, sodass es zu einem stauungsbedingten, meist hämorrhagischen Infarkt der weißen Substanz in diesem Areal kommt. Weiterhin gibt es Einblutungen in den Plexus choroideus, die sonographisch oft erst im Verlauf durch Resorptionszeichen diagnostiziert werden können. Blutungen ändern innerhalb von 1–3 Wochen ihre Echogenität und imponieren später oft als Pseudozysten. Hämorrhagische Infarkte hinterlassen Parenchymdefekte (Nekrosehöhlen), die meist Anschluss an das Ventrikelsystem haben.

Einteilung. Einteilung der intrakraniellen Blutungen beim Frühgeborenen (modifiziert nach Volpe):
- *Grad I*: subependymale Blutung (SEH; Abb. 7.**13**),
- *Grad II*: subependymale Blutung oder Plexusblutung (CPH) mit intraventrikulärer Blutung (IVH) ohne Ventrikelerweiterung,
- *Grad III*: subependymale Blutung oder Plexusblutung mit intraventrikulärer Blutung und Ventrikelerweiterung (Abb. 7.**14**),
- *periventrikuläre Parenchymläsionen* (meist venöse hämorrhagische Infarkte), früher meist als Grad IV beschrieben (Abb. 7.**15**).

Hydrozephalus. Etwa $^2/_3$ der Frühgeborenen mit intraventrikulärer Einblutung entwickeln einen posthämorrhagischen Hydrozephalus, dessen Genese komplex ist (teils obstruktiv, teils nonresorptiv). Bei etwa der Hälfte der Frühgeborenen kann sich der Hydrozephalus zurückbilden – zumindest kommt es zu einem Gleichgewicht zwischen Liquorproduktion und Rückresorption. Der Rest entwickelt einen shuntpflichtigen Druckhydrozephalus.

7 Spezielle Sonographie

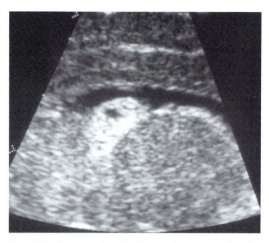

Abb. 7.13 **Subependymale Blutung (intrakranielle Blutung I°)**. Parasagittalschnitt, Ausschnitt. Frühgeborenes der 26. SSW.

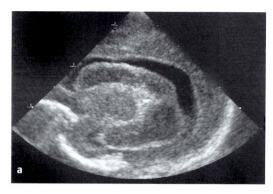

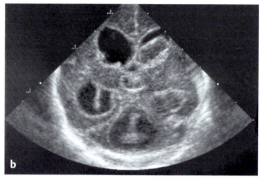

Abb. 7.14 a u. b **Intrakranielle Blutung III°**. Subependymale Blutung mit intraventrikulärer Blutung und Ventrikelerweiterung. Frühgeborenes der 26. SSW.
a Parasagittalschnitt.
b Mittlerer Koronarschnitt.

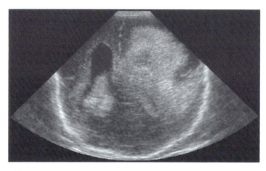

Abb. 7.15 **Intrakranielle Blutung III°**. Ausgedehnte Parenchymläsion durch periventrikulären hämorrhagischen Infarkt. Frühgeborenes der 26. SSW.

Reife Neugeborene

Intrakranielle Blutungen bei reifen Neugeborenen (Abb. 7.**16**) sind sehr selten. Sie sind meist nicht Folge einer perinatalen Asphyxie, sondern einer/eines:

- traumatischen Geburt (z.B. Falxeinriss),
- idiopathischen Thrombozytopenie der Mutter,
- Gerinnungsstörung,
- vaskulären Malformation,
- Hirntumors.

Stammganglieninfarkt/globales Hirnödem. Diese sind meist Folge einer schweren Asphyxie des reiferen Neugeborenen. Sie führen zu symmetrischen echoreichen Stammganglien, die sich zu Nekrosen mit bleibenden Defekten und Verkalkungen oder auch zu einer multizystischen Enzephalopathie entwickeln können (Abb. 7.**17**). Zur Diagnostik des Hirnödems kann die Doppler-Sonographie der intrakraniellen Gefäße hilfreich sein (S. 276; Abb. 7.**18**).

Traumatische Blutungen. Einige, meist traumatisch bedingte Blutungen haben topographische und sonomorphologische Besonderheiten:

- epidurale Blutung: bikonvex, extraaxial (Abb. 7.**19** und Abb. 3.**35**),
- subdurale Blutung: halbmondförmig, extraaxial,
- subarachnoidale Blutung: reicht spitzzipflig in die Sulci.

Zur Diagnostik dieser Blutungen sind transkranielle Schnitte unumgänglich, wobei die subarachnoidalen Blutungen sonographisch am schwersten zu erfassen sind. Ätiologisch muss in diesen Fällen – besonders in Zusammenhang mit Subduralergüssen (Hygromen) – immer auch an eine Kindesmisshandlung gedacht werden (S. 87 ff).

> Zur Diagnostik des Hirnödems kann die Doppler-Sonographie der intrakraniellen Gefäße hilfreich sein.

Gehirn

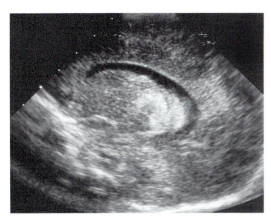

Abb. 7.16 **Thalamusblutung.** 7 Tage altes, reifes Neugeborenes.

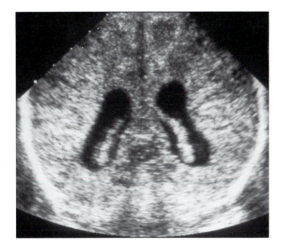

Abb. 7.17 **Diffuser hypoxischer Hirnschaden** nach intrauteriner Asphyxie. Reifes Neugeborenes der 41. SSW mit Mukoviszidose.

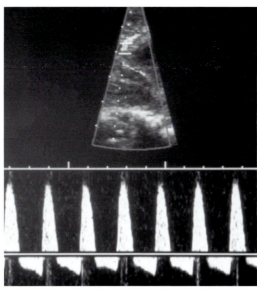

Abb. 7.18 **Pathologisches Flussmuster** in der A. cerebri anterior bei schwerstem Hirnödem. Negativer holodiastolischer Fluss. Reifes Neugeborenes, 3. Lebenstag.

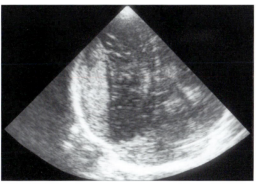

Abb. 7.19 **Epidurales Hämatom rechts parietal.** 4 Monate alter Säugling. Sturz von der Wickelkommode. Hinterer Koronarschnitt.

Periventrikuläre Leukomalazie

Nach protrahierter perinataler Asphyxie kommt es gelegentlich, besonders bei Frühgeborenen, zu einer arteriellen Minderperfusion mit Infarzierung der weißen Substanz. Hinsichtlich der Durchblutung betrifft es die Region der „letzten Wiese" zwischen zentripetalen und zentrifugalen Gefäßen. In der ersten Phase ist dieses geschädigte Areal echoreich und daher im Einzelfall schwer vom physiologischen Halo-Phänomen der Corona radiata zu differenzieren. Im Verlaufe von 2–4 Wochen bilden sich dann kleinfleckige pseudozystische Läsionen, die sich nach Monaten durch narbige Retraktion (Gliosebildung) zurückbilden und dann hauptsächlich in der MRT auch noch nach Jahren nachgewiesen werden können (S. 313). Als indirektes Zeichen der Marklagerschädigung kommt es zu einer meist milden, parietookzipital betonten Ventrikulomegalie und leicht erweiterten äußeren Liquorräumen, es entwickelt sich ein Mikrozephalus.

Entwicklungsstadien der Leukomalazie:
- Stadium I (1–2 Wochen): periventrikuläre Echogenitätsvermehrung (Abb. 7.**20a**).
- Stadium II (ab 2.–4. Woche): Pseudozystenbildung (Abb. 7.**20b**).
- Stadium III (nach Monaten): Gliosebildung mit Ventrikulomegalie.

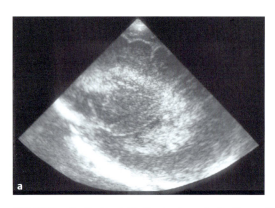 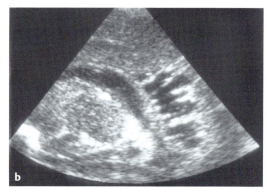

Abb. 7.20 a u. b **Periventrikuläre Leukomalazie.** Parasagittalschnitte.
a Stadium I. Periventrikuläre Echogenitätsvermehrung. Frühgeborenes, 10. Lebenstag.
b Stadium II. Periventrikuläre Zystenbildung und Ventrikulomegalie. 23. Lebenstag.

Germinolyse

Bei Frühgeborenen, aber auch reifen Neugeborenen findet man gelegentlich im Bereich der Seitenventrikelvorderhörner periventrikulär, um die Foramina Monroi, aber auch um die Temporalhörner meist kleine rundliche oder oväläre echofreie Strukturen (Pseudozysten), die de Vries als Germinolyse bezeichnet (Abb. 7.**21**). Sie kommen singulär, aber auch – durch zarte Septen getrennt – in kleinen Gruppen ein- oder beidseitig vor. Ursächlich werden intrauterine Mikroinfarzierungen des Keimlagers oder kleine Blutungen vermutet. Sie können eine spontane Regression erfahren und entziehen sich dann dem sonographischen Nachweis.

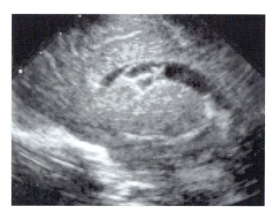

Abb. 7.21 **Germinolyse.** Pseudozystische Läsionen. 7 Tage alter Junge.

Infektiöse ZNS-Erkrankungen

Je nach zeitlichem Auftreten werden infektiöse ZNS-Erkrankungen folgendermaßen eingeteilt:
- pränatale Infektionen (Zytomegalie, Toxoplasmose, Röteln, Herpes simplex, HIV),
- neonatale Infektionen (B-Streptokokken, E. coli, Staphylokokken),
- Meningoenzephalitiden nach der Neugeborenenperiode (Staphylokokken, Meningokokken, Pneumokokken, Haemophilus influenzae).

Pränatale Infektionen. Sonomorphologische Befunde bei pränatalen Infektionen sind:
- Ventrikulomegalie,
- Verkalkungen:
  - streifenförmig im Bereich der Basalganglien (Zytomegalie; Abb. 7.**22**),
  - fleckförmig subependymal und im Stammganglienbereich (Toxoplasmose),
  - linear im Großhirnrindenband (Herpes simplex Typ II).
- multizystische Enzephalopathie besonders nach Herpes simplex Typ II und Toxoplasmose möglich (DD: Folge einer schweren intrauterinen Asphyxie, S. 278).

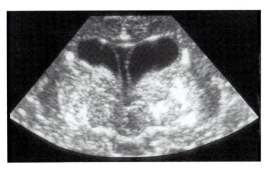

Abb. 7.22 **Pränatale Zytomegalieinfektion.** Frühgeborenes, 9. Lebenstag. Vorderer Koronarschnitt: Ventrikelerweiterung, streifenförmige Verkalkungen im Bereich der Basalganglien und periventrikulär.

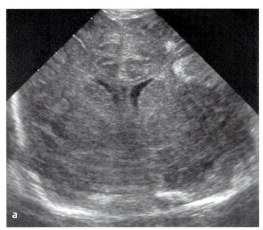

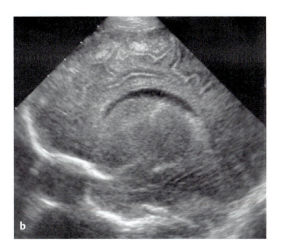

Abb. 7.23 a u. b
Pneumokokkenmeningoenzephalitis. 2 Wochen alter Junge. Verbreiterte echogene Sulci und Interhemisphärenspalt, links parietal beginnende Abszedierung.
a Koronar.
b Sagittal.

Neonatale Infektionen. Sonographische Befunde bei bakteriellen Meningitiden in der Neonatalzeit und im Säuglingsalter sind:
- echogener Wandreflex des Ventrikelependyms,
- betonte, verbreiterte Sulci („tiger face"; Abb. 7.**23**),
- echogene Subarachnoidalräume,
- sedimentierende Binnenreflexe im Ventrikellumen,
- echogene Septierung im Ventrikellumen,
- Erweiterung des Ventrikellumens durch Verklebungen, evtl. Entwicklung eines „isolierten IV. Ventrikels" (auch nach intraventrikulärer Blutung möglich).
- positiver Liquor-Jet zwischen III. Ventrikel und Aquädukt in der Farbduplexsonographie.

Meningoenzephalitiden zeigen im akuten Stadium eine fokale oder diffuse Echogenitätsvermehrung des Hirnparenchyms als Ausdruck eines fokalen oder diffusen Hirnödems.

Komplikationen. Komplikationen nach bakteriellen Meningoenzephalitiden sind:
- postmeningitischer Hydrozephalus,
- Subduralerguss,
- Hirnabszess (Abb. 7.**23**),
- porenzephale Defekte.

Zerebrale Fehlbildungen

Ursächlich liegen 3 Möglichkeiten zugrunde:
- fehlerhafte Zytogenese,
- fehlerhafte Histogenese,
- fehlerhafte Organogenese.

Zytogenesestörungen. Störungen der Zytogenese lassen sich sonographisch am schwersten nachweisen. Eine vermehrte oder verminderte Zellproliferation bzw. die Bildung atypischer Zellverbände sowie einer abnormen neuronalen Migration führen zu einer fokalen oder generalisierten fehlerhaften Entwicklung der Hemisphären und des Kortex (z.B. kortikale Dysplasie, Lissenzephalie, Schizenzephalie, Hemimegalenzephalie). Diese Störungen sind häufig syndromassoziiert.

Histogenesestörungen. Bei Störungen der Histogenese kann es zu folgenden Fehlbildungen kommen: AV-Malformation der V. magna cerebri (Galeni; Abb. 7.**24**). Gute dopplersonographische Darstellungsmöglichkeit der erheblich vergrößerten V. magna cerebri mit den meist zahlreichen arteriellen Feeder, Shunt-Fluss in der Spektralkurve. Bei chronischem arteriovenösen Shunt kommt es zu ei-

Abb. 7.24 **AV-Malformation der V. magna cerebri (Galeni).** 14 Tage altes Mädchen.

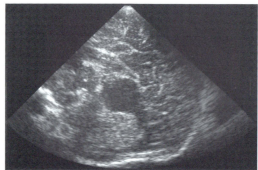

Abb. 7.25 **Arnold-Chiari-II-Malformation.** 4 Wochen alter Säugling. Im mittleren Sagittalschnitt prominente Massa interthalamica (←), keine abgrenzbare Cisterna magna (↓).

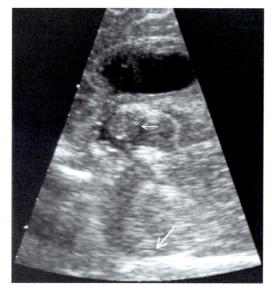

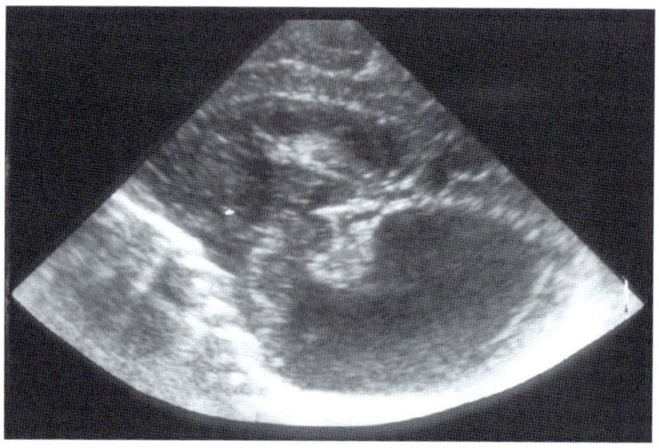

Abb. 7.27 **Dandy-Walker-Syndrom.** 3 Wochen altes, reifes Neugeborenes. Mittlerer Sagittalschnitt. Zystische Erweiterung des IV. Ventrikels bei Kleinhirnhypoplasie. Hochstehendes Tentorium.

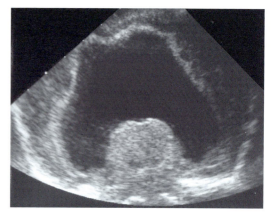

Abb. 7.26 **Balkenagenesie.** Medialer Sagittalschnitt. Radiär auf den III. Ventrikel zulaufende Sulci. 2 Tage altes Mädchen.

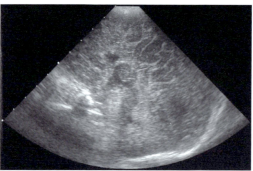

Abb. 7.28 **Alobäre Holoprosenzephalie.** Im Koronarschnitt „single ventricle" und Fusion der Thalamuskerne. 7 Tage alter Junge.

ner Erweiterung der inneren und äußeren Liquorräume. Das Sturge-Weber-Krabbe-Syndrom und die tuberöse Hirnsklerose sind diagnostisch eine Domäne der MRT.

Organogenesestörungen. Die meisten Fehlbildungen sind Folge einer fehlerhaften Organogenese. Da sich sehr viele Strukturen (Kortex, Corpus callosum, Zerebellum, Basalganglien) zur selben Zeit entwickeln, führen Ereignisse, die Fehlbildungen induzieren, auch oft zu Anomalien, die mehrere Strukturen betreffen.

Eine systematische Klassifikation ist schwierig, folgende Einteilung erscheint praktikabel:
- Neuralrohrdefekte,
- Mittellinienstörungen,
- fehlerhafte Entwicklung des Kortex (s.o.).

Ein *fehlerhafter Schluss des Neuralrohrs* führt zu einer Enzephalozele, die typischerweise immer in der Mittellinie gelegen ist. Diese kann im Rahmen von Syndromen (z.B. Joubert-Syndrom, Walker-Warburg-Syndrom) und Skelettdysplasien (z.B. Achondrogenesis I, dyssegmentale Dysplasie) bestehen. Mit einer spinalen Dysrhaphie sind häufig eine Arnold-Chiari-II-Malformation mit Hydrozephalus internus und die Balkenhypo- bzw. -aplasie assoziiert (Abb. 7.**25**, 7.**26**).

Störungen der Mittellinienstrukturen betreffen:
- den Vermis cerebelli (z. B. Aplasie bei Dandy-Walker-Malformation (Abb. 7.**27**), Joubert-Syndrom),
- den Balken (Aplasie bei Aicardi-Syndrom, Apert-Syndrom, „median cleft syndrome"),
- das Septum pellucidum (Aplasie bei septooptischer Dysplasie, lobärer Holoprosenzephalie),
- die Stammganglien (Fusion bei Holoprosenzephalie; Abb. 7.**28**).

Bei sonographischem Nachweis einer Hirnfehlbildung sollte eine MRT angeschlossen werden, da nur damit das ganze Ausmaß einer Malformation erfasst werden kann, die wiederum genetische und prognostische Aspekte aufweist (S. 318 ff).

> Bei sonographischem Nachweis einer Hirnfehlbildung sollte eine MRT angeschlossen werden.

Intrakranielle Tumoren

Die Mehrzahl der Hirntumoren tritt erst nach dem 2. Lebensjahr und damit nach Fontanellenschluss auf (S. 327 ff). Die Zeitspanne, in der sie auch sonographisch erfasst werden können, ist somit kurz. Einen Teil der Tumoren kann man mit niederfrequenten Schallköpfen auch transkraniell erfassen, zumindest den sie oft begleitenden *Hydrocephalus occlusus*, über den sie häufig durch einen Makrozephalus und/oder Hirndruck klinisch manifest werden.

Die häufigsten Tumoren in der Neonatal- und Säuglingszeit sind:
- Plexuspapillom (Abb. 7.**29**),
- Ependymom,
- PNET (Abb. 7.**30**),
- Medulloblastom,
- Kraniopharyngeom,
- Astrozytom.

Beim Plexuspapillom führt die vermehrte Liquorproduktion zu einem *Hydrocephalus hypersecretorius* (Abb. 7.**29**). Die Plexuspapillome sind aufgrund ihrer Lage und hohen Echogenität sonographisch nahezu artdiagnostisch fassbar.

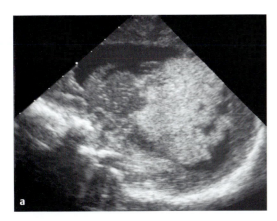

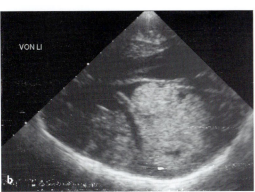

Abb. 7.29 a u. b   Plexuspapillom. 8 Tage alter Junge.
a Parasagittalschnitt. Blumenkohlartige, homogene Raumforderung des Plexus choroideus.
b Transkranielle axiale Schnittebene.

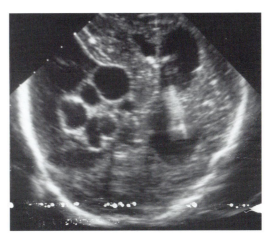

Abb. 7.30   PNET in der rechten Hirnhemisphäre mit Shift nach links. 3 Monate alter Junge.

Spinalkanal

Die Sonographie des Spinalkanals von dorsal ist bei Neugeborenen und im frühen Säuglingsalter möglich, da die Wirbelbögen noch zu einem Großteil hyalinknorpelig präformiert sind. Altersunabhängig hat man fokal ein gutes Schallfenster bei spinalen Dysrhaphien sowie intra- oder postoperativ nach Laminektomie.

Untersuchungstechnik

Die Untersuchung erfolgt vorzugsweise mit 7,5–10 MHz Linearschallsonden in einer axialen und longitudinalen Schnittführung. Bei Lagerung in Bauchlage ermöglicht das Unterlegen eines Kissens eine Kyphosierung der Wirbelsäule, bei Seitenlage wird dies durch Beugung des Kopfs und Anziehen der Beine erreicht. Dadurch gelingt ein guter Zugang auch zum kraniozervikalen Übergang und Brustmark, sodass der Spinalkanal in den ersten Lebensmonaten mit guter Auflösung in seinem gesamten Verlauf dargestellt werden kann (Abb. 7.31–7.33). Beim Kleinkind ist nur noch ein segmentaler Einblick möglich, wobei auch hier die verstärkte Kyphosierung nützlich ist. Bei fortgeschrittener Ossifikation der Processus spinosi sind nur noch paravertebrale Sagittalschnitte, ca. 10–15° nach medial gekippt, möglich.

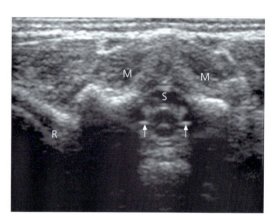

Abb. 7.32 **Normales Rückenmark.** Neugeborenes, 3. Lebenstag. Querschnitt thorakal.
↑ Lig. denticulatum
M Muskulatur
R Rippe
S Subarachnoidalraum

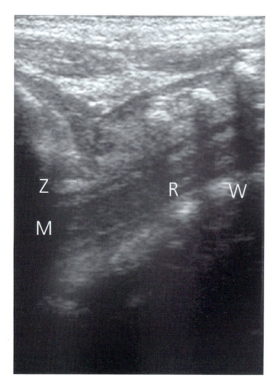

Abb. 7.31 **Normaler kraniozervikaler Übergang.** Neugeborenes, 3. Lebenstag. Sagittalschnitt.
M Medulla oblongata
R Halsmark
W Halswirbelkörper
Z Cisterna cerebellomedullaris

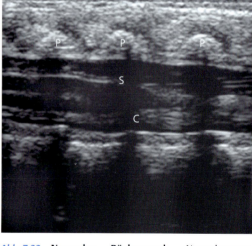

Abb. 7.33 **Normales Rückenmark.** Neugeborenes, 3. Lebenstag. Sagittalschnitt lumbal.
C Conus medullaris
P Processus spinosus
S Subarachnoidalraum

Indikationen

- Spinale Dysraphien sind meist mit einer abnormen dorsalen Fixation und einem damit verbundenen Tiefstand des Rückenmarks assoziiert (Abb. 7.**34**),
- kaudales Regressionssyndrom (Neugeborene insulinpflichtiger Mütter haben ein erhöhtes Risiko),
- kongenitale spinale Tumoren,
- Hautanomalien im Wirbelsäulenbereich (ein mittelliniges, nicht nässendes Analgrübchen ohne weitere Hautauffälligkeiten bedarf keiner sonographischen Abklärung),
- neurogene Störungen der Extremitäten (motorisch und/oder sensorisch),
- Verdacht auf Arnold-Chiari-II-Malformation,
- Verdacht auf Rückenmark- und/oder Hirnstammtrauma beim Neugeborenen.

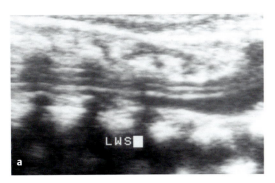 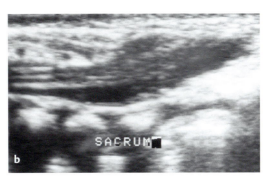

Abb. 7.34 a u. b **Lumbosakrale Meningomyelozele mit Rückenmarktiefstand.** 3 Monate alter Junge.
a Sagittalschnitt lumbal.
b Sagittalschnitt sakral.

Sonographischer Normalbefund

Das Rückenmark ist gleichmäßig echoarm mit echoreicher Begrenzung zum echofreien Subarachnoidalraum. Das zentral gelegene helle Echo entspricht bei nicht erweitertem Zentralkanal der Grenzfläche zwischen Commissura anterior und Fissura mediana und nicht dem Zentralkanal (Abb. 7.**32**, 7.**33**).

Im Querschnitt erkennt man zu beiden Seiten des Myelons das echogene Lig. denticulatum und die echodichten Nervenwurzeln (Abb. 7.**32**). In Höhe des Conus medullaris ordnen sie sich bilateral symmetrisch.

Im zervikothorakalen und thorakolumbalen Bereich vergrößert sich der Durchmesser des Rückenmarks geringgradig (Intumescentia cervicalis und lumbalis). Das Myelon verschmälert sich dann im Conus medullaris und läuft im echoarmen Filum terminale spitzzipflig aus. Die Konuspitze liegt ab der 40. SSW in Höhe des 1. und 2. LWK. Ihre Position kann im Sagittalschnitt sonographisch bestimmt werden durch Identifizierung des Angulus lumbosacralis und Abzählen der LWK nach kranial.

Weiter kaudal sind die echoreichen Nervenwurzeln der Cauda equina in Bündeln angeordnet. Sie bewegen sich undulierend und pulsatil. Diese Schwingungen sind gut unter Real-Time-Bedingungen nachweisbar und im Time-Motion-Verfahren objektivierbar. Beim Tethering sind diese Schwingungen deutlich eingeschränkt bzw. fehlen (Abb. 7.**34**).

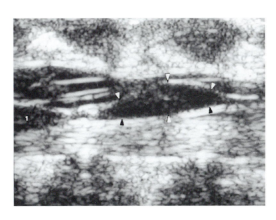

Abb. 7.35 **Ventriculus terminalis** (▷). 7 Wochen alter Säugling.

Besonders bei Frühgeborenen findet man eine leichte Aufweitung des Zentralkanals im Bereich des Conus medullaris, den Ventriculus terminalis. Dieser Befund ist entwicklungsphysiologisch bedingt und weist normalerweise eine spontane Regression auf (Abb. 7.35).

Wirbelbögen und tiefe Rückenmuskulatur werden in axialen Schnittebenen beurteilt.

Die spinale Sonographie im jungen Säuglingsalter stellt die Basis für die weiterführende Bildgebung mit der MRT dar.

Ausgewählte pathologische Befunde

Spina bifida. Durch das Fehlen der knöchernen und/oder knorpelig präformierten Strukturen der Wirbelbögen und Dornfortsätze kann eine Spina bifida sonographisch dargestellt werden. Dies erleichtert auch den Einblick in den Spinalkanal und die damit in unterschiedlichstem Ausmaß vorliegenden myelodysplastischen Veränderungen (Abb. 7.34). Der Spinalkanal ist dabei deutlich aufgeweitet, in der Regel in allen 3 Dimensionen. Man vermisst die parallel angeordneten Kaudafasern und das spitz auslaufende Filum terminale. Stattdessen stellt sich meist ein zu tiefsitzendes und kolbig verdicktes Filum dar, Kaudafasern sind häufig nicht mehr zu identifizieren oder sie verlaufen schräg oder gar senkrecht zum Spinalkanal.

Hydromyelie/Syringomyelie. Eine Hydromyelie oder Syringo(hydro)myelie kann primär oder öfter sekundär auftreten. Am häufigsten findet man sie im Rahmen einer Arnold-Chiari-II- oder -I-Malformation oder auch – bei Kindern extrem selten – posttraumatisch. Dabei zeigt sich eine echofreie Aufweitung des Zentralkanals, das proximale und distale Ende läuft häufig spitz aus. Es kommen jedoch auch ovaläre und multilokulär septierte Formen vor.

Diastematomyelie. Bei einer Diastematomyelie liegt eine partielle Doppelanlage oder Spaltung des Rückenmarks vor, die über mehrere Segmente verlaufen kann (Abb. 7.36). Der vom Wirbelkörper ausgehende knorpelige, später knöcherne Sporn ist sonographisch meist nicht darstellbar.

Dermoid/Epidermoid. Intraspinale Dermoide und Epidermoide sind öfter mit einem Dermalsinus assoziiert.

Intraspinales Lipom. Hinweise auf ein intraspinales Lipom (Abb. 7.37) können zum einen eine Verdickung des subkutanen Gewebes über der LWS mit echoreichen Strukturen sein, zum anderen ein „tethered cord", da die Nervenfasern an einem intraspinalen Lipom fixiert sein können.

Tumoren. Auch im frühen Kindesalter können maligne Tumoren (z. B. Neuroblastom) über die Neuroforamina in den Spinalkanal einwachsen (Abb. 7.38). Generell kann die Sonographie jedoch in der Diagnostik angeborener Tumoren nur Teilaspekte liefern. Die MRT ist die Methode der Wahl und sollte bei dem geringsten Verdacht eingesetzt werden.

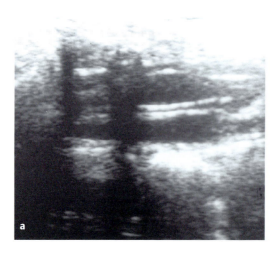
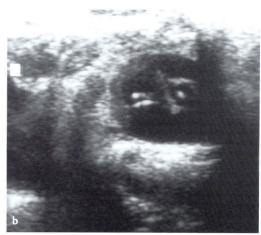

Abb. 7.36 a u. b **Okkulte spinale Dysrhaphie.** 18 Monate alter Junge. Diastematomyelie.
a Sagittalschnitt.
b Axialschnitt thorakolumbal.

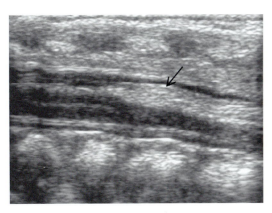

Abb. 7.37 **Intraspinales Lipom** (↓). 4 Tage altes Neugeborenes. Lumbaler Spinalkanal. Spina bifida occulta.

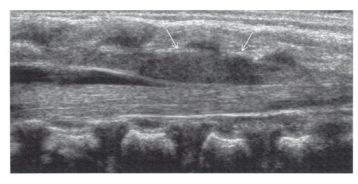

Abb. 7.38 **Intraspinaler extraduraler Tumoranteil** (↓) **eines Neuroblastoms** links paravertebral, untere LWS. 3 Wochen altes Mädchen.

Orbita

Untersuchungstechnik

Hochfrequente kleine Linear- oder Vektorsonden (7–12 MHz) eignen sich am besten zur Darstellung des Bulbus und des Retrobulbärraums. Mit der farbkodierten Duplexsonographie lassen sich im „Low-flow"-Modus die kleinen retrobulbären Gefäße, z. B. die A. centralis retinae, darstellen. Der Schallkopf wird auf das geschlossene Oberlid in Sagittal- und Transversalebenen aufgelegt.

Indikationen

Angeborene Fehlbildungen des Auges und zerebrale Mittellinienstörungen,
- weißes Auge,
- Retinopathia praematurorum,
- Hirndruck (Stauungspapille),
- periorbitale Hämangiome/Tumoren,
- periorbitale Entzündungen,
- unklare fundoskopische Befunde.

Immer wenn eine ophthalmoskopische Untersuchung nicht durchgeführt werden kann oder einen unklaren Befund ergibt, sollte eine Sonographie des Auges erfolgen.

Bei Raumforderungen und Entzündungen der Orbita ist die MRT die weiterführende diagnostische Methode, um das Ausmaß der Läsion zu definieren und die Verdachtsdiagnose zu bestätigen.

> Wenn eine ophthalmoskopische Untersuchung nicht möglich ist oder unklare Befunde liefert, sollte eine Sonographie durchgeführt werden.

Normalbefunde

Aufgrund des hohen Wassergehalts ist der Augapfel ein ausgezeichnetes Schallfenster. Dargestellt werden der echofreie Bulbus mit den zarten echogenen Begrenzungen der Linse, der konkav begrenzte, glatte Augenhintergrund sowie das echogene retrobulbäre Fettgewebe mit dem echoarmen N. opticus und den echoarmen Augenmuskeln (Abb. 7.39). Eine seltene Normvariante ist die stark echogen imponierende Drusenpapille (Abb. 7.40), die in der Ophthalmoskopie oft als Stauungspapille fehlinterpretiert wird.

7 Spezielle Sonographie

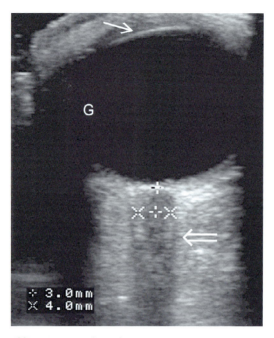

Abb. 7.39 Normales Orbitasonogramm.
→ Linse
⇒ N. opticus
G Glaskörper

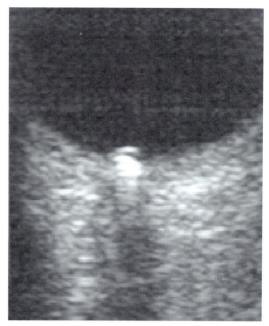

Abb. 7.40 Drusenpapille. 11-jähriger Junge. Stark echogene, fleckige Formation im Bereich der Papille. Dorsal davon der echoarme Sehnervenreflex.

Ausgewählte pathologische Befunde

Retinopathia praematurorum. Bei schwerer Retinopathia praematurorum lässt sich die Netzhautablösung sehr gut dokumentieren (Abb. 7.41).

Blutung. Blutungen verschiedenster Ursache in den Glaskörper oder subretinal lassen sich insbesondere dann gut erfassen, wenn sie bereits zu einer partiellen Netzhautablösung geführt haben (Abb. 7.42).

Retrobulbäre Raumforderung. Hinter einem akuten oder chronischen Exophthalmus können sich retrobulbäre Prozesse verbergen, wie etwa Tumoren (Abb. 7.43) oder auch Entzündungen, die sich permeativ in den Retrobulbärraum erstrecken, wie eine abszedierende Sinusitis ethmoidalis.

Retinoblastom. Hinter dem „weißen" Auge eines Neugeborenen oder jungen Säuglings steckt als Ursache bis zum Beweis des Gegenteils ein ein- oder beidseitiges Retinoblastom, das als echogene Formation in den Glaskörper einwächst (Abb. 7.44). Der Schall eignet sich nicht nur zur Diagnostik dieses angeborenen Tumors, sondern auch zur Verlaufskontrolle unter Therapie.

Optikusgliom. Im Rahmen einer Neurofibromatose Typ I auftretende Optikusgliome sind sonographisch darstellbar, sofern sie sich im intraokulären Bereich manifestieren (Abb. 7.45).

Tränendrüsen. Ein Sekretstau der Tränendrüsen mit oder ohne begleitende Entzündung stellt sich im Sonogramm entsprechend als echofreie oder inhomogen echoreiche zystische Formation dar (Abb. 7.46).

N. opticus. Der Augapfel bietet auch ein gutes Schallfenster zur Abbildung eines kurzen Segments des N. opticus. Im Falle von akutem Hirndruck wird Liquor zwischen den N. opticus und seine Nervenscheide gepresst, was zu einer messbaren Verbreiterung des Durchmessers der Optikusnervenscheide (ONSD) führt. Ein ONSD unter 4 mm gilt als normal, ein Wert über 4,5 mm ist pathologisch. Voraussetzung für zuverlässige Messergebnisse sind jedoch neben hoch auflösenden Schallsonden ein kooperativer Patient, der das Auge möglichst wenig bewegt, und ein besonders erfahrener Untersucher. Besteht fundoskopisch der Verdacht auf eine *Stauungspapille*, ist es ratsam, vor der MRT eine Augen-Sonographie durchzuführen, um eine Drusenpapille als Normvariante auszuschließen.

> Bei fundoskopischem Verdacht auf eine Stauungspapille sollte eine Sonographie durchgeführt werden.

Orbita

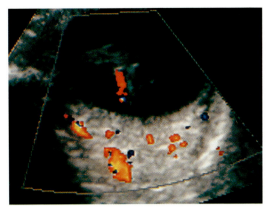

Abb. 7.41 **Netzhautablösung bei Retinopathia praematurorum IV°.** 10 Wochen altes Frühgeborenes. In den Glaskörper hineingezogene A. centralis retinae.

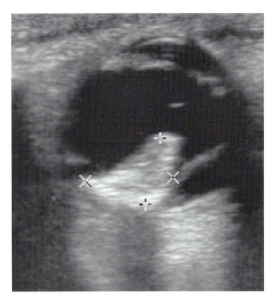

Abb. 7.44 **Retinoblastom.** 4 Monate alter Junge. Echoreiche Formation, die in den Glaskörper hineinwächst.

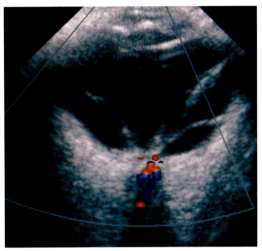

Abb. 7.42 **Subretinale Blutungen bei aplastischer Anämie.** 14-jähriges Mädchen.

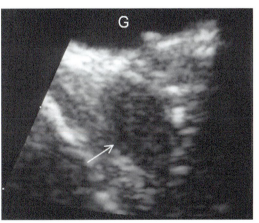

Abb. 7.45 **Intraokuläres Optikusgliom** (→) **bei Neurofibromatose.** 2-jähriges Mädchen.
G   Glaskörper

Abb. 7.43 **Akuter Exophthalmus bei retrobulbärem Lymphangiom mit Einblutung.** 3-jähriges Mädchen.

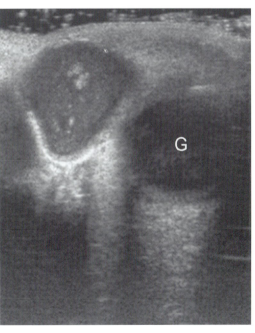

Abb. 7.46 **Infizierte Dakryozele.** 8 Tage altes Neugeborenes.
G   Glaskörper

Schilddrüsensonographie

Normalbefunde

Die Schilddrüse ändert von der Kindheit bis zur Pubertät mit langsamem Größenwachstum auch ihre Echogenität. Sie ist beim Neugeborenen und jungen Säugling etwas echoärmer als im späteren Lebensalter, in dem sie sich deutlich echogener als die umgebende Muskulatur darstellt. Die Struktur ist homogen, feinkörnig. Die Normwerte von Liesenkötter stammen aus gut mit Iod versorgten Regionen.

Ausgewählte pathologische Befunde

Bei Neugeborenen mit pathologischen Werten im TSH-Screening kann die Sonographie zur Differenzialdiagnostik beitragen: Athyreose, Hypo-/Dysplasie, Zungengrundstruma, Hormonsynthesestörung (normal große oder gar leicht vergrößerte Schilddrüse), neonatale Struma.

Iodmangelstruma. Zu den häufigeren Pathologien – wenngleich in den letzten Jahren deutlich rückläufig – gehört immer noch die juvenile Iodmangelstruma, die ein symmetrisch oder allenfalls leicht asymmetrisch vergrößertes Organ bei homogener Binnentextur zeigt. Vereinzelt findet man kleinste, echoarme bis echofreie Areale mit dorsaler Schallverstärkung, die Kolloidzysten entsprechen.

Immunthyreopathie. Eine inhomogene Schalltextur mit echoärmeren Anteilen diffus über beide Schilddrüsenlappen verteilt bei zunächst vergrößertem Organvolumen und einer höckerigen Oberfläche spricht für eine Immunthyreopathie (Hashimoto-Thyreoiditis; Abb. 7.**47**). In der Duplexsonographie stellt sich dabei eine deutlich verstärkte Gefäßbelegung des Organs dar.

Basedow-Struma. Wesentlich homogener echoarm und hyperperfundiert ist die Basedow-Struma, die bei Kindern und Jugendlichen etwas seltener vorkommt.

Adenome. Adenome (im pathologisch strengen Sinne und knotige Veränderungen des Schilddrüsengewebes) können echoreicher oder echoärmer als das übrige Schilddrüsengewebe sein (Abb. 7.**48**). Es gibt homogene oder gekammerte inhomogene Läsionen. Autonome Adenome weisen darüber hinaus eine vermehrte Farbkodierung auf (Abb. 7.**49**).

Schilddrüsenkarzinome. Selten trifft man im Kindes- und Jugendalter auf Schilddrüsenkarzinome (papil-

> Beim Schilddrüsenkarzinom muss die Umgebung nach vergrößerten bzw. veränderten Lymphknoten abgesucht werden.

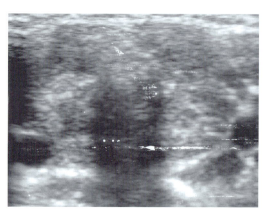

Abb. 7.47 **Hashimoto-Thyreoiditis.** 13-jähriges Mädchen. Inhomogene, fleckige Binnenstruktur, höckerige Oberfläche des Organs.

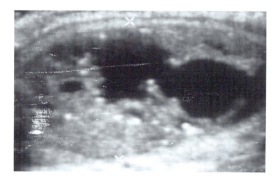

Abb. 7.48 **Komplexes Schilddrüsenadenom.** Histologisch bestätigt. 13-jähriges Mädchen. Irregulär begrenzte, echofreie Formation (Zysten), punktförmige starke Echos.

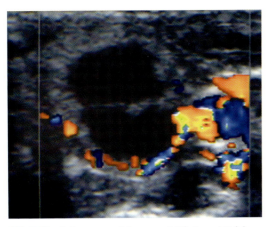

Abb. 7.49 **Autonomes Adenom.** 9-jähriges Mädchen. Randständig vermehrte Gefäße in der FKDS.

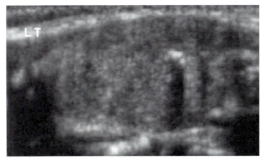

Abb. 7.50 **Papilläres Schilddrüsenkarzinom** mit kleinsten Verkalkungen. 8-jähriger Junge.

lär, follikulär, extrem selten medullär). Die betroffenen Schilddrüsenareale sind inhomogen in der Textur und Echogenität. Nicht selten findet man kleine verkalkte Zonen (Abb. 7.50). Die Umgebung ist nach vergrößerten, evtl. strukturveränderten Lymphknoten abzusuchen.

> Unklare fokale Läsionen der Schilddrüse sollte man im Kindes- und Adoleszentenalter großzügig operativ histologisch abklären.

Hüftgelenke

Die Hüftgelenkdiagnostik beginnt beim Neugeborenen mit dem Anspruch, *Hüftreifungsstörungen* möglichst frühzeitig zu diagnostizieren und bei Bedarf zu therapieren. Im Kindes- und Jugendalter ist die häufigste Fragestellung die nach einem Erguss.

Dysplasiediagnostik

Das Hüftgelenk des Neugeborenen und jungen Säuglings ist im Wesentlichen knorpelig präformiert. So ist die Aussagefähigkeit der Röntgenuntersuchung des Beckens beim jungen Säugling in Bezug auf das Hüftgelenk in den ersten Lebensmonaten gering und zudem mit Verkippungsfehlern behaftet. Für die frühzeitige Diagnose einer Hüftgelenkluxation und/oder einer Hüftreifungsstörung ist daher die Sonographie die Methode der Wahl, da sie aufgrund der unterschiedlichen Schalleigenschaften der verschiedenen Hüftgelenkanteile eine genaue Differenzierung der Hüftreife erlaubt.

Risikofaktoren. Risikofaktoren für Hüftdysplasie/-luxation sind:
- familiäre Belastung, insbesondere durch die Mutter,
- intrauterine Lageanomalien wie Beckenend- oder Steißlage,
- Fußfehlbildungen,
- Oligo-/Anhydramnion.

Klinik. Klinische Symptome sind:
- Beinlängendifferenz,
- reduzierte Spontanbewegung,
- Abspreizhemmung,
- positives Ortolani-Zeichen,
- Faltenasymmetrie.

Diese klinischen Zeichen können wegweisend sein, sind jedoch meist nur bei schweren Dysplasien positiv. Bei klinischem Verdacht und/oder bei Vorliegen von Risikofaktoren werden die Neugeborenen daher bereits in den ersten Lebenstagen sonographiert, während sonst die Sonographie der Hüften fester Bestandteil der Vorsorgeuntersuchung in der 4.–6. Lebenswoche geworden ist (Hüftscreening bei U3).

7 Spezielle Sonographie

Untersuchungstechnik

Das Hüftgelenk wird in stabiler Seitenlage des Kindes bei leicht abgewinkelter Hüfte und Kniebeugung sowie in geringer Innenrotation untersucht. Für diese Lage des Kindes kann eine Halterungsvorrichtung nützlich sein. Mit einem mindestens 5-MHz-, bei Neugeborenen besser 7,5-MHz-Linearschallkopf wird das Hüftgelenk in einem Längsschnitt eingestellt, wobei der Trochanter major etwa in Höhe der Schallkopfmitte liegt. In einem systematischen Abtastvorgang wird das Azetabulum von dorsal nach ventral durchgescannt bis zum Erreichen der Standardebene, wobei die Feineinstellung durch geringe Rotation des Schallkopfs um die zentrale Azetabulumachse erfolgt. Die Standardebene ist von Graf folgendermaßen definiert:
- klare Darstellung des Unterrandes des Os ilium,
- geradliniger Verlauf des Vorderrandes des Os ilium,
- gute Darstellung des knöchernen Erkers,
- eindeutige Abgrenzung des Labrum acetabulare (Abb. 7.**51**, 7.**52**).

Mit einer *dynamischen* Untersuchung wird bei dysplastischen Hüften durch Druck und Zug des Oberschenkels die Stabilität des Hüftkopfs in der Pfanne überprüft.

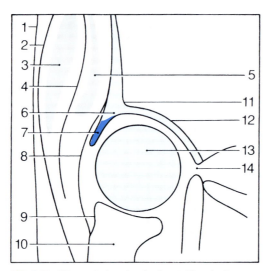

Abb. 7.51 **Längsschnitt durch das Hüftgelenk eines Säuglings** (Schema).
1   Kutis
2   Subkutis mit Tractus iliotibialis
3   M. gluteus medius
4   Septum intermusculare
5   M. gluteus minimus
6   knorpeliger Erker
7   Labrum acetabulare
8   Gelenkkapsel
9   Knorpel-Knochen-Grenze am Femurhals
10 Femurhals
11 knöcherner Erker
12 Pfannendach
13 knorpeliger Femurkopf
14 Y-Fuge

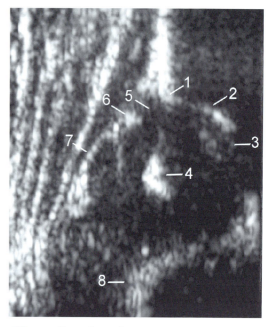

Abb. 7.52 **Normales Hüftsonogramm, Typ I nach Graf.**
3 ½ Monate alter Junge.
1   knöcherner Erker
2   Pfannendach
3   Y-Fuge
4   Femurkopf mit zentraler Verknöcherung
5   knorpeliger Erker
6   Labrum acetabulare
7   Gelenkkapsel
8   Femurhals

Sonographische Hüftgelenkbefunde nach Graf

Hüftsonogramme werden nach den Kriterien von Graf qualitativ und quantitativ ausgewertet. Diese Vereinheitlichung der Nomenklatur hat den Vorteil der besseren Vergleichbarkeit der Befunde zwischen den Untersuchern, aber auch im Verlauf.

- *Qualitativ:* Entscheidend ist der optische Gesamteindruck. Formgebung der knöchernen Pfanne, Lage des Hüftkopfs, Form des knöchernen und knorpeligen Erkers, Echotextur des knorpeligen Erkers, Lage des Labrum acetabulare.
- *Quantitativ:* Hüftgelenke in der Standardebene werden durch die mit Hilfslinien bestimmten Winkel α und β ausgewertet. Die Winkelmessung ist zur Feindifferenzierung der Hüftreife bzw. -dysplasie erforderlich.

Hilfslinien. Definition der Hilfslinien (Abb. 7.**53**, 7.**54**):

- *Grundlinie:* Drehpunkt ist die Stelle, an der die echoreiche Rektussehne am Os ilium ansetzt. Von hier wird eine Tangente an das Os ilium nach kaudal angelegt.
- *Pfannendachlinie:* Drehpunkt ist der Unterrand des Os ilium. Von hier wird eine Tangente an den Unterrand des knöchernen Pfannendachs gelegt.
- *Ausstellungslinie (Knorpeldachlinie):* Ausgangspunkt ist der knöcherne Erker (beim runden Erker: Umschlagspunkt Konkavität/Konvexität des Pfannendaches), sie zieht durch die Mitte des Labrum acetabulare.

Winkel. Der Winkel α, gebildet aus Grund- und Pfannendachlinie, repräsentiert die knöchernen Strukturen. Der Winkel β, gebildet aus Pfannendach- und Ausstellungslinie, ist ein Maß für die knorpelige Überdachung.

Klassifikation des Hüfttyps. Die primäre Klassifikation des Hüfttyps erfolgt nach den knöchernen Strukturen und damit dem Winkel α. Aufgrund qualitativer und quantitativer Kriterien unterscheidet man verschiedene Grade der Hüftreife und Hüftreifungsstörungen, die jeweils nur Kontrollen oder therapeutische Maßnahmen zur Folge haben. (Tab. 7.**1** und Abb. 7.**55**–7.**57**).

Lässt sich ein Hüftgelenk nicht in typischer Weise darstellen, muss man immer an eine Systemerkrankung, z. B. eine generalisierte Skelettdysplasie, Knochenerkrankung oder eine chromosomale Aberration denken. In diesen Fällen sind eine Röntgenübersichtsaufnahme des Beckens und evtl. zusätzliche Skelettaufnahmen unerlässlich, um die Diagnose zu klären.

> Ist das Hüftgelenk sonographisch nicht typisch darzustellen, muss die Diagnose durch eine Röntgenaufnahme geklärt werden.

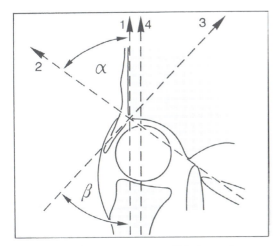

Abb. 7.53 **Hüftsonogramm mit Hilfslinien und α-/β-Winkel** (Schema).
1 Grundlinie
2 Pfannendachlinie
3 Ausstellungslinie
4 Vektorlinie (durch die Mitte des Hüftkopfs parallel zur Grundlinie) zur Feststellung einer evtl. Dezentrierung
α Knochenwinkel
β Ausstellungswinkel

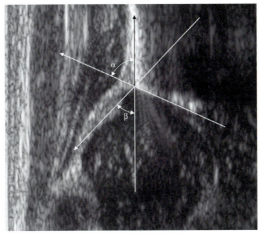

Abb. 7.54 **Hilfslinien und Winkel nach Graf am Hüftsonogramm einer Typ-I-Hüfte.**
α Knochenwinkel
β Ausstellungswinkel

7 Spezielle Sonographie

Tab. 7.1 ⇢ *Beschreibung der Hüfttypen nach Graf* (aus Graf 2000)

Hüfttyp	Knöcherne Formgebung Knochenwinkel α	Knöcherner Erker	Knorpelig präformiertes Pfannendach Knorpelwinkel β
Typ I a u. b reifes Hüftgelenk jedes Alter	gut α = 60° oder größer	eckig/stumpf	übergreifend Ia → β < 55° Ib → β > 55°
Typ IIa (plus) physiologisch unreif → altersentsprechend < 12 LWo*	ausreichend α = 50–59° (lt. Sonometer altersentsprechend)	rund	übergreifend
Typ IIa (minus) physiologisch unreif → mit Reifungsdefizit < 12 LWo	mangelhaft α = 50–59° (lt. Sonometer zu klein, nicht altersentsprechend)	rund	übergreifend
Typ IIb Verknöcherungsverzögerung > 12 LWo	mangelhaft α = 50–59°	rund	übergreifend
Typ IIc Gefährdungsbereich jedes Alter	hochgradig mangelhaft α = 43–49°	rund bis flach	noch übergreifend β < 77°
Typ D am Dezentrieren jedes Alter	hochgradig mangelhaft α = 43–49°	rund bis flach	verdrängt β > 77°
Typ IIIa dezentriertes Gelenk	schlecht α < 43°	flach	nach kranial verdrängt – ohne Strukturstörungen
Typ IIIb dezentriertes Gelenk	schlecht α < 43°	flach	nach kranial verdrängt – mit Strukturstörungen
Typ IV dezentriertes Gelenk	schlecht α < 43°	flach	nach mediokaudal verdrängt
Ausnahme: Typ II mit Nachreifung	mangelhaft bzw. ausreichend	eckig (als Zeichen der Nachreifung)	übergreifend

* LWo = Lebenswoche

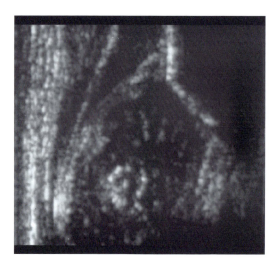

Abb. 7.55 **Typ D rechts.** 7 Tage altes Neugeborenes. Abspreizhemmung rechts. Hochgradig mangelhafte Formgebung, flacher knöcherner Erker, Hüftkopf am Dezentrieren. α 44°, β 72°.

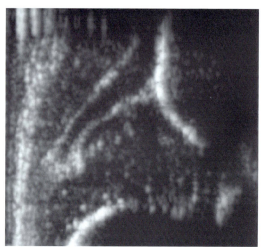

Abb. 7.56 **Typ IIIa links.** 6 Tage altes Neugeborenes. Abspreizhemmung links. Schlechte Formgebung, flacher knöcherner Erker, knorpeliger Erker und Labrum nach kranial verdrängt, Kopf dezentriert.

Hüftgelenke

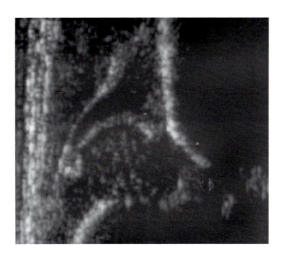

Abb. 7.57 **Typ IV links, Hüftluxation.** 5 Tage altes Neugeborenes. Zustand nach Beckenendlage, Einrenk-Ausrenk-Phänomen links. Schlechte Formgebung, flacher knöcherner Erker, knorpeliger Erker und Labrum nach mediokaudal verdrängt, Hüftkopf nach laterokranial verschoben.

Andere Hüftgelenkerkrankungen

Untersuchungstechnik

Der Patient wird in Rückenlage untersucht; die Beine sind leicht außenrotiert. Der Schallkopf (Linearkopf mit 5–7 bzw. 5–10 MHz) wird schräg unterhalb des Leistenbandes entlang des Schenkelhalses aufgesetzt, sodass man den medialen Gelenkrezessus darstellen kann. Hier ist auch der kaudalste Punkt des Gelenks (Abb. 7.**58**).

Beide Hüftgelenke sind auch bei einseitigen Beschwerden in gleicher Technik zu untersuchen, um im Seitenvergleich Pathologien besser herauszuarbeiten (Abb. 7.**59**)

Ursachen einer schmerzhaften Bewegungseinschränkung können u. a. sein:
- Koxitis (transitorisch, septisch oder rheumatisch),
- Morbus Perthes,
- Epiphyseolysis capitis femoris,
- traumatischer Gelenkerguss (DD Hämarthros bei Hämophilie).

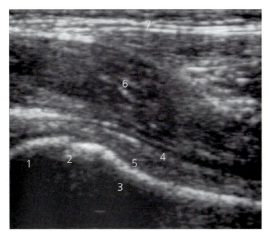

Abb. 7.58 **Normales Hüftsonogramm eines 13-jährigen Jungen von ventral.**
1 Femurepiphyse
2 Epiphysenfuge
3 Femurhals
4 Gelenkkapsel
5 Gelenkrezessus
6 M. iliopsoas
7 Kutis und Subkutis

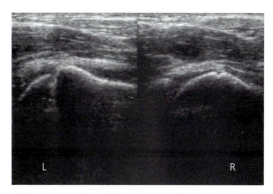

Abb. 7.59 **Epiphyseolysis capitis femoris links** (L). 14-jähriger Junge. Seit Wochen anhaltende Hüftgelenkbeschwerden links, Übergewicht. Stufe an der Epiphysenfuge, begleitender echofreier Erguss und Synoviaverbreiterung. Rechts (R) normales Hüftsonogramm.

Ausgewählte pathologische Befunde

Koxitis

Die Verbreiterung des medialen Gelenkrezessus durch eine meist mäßig echogene oder freie Formation mit konvexbogiger Ballonierung der Gelenkkapsel ist pathognomonisch für eine Koxitis (Abb. 7.**60**). Man sollte jedoch aufgrund der Echogenität des Ergusses keine Aussage über dessen Zusammensetzung machen (serös, eitrig, blutig). Die weitaus häufigste Form einer Koxitis ist die transiente (Syn.: Coxitis fugax, „Hüftschnupfen"). Eine Verbreiterung der echogenen Synovia ist vorwiegend bei länger bestehenden Beschwerden festzustellen und Ausdruck einer Synovialitis.

Morbus Perthes

Der Morbus Perthes tritt am häufigsten zwischen dem 4. und 10. Lebensjahr auf, meist einseitig. Die aseptische Knochennekrose bedingt oft eine Destruktion der Epiphyse, bei schweren Formen auch der Metaphyse. Sonographisch kann man neben einem Gelenkerguss eine Abflachung der Epiphyse (Abb. 7.**61**), eine unregelmäßige Begrenzung der Epiphysenkonturen und – bei ausgeprägteren Fällen – eine Fragmentierung erkennen. Im Wachstumsalter kann jedoch die Begrenzung der Epiphysen auch physiologischerweise unregelmäßig sein. Die Sonographie eignet sich als Suchmethode, kann jedoch einen Morbus Perthes nicht ausschließen. Die sensitivste Methode zur der Frühdiagnose eines Morbus Perthes ist die MRT (S. 108).

Epiphyseolysis capitis femoris

In der Vorpubertät oder beginnenden Pubertät können Schmerzen im Hüftgelenk, besonders bei Übergewichtigen, durch eine Epiphysenlösung am Hüftkopf bedingt sein. Die Sonographie ist meist in der Lage, die abgerutschte Epiphyse durch den Nachweis einer Stufenbildung an der Epiphysenfuge darzustellen. Oft kann dabei ein begleitender Erguss wie auch eine Synoviaverbreiterung beobachtet werden (Abb. 7.**59**). Bei Verdacht auf eine Epiphyseolyse bewährt sich die Untersuchung in verschiedenen Rotationsstellungen des koxalen Femurendes. Zur Diagnosesicherung ist jedoch eine Röntgenaufnahme der Hüfte in Lauenstein-Technik erforderlich.

> Im Wachstumsalter kann eine unregelmäßige Begrenzung der Epiphysen auch physiologisch sein.

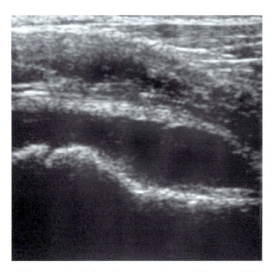

Abb. 7.60 **Septische Koxitis rechts.** 8-jähriges Mädchen. Stark schmerzende Bewegungseinschränkung des rechten Hüftgelenks, Fieber, BSG-Beschleunigung. Der Gelenkrezessus ist deutlich verbreitert und balloniert durch eine echofreie Formation, eitriger Erguss, Arthrotomie.

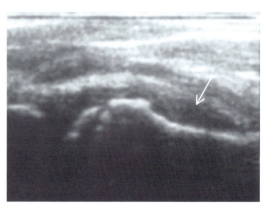

Abb. 7.61 **Morbus Perthes.** 5-jähriger Junge. Höhengeminderte, unregelmäßig begrenzte Epiphyse, Begleiterguss (↓).

Weichteile

Untersuchungstechnik

Für die Untersuchung der Weichteile eignen sich vorzugsweise hochauflösende Linearschallsonden mit 5–14 MHz. Da vielfach auch die Frage nach der Perfusion einer Struktur besteht, ist eine farbkodierte Duplexsonographie meist unerlässlich. Zur übersichtlicheren Darstellung von Strukturen sind Panoramatechniken sehr nützlich. Damit kann man z. B. einen gesamten Halsquerschnitt oder längere Extremitätenabschnitte mit Gefäßen und Muskulatur oder auch große Tumoren übersichtlicher abbilden.

Ausgewählte pathologische Befunde

Die wohl häufigste Indikation zur Untersuchung der Weichteile ist die klinisch unklare *Schwellung* bzw. *Raumforderung*. Der Hals steht dabei als zu untersuchende Region bei weitem an erster Stelle.

Beim Neugeborenen und jungen Säugling gilt es, angeborene *Tumoren* zu differenzieren.

Fibromatose des M. sternocleidomastoideus. Meist klinisch schon eindeutig zuzuordnen sind die derben, spindelförmigen Auftreibungen des M. sternocleidomastoideus. In der Sonographie stellt sich eine relativ homogene, echoreiche Transformation und Verdickung des Muskels dar, bei der es sich histologisch um eine *Fibromatose* handelt (Abb. 7.**62**). Die Genese ist unklar, das vielfach so bezeichnete „Sternokleidohämatom" spielt wahrscheinlich ätiologisch keine Rolle.

Lymphangiome. Bereits intrauterin fallen manchmal schon die oft traubenförmig angeordneten zystischen Lymphangiome auf, wobei einzelne Zysten durch hohen Eiweißgehalt oder Einblutungen eine echogene Binnenstruktur, gelegentlich auch Spiegelbildungen aufweisen können. Dann imponieren sie als pseudosolide Strukturen (Abb. 7.**63**). Wegen ihrer möglichen weitläufigen Ausbreitung, z. B. bis in die Schädelbasis oder nach intrathorakal, ist zur übersichtlicheren Darstellung eine MRT sinnvoll.

Teratom. Zeigt eine konnatale Raumforderung einen inhomogenen Aufbau mit zystischen, soliden und verkalkten Anteilen, deutet dies auf ein Teratom hin.

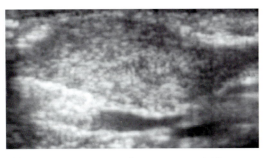

Abb. 7.62 **Fibromatose des M. sternocleidomastoideus.** 2 Wochen altes Neugeborenes. Spindelförmige Auftreibung des Muskels.

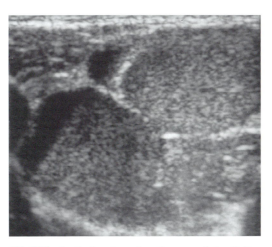

Abb. 7.63 **Zystisches Lymphangiom** zervikal mit Einblutung (Spiegelbildung!). 3-jähriger Junge.

7 Spezielle Sonographie

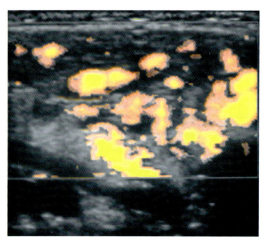

Abb. 7.64 **„Low-flow"-Hämangiom** in der Glandula parotis. 18 Monate altes Mädchen. FKDS (Power-Mode).

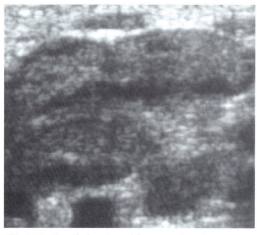

Abb. 7.65 **Zervikales Lymphknotenpaket** bei EBV-Infektion (Lymphknoten ovalär). 12-jähriger Junge.

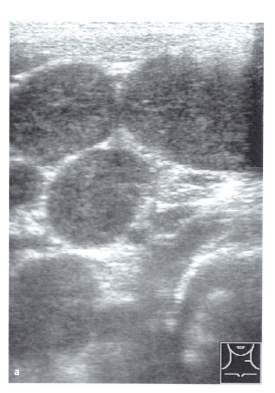

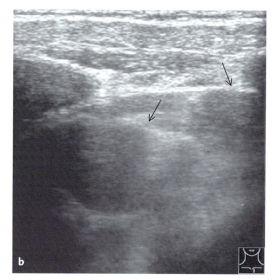

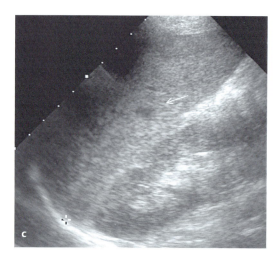

Abb. 7.66 a–c **Morbus Hodgkin.** 13-jähriger Junge.
a Zervikale Lymphknotenpakete (Lymphknoten rundlich).
b Mediastinale Lymphknoten (↓).
c Milzinfiltrate (←).

Hämangiom. Hämangiome stellen sich von unterschiedlichster Größe, Echogenität und Abgrenzbarkeit dar. Wenngleich die Kopf- und Halsregion ein gewisser Prädilektionsort sind, können sie grundsätzlich am ganzen Körper auftreten. Zur ihrer Diagnostik ist eine farbkodierte Duplexsonographie sinnvoll, um einerseits „High-flow"- von „Lowflow"-Hämangiomen, andererseits auch *Gefäßmalformationen* davon zu differenzieren (Abb. 7.**64**). Bei sehr großen arteriovenösen Shunts besteht die Gefahr einer hämodynamisch wirksamen Herz-Kreislauf-Belastung (Kardiomegalie). Besonders bei multiplen, schnell wachsenden Hämangiomen muss man auch nach einer viszeralen Beteiligung hauptsächlich in der Leber suchen.

Lymphknotenvergrößerung (Tab. 7.2). In jedem Lebensalter spielen zervikale Lymphknotenvergrößerungen eine wichtige Rolle. Vielfach kann der Befund alleine klinisch verifiziert werden. Entzündlich vergrößerte Lymphknoten zeichnen sich durch eine ovale Form und eine nur mäßig inhomogene Binnentextur bei mittlerer Echogenität aus (Abb. 7.**65**). Der Hilus und das Mark heben sich als leicht echogenere Struktur gegenüber dem Kortex ab. Die Hilusgefäße weisen in der farbkodierten Duplexsonographie eine typische bäumchenartige oder fächerförmige Architektur auf. *Tumorös veränderte Lymphknoten*, z.B. im Rahmen eines Morbus Hodgkin- oder eines Non-Hodgkin-Lymphoms sind oft rundlich deformiert, tendenziell homogen echoärmer, die Gefäßarchitektur ist ungeordneter als bei Entzündungen (Abb. 7.**66**).

Zuverlässige sonographische Unterscheidungskriterien für benigne und maligne Lymphknotenvergrößerungen gibt es jedoch nicht (Tab. 7.**2**).

Eine auffällig inhomogene Binnenstruktur mit ebenfalls deformiertem bzw. verdrängtem Gefäßbaum deutet auf eine Einschmelzung im Rahmen einer *abszedierenden Lymphadenitis* hin (Abb. 7.**67**). Geht der Prozess klinisch mit den klassischen Entzündungsparametern einher, liegt meist eine bakterielle Genese zugrunde. Bei blander Symptomatik muss man an eine atypische Infektion wie eine *Mykobakteriose* oder die sehr seltene *Aktinomykose* denken (Abb. 7.**68**). Echogene Strukturanteile oder auch eine kutane Fistelung sprechen ebenfalls für eine Mykobakteriose (Abb. 7.**69**).

Halszyste. Nicht immer einfach kann die Abgrenzung eines Lymphknotens von einer medianen oder lateralen Halszyste sein. Diese zeichnen sich neben ihrer typischen Lokalisation durch einen Zystenwandreflex aus. Mediane Halszysten haben oft eine gangartige Verbindung zum Os hyoideum (Abb. 7.**70**). Die Binnentextur reicht von echofrei bis echogen, in diesem Fall kann eine solide Raumforderung vorgetäuscht werden. Hier hilft die farbkodierte Duplexsonographie, die bei Zysten allenfalls randständig Gefäße zeigt.

Knochentumor. Bei subakuten oder chronischen Schmerzzuständen, die vorwiegend über den langen Röhrenknochen angegeben werden, muss neben einer chronischen Osteomyelitis insbesondere ein maligner Knochentumor (Ewing-Sarkom, Osteosarkom) als Ursache in Betracht gezogen werden

▶ Zuverlässige sonographische Unterscheidungskriterien für benigne und maligne Lymphknotenvergrößerungen gibt es nicht.

▶ Bei multiplen, schnell wachsenden Hämangiomen muss man auch nach einer viszeralen Beteiligung suchen (v. a. in der Leber).

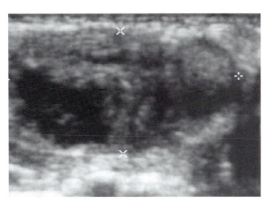

Abb. 7.67 **Abszedierender Lymphknoten** mit inhomogener Binnentextur. 4-jähriges Mädchen.

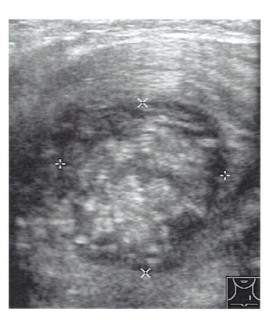

Abb. 7.68 **Lymphknotenabszess bei Aktinomykose.** 3-jähriger Junge.

Tab. 7.2 ⇢ *Sonographische Lymphknotendifferenzierung*

Lymphknoten	Normal	Entzündung	Lymphom
Größe	< 1 cm (1–1,5 cm Grenzbereich)	> 1,5 cm	> 1,5 cm
Form	ovalär (linsenförmig)	ovalär	häufig rundlich
Echogenität	mittel	mittel	echoarm
Echotextur	relativ homogen (Hilus/Medulla echogener als Kortex)	relativ homogen, inhomogen bei Abszedierung und Verkalkungen	meist homogen Differenzierung Medulla/Kortex aufgehoben
Hilusgefäße	fächerförmig	fächerförmig deformiert/verdrängt bei Abszedierung	ungeordnet arkadenförmig
RI	normal (V_{ed} etwa $1/3$ von V_{max})	erniedrigt	uncharakteristisch

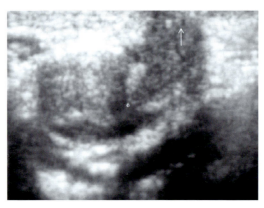

Abb. 7.69 **Atypische Mykobakteriose.** Eingeschmolzener Lymphknoten mit breiter Fistelbildung zur Haut (↑). 3-jähriges Mädchen.

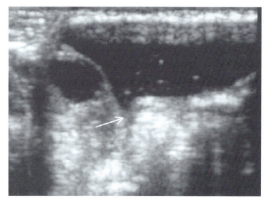

Abb. 7.70 **Gekammerte mediane Halszyste.** 5-jähriges Mädchen. Dorsaler Fisteleingang in Richtung Os hyoideum (→).

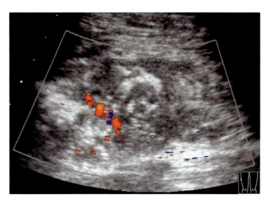

Abb. 7.71 **Ewing-Sarkom im Femurschaft.** 16-jähriger Junge. Aufgelockerter, rauer Femurschaftreflex, manschettenförmiger Weichteiltumor mit scholliger Knochenneubildung, Tumorgefäße in der FKDS.

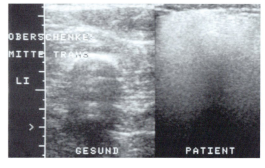

Abb. 7.72 **Morbus Duchenne.** 11-jähriger Junge im Vergleich zu einem gesunden Kind. Diffuse echoreiche Muskeltextur ohne Strukturierung, Schallabschwächung in der Tiefe.

(Abb. 7.**71**). Im Sonogramm findet man einen aufgelockerten, unterbrochenen Kortikalisreflex sowie einen hyperämischen, konvex begrenzten Weichteiltumor, der den Knochen oft manschettenartig umgibt. Charakteristisch für ein Osteosarkom ist auch eine spikulaartige Knochenneubildung.

Muskeldystrophie. Patienten mit einer spinalen Muskeldystrophie (Morbus Duchenne) weisen ein ganz spezifisches Signalverhalten der Muskulatur auf. Die sonst übliche Fiederung der Muskulatur ist aufgehoben, die Echogenität diffus angehoben, die Schallpenetranz erheblich reduziert. Diese Unterschiede werden im Vergleich mit einem Gesunden besonders deutlich (Abb. 7.**72**). In der Hand erfahrener Untersucher lassen sich damit sonographisch sogar klinisch gesunde Konduktorinnen herausfinden.

Literatur

Bode H. Pediatric applications of Transcranial Doppler sonography. Wien, New York: Springer; 1988.

Deeg KH. Zerebrale Dopplersonographie im Kindesalter. Berlin: Springer; 1989.

Deeg KH, Peters H, Weitzel D. Ultraschalluntersuchungen des Kindes. Berlin: Springer; 1997.

Deeg KH, Staudt F, von Rohden L. Classification of intracranial hemorrhage in premature infants. Ultraschall Med. 1999; 20: 165–70.

Graf R. Sonographie der Säuglingshüfte und therapeutische Konsequenzen. Stuttgart: Thieme; 2000.

Govaert P, de Vries LS. An Atlas of Neonatal Brain Sonography. London: Mac Keith; 1997.

Guthoff R. Ultrasound in Ophthalmologic Diagnosis. Stuttgart: Thieme; 1991.

Helmke K, Hansen HC. Fundamentals of transorbital sonographic evaluation of optic nerve sheath expansion under intracranial hypertension – 2. Patient study. Pediatr Radiol. 1996;26:706–10.

Hofman V, Deeg KH, Hoyer PF. Ultraschalldiagnostik in Pädiatrie und Kinderchirurgie. Stuttgart: Thieme; 1996.

King SJ, Boothroyd AE. Pediatric ENT Radiology. New York: Springer; 2002.

Liesenkötter KP, Kiebler A, Stach B, Willgerodt G, Grüters A. Small thyroid volumes and normal iodine excretion in Berlin schoolchildren indicate full normalization of iodine supply. Exp Clin Endocrinol Diabetes. 1997;4:105.

Rumack CM. Perinatal & Infant Brain Imaging. St. Louis: Mosby Churchill Livingstone; 2000.

Schumacher R, Brzezinska R, Peters H. Sonographische Untersuchungstechnik bei Kindern und Jugendlichen. Berlin: Springer; 2003.

Siegel MJ. Pediatric Sonography. Philadelphia: Lippincott Williams & Wilkins; 2002.

Timor-Tritsch IE, Monteagudo A, Cohen HL. Ultrasonography of the Prenatal and Neonatal Brain. New York: McGraw-Hill; 2001.

Unsinn KM, Geley T, Freund MC, Gassner I. US of the spinal cord in newborns – spectrum of normal findings, variants, congenital anomalies, and acquired diseases. Radiographics. 2000;20:923–38.

8 Magnetresonanztomographie

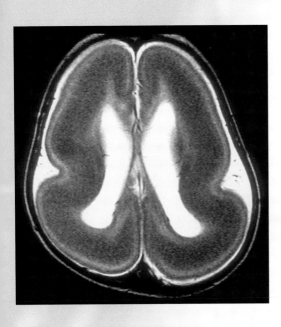

Zentrales Nervensystem ⇢ 304
  P. Winkler

  Vorbereitung und Untersuchungstechnik ⇢ 304

  Normalbefunde und Variationen ⇢ 307

  Hydrozephalus ⇢ 311

  Hypoxisch-ischämische Veränderungen ⇢ 313

  Blutung, Trauma und Kindesmisshandlung ⇢ 316

  Enzephalitis ⇢ 317

  Häufige Fehlbildungen einschließlich Phakomatosen ⇢ 318

  Leukodystrophien ⇢ 324

  Häufige Tumoren ⇢ 327

  Häufigste Fehldiagnosen und deren Vermeidung ⇢ 332

  Häufig übersehene Befunde oder Fehldeutungen ⇢ 335

Körperstamm und Weichteile ⇢ 339
  B. Stöver

  Technische Besonderheiten ⇢ 339

  Darstellung der Körperregionen ⇢ 341

Knochentumoren und tumorähnliche Läsionen ⇢ 359
  T. von Kalle, P. Winkler

  Untersuchungsverfahren ⇢ 359

  Technische Besonderheiten ⇢ 360

  Maligne Knochentumoren ⇢ 362

  Benigne Knochentumoren ⇢ 366

Knochenmark ⇢ 374
  G. Benz-Bohm

  Normales Knochenmark ⇢ 374

  Technische Besonderheiten und Darstellung ⇢ 374

  Veränderungen des Knochenmarks ⇢ 377

Herz ⇢ 382
  G. Alzen, M. Lüdemann

  Technische Besonderheiten ⇢ 382

  Untersuchungstechnik und Indikationen ⇢ 383

Zentrales Nervensystem

P. Winkler

Vorbereitung und Untersuchungstechnik

Vorbereitung

Sedierung

Bei zu sedierenden Kindern können aus anästhesiologischer Sicht Intubation und Relaxation notwendig sein (Zeichen von erhöhtem Hirndruck). Aus der kinderradiologischen Perspektive gibt es bei der Untersuchung des zentralen Nervensystems dagegen meist keine Notwendigkeit zur Intubation, da Atemanhaltesequenzen nicht erforderlich sind. Auch bei Tumoren, die das Abdomen und den Spinalkanal betreffen, handelt es sich in der Regel um retroperitoneale, fixierte Tumoren, die nur in Ausnahmefällen Atemstillstandssequenzen erfordern. Eine wichtige Information für den Anästhesisten ist jedoch die geplante Dauer der Untersuchung, da Verfahren ohne Intubation oder Larynxmaske vor allem bei Untersuchungen infrage kommen, die weniger als 1 Stunde dauern.

Nicht sedierte Kinder

Bei nicht sedierten Kindern sollte die Reduktion von evtl. aufkommenden Ängsten ganz im Vordergrund stehen. Dabei haben wir mit folgenden Maßnahmen sehr gute Erfahrungen gemacht:

- Bereits bei der Anmeldung werden die Eltern darüber informiert, dass die Kinder ihre eigenen Kassetten/CD zum Anhören mitbringen können.
- Sie werden auch über eine evtl. notwendige KM-Gabe informiert und darüber, dass die Kinder – insbesondere unter 10 Jahren – EMLA-Pflaster erhalten, um die Venenpunktion problemlos zu gestalten.
- Im Warteraum steht ein kleines Modell eines MRT zum Spielen, bei dem auf Knopfdruck die typischen Geräusche zu hören sind.
- Bei Kindern im Vorschulalter (3–5 Jahre) und „einfachen" Fragestellungen werden engagierte Eltern gefragt, ob sie sich mit den Kindern in die Röhre legen wollen (Untersuchungen, die in der Regel weniger als 20 Minuten dauern).
- Offene Systeme haben den Vorteil eines engeren Kontakts von Eltern und Kindern. Dem steht das wesentlich geringere Signal-Rausch-Verhältnis gegenüber, das zu reduzierter Auflösung und wesentlich erhöhten Untersuchungszeiten führt. Mit den offenen Systemen ($\leq 0{,}5$ Tesla) ist die Durchführung von bestimmten Untersuchungen/ Spezialuntersuchungen (kardiologische Diagnostik, Diffusionsbildgebung, frequenzselektive Fettsättigung) nicht oder nur sehr eingeschränkt möglich.

Untersuchungsplanung

Die Beziehung von Fragestellung, Untersuchungsaufwand, voraussichtlicher diagnostischer und therapeutischer Konsequenz und Ruhigstellung (Sedierung erforderlich?) lässt sich nur durch eine enge Zusammenarbeit mit den klinischen Kollegen – unter anderem im Rahmen einer frühzeitigen Untersuchungsplanung – optimal lösen. Diese sollte mindestens 2 Tage vor dem Untersuchungstermin erfolgen, damit die fehlenden klinischen Daten zum vollständigen Verständnis der Frage- und Problemstellung ergänzt werden können und noch ausreichend Zeit für eine eventuelle Planungsänderung vorhanden ist. Zum Zeitpunkt der Planung werden Untersuchungsgang und ergänzende Maßnahmen festgelegt (Tab. 8.1). Falls es sich um festgelegte Protokolle bei klar definierten Fragestellungen handelt

(z. B. Raumforderung oder Fehlbildung in der Hypothalamus-/Hypophysenregion bei geplanter Therapie mit Wachstumshormon), ist zu prüfen, ob ergänzende Sequenzen sinnvoll sind (z. B. bei zusätzlicher unerklärter Entwicklungsverzögerung oder bei zusätzlichem Makrozephalus). Bei der Planung sind Lagerung, Sedierung, Triggerung, Spulen, Sequenzen, Online-Auswertung (besondere Auswertungsvorgaben, die sich während der Untersuchung ergeben) und wichtige absehbare Planänderungen zu berücksichtigen. Die Planungsbesprechung dient nicht nur der bestmöglichen Diagnostik, sondern sollte auch ein wesentlicher Teil der fallbezogenen Ausbildung und Weiterbildung und der interdisziplinären Arbeit sein.

Tab. 8.1 ⇢ **Untersuchungsplanung bei Untersuchungen des ZNS**

Planungskomponenten	Relevanz, Bemerkungen
Fragestellung, Problemstellung, klinische Daten (auch Histologie, Operationsbericht)	• Grundlage der bildgebenden Diagnostik und Untersuchungsplanung • Grundlage klinisch-radiologischer Ausbildung und Weiterbildung • Daten meist unzureichend oder ergänzungsbedürftig
Bildgebende Vorgeschichte, Voruntersuchungen	• vor allem im Neugeborenen- oder Säuglingsalter angefertigte Ultraschallbilder sind für Aussagen über den Zeitpunkt einer hypoxisch-ischämischen Schädigung wesentlich • bildgebende Korrelation, Ergänzung (z. B. transkranielle Doppler-Sonographie, MRA)
Sedierung	• Alter des Kindes: erfolgreiche Kurzuntersuchungen (bis ca. 15 Minuten) ohne Sedierung ab 3 Jahren möglich (Lieblingskassette oder CD mit Kopfhörer, Geschichten zur Auswahl, Vakuumlagerkissen, evtl. ein Elternteil mit in die „Röhre") • bei länger dauernden Untersuchungen, Präzisionsuntersuchungen, großer Bedeutung der Untersuchung (Tumorrest?) ist die Sedierung im Vorschulalter (evtl. auch noch später) in der Regel zu bevorzugen • Indikation zur Sedierung aufgrund nicht ohne Sedierung beherrschbarer Unruhe (behinderte Kinder)

Gehirn: Sequenzen, FOV, Matrix	• Kurzuntersuchung (Fragestellung: Ventrikelweite, Shunt-Lage):
	  – T2w TSE, 5 mm transversal und 2 mm mittsagittal, 19 Schichten, 5–30% Schichtlücke, ≤ 23 cm FOV, Matrix: 256 × 512, < 3 min
	  – 3 D-GE mit 1- bis 1,5-mm-Partitionen, sagittale Orientierung, Matrix: 256 × 256, 4–6 min
	• Basisuntersuchung (B1) bei lange bestehenden, nicht unerklärt veränderten Zuständen ohne Epilepsie (spastische Diparese):
	  – T2w SE und FLAIR, transversal 4 mm
	  – suszeptibilitätssensitive GE, transversal 5 mm
	  – T2w TSE, 2 mm sagittal an der Mittellinie
	  – 3 D-GE mit 1-mm-Partitionen
	• Basisuntersuchung (B2) bei neu aufgetretenen Veränderungen, Krampfanfällen, Möglichkeit von Tumoren: zusätzlich zu B1:
	  – 3 D-GE mit 1-mm-Partitionen vor und nach KM-Gabe
	  – zusätzlich bei pathologischem Befund in den Nativsequenzen 3 D-GE während und nach Bolusinjektion (kleinstmögliches FOV, 1,5-mm-Partitionen, 32–60 Partitionen, 30-s-Takt, Gesamtdauer 6 1/2 min, Bolusinjektion ca. 5 s vor Ende der 1. von 13 Sequenzen)
	• Tumoren oder tumorähnliche Läsionen der Schädelbasis:
	  – Fettunterdrückung vor und nach KM-Gabe erforderlich (z. B. STIR transversal und koronar vor KM und 3 D-GE mit wasserselektiver Anregung)
	• unklare akute neurologische Erkrankung ohne eindeutige Erklärung im nativen MRT, insbesondere in Verbindung mit Kopfschmerzen, Krampfanfällen, Stauungspapille oder reduziertem Wachheitszustand, Reaktionsvermögen oder Wesensänderung:
	  – venöse 2 D-Phasenkontrastuntersuchung der großen venösen Leiter (Sinusvenenthrombose?) und Diffusionsbildgebung (fokale oder multifokale Enzephalitis oder hypoxisch-ischämische Läsion?)
	• Optionen (Spezialsequenzen für besondere Fragen z. B. Liquordynamik, Innenohrfehlbildung?)

Spinalkanal: Sequenzen, FOV, Matrix	• T1w SE, T2w TSE, 2 mm sagittal, 5 mm transversal, Orientierungsgrößen: FOV 16 cm, Matrix: 300 × 512.
	  – bei Fehlbildung, z. B. MMC, in der Regel ohne KM, transversale Sequenzen im Fehlbildungsbereich, zusätzlich 2 mm transversal.
	  – bei Tumoren, Tumorausbreitung: T1w SE vor und nach KM-Gabe. FOV so anpassen, dass die Pixelgröße deutlich < 1 mm. In Frequenzrichtung verwenden wir i.d.R. eine Pixellänge von < 0,5 mm. Bei Tumoren verwenden wir eine pulsationsunempfindliche 3 D-GE während und nach Bolusinjektion (kleinstmögliches FOV, 1,5-mm-Partitionen, 32–60 Partitionen, 30-s-Takt, Gesamtdauer 6 1/2 min, Bolusinjektion ca. 5 sec vor Ende der 1. von 13 Sequenzen)
	• zusätzliche „inversion recovery" Fettunterdrückung transversal (5 mm, FOV entsprechend Beckenbreite, Matrix ≥ 256 × 512) durch das Becken, falls eine Läsion (Tumor, plexiformes Neurofibrom) des Plexus lumbosacralis infrage kommt
	• bei Feinbeurteilung des Myelons im Querschnitt – insbesondere zervikal, aber auch thorakal (Myelitis? Infarkt? ADEM? multiple Sklerose?) – breiter ventraler Sättiger bei a.-p. Phasenorientierung
	  – Alternativen: Phasenorientierung links-rechts und T2w GE mit Bewegungskompensation (Problemlösungen bei starken Liquorpulsationen vor allem im zervikalen Spinalkanal)

Untersuchungstechnik

Lagerung

Wesentlich ist eine sehr gute und bequeme Lagerung der Kinder, die vor allem und auch im Zusammenhang mit der sehr nahe am Körper zu applizierenden und optimierten Spulentechnik zu sehen ist. Mit dem Umgang von Kindern erfahrenes und geschultes Personal ist von großer Bedeutung.

Spulen

Bei Kindern ist ein maximales Signal-Rausch-Verhältnis von größter Bedeutung, da Kontrastunterschiede oft gering sind und die Erfassung pathologischer Prozesse aufgrund der kleineren Proportionen eine hohe Ortsauflösung (einschließlich reduzierter Schichtdicke!) erfordert. Optimal sind Spulen mit mehreren Elementen und Mehrkanaltechnik. Beim zentralen Nervensystem ist die Halsspule bei Fragestellungen am kraniozervikalen Übergang und zervikalen Spinalkanal oft unverzichtbar, da sie wesentlich bessere Ergebnisse liefert als die Wirbelsäulenspule oder die Kopfspule. Kleinere Kinder können jedoch evtl. tief in die Kopfspule gelegt werden, um eine gute Untersuchung des kraniozervikalen Übergangs bis etwa HWK 3 zu erreichen.

Standardsequenzen

Kopf

Das „field of view" (FOV) sollte beim Kopf nicht größer als 23 cm sein, in der T2w Sequenz ist in der Frequenzrichtung eine 512-Matrix zu bevorzugen, da die Pixel dann zwar asymmetrisch sind (z. B. 256 oder 300×512), aber trotzdem eine Qualitätssteigerung und gleichzeitige Artefaktverminderung zustande kommt. Die Schichtdicke liegt bei 4 mm. Bei orientierenden Fragestellungen (Weite des Ventrikelsystems?) sind jedoch durchaus auch 5-mm-Schichten einsetzbar.

Die FLAIR-Sequenz ist in gleicher Positionierung und Größe zu fahren wie die T2w Sequenz, damit die Einzelschichten beider Sequenzen nebeneinander verglichen werden können. Aus Zeitgründen ist jedoch eine 512-Matrix aufgrund des wesentlich geringeren Signal-Rausch-Verhältnisses der „Inversion-recovery"-Sequenzen bei Standarduntersuchungen nicht anzuraten, da die doppelte Zeit erforderlich ist, um das Signal-Rausch-Verhältnis nicht absinken zu lassen. Unterhalb des Alters von 1 1/2 Jahren ist die FLAIR-Sequenz nicht so aussagekräftig wie bei Kindern, die sich dem 2. Lebensjahr (Myelinisierung ähnlich wie beim Erwachsenen) annähern oder darüber liegen. Hier kann die Protonen-Sequenz – ähnlich wie die T2-Wichtung mit 512-Matrix in Frequenzrichtung – eingesetzt werden. Die sagittale T1w SE-Sequenz (Dauer 30–60 Sekunden) dient in unserem Protokoll nur noch der Planung, der Beurteilung des Flusses im Sinus transversus und erhöhten Signalintensitäten, die in der T1w GE-Sequenz evtl. nicht so gut zu sehen sind (Verkalkungen mit angehobener Signalintensität in der T1w). Wir wenden in allen Fällen T1w GE-3 D-Sequenzen an (bei ruhigen Kindern 1-mm-Partitionen, bei unruhigeren Kindern wegen der wesentlich kürzeren Dauer 1,5-mm-Partitionen) mit 256-Matrix.

Diese Sequenzen haben auch in der Routinediagnostik entscheidende Vorteile: Aus dem 3 D-Paket können komplexe Veränderungen oder Strukturen, die nicht in der transversalen Schichtebene liegen oder aufgrund der Schichtdicke nicht genau zuordenbar sind, rekonstruiert werden. Zusätzlich können Voruntersuchungen exakt „nachgestellt" werden – dies gilt auch für ein CCT. Bei Zugriff auf die Daten einer Voruntersuchung ist insbesondere bei KM-Anreicherung (Tumor) ein Präzisionsvergleich möglich (1-mm-Schichten mit exakt reproduzierter Schichtneigung und -lage). Unsere Erfahrung ist deshalb, dass diese Sequenzen für den Einsatz bei Kindern ideal geeignet sind, jedoch für jeweils 3–6 Minuten eine ruhige Lage des Kopfes erfordern. Bei unseren Patienten treten Bewegungsartefakte in deutlich weniger als 5% der Anwendung von 3 D-Sequenzen – in der Regel vor und nach KM – auf. Bei nicht sedierten Patienten liefert die Subtraktion der 3 D-Pakete vor und nach KM-Gabe ohne Korrekturanpassung (Fusionssoftware) häufig keine verlässlichen Ergebnisse.

Spinalkanal und Wirbelsäule

Die Basis der Untersuchung des Rückenmarks stellen T2w TSE-Sequenzen dar: Sie haben eine geringe Artefaktempfindlichkeit und können wegen des günstigen Signal-Rausch-Verhältnisses in vertretbarer Zeit in Dünnschichttechnik und hoher Bildauflösung gefahren werden. Sagittal werden grundsätzlich 2-mm-Schichten mit einer Matrix von mindestens 256×512 verwendet. Transversal sind 4- bis 5-mm-Schichten häufig ausreichend, wobei pathologische Befunde und komplexe Fehlbildungen zusätzlich mit transversalen 2-mm-Schichten untersucht werden sollten (Matrix ≥ 256×512 und FOV ≤ 16 cm).

Ein besonderes Problem sind Pulsationsartefakte, die durch Liquor- und Gefäßfluss entstehen. Gefäßbedingte Pulsationen können durch Sättiger und eine angepasste Wahl der Phasenkodierrichtung reduziert werden, bei starken Liquorpulsationen (HWS, obere BWS) kann eine T2w GE mit Flusskompensation Abhilfe schaffen (s. u.). Bei der Suche nach einer spinalen, über den Liquorweg erfolgten Metastasierung werden vor KM-Gabe sagittale T1w und T2w 2-mm-Schichten verwendet, nach KM-Gabe T1w 2 mm sagittal und 4–5 mm transversal.

Besondere Sequenzen

Besondere Sequenzen umfassen die venöse und arterielle MRA, wobei die Diagnostik der Sinusvenenthrombose bei Kindern mit unerklärten akuten neurologischen Symptomen besondere Bedeutung hat (S. 336). Nach einem Trauma bei Verdacht auf Parenchymblutung oder Epilepsie setzen wir eine Suszeptibilitätssequenz ein. Dies ist eine T2w GE-Sequenz, die besonders empfindlich auf Störungen des Magnetfeldes reagiert, wie sie z. B. durch feinste Hämosiderinablagerungen zustande kommt. Sequenzen zur Darstellung des Innenohrs, in der Regel stark T2w 3 D-GE-Sequenzen, kommen ähnlich wie im Erwachsenenbereich zum Einsatz, wobei 0,6–0,8-mm-Schichtpartitionen und 512-Matrix in Frequenzrichtung bei einem FOV nicht über 220 mm (besser 200 oder 210 mm) garantieren, dass Einzelheiten der Nervs im inneren Gehörgang sowie Details der flüssigkeitsgefüllten Anteile des statoakustischen Systems in guter Qualität dargestellt werden können.

Einige Sequenzen dienen der Artefaktreduktion, z. B. bei Darstellung des Rückenmarks im zervikalen Spinalkanal, wo pulsations- bzw. flusskompensierte Sequenzen neben Sättigern eine wesentliche Verbesserung der Qualität der Darstellung des Rückenmarks erlauben. Dies kann bei Rückenmarksinfarkten und entzündlichen Erkrankungen des Rückenmarks von besonderer Bedeutung sein, da diese im Anfangsstadium nur bei artefaktfreier oder artefaktarmer Diagnostik zu erkennen sind.

Bei der Diagnostik kortikaler Fehlbildungen, z. B. im Rahmen einer medikamentenresistenten Epilepsie – können hoch auflösende Sequenzen mit dünnen Schichten von entscheidender Aussagekraft sein. Dies sind nach unserer Erfahrung vor allem T2w TSE-Sequenzen mit 1 mm Schichtdicke und 512-Matrix, alternativ „Inversion-recovery"-Sequenzen mit 1 mm Schichtdicke und 512-Matrix, wobei Letztere invertiert und nicht invertiert betrachtet werden sollten.

Normalbefunde und Variationen

Für das Verständnis und die richtige Interpretation von MR-Schnittbildern und 3 D-Datensätzen des ZNS sind Kenntnisse der Hirnentwicklung erforderlich. Bereits aus der Sonographie bekannte Tatsachen wie das noch vorhandene oder persistierende Septum pellucidum, periventrikuläre nichtischämische ependymale Zysten oder Plexuszysten werden im Folgenden nicht berücksichtigt.

Hirnoberfläche einschließlich Inselzisterne

➜ Die vollständige Operkulisierung ist ein zwar unspezifischer, aber sensitiver Parameter der Hirnentwicklung.

In der 16. SSW ist in der Regel die sich bildende Fissura Sylvii gut erkennbar. Sulcus parietooccipitalis, Sulcus calcarinus und Sulcus cinguli sind in der 20–22. SSW identifizierbar. In diesem Zeitraum erscheint die Oberfläche des Gehirns jedoch noch immer sehr glatt und nur im Bereich der Sylvius-Fissur relevant eingefaltet. Erst zwischen der 24. und 28. SSW beginnt der Einfaltungsprozess (Abb. 8.2 a, b), der mit Abschluss der 40. SSW ein dem Gehirn des Erwachsenen sehr ähnliches Faltungsmuster aufweist.

Die Inselzisterne sollte beim normal entwickelten Gehirn des reifgeborenen Kindes klein sein und den „Blick" auf den Inselkortex nicht mehr in nennenswerter Weise zulassen. Diese vollständige Operkulisierung (Abb. 8.1 a) ist ein sensitiver, wenn auch im pathologischen Fall (Abb. 8.1 b) unspezifischer Parameter der Hirnentwicklung.

Sequenzempfehlung. T2w TSE, 2 mm transversal, bei fraglicher Pathologie gezielt koronar, T1w 3 D-GE mit 1-mm-Partitionen.

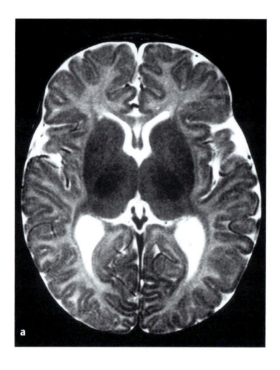
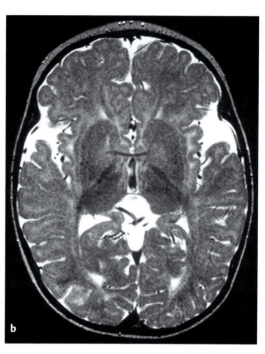

Abb. 8.1 a u. b Operkulisierung.
a Normale Operkulisierung im Alter von 2 1/2 Monaten. T2w 2 mm axial, FOV 20 cm, Matrix 256 × 512. Die Weite der Inselzisternen ist hier regelrecht. Sie muss bei einem reifgeborenen, normal entwickelten Kind bereits bei Geburt „geschlossen", d. h. vollständig operkulisiert sein.
b Verminderte Operkulisierung. 14 Monate alter Junge mit Mikrozephalus und Entwicklungsverzögerung. T2w, 2 mm axial. Die teilweise „offene" Inselzisterne beidseits und damit verminderte Operkulisierung muss von weiten Inselzisternen im Rahmen weiter äußerer Liquorräume unterschieden werden.

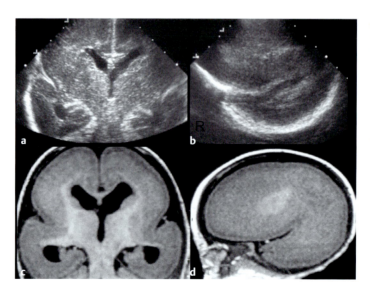

Abb. 8.2 a–d Lissenzephalie. Vergleich von Sonographie und MRT. 5 Monate alter Junge.
a, b Koronar- und Sagittalschnitt der Sonographie zeigen eine Hirnentwicklung, wie sie typischerweise zwischen der 24. und 28. SSW anzutreffen ist.
c, d MRT, Koronar- und Sagittalschnitte, bei denen aus einem 3 D-GE-Datensatz der Sonographie entsprechende 1-mm-Schichten rekonstruiert wurden. Der abnorme Kortex und die von seitlich oben nach unten gerichtete Sylvius-Fissur unterscheiden dieses Bild von einer intrauterinen Untersuchung eines Kindes, z. B. der 26. SSW.

Myelinisierung

Zwischen der 16. und 20. SSW beginnt die Myelinisierung der Hirnnerven, gefolgt von Strukturen des Hirnstamms, dann dem Kleinhirn, den Basalganglien und schließlich den Großhirnhemisphären. Zwischen der Geburt und der 4. Lebenswoche zeigt sich in T2w Bildern eine relative Signalminderung des prä- und postzentralen Kortex und von Teilen der Pyramidenbahn (Capsula interna). Während sich in den ersten 4 Lebensmonaten in T1w SE-Bildern oder in „Inversion-recovery"-Sequenzen deutliche Unterschiede zum Gehirn des Neugeborenen feststellen lassen, sind diese in T2w TSE-Bildern minimal. Ab dem 5. Lebensmonat ergeben sich in den T2w TSE-Aufnahmen charakteristische Entwicklungsabschnitte:

- 6 Monate: vermindertes kortexähnliches Signal im Zentrum semiovale und den Basalganglien,
- 7–8 Monate: vermindertes Signal im Splenium des Corpus callosum und dem vorderen Schenkel der Capsula interna (beginnend),
- 10–11 Monate: vorderer Schenkel der Capsula interna (deutlich). Geringe bis fehlende Differenzierung zwischen Kortex und weißer Substanz,
- 12–15 Monate: stark vermindertes Signal in der tiefen (mit 14 Monaten auch der tiefen frontalen) und zunehmend der subkortikalen weißen Substanz,
- 18–24 Monate: Erscheinungsbild ähnlich dem eines Erwachsenen.

Ein pathologisches „Myelinisierungsdefizit" kann durch eine intrauterine Infektion, einen Morbus Pelizaeus-Merzbacher (Abb. 8.3) bzw. eine schwere Hirnentwicklungsstörung unklarer Genese bedingt sein. Eine Leukodystrophie kann bildgebend ein

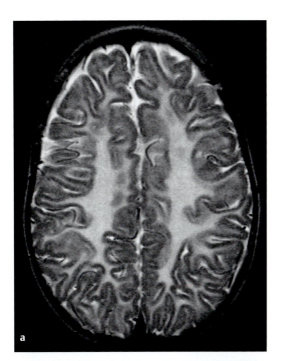

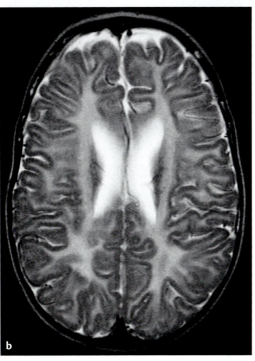

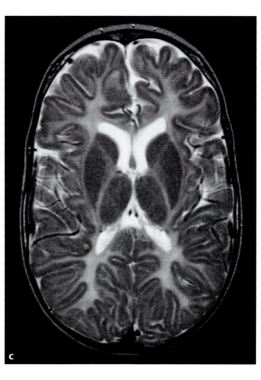

Abb. 8.3 a–c **Massive Myelinisierungsverzögerung vom Typ Pelizaeus-Merzbacher.** 1 Jahr und 8 Monate alter Junge mit psychomotorischer Entwicklungsverzögerung unklarer Genese und Krampfanfällen. T2w 2 mm transversal. Die Myelinisierung entspricht der eines Neugeborenen. Weder das Zentrum semiovale (**a**) noch die periventrikuläre Region (**b**) sind myelinisiert. Auch die Capsula interna zeigt keine Zeichen einer beginnenden Myelinisierung (**c**). Im Unterschied zu einer Myelinisierungsverzögerung bei intrauteriner Infektion ist die Myelinisierungsverzögerung beim Morbus Pelizaeus-Merzbacher homogen und wesentlich ausgeprägter als bei den meisten intrauterinen Infektionen.

Hypophyse

Eine zwischen weißer Substanz und Fett liegende hohe Signalintensität der gesamten Hypophyse in der T1-Wichtung ist in den ersten 6 Lebenswochen die Regel. Dies kann nicht als pathologisch gewertet werden. Ab dem 2. Lebensmonat ist die Adenohypophyse zunehmend signalarm und entspricht damit in zunehmender Häufigkeit dem Signalverhalten der grauen Substanz. Eine sehr hohe Signalintensität im Hypophysenvorderlappen (Fettsignal) ist im Alter von 2–24 Monaten bei endokrinologisch normalen Kindern die Ausnahme, kommt aber als Normvariante gelegentlich vor.

Der Hypophysenhinterlappen zeigt Schwankungen der Signalintensität. Die Unterscheidbarkeit zum signalärmeren Vorderlappen ist ab dem Alter von 6 Monaten häufig zu sehen, ab dem 1. Lebensjahr regelhaft und hat später zunehmend weniger Ausnahmen, sodass ab dem Alter von 2 Jahren ein relativ signalintensiver Hypophysenhinterlappen erwartet werden kann (Abb. 8.4 a). Besteht kein Unterschied zwischen dem Signal der Adenohypophyse und der Neurohypophyse (beide signalarm), muss bildgebend (ektope Neurohypophyse? [Abb. 8.4 b] Pathologie am Hypothalamus oder Hypophysenstiel?) und klinisch nach Ursachen gesucht werden, bevor eine Normvariante angenommen werden kann.

Sequenzempfehlung. T1w und T2w TSE, 2 mm sagittal und koronar, dynamische 2 D- oder 3 D-GE koronar, 1 bis max. 3 mm, 30-s-Takt für 6 1/2 Minuten. KM-Bolus 3–5 s vor Ende der 1. von 13 Sequenzen; nach KM-Gabe zusätzlich T1w 3 D-GE, 1 mm sagittal.

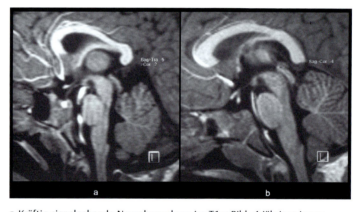

Abb. 8.4 a u. b **Normale und ektope Neurohypophyse.** Das Signal der Neurohypophyse an seiner normalen Stelle ist im Alter von ca. 4 Jahren bis auf ganz wenige Ausnahmen nachweisbar. Sagittale Rekonstruktionen aus 3 D-GE-Sequenzen, in diesem Fall mit 1 mm Schichtdicke, sind häufig hilfreich, um Details von Hypophysenanomalien herauszuarbeiten.

a Kräftig signalgebende Neurohypophyse im T1w Bild. 4-jähriger Junge.
b Ektope Neurohypophyse im oberen Anteil des hypoplastischen Hypophysenstiels. 4 1/2-Jahre alter Junge mit Kleinwuchs auf der Grundlage eines Wachstumshormonmangels.

Hydrozephalus

Wie aus Tab. 8.2 hervorgeht, kann ein Hydrozephalus auf folgende Faktoren zurückzuführen sein:
- Volumenreduktion von weißer (Abb. 8.5) und/oder grauer Substanz (PVL, Atrophie, Effekte von Corticosteroiden oder Mangelernährung),
- Hirnentwicklungsstörung (Mikrozephalie),
- Hirnfehlbildung (Holoprosenzephalie [Abb. 8.16], MMC),
- Obstruktion innerhalb des Ventrikelsystems (weitaus am häufigsten Obstruktion im zerebralen Aquädukt, selten am Foramen Monroi oder innerhalb der Ventrikel; Abb. 8.6),
- Obstruktion zwischen IV. Ventrikel und Parasagittalregion, in der Regel durch blutungsbedingte Verklebungen in den basalen Zisternen bzw. am Ausfluss des IV. Ventrikels,
- Liquorpassagestörung zwischen Subarachnoidalraum (Parasagittalregion) und Venensystem („Liquorresorptionsstörung"), häufig durch „Unreife" oder familiäre Variation (benigner familiärer Makrozephalus; Abb. 8.7), infolge abgelaufener pathologischer Prozesse (Meningitis, Blutung) oder durch zu hohen Druck im Venensystem,
- Liquorüberproduktion (als alleinige Ursache sehr selten). Auch beim Plexuspapillom kommunizierende Liquorzirkulationsstörung durch kleine Blutungen, nicht durch die meist geringe und von einem sonst normalen System leicht zu kompensierende Überproduktion.

Sequenzempfehlung. T2w TSE, 2 mm sagittal (nur Mittellinienbereich) und 4 mm transversal; FLAIR, 4 mm transversal (wichtig für DD: PVL; dagegen für bekannten Hydrozephalus nicht unbedingt erforderlich, periventrikuläre Liquorakkumulation eindrucksvoller sichtbar als in der T2w); T1w 3 D-GE, 1 mm sagittal (Lage der Spitze des Ableitsystems, koronare Schichtrekonstruktionen, zu sonographischen Schnitten äquivalente Schichtrekonstruktionen).

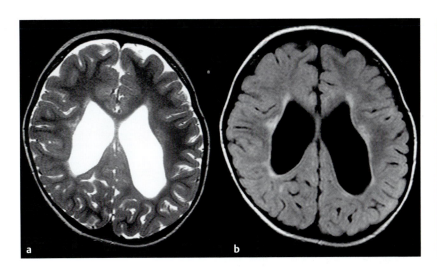
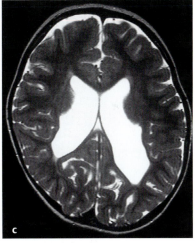

Abb. 8.5 a–c **Ventrikelerweiterung bei PVL.**
Kein shuntpflichtiger Hydrozephalus. 2 1/2 Jahre alter Junge, Geburt in der 29. SSW mit 2-wöchiger Beatmung nach der Geburt bei Atemnotsyndrom. Sonographisch abnorme periventrikuläre Reflexanhebung. T2w, 2 mm transversal (**a, c**) und FLAIR-Sequenz (**b**). Neben der deutlichen Erweiterung der Hirnseitenventrikel im Cella-media-Bereich besteht eine periventrikuläre fleckig betonte, teils etwas unregelmäßige Signalanhebung, die am besten in der FLAIR-Sequenz zur Darstellung kommt (**a, b**). Charakteristisch ist auch eine wellige Konfiguration der Hirnseitenventrikel (**c**), die dadurch zustande kommt, dass die tiefer reichenden Gyrusanteile durch die ausgeprägte Reduktion der weißen Substanz der Ventrikelwand in den „Wellentälern" fast anliegen. Wesentlich ist auch die entweder normale Weite der Temporalhörner und des III. Ventrikels oder ihre dysproportional geringe Erweiterung (nicht abgebildet).
Aufgrund des „Aufholwachstums" bei Frühgeborenen kann es zu einer sehr deutlichen Zunahme des Kopfumfangs kommen und dann in Verbindung mit weiten Ventrikeln zu der unnötigen Implantation eines Ableitsystems. Gelegentlich kann die Kombination von periventrikulärer Leukomalazie und blutungsbedingter Liquorzirkulationsstörung schwierig zu beurteilen sein. Wichtig ist dabei die relative Weite und Ballonierung der Temporalhörner, die Erweiterung des Recessus opticus des III. Ventrikels und die Form der Ventrikel sowie der Verlauf.

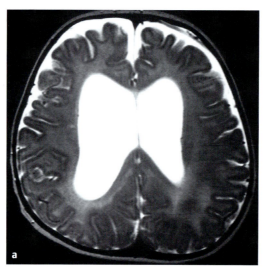
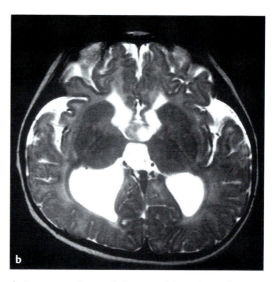

Abb. 8.6 a u. b **Mäßig ausgeprägter obstruktiver Hydrozephalus nach Hirnblutung.** 9 Monate altes Mädchen. Zunehmender Kopfumfang und Schläfrigkeit. T2w, 4 mm transversal. Mäßiggradige Erweiterung der Hirnseitenventrikel und des III. Ventrikels, ausgedünnte Massa interthalamica (**b**). Die in der zusätzlichen Suszeptibilitätssequenz (nicht abgebildet) nachweisbaren Hämosiderinspuren weisen auf einen posthämorrhagischen Hydrozephalus hin. Dieser besteht häufig aus einer Kombination von Obstruktion – z. B. im Bereich der basalen Zisternen oder des Foramen Magendii – und einer Liquorresorptionsstörung. Der Begriff „kommunizierender Hydrozephalus" ist deshalb in den meisten Fällen nicht geeignet, dieses Bild zu beschreiben.

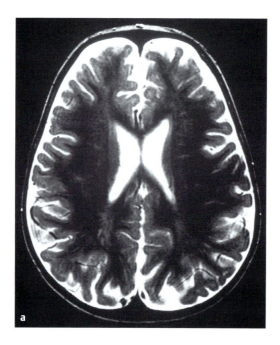
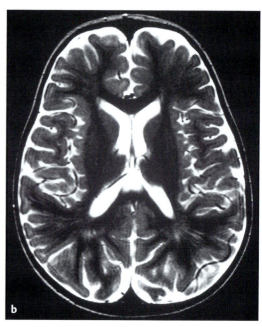

Abb. 8.7 a u. b **Erweiterte äußere Liquorräume bei familiärem Makrozephalus.** 2 1/2 Jahre alter Junge mit Makrozephalus, jedoch ohne sonstige Symptome und mit normaler Entwicklung. T2w, 4 mm transversal. Die erweiterten äußeren Liquorräume sind die Manifestation einer transienten Dissoziation von Schädel- und Hirnwachstum, das nicht selten familiär anzutreffen ist. Daraus folgt, dass eine Interpretation erweiterter äußerer Liquorräume ohne Erfassung der Kopfumfangsentwicklung nicht möglich ist (s. auch Abb. 8.**36**).

Tab. 8.2 ⸳⸳⸳▸ *Ursachen regional oder generalisiert erweiterter Liquorräume* („Hydrozephalus")

Prinzip	Wirkung/Effekt	Zugrunde liegende Ursachen/Diagnosen
Generalisierte Verringerung des Hirnvolumens in Relation zur Norm	▪ Erweiterung der inneren und äußeren Liquorräume ▪ verminderte Kopfumfangsentwicklung, Mikrozephalus	▪ Hirnentwicklungsstörung: Noxen: hypoxisch-ischämisch, (intrauterine) Infektion, Migrationsstörung, genetisch bedingte Schädigung, chronische venöse Druckerhöhung ▪ Atrophie: Noxen wie bei Hirnentwicklungsstörung
Dysproportionales Wachstum der Schädelkalotte	▪ Erweiterung der äußeren (geringer auch der inneren) Liquorräume ▪ vermehrte Kopfumfangsentwicklung, Makrozephalus	▪ familiärer benigner Makrozephalus ▪ transiente, geringgradige, kommunizierende Liquorzirkulationsstörung
Volumenreduktion der weißen Substanz	▪ beidseitige oder einseitige/einseitig betonte Erweiterung der Hirnseitenventrikel: Cella media und supraatriale Region bevorzugt/am stärksten betroffen ▪ bei starker Ausprägung wellige, dem angrenzenden Kortex parallele Kontur der Ventrikelwand ▪ fleckige/streifige periventrikuläre Signalanhebung (FLAIR), vor allem bei PVL ▪ dysproportionale Erweiterung der Okzipitalhörner bei früherem obstruktiven Hydrozephalus ▪ geringe bis mäßige Erweiterung des III. Ventrikels bei zusätzlicher hypoxisch-ischämischer Volumenminderung des Thalamus oder zusätzlicher Liquorzirkulationsstörung	▪ PVL (Anamnese, frühere Bildgebung!) ▪ früherer ausgeprägter (obstruktiver) Hydrozephalus (Anamnese, frühere Bildgebung!) ▪ (intrauterine) Infektion: sehr häufig mit im unteren Normbereich liegendem Kopfumfang, abnorm „offener" Inselzisterne bzw. Mikrozephalus assoziiert ▪ selten: Hypoplasie der weißen Substanz ▪ Leukodystrophie: im Stadium der Volumenreduktion der weißen Substanz längst klinisch hochgradig auffällig (deutlicher und zunehmender Verlust bereits erworbener motorischer und geistiger Fähigkeiten)
Form- oder Lageanomalie, Fehlbildung der Ventrikel oder ihrer Umgebung	▪ abnorme Lage oder Form der Ventrikel ▪ weitere charakteristische Fehlbildungen (s. zugrunde liegende Ursachen)	▪ Balkenmangel ▪ Chiari-II-Malformation (zusätzliche Liquorzirkulationsstörung häufig) ▪ Dandy-Walker-Malformation (zusätzliche Liquorzirkulationsstörung häufig) ▪ Holoprosenzephalie ▪ Schizenzephalie ▪ Kolpozephalie
Defektbedingte „kompensatorische" Erweiterung	▪ regionale Ventrikelerweiterung bei erworbenem Parenchymverlust	▪ territorialer ‚klassischer' Infarkt einschließlich Infarkten im thalamostriatalen Stromgebiet ▪ Grenzzoneninfarkt ▪ Parenchymdefekt nach Trauma, Enzephalitis, Abszess, Operation

Hypoxisch-ischämische Veränderungen

Die hypoxisch-ischämische Enzephalopathie liegt beim *Frühgeborenen* bevorzugt in der periventrikulären weißen Substanz, während Basalganglien oder Kortex deutlich seltener beteiligt sind. Beim *Reifgeborenen* liegt die Schädigung der weißen Substanz vorwiegend subkortikal. Ein generalisiertes hypoxisch-ischämisches Ereignis kann die Basalganglien, den Kortex und die weiße Substanz betreffen, wobei Beteiligungen der genannten Strukturen isoliert oder in Kombination auftreten.

Perinatale hypoxisch-ischämische Veränderungen

Leukomalazie. Während beim Erwachsenen territoriale Infarkte im Vordergrund stehen, sind diese beim Neugeborenen nur selten zu beobachten – typischerweise als Folge von Embolien plazentaren Ursprungs. Beim Frühgeborenen (vor der 36. SSW) ist die periventrikuläre und tiefe weiße Substanz der häufigste Manifestationsort ischämisch bedingter Kolliquationsnekrosen. In der Sonographie kommt es zunächst zu einer periventrikulären Reflexanhebung. 2–4 Wochen später können kleine Zysten beobachtet werden, die häufig – aber nicht immer – einer Volumenreduktion der weißen Substanz vorausgehen. Letztere geht in der Regel mit einer lokalisierten Erweiterung der Hirnseitenventrikel einher (Abb. 7.**20 b**). Die MRT (Abb. 8.**8**) ist vor allem bei der Frage nach einer vor Monaten oder Jahren abgelaufenen PVL sensitiver und spezifischer als jedes andere bildgebende Verfahren. Die Spezifität kann durch peri- und postnatale Ultraschalluntersuchungen und nicht zuletzt durch die Korre-

8 Magnetresonanztomographie

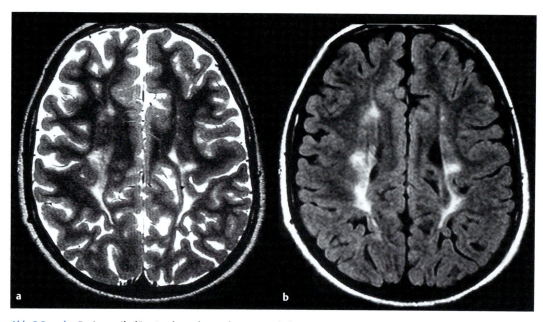

Abb. 8.8 a u. b **Periventrikuläre Leukomalazie ohne Ventrikelerweiterung.**
4 Jahre altes Mädchen, Frühgeborenes der 30. SSW, spastische Diparese. T2w (**a**) und FLAIR-Sequenz (**b**), 4 mm transversal. Charakteristische Befundkombination einer ausgeprägten Volumenreduktion der weißen Substanz, vor allem im hinteren Bereich des Centrum semiovale, die bis subkortikal reicht und mit fleckförmig bis flächigen Signalanhebungen der residualen periventrikulären weißen Substanz einhergeht. Durch den Volumenverlust kommt es zu einer Annäherung von Rindenanteilen, die in der Tiefe der Fissuren liegen (Pfeil in **a**).

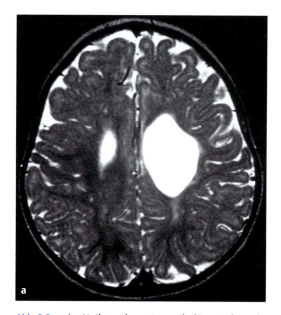
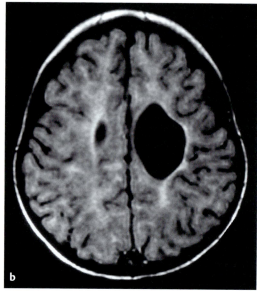

Abb. 8.9 a u. b **Unilaterale periventrikuläre Leukomalazie oder venöser Infarkt?**
4 Jahre altes Mädchen. Milde rechtsseitige Hemiparese. T2w (**a**) und FLAIR-Sequenz (**b**), 4 mm transversal. Die diskrete Volumenreduktion der weißen Substanz auf der rechten Seite und die ausgeprägte Verminderung der weißen Substanz im Centrum semiovale links zeigt eine ausgeprägte Bevorzugung der linken Seite. Dabei kann es sich sowohl um eine intrauterin entstandene periventrikuläre Leukomalazie (auch bei Reifgeborenen), als auch um einen ausgedehnten venösen Infarkt handeln. Dieser tritt fast ausschließlich bei Frühgeborenen auf der Grundlage einer subependymalen Blutung am Foramen Monroi und einer darauf folgenden Thrombose der V. terminalis ein.

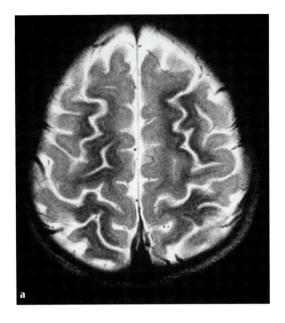
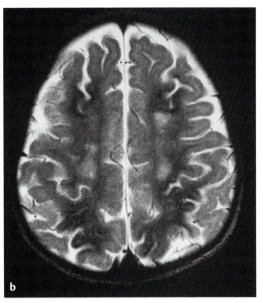

lation zu klinischen Daten (Frühgeburt, spastische Diparese) noch wesentlich erhöht werden. Differenzialdiagnostisch kommt bei einseitigem periventrikulärem Substanzdefekt und Lokalisation im Cella-media-Bereich sowie dysproportional geringer klinischer Beeinträchtigung ein perinatal abgelaufener venöser Infarkt infrage (Abb. 8.9). Bei beidseitiger Reduktion der weißen Substanz können differenzialdiagnostische Schwierigkeiten entstehen, wenn eine behinderte Liquorzirkulation diskutiert wird – entweder als Alternative oder als zusätzlicher Faktor.

Grenzzoneninfarkt. Der Grenzzoneninfarkt (Abb. 8.10) tritt infolge einer prolongierten Ischämie auf – typischerweise in Assoziation mit Volumenmangel und Hypotension.

Zystische Enzephalomalazie. Die zystische Enzephalomalazie (Abb. 8.11) ist die Folge einer schweren perinatalen Asphyxie. Sie tritt fast ausschließlich bei reifgeborenen Kindern auf. Eine generalisierte, zum Teil auch fleckige, in der weißen Substanz betonte Reflexanhebung, häufig auch mit Beteiligung der Basalganglien, geht einer multizystischen Einschmelzung voraus, die wenige Tage nach aufgetretener Asphyxie beginnen kann und in den nachfolgenden Wochen ihr volles Ausmaß zeigt. Die Abgrenzung zu zystischen Fehlbildungen und Tumoren des Gehirns ist meist unproblematisch, da das Erscheinungsbild einer zystischen Enzephalomalazie charakteristisch ist. Zusätzlich gibt es aufgrund des bildgebenden Verlaufs keine Zweifel am Vorliegen einer solchen schweren ischämischen Komplikation. Voraussetzung sind qualitativ ausreichende Bilder bzw. Untersuchungen.

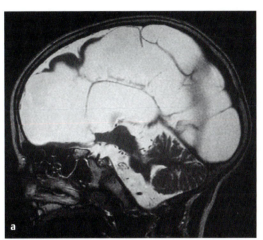
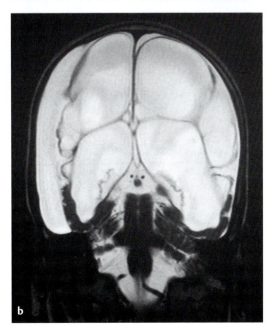

Abb. 8.10 a u. b **Ausgeprägte Grenzzonenischämie bei protrahiertem Schockzustand.** 9 Monate altes Mädchen. Protrahierter Schock bei Reintubation nach operativem Eingriff. Fokaler Krampfanfall im rechten Arm. T2w, 4 mm transversal. Ausgeprägte Signalminderung des Kortex an der Grenzzone zwischen A. cerebri anterior und A. cerebri media (**a**) und zusätzlicher Signalanhebung im Bereich der weißen Substanz (**b**). Die Grenzzonenischämie ist vor allem mit Volumenmangelzuständen assoziiert und kann auch bei Neugeborenen beobachtet werden.

Abb. 8.11 a u. b **Multizystische Enzephalomalazie.** 4½ Jahre alter Junge, Zwillingsfrühgeborenes der 32. SSW mit peripartaler Asphyxie, Anämie, Atemnotsyndrom, Hirnblutung, Krampfanfällen und CMV-Infektion. T2w, 4 mm sagittal (**a**) und koronar (**b**). Beide Darstellungen zeigen eine multizystische Transformation fast des gesamten Gehirnparenchyms mit kleinen Resten von Hirnrinde, wobei die angedeuteten Strukturelemente, die noch verblieben sind (z.B. im Bereich des Balkens und des Hirnstamms) nicht wie eine Fehlbildung imponieren. Entscheidend für den sicheren Ausschluss einer Fehlbildung ist jedoch die Analyse der Voruntersuchungen, in diesem Fall der zerebralen Sonographien, die den Verlauf von der eingetretenen ischämischen Schädigung zur zystischen Einschmelzung demonstrieren (nicht abgebildet).

Klassischer territorialer Infarkt

Der klassische territoriale Infarkt, der wie bei Erwachsenen am häufigsten im Stromgebiet der A. cerebri media auftritt, kommt bei Neugeborenen im Rahmen plazentarer Embolien vor. Eine Thrombophiliediagnostik zum Ausschluss oder Nachweis thromboseförderner (genetischer) Faktoren (Lipoprotein-a-Erhöhung, Faktor-V-Leiden, Methyltetrahydrofolatreduktase-Mutation) ist bei Kindern mit arteriellen Infarkten indiziert. Bei vielen Kindern bleibt die Ursache der arteriellen Thrombose jedoch ungeklärt. Im Gegensatz zum Erwachsenenalter ist bei Kindern eine spontane Lyse und Rekanalisierung nicht selten zu beobachten. Bei ungewöhnlicher Darstellung eines „Infarkts" und nicht gut erklärbarer Zuordnung zu arteriellen Versorgungsgebieten muss differenzialdiagnostisch an eine Enzephalitis, Vaskulitis und – vor allem bei okzipitaler Lage – an mitochondriale Leukodystrophien vom MELAS-Typ gedacht werden.

Blutung, Trauma und Kindesmisshandlung

Nach Unfällen und im Rahmen von Misshandlungen sind subdurale Blutungen von besonderer Bedeutung. Bei Verdacht auf Kindesmisshandlung ist vor allem im Verlauf darauf zu achten, ob zusätzlich zu den bestehenden Veränderungen neue Einblutungen hinzu gekommen sind und damit eine Mehrzeitigkeit vorliegt. Die Kenntnis des Signalverhaltens des Blutes in verschiedenen Stadien ist die Grundlage einer kompetenten Beurteilung (Tab. 8.3), wobei zu beachten ist, dass sich die in Tab. 8.3 aufgeführten Zeitangaben auf Hirnparenchymblutungen beziehen (sub- oder epidural besteht der Desoxyhämoglobin- oder Methämoglobin-Zustand oft wesentlich länger als im Parenchym) und dass verschiedene Stadien in inneren und äußeren Teilen einer Blutung zu erwarten sind.

Epidurales Hämatom. Ein epidurales Hämatom tritt wesentlich häufiger bei entsprechendem Trauma als bei Kindesmisshandlung auf. Ähnliches gilt für Parenchymkontusionen und Parenchymeinrisse. Das zusätzliche Vorhandensein eines halbseitigen oder doppelseitigen kortikalen oder generalisierten Ödems zum Teil mit laminarer Nekrose, petechialen Einblutungen und hypoxisch-ischämischen Veränderungen schließt bei Kleinkindern eine Kindesmisshandlung keinesfalls aus! Jedes weitere mögliche Verdachtsmoment auf eine Misshandlung sollte deshalb auch in diesem Zusammenhang mit hypoxisch-ischämischen Veränderungen sehr sorgfältig registriert und gesucht werden, insbesondere wenn der auslösende Mechanismus einer Ischämie oder eines ausgedehnten „Infarktes", der die gesamte Hemisphäre betrifft, unklar ist (S. 87 ff.).

Tab. 8.3 Prinzipien und Techniken der MRT-Diagnose und Differenzialdiagnose von Blutungen

Sachverhalt	Prinzip	Befund
Frische/akute Blutung (Alter im Parenchym: Minuten/Stunden/wenige Tage)	oxygeniertes oder desoxygeniertes Hämoglobin	• T1w SE: liquoräquivalent • T2w SE, oxygeniert: liquoräquivalent • T2w SE, SUS, desoxygeniert: hypointens
Subakute Blutung, initial (Alter: 1 bis mehrere Tage, subdural oder epidural bis Wochen)	intrazelluläres Methämoglobin	• T1w SE: signalintensiv (zwischen Signal von weißer Substanz und Fettsignal) • T2w SE, SUS: hypointens
Subakute Blutung, später (Alter: mehrere Tage bis 4 Wochen, subdural oder epidural bis mehrere Monate)	extrazelluläres Methämoglobin	• T1w SE: signalintensiv (zwischen Signal von weißer Substanz und Fettsignal) • T2w SE, SUS: liquoräquivalent
Chronisches Stadium nach Blutungsereignis (Alter: Monate bis Jahre)	Hämosiderin	• T1w SE: hypointens oder normal • T2w SE: hypointens oder normal • SUS: hypointens nicht selten nur in Suszeptibilitssequenz sichtbar!
DD: Verkalkung	(A) kompakte Verkalkung (B) kristalline Verkalkung/Mikrokalk	• (A) wie Hämosiderin, nur deutlich geringerer Suszeptibilitätseffekt • (B) T1w SE: nicht selten signalgebend wie extrazelluläres Methämoglobin

Parenchymblutung. Spontane Parenchymblutungen, selten auch subdurale Blutungen kommen jenseits des Neugeborenenalters im Zusammenhang mit Gefäßfehlbildungen vor. Hierbei ist eine spezielle Untersuchungstechnik erforderlich, da angiographische Techniken ohne KM-Einsatz bei subakuten und chronischen Blutungen im Methämoglobinstadium durch ein sehr starkes Signal keine Aussage auf residuale Gefäßfehlbildungen zulassen. Diese Gefäße können dargestellt werden, wenn eine arterielle MRA vor und nach KM-Gabe in Sedierung durchgeführt wird und die Untersuchung vor und nach KM-Gabe und die subtrahierte Untersuchung sowohl in den Nativschichten bzw. Schichtpartitionen (in der Regel transversal) als auch in der MIP durchgesehen und verglichen werden.

Sequenzempfehlung. Zusätzlich zu T1w und T2w Standardsequenzen venöse 2D-Phasenkontrast-MRA und 4 mm transversale suszeptilitätssensitive GE-Sequenz zum Nachweis versteckter Hämosiderinablagerungen.

Enzephalitis

Bei Kindern mit unklaren fokalen, pyramidalen oder extrapyramidalen neurologischen Symptomen kommt nicht selten eine beginnende Enzephalitis (Abb. 8.12–8.14) infrage. T2w und FLAIR-Sequenzen können eine Enzephalitis gut darstellen – gelegentlich ist sie in der Frühphase jedoch nur in der diffusionsgewichteten Schichtführung zu erfassen. Eine Enzephalitis der Basalganglien sollte vor allem an eine Mykoplasmen-, seltener an eine Herpesinfektion denken lassen, während kortikale Veränderungen vorwiegend im Rahmen einer Virusenzephalitis auftreten. Zerebelläre Enzephalitiden sind bildgebend häufig schwer zu erfassen und äußern sich nur in einer diskreten Unschärfe der zerebellären Muster (hoch auflösend T2w), wobei die Bildgebung vor allem dem Ausschluss anderer zerebellärer Ursachen (Tumoren) einer extrapyramidalen, druckbedingten oder weiteren (Schiefhals) Symptomatik dient.

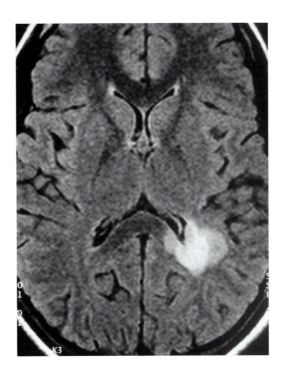

Abb. 8.12 **Encephalitis disseminata.** 14-jähriger Junge mit Verdacht auf Optikusneuritis. FLAIR, 4 mm transversal. Die periventrikuläre Signalanhebung, die auch Teile des Balkens betrifft, ist im Zusammenhang mit der Optikusneuritis am ehesten im Rahmen einer Encephalitis disseminata (MS) zu interpretieren. Entscheidend ist der weitere klinische und bildgebende Verlauf, der im vorliegenden Fall die Verdachtsdiagnose bestätigt hat.

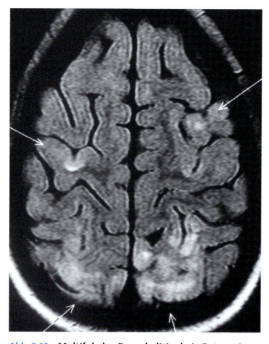

Abb. 8.13 Multifokale Enzephalitis bei Enterovireninfektion. 12-jähriger Junge mit Bewusstseinsminderung und fokalem Krampfanfall im rechten Arm. FLAIR, 4 mm transversal. Multiple Signalanhebungen im Parietallappen und präzentral, die vor allem den Kortex, aber auch die subkortikale weiße Substanz betreffen (Pfeile). Enzephalitis bei Enteroviren, wichtigste Differenzialdiagnose: Herpes- und Mykoplasmenenzephalitis.

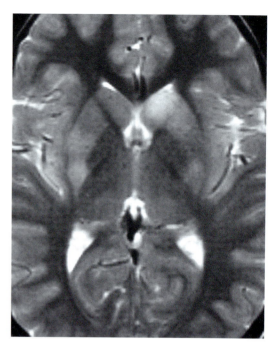

Abb. 8.14 Mykoplasmenenzephalitis mit bevorzugter Basalganglienbeteiligung. 9-jähriger Junge mit akutem Fieber und milden Symptomen einer Atemwegserkrankung. Innerhalb von 2 Tagen fokale und generalisierte Krampfanfälle, Eintrübung und choreoathetotische Bewegungen. T2w, 4 mm transversal. Signalanhebung und Volumenzunahme ohne relevante KM-Anreicherung im Kopf des Nucleus caudatus links und des Putamen beidseits. Einzelne kortikale Herde waren im Verlauf ebenfalls nachweisbar. Wichtigste Differenzialdiagnose: Herpesenzephalitis.

Häufige Fehlbildungen einschließlich Phakomatosen

Mittellinienfehlbildungen

Holoprosenzephalie und septooptische Dysplasie

Gegen Ende des 1. Schwangerschaftsmonats beginnen sich die Gewebe zu entwickeln, aus denen später die Mittellinienstrukturen entstehen. Dies schließt den N. opticus, den Hypothalamus, die Hypophyse, das Septum pellucidum und den Balken ein. Aus dieser gemeinsamen Entwicklung wird auch verständlich, dass die septooptische Dysplasie in fast $2/3$ der Fälle mit einer abnormen Entwicklung und Funktionsstörung der Hypophyse einhergeht und dass in der Hälfte der Fälle Abnormitäten des Balkens auftreten. Bildgebend ist die septooptische Dysplasie durch einen Septumdefekt und einen zu schmalen, hypoplastisch wirkenden N. opticus gekennzeichnet (Abb. 8.15).

Holoprosenzephalie. Am oberen und vorderen Ende des Neuralrohrs entsteht das telenzephale Bläschen. Während des 2. Gestationsmonats muss sich dieses teilen, damit 2 zerebrale Hemisphären entstehen. Eine *Holoprosenzephalie* resultiert aus einer Teilungsstörung des telenzephalen Bläschens und hat damit eine Fusion normalerweise getrennter Antei-

Zentrales Nervensystem

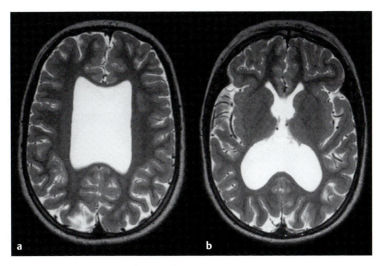
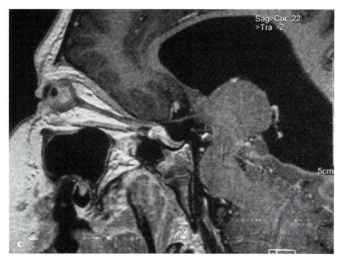

Abb. 8.15 a–c Septooptische Dysplasie.
15 Jahre alter Junge. Verdacht auf Krampfanfall. T2w, 4 mm transversal (**a, b**) und Rekonstruktion entlang des N. opticus schräg sagittal aus einer 3 D-GE-Sequenz mit 1 mm Partitionen (**c**). Das Ventrikelseptum fehlt nahezu vollständig (**a, b**). Relative Ausdünnung des N. opticus (**c**). Zusätzlich seltene Assoziation mit einer Bulbusfehlbildung/Mikroophthalmie.

le der beiden Hemisphären in verschiedener Ausprägung zur Folge. Die Holoprosenzephalie gehört mit einer Prävalenz von 5–12 von 100 000 Geburten bzw. 1 von 10 000 Schwangerschaften zu den häufigeren Fehlbildungen, ist jedoch bei Neugeborenen wesentlich seltener, da viele Feten die Geburt nicht überleben. Vor allem bei ausgeprägteren Formen sind assoziierte Gesichtsdefekt und Lippenkiefergaumenspalte häufige Begleiterscheinungen.

Es werden die alobäre schwere Form der Holoprosenzephalie mit verschmolzenem Frontalhirn, Thalami und Basalganglien, einem Monoventrikel und einer dorsalen Zyste von den semilobären und lobären Formen unterschieden:

- In transversalen Schnittbildern entsteht deshalb bei der *alobären* Form der Eindruck eines Hufeisens (Abb. 7.28). Die A. cerebri anterior ist zumindest streckenweise nicht paarig ausgebildet.
- Bei der *semilobären* Form der Holoprosenzephalie (Abb. 8.16) sind die hinteren Anteile des Gehirns in der Regel geteilt, während das Frontalhirn in großen Anteilen verschmolzen ist, der Ventrikel keine klar definierte Teilung aufweist und auch eine Teilverschmelzung der Thalami die Regel ist.
- Die *lobäre* Holoprosenzephalie zeigt das geringste Ausmaß der Malformation und wird oft nicht erkannt bzw. diagnostiziert, da kleinere Fusionen des Frontalhirns, beispielsweise direkt oberhalb des vorderen Balkenanteiles, leicht übersehen werden können.

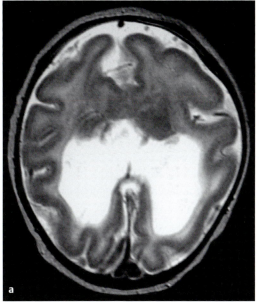
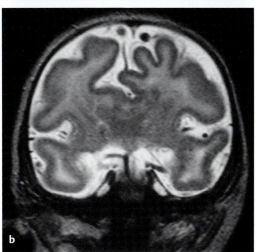

Abb. 8.16 a u. b Semilobäre Form der Holoprosenzephalie. 2 Wochen alter Junge, Spontangeburt 39. SSW. Mediale Lippen-Kiefer-Gaumen-Spalte. Wiederholte tonisch-klonische Krampfanfälle. T2w transversal (**a**) und koronar (**b**). Abnorm plumpe Gyrierung, erweiterte Okzipitalhörner. Fusion der Frontallappen über die Mittellinie hinweg als wesentlichstes Charakteristikum der semilobären Holoprosenzephalie. Im Koronarschnitt ist eine einzelne, nicht paarig angelegte A. cerebri anterior nachweisbar.

8 Magnetresonanztomographie

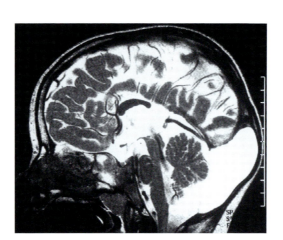

Abb. 8.17 **Balkenmangel und Arachnoidalzyste.**
4 Jahre altes Mädchen, Entwicklungsverzögerung. T2w, 2 mm sagittal. Unzureichende Ausbildung des hinteren Balkendrittels. Bei erhaltenem und vollständigem Kleinhirnwurm retro- und infrazerebelläre zystische Raumforderung mit Erweiterung der hinteren Schädelgrube im Rahmen einer größeren Arachnoidalzyste. Keine Dandy-Walker-Malformation.

▶ Retro- und infrazerebelläre Arachnoidalzysten können auch in den Bereich des IV. Ventrikels prolabieren und so eine Dandy-Walker-Malformation vortäuschen. Der erhaltene evtl. nur verdrängte Kleinhirnwurm ist das wesentlichste differenzialdiagnostische Kriterium.

ten Anteile vorhanden, während hintere Anteile fehlen (Abb. 8.17). Ein Balkenmangel ist eine häufige Begleitfehlbildung anderer Mittellinienanomalien und Schlussstörungen des Neuralrohrs. Solche Assoziationen bestehen bei der Chiari-II-Malformation, der Dandy-Walker-Malformation, der basalen Enzephalozele, neuronalen Migrationsstörungen und dem interhemisphärischen Lipom.

Dandy-Walker-Komplex

Der Dandy-Walker-Komplex entspricht einer zystischen Malformation der hinteren Schädelgrube (Abb. 7.**27** u. 8.**18**). Er entsteht im ersten Drittel der Schwangerschaft aufgrund einer Fehlbildung im Dach des IV. Ventrikels. Dies führt zu einer zystischen Ausstülpung des IV. Ventrikels und einer Kleinhirnwurmhypoplasie. Das Vorhandensein bzw. Ausmaß eines Hydrozephalus hängt von der assoziierten Liquorabflussstörung aus dem erweiterten IV. Ventrikel ab.

Septooptische Dysplasie. Insgesamt ist die Einteilung der Holoprosenzephalie in verschiedene Schweregrade sinnvoll. Es besteht jedoch ein fließender Übergang von der schwersten Form bis zur mildesten Ausprägung, wobei die septooptische Dysplasie, die – zur Merkhilfe – als Variante der lobären Holoprosenzephalie betrachtet werden kann, hinsichtlich der Fusion von Hirnanteilen den geringsten Ausprägungsgrad einnimmt (in der Regel keine nennenswerte Fusion).

Balkenmangel

Die Balkenentwicklung erfolgt von vorne nach hinten, wobei sich das Balkenknie etwa in der 13. Gestationswoche bildet und die Balkenentwicklung von hier nach hinten fortschreitet. Deshalb sind beim Balkenmangel die vorderen, früher entwickel-

Mittellinienfehlbildungen des Kleinhirns

Joubert-Syndrom. Mittellinien bzw. Verschmelzungsfehlbildungen können auch das Kleinhirn betreffen, wobei im weiteren Sinn das *Joubert-Syndrom* (Abb. 8.**19**) mit Entwicklungsverzögerung, neonatalen Atemstörungen und abnormen Augenbewegungen ebenfalls zu diesen Fehlbildungen gerechnet werden kann. Die typische Morphologie des Joubert-Syndroms betrifft vor allem die zerebellären Pedunculi, die eine elongierte, im Querschnitt einer Zahnwurzel ähnliche Form aufweisen.

Rhombenzephalosynapsis. Die *Rhombenzephalosynapsis* ist eine Verschmelzung der Kleinhirnhemisphären, bei der der Kleinhirnwurm fehlt.

Zentrales Nervensystem

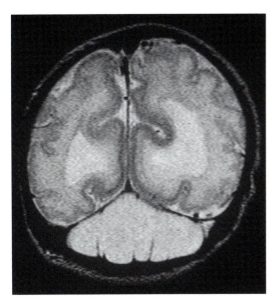

Abb. 8.18 **Kortikale Fehlbildung bei Dandy-Walker-Malformation.** 5 Tage alter Junge, Krampfanfall. T2w, 2 mm koronar. Ausgeprägte kortikale Verdickung und Verplumpung im Bereich der parietookzipitalen Mantelkante beidseits. Wichtig ist, dass vor allem bei entsprechender Symptomatik bei einer Dandy-Walker-Malformation nach zusätzlichen Anomalien gesucht wird.

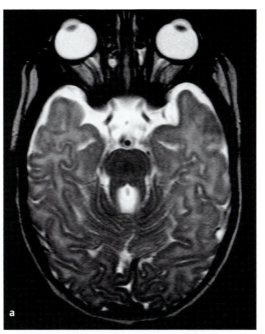

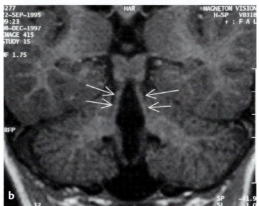

Abb. 8.19 a u. b **Joubert-Syndrom.** 2 Jahre alter Junge. Zentrale Bewegungsstörung mit permanenter Kopfverdrehung und dabei auftretender Blickdeviation. Kopfumfang im unteren Normbereich. T2w, 2 mm axial (**a**) und 1 mm schräg koronar (**b**), gezielt rekonstruierte Schichten aus der 3 D-GE-Sequenz. Charakteristische Konfiguration zerebellärer Pedunculi. Die transversale Schicht zeigt die backenzahnartige Konfiguration von Pons und zerebellären Pedunculi, deren abnorme Elongation und Ausdünnung in der schräg koronaren Schicht noch besser zu sehen ist (Pfeile in **b**). Diskrete, aber eindeutige morphologische Ausprägung eines Joubert-Syndroms.

Kortikale Fehlbildungen einschließlich tuberöse Sklerose

Der Kortex zeigt eine komplexe Entwicklung, bei der die kortikale und gliale Proliferation, dann die neuronale Migration und schließlich die kortikale Organisation einen zum Teil ineinander verflochtenen Ablauf darstellen, der verschiedenen Störungen (Infektion, Durchblutungsstörungen, genetisch terminierten Störungen) unterworfen sein kann.

Kortikale und gliale Proliferationsstörungen. Bei der kortikalen und glialen Proliferation auftretende Störungen können diskrete bis ausgeprägte fokale kortikale Dysplasien mit Gliaakkumulation und typischen Ballonzellen verursachen. Sehr ähnliche Charakteristika wie die klassische fokale kortikale Dysplasie weist auch die tuberöse Sklerose auf, sodass beide Entitäten oft nur schwer zu unterscheiden sind. Eine weiter fortgeschrittene Proliferationsstörung kommt bei der Hemimegalenzephalie zum Ausdruck, wo der Kortex großer Teile einer Hemisphäre oder sogar der gesamten Hemisphäre betroffen ist.

In der MRT sind diese Zustände durch eine häufig auftretende Signalanhebung in den T2w und FLAIR-Sequenzen sowie eine kortikale Verdickung gekennzeichnet, die im Falle der fokalen kortikalen Dysplasie jedoch sehr schwer zu erkennen sein kann. Bei Letzterer findet sich unter anderem ein unscharfer kortikomedullärer Übergang, der von Anschnittsphänomenen unterschieden werden muss.

Neuronale Migrationsstörungen. Bei Störungen der neuronalen Migration (Abb. 8.20– 8.23) können geringfügige fokale Störungen eine abnorme An-

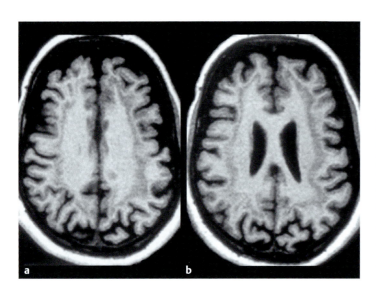

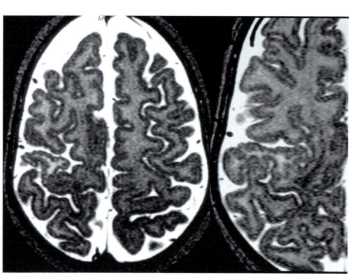

Abb. 8.20 a u. b „**Double cortex**". 15 Jahre altes Mädchen mit Antiepileptika-resistenten fokalen Krampfanfällen aus der rechten Hemisphäre. T1w, 1 mm rekonstruierte Bilder aus der 3 D-GE-Sequenz. In der subkortikalen weißen Substanz zeigt sich ein durchgehendes signalarmes Band, das in allen Sequenzen die Signaleigenschaften grauer Substanz aufweist bzw. von dieser nur gering abweicht (genetisch bedingte Migrationsstörung).

Abb. 8.22 **Fokale Polymikrogyrie.** 5 Monate altes Kind mit Antiepileptika-resistenten Krampfanfällen. T2w, 1 mm transversal, Matrix 300 × 512. Feinste Irregularitäten des Kortex präzentral rechts und eine Signalanhebung der subkortikalen weißen Substanz lassen sich direkt am unteren Ende des rechten Handareals nachweisen.

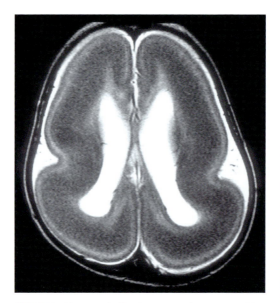

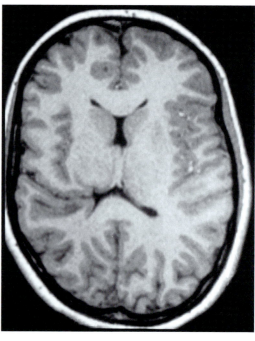

Abb. 8.21 **Lissenzephalie.** 3 Monate alter Junge. T2w, 2 mm transversal. Eine signalärmere, dünne, äußere kortikale Schicht ist von einer signalarmen, inneren, sehr dicken kortikalen Schicht durch eine helle Zone weißer Substanz getrennt. Zusätzlich findet sich direkt periventrikulär eine hypoplastische Zone weißer Substanz, die die gleiche Signalintensität wie die äußere Zone aufweist. Die sehr flachen Sylvius-Einschnürungen sind mit den geringen Einschnürungen bei der Hirnentwicklung in der 24. SSW vergleichbar (Abb. 8.**2**).

Abb. 8.23 „**Geschlossene**" **Schizenzephalie.** 15 Jahre altes Mädchen, diskrete Hemiparese links. T1w, transversale 1-mm-Rekonstruktion aus einer 3 D-GE-Sequenz. Durch ein beidseitiges kortikales Band gekennzeichnete Spaltbildung, die bis in den Ventrikel hineinreicht und bei Anwendung dickere Schichten leicht zu übersehen ist („closed lip schizencephaly").

sammlung kleiner Anteile grauer Substanz am falschen Ort bewirken. Diese Ansammlung kann subependymal in der weißen Substanz und subkortikal liegen. Eine weiter ausgebreitete, bandförmige, subkortikale Ansammlung von grauer Substanz wird als „double cortex" (Abb. 8.20) bezeichnet und ist in vielen Fällen genetisch terminiert (Doublecortin). Ausgeprägtere Störungen der neuronalen Migration wie die Lissenzephalie (Abb. 8.21) können zum Teil ebenfalls mit einer Genmutation (Lissenzephalie-1-Gen) in Verbindung gebracht werden. Von Interesse hinsichtlich des genetischen Mechanismus ist auch, dass ein kleiner Teil der Patienten mit Lissenzephalie das im X-Chromosom vorhandene Doublecortin-Gen mutiert aufweisen. Bildgebend ist die Lissenzephalie durch einen stark verdickten nicht gefalteten „glatten" Kortex gekennzeichnet, der Ähnlichkeiten mit dem Gehirn vor der Faltung, beispielsweise in der 20. SSW hat (Abb. 8.2). Auch hier gibt es ein Spektrum von Veränderungen, das von Minimalformen der Pachygyrie bis zur Lissenzephalie reicht.

Die kortikale Organisation, häufig verbunden mit einer Störung der neuronalen Migration, ist eine fokale oder multifokale Störung, die sich in Form einer Polymikrogyrie (Abb. 8.22), Schizenzephalie (Abb. 8.23), fokalen kortikalen Dysplasie (Abb. 8.40) ohne Ballonzellen und Mikrodysgenesie äußern kann. Bildgebend ist die Schizenzephalie, insbesondere in ihrer „offenen" Form am besten zu erkennen, bei den anderen Störungen kann eine Diagnose außerordentlich schwierig sein und ist häufig an eine Diagnostik bestmöglicher Qualität gebunden (Abb. 8.23).

Phakomatosen

Die Phakomatosen oder neurokutanen Syndrome sind eine Gruppe von kongenitalen Veränderungen, bei denen Veränderungen des ZNS und der Haut im Vordergrund stehen.

Neurofibromatose

Neurofibromatose Typ I. Die Neurofibromatose Typ I macht 90% aller Fälle von Neurofibromatose aus, hat eine Prävalenz von etwa 1 : 3000 und ist durch Café-au-lait-Flecken, axilläre Hyperpigmentierung, Neurofibrome, N.-opticus-Gliome, Lisch-Knötchen an der Iris und ossäre Veränderungen gekennzeichnet. Die Veränderung liegt im langen Arm des Chromosoms 17 (17 q 11.2). Typische hamartomähnliche signalintensive Befunde zeigen sich am Globus pallidus (Abb. 8.24), in der weißen Substanz des Kleinhirns und in weiteren Lokalisation, vor allem im Bereich des Hirnstamms. Optikusgliome sind fokal oder ausgedehnt bei einem wesentlichen Teil der Patienten mit Neurofibromatose Typ I zu finden.

Neurofibromatose Typ II. Demgegenüber ist die Neurofibromatose Typ II, die deutlich weniger als 10% aller Neurofibromatosefälle ausmacht, durch bilaterale Akustikusschwannome gekennzeichnet, wobei weitere kleinere, im Kindesalter in der Regel sehr ungewöhnliche Tumoren (Meningeome) ebenfalls auftreten können.

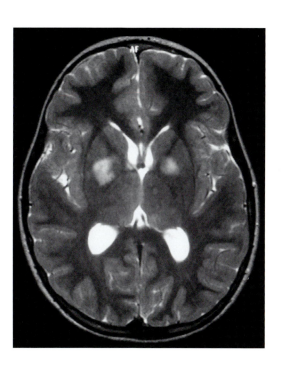

Abb. 8.24 **Neurofibromatose Typ 1.** 8 Jahre alter Junge. T2w, 4 mm transversal. Ausgeprägte Signalanhebungen im Globus pallidus beidseits. Die leicht fleckigen Signalanhebungen im Thalamus sind bei der Neurofibromatose Typ 1 ebenfalls nicht selten zu beobachten.

Tuberöse Sklerose

Die tuberöse Sklerose weist typischerweise subependymale Knötchen (Abb. 8.25) und kortikale Tubera auf. Wichtig bei kleinen Kindern ist das Auftreten von Rhabdomyomen am Herzen und hypomelanotischen weißen Flecken in der Haut, die oft nur mit einer speziellen UV-Lampe (Wood-Lampe) zu finden sind (s. a. Abschnitt „Kortikale Fehlbildungen", S. 337).

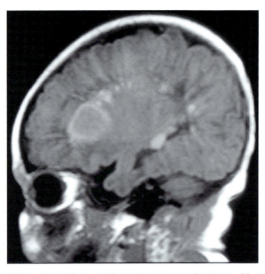

Abb. 8.25 **Frühe Manifestation einer tuberösen Sklerose.** 21 Tage alter Junge, Krampfanfälle. 1 mm sagittal aus 3 D-GE-Sequenz. Multiple, signalgebende, noduläre Strukturen, zum Teil in subependymaler Lage. Zusätzlich radiär-streifig nach außen reichende, signalgebende Formationen. Ungewöhnlich ausgeprägte Manifestation einer tuberösen Sklerose im frühen Alter.

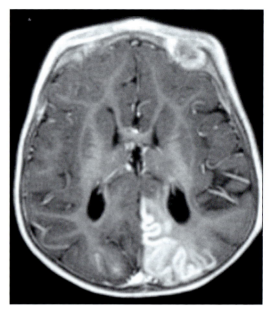

Abb. 8.26 **Sturge-Weber-Syndrom.** 10 Monate altes Mädchen, fokale Anfälle aus der linken Hemisphäre. T1w, 1 mm nach KM-Gabe aus der 3 D-GE-Sequenz. Ausgeprägt pathologische KM-Aufnahme des Kortex des linken Parietallappens am parietookzipitalen Übergang. Diagnose einer Sturge-Weber-Erkrankung trotz des Fehlens des bei 98 % der Fälle vorhandenen portweinfarbenen Angioms.

Sturge-Weber-Syndrom

Das Sturge-Weber-Syndrom ist eine enzephalotrigeminale Angiomatose, wobei die typische, dem Trigeminus folgende und oft eine Gesichtshälfte betreffende hämangiomartige Hautmanifestation bei einem kleinen Teil der Patienten fehlen kann. Bildgebend ist ein Sturge-Weber-Syndrom am einfachsten im Rahmen der KM-Gabe aufgrund eines abnormen KM-Enhancements der fehlgebildeten Anteile einer Hemisphäre zu erkennen (Abb. 8.26). Beim Einsatz von KM im MRT sind die häufig sichtbaren Verkalkungen im CCT nicht mehr als diagnostisches Mittel erforderlich.

Leukodystrophien

Leukodystrophien mit Makrozephalus

3 Formen der Leukodystrophie gehen mit einem erhöhten Kopfumfang im Initialstadium der Erkrankung einher:

- *Morbus Alexander:* Kann in seiner infantilen Form bereits in den ersten Wochen bis Monaten auftreten. Beginnt in der Regel frontal und breitet sich nach hinten aus.
- *Morbus Canavan* (Abb. 8.27): Geht im Gegensatz zum Morbus Alexander typischerweise auch mit einer Beteiligung des Thalamus und eines Teils der Basalganglien sowie eines Teils des Hirnstamms einher.
- *Infantile Leukenzephalopathie:* Mit Makrozephalus und einem ungewöhnlichen milden klinischen Verlauf (Van-der-Knaap-Syndrom), wobei die gesamte weiße Substanz der Großhirnhemisphären betroffen ist.

Zentrales Nervensystem

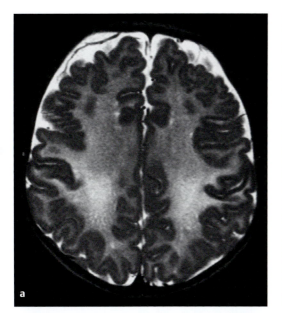
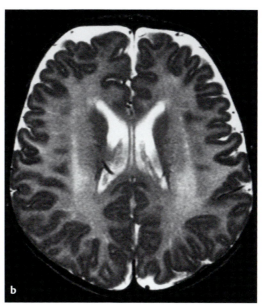
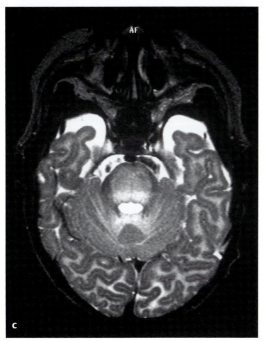

Abb. 8.27 a–c **Leukodystrophie – Morbus Canavan.**
2½ Monate alter Junge mit fehlendem Fixieren, intermittierendem Nystagmus und verminderter Kopfkontrolle. T2w, 4 mm transversal. Abnorme Signalintensität der gesamten weißen Substanz mit Betonung der hinteren Anteile. Manifestation der abnormen Signalanhebung auch im Kleinhirn und Hirnstamm, vor allem in Höhe des IV. Ventrikels (**c**).

Nichtmitochondriale Leukodystrophien ohne Makrozephalus

Metachromatische Leukodystrophie. Eine Leukodystrophie, die nicht mit einem Makrozephalus einhergeht, ist die metachromatische Leukodystrophie, bei der die zerebelläre weiße Substanz regelmäßig beteiligt ist, die Frontalregion relativ ausgespart sein kann und der Balken praktisch in allen Fällen eine Beteiligung zeigt.

Adrenoleukodystrophie. Die x-chromosomale Adrenoleukodystrophie zeigt normalerweise einen bevorzugten Befall der hinteren weißen Substanz mit Beteiligung des Splenium des Corpus callosum. Charakteristisch ist ein KM-aufnehmender Rand an den Zonen ausgeprägter Beteiligung (Abb. 8.28).

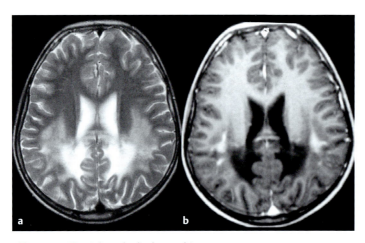

Abb. 8.28 a u. b Adrenoleukodystrophie.
9 Jahre alter Junge, Entwicklungsrückschritte, Krampfanfall. T2w, 4 mm transversal (**a**) und T1w (**b**), Rekonstruktion aus 3 D-GE-Sequenz nach KM-Gabe. Ausgeprägte Signalanhebung im hinteren Teil der tiefen weißen Substanz, bis subkortikal reichend. Im lateralen Teil der Veränderungen beidseits deutlich pathologische KM-Aufnahme, ein Charakteristikum der Adrenoleukodystrophie.

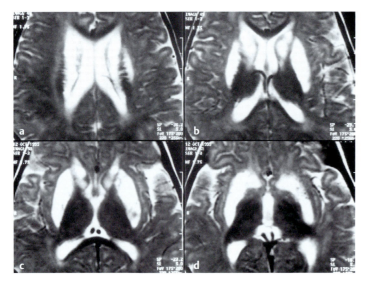

Abb. 8.29 a – d Morbus Leigh: Mitochondriale Leukodystrophie. 1 Jahr alter Junge. T2w, 5 mm transversal. Ausgeprägte Signalanhebung des Nucleus caudatus und Putamens beidseits und diskrete „Auftreibung" des Globus pallidus und Nucleus caudatus beidseits. Auffällig sind der Körper des Nucleus caudatus (**a**, linker oberer Quadrant), der Kopf des Nucleus caudatus und Putamens (**b**, **c**) sowie der untere Teil des Putamens (**d**). Die diskrete Hemiparese kann durch ein Übergreifen auf die Capsula interna erklärt werden.

Leukodystrophien mit Störung des mitochondrialen Stoffwechsels

Morbus Leigh. Eine Gruppe von Leukodystrophien mit mitochondrialer Komponente ist der Morbus Leigh (Leigh-Syndrom) mit ausgeprägter Beteiligung der Basalganglien (Abb. 8.**29**), insbesondere des Putamen und des Globus pallidus.

MELAS-Syndrom. Schwierig zu diagnostizieren sind mitochondriale Leukodystrophien, die mit infarktähnlichen intermittierenden Ereignissen einhergehen (MELAS-Syndrom), wobei die infarktartigen Veränderungen vor allem in der Okzipitalregion auftreten und nicht zum arteriellen Verteilungsmuster der Gefäße passen.

Dysproportional ausgeprägte Myelinisierungsstörung

Wenn die normale Myelinisierung „arretiert" ist und die Myelinisierungsverzögerung 6 Monate oder mehr betrifft, muss neben intrauterinen Infektionen auch eine Morbus Pelizaeus-Merzbacher (Abb. 8.**3**) in Erwägung gezogen werden. Dies ist eine X-chromosomale, rezessiv vererbte Erkrankung, die durch nystagmusartige gestörte Augenbewegungen und Atemstörungen gekennzeichnet ist.

Häufige Tumoren

Im Gegensatz zum Erwachsenenalter, in dem Metastasen, Meningeome, enddifferenzierte Gliome und Schwannome die überwiegende Zahl der Hirntumoren ausmachen, stehen im Kindesalter höher differenzierte Astrozytome, primitive neuroektodermale Tumoren und Fehlbildungs- oder Einschlusstumoren im Vordergrund. Meningeome oder Akustikusschwannome sind im Kindesalter extrem selten bzw. in Verbindung mit besonderen Bedingungen zu beobachten (Tab. 8.4). Infratentorielle Tumoren (einschließlich Hirnstammtumoren) machen knapp die Hälfte aller intrakraniellen ZNS-Tumoren aus. In der *hinteren Schädelgrube* sind das piloyztische Astrozytom (Abb. 8.32 a – c) in seiner zystischen Form mit kleinem Tumorknötchen, das Medulloblastom (Abb. 8.30) und seltener das Ependymom (Abb. 8.31) zu erwarten. *Supratentoriell* stehen weniger differenzierte Astrozytome bis hin zum Glioblastoma multiforme im Vordergrund, gefolgt vom PNET, selteneren gliomatösen Tumoren und Tumoren des Plexus choroideus. Letzterer ist im Kindesalter wesentlich seltener als beim Erwachsenen. Im Bereich der *Hypophyse* stehen Fehlbildungstumoren, vor allem das Kraniopharyngeom (Abb. 8.33) und Reste der Rathke-Tasche im Vordergrund. Am *Hypophysenstiel* und suprasellär kommen vor allem die Langerhans-Zell-Histiozytose (Abb. 8.34) in Form der Morbus Hand-Schüller-Christian und das Germinom vor.

Supratentorielle Tumoren sind in ihrer Benignität oder Malignität schwerer einzuschätzen. Bei diffusem ödemartigen Befall des Kortex (und der weißen Substanz) sowie einem Überschreiten der Mittellinie liegt häufig ein Glioblastoma multiforme, selten eine Gliomatosis cerebri (Abb. 8.35) vor.

Kleinere, umschriebene, KM anreichernde kortikale Tumoren, vor allem in Verbindung mit einer Epilepsie oder mit Krampfanfällen, sind nicht selten ganglionärer Genese, besonders wenn sie eine pulsationsbedingte Impression der angrenzenden Schädelkalotte aufweisen.

> Falls es sich bei einem Tumor der hinteren Schädelgrube um einen weitgehend soliden und nichtzystischen Tumor handelt, ist bis zum Beweis des Gegenteils von einem malignen Tumor auszugehen. Bei Kindern in Narkose sollte deshalb der Spinalkanal mituntersucht werden.

Tab. 8.4 **Wichtige intrakranielle Tumoren im Kindesalter**

Lokalisation, Alter, sekundärer Tumor, spezielle Präsentation	Wichtige Tumoren in der Reihenfolge ihrer Bedeutung/ Häufigkeit	Bemerkungen Merkmale in der MRT geeignete Sequenzen
Hintere Schädelgrube	- Astrozytom (überwiegend pilozytisch bzw. WHO-Grad I) - Medulloblastom/PNET - Ependymom	- pilozytisches Astrozytom: zystisch mit randständigem, knötchenartigen Enhancement - Medulloblastom: solider Tumor, häufig in der T2w hypointens und KM aufnehmend
Supratentoriell	- Astrozytom (überwiegend WHO-Grad 2 – 4) - PNET - seltenere gliomatöse Tumoren (Oligodendrogliom) - Plexustumoren	- die überwiegende Zahl von Tumoren ist stark KM aufnehmend: vor/während/nach KM-Bolus, Dynamik und nach KM: T1w 3 D-GE mit sagittalen 1-mm-Partitionen - bei komplex geformten, multifokalen oder schwer abgrenzbaren Tumoren Kombination von FLAIR und T2w (gleiche Schichtdicke und Schichtposition, T2w mit Matrix ≥ 256 × 512)
Hirnstamm	- Hirnstammgliom	- charakteristisch ist ein diffus im Hirnstamm wachsender Tumor mit teilweisem Erhalt struktureller Merkmale des verdickten Hirnstamms, mäßig bis stark signalgebend in den FLAIR- und T2w Sequenzen ohne oder mit verstärkter fokaler KM-Aufnahme - bei typischem Befund keine Histologie erforderlich! (in der englischsprachigen Literatur als „intrinsic brain stem glioma" bezeichnet) DD: ADEM, MS, Hirnstammenzephalitis - wichtigste Sequenz: T2w TSE 2 mm mit Matrix ≥ 256 × 512 inkl. Maßnahmen zur Reduktion von Liquorpulsationsartefakten (bei starken Artefakten evtl. zusätzlich T2w GE mit Flussartefaktkompensation)

Fortsetzung →

Tab. 8.4 ⋯▸ Wichtige intrakranielle Tumoren im Kindesalter (Fortsetzung)

Lokalisation, Alter, sekundärer Tumor, spezielle Präsentation	Wichtige Tumoren in der Reihenfolge ihrer Bedeutung/ Häufigkeit	Bemerkungen Merkmale in der MRT geeignete Sequenzen
Hypophyse	<ul><li>Kraniopharyngeom</li><li>Germinom, DD: Langerhans-Zell-Histiozytose</li></ul>	<ul><li>Kraniopharyngeom: suprasselläre, vorwiegend zystische Raumforderung mit KM aufnehmenden Randbezirken</li><li>suprasselläre, KM aufnehmende Raumforderung oder/und Verdickung des Hypophysenstiels</li><li>beim Germinom auf pathologische KM-Aufnahme in der Pinealisregion und auf Liquordissemination achten!</li></ul>
Metastatisch; lokal in der vorderen und mittleren Schädelgrube	<ul><li>Metastasen: Klarzellsarkom und Rhabdoidtumor der Niere, Neuroblastom unter (palliativer) Langzeittherapie</li><li>lokal: Neuroblastom, Rhabdomyosarkom mit Ausdehnung in die vordere und mittlere Schädelgrube</li></ul>	<ul><li>zerebrale Metastasen sind bei Kindern nicht selten in der hinteren Schädelgrube. Ein Teil der Metastasen ist nicht verstärkt KM-aufnehmend</li><li>zur Darstellung einer Tumorausbreitung in die Neuroforamina der Schädelbasis hoch auflösende 3 D-Sequenz vor und nach KM, besser nach KM mit Wasseranregung</li><li>zur Darstellung von Tumoranteilen in der knöchernen Schädelbasis STIR 2–3 mm transversal und koronar sowie KM-Dynamik</li></ul>
Kongenital bzw. bis zum Alter von 1 Jahr	<ul><li>kongenital häufig maligne Tumoren (malignes Teratom, PNET, entdifferenzierter glialer oder schwer zuordenbarer Tumor)</li><li>bessere Prognose bei Gangliogliomen, Plexuspapillomen und wenig malignen Astrozytomen, Letztere vor allem jenseits der Neugeborenenperiode bis zum Alter von 1 Jahr zu erwarten</li></ul>	<ul><li>kongenitale Tumoren sind häufig sehr groß</li><li>mindestens $^2/_3$ supratentoriell</li><li>variable KM-Aufnahme, zum Teil nicht wesentlich vom normalen Hirngewebe zu unterscheiden</li><li>T2w SE: oft in der Signalintensität sehr ähnlich wie normales Gehirn, Morphologie und damit hohe Auflösung und geringe Schichtdicke entscheidend, z.B. T2w TSE, 2 mm transversal und koronar, Matrix ≥ 256 × 512</li></ul>
Blutung	<ul><li>bei bis zu 7% aller intrakraniellen Blutungen werden Tumoren als Blutungsursache gefunden (vorwiegend Erwachsene, nach unserer Erfahrung bei Kindern weniger häufig), vor allem bei zerebralen Metastasen und entdifferenzierten Gliomen, aber auch bei benignen Tumoren</li><li>bei Leukämie kann es aufgrund einer Thrombozytenreduktion sowohl zu (petechialen) Blutungen als auch zu Parenchymblutungen im Rahmen leukämischer Infiltrate kommen</li></ul>	<ul><li>vermehrt KM aufnehmende Raumforderung in Verbindung mit einer 3 D-dynamischen Untersuchung und Seriensubtraktion (Blutung im Methämoglobinstadium kann durch KM-äquivalente Signalintensität einen Tumor in der T1w vollständig obliterieren)</li><li>falls eine KM-Dynamik mit „Mean-curve"-Auswertung nicht zur Verfügung steht, muss mindestens eine Subtraktion von T1w-Schichten vor und nach KM-Gabe durchgeführt werden, wenn ein durch Methhämoglobin bedingtes Signal die KM-Aufnahme „verdeckt"</li></ul>
Tumoren bei Phakomatosen	<ul><li>Neurofibromatose Typ 1: Optikusgliom</li><li>Neurofibromatose Typ 2: bilaterales Akustikusschwannom</li><li>Neurofibromatose Typ 2/3: Meningeome</li><li>Neurofibromatose Typ 1–3: parenchymatöse Gliome/Astrozytome</li><li>tuberöse Sklerose: Riesenzellastrozytom</li></ul>	<ul><li>Optikusgliom bei Neurofibromatose Typ 1: häufig nur Verdickung des N. opticus, Chiasma opticum oder des Tractus opticus; abnorme KM-Aufnahme eher gering und in kleineren Anteilen</li><li>Astrozytome/Optikusgliom bei Neurofibromatose Typ 1–3: oft über Jahre stabil und asymptomatisch</li><li>Meningeom: DD Zweittumor >3 Jahre kombinierter Chemo- und Strahlentherapie des Kopfes</li><li>Riesenzellastrozytom: Entstehung aus subependymalen Knötchen am Foramen Monroi, nur Größe als Kriterium, da auch nichttumoröse subependymale Knötchen häufig kräftig KM aufnehmen</li></ul>

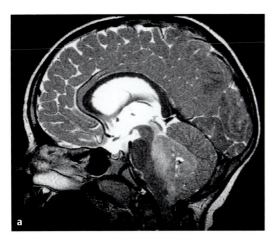
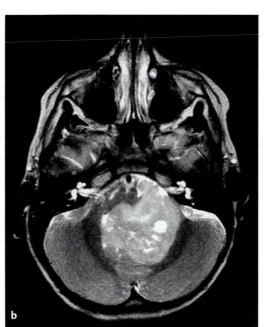

Abb. 8.30 a u. b **Medulloblastom.** Der große raumfordernde Tumor breitet sich im Gebiet des IV. Ventrikels nach oben und unten aus (**a**) und reicht durch das linke Foramen Luschkae bis in den Kleinhirnbrückenwinkel (**b**).

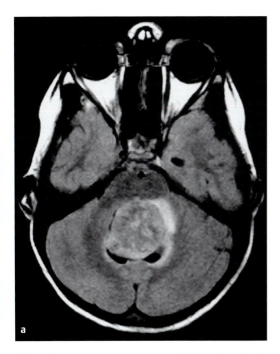
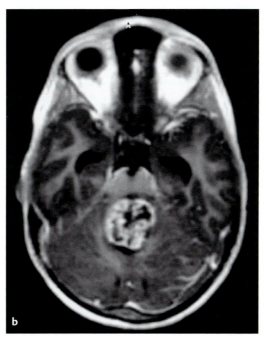

Abb. 8.31 a u. b **Ependymom im IV. Ventrikel.** 7-jähriges Mädchen. Nüchternerbrechen, Ataxie. FLAIR, 4 mm transversal (**a**) und 1 mm transversal (**b**) aus der KM-verstärkten 3 D-GE-Sequenz. Im IV. Ventrikel bzw. in den IV. Ventrikel hineinragend zeigt sich ein raumfordernder, gering signalgebender Prozess mit perifokalem Ödem, der girlandenförmig bzw. randständig kräftig KM aufnimmt. Bei einem solchen Tumor ist eine zusätzliche Untersuchung des Spinalkanals erforderlich, um eine Ausbreitung des Tumors auf dem Liquorweg morphologisch nachzuweisen oder auszuschließen.

8 Magnetresonanztomographie

Abb. 8.32 a–d **Infra- und supratentorielles pilozytisches Astrozytom mit zystischen und soliden Anteilen.** 2-jähriger Junge. Zeichen des akut erhöhten intrakraniellen Drucks und Ataxie (**a–c**). T2w, 4 mm transversal (**a**), 2 mm sagittal (**b**) und T1w Sequenzen nach KM-Applikation koronar (**c, d**). Infratentorielles pilozytisches Astrozytom mit Obstruktionshydrozephalus einschließlich transependymaler Liquorakkumulation (**a–c**). Charakteristisch randständiges, zum Teil noduläres, zum Teil schichtartiges KM-Enhancement (**c**). Zystische pilozytische Astrozytome kommen auch supratentoriell vor (**d**).

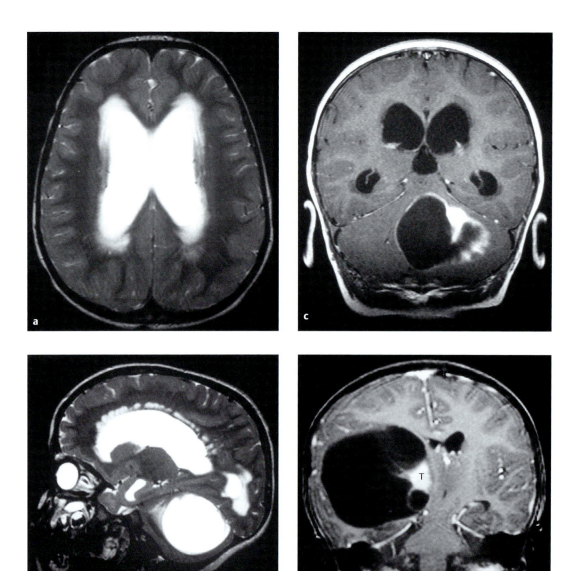

Abb. 8.33 **Kraniopharyngeom.** 12-jähriges Mädchen, Sehminderung. T2w, 2 mm sagittal. Raumfordernder, teils zystischer, teils solider suprasellärer Prozess mit ausgeprägter Vergrößerung und „Auswalzung" der Sella turcica.

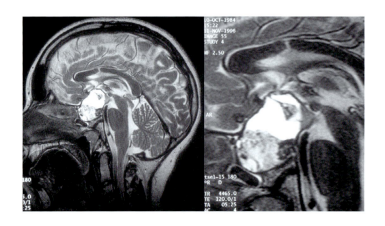

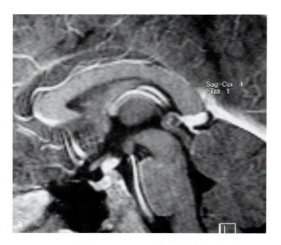
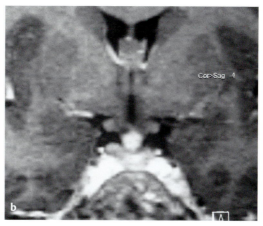
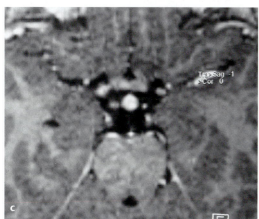

Abb. 8.34a–c Langerhans-Zell-Histiozytose am Hypophysenstiel.
13-jähriger Junge, Diabetes insipidus. T1w Darstellung des Hypophysenstiels nach KM-Applikation in 1-mm-Schichtpartitionen aus der 3 D-GE-Sequenz. Ausgeprägte Verdickung des Hypophysenstiels, vor allem in seinem subhypothalamischen Anteil in allen 3 Ebenen (a – c). Wichtigste Differenzialdiagnose: Germinom.

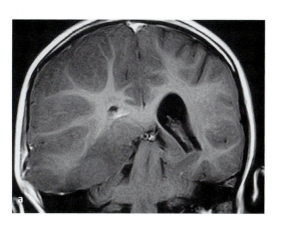
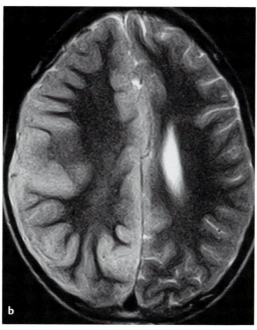

Abb. 8.35a u. b Gliomatosis cerebri. 11-jähriger Junge mit allmählich wechselndem Verhalten (Unruhe), fokalen Krampfanfällen und diskreter Hemiparese links. T1w, 3 mm koronar (a) und T2w, 4 mm transversal (b). Massive Verdickung des Kortex, die ähnlich wie ein kortikales Ödem imponiert. Deutliche raumfordernde Wirkung auf die Mittellinie und den Hirnstamm. Da bei dem Kind jedoch keinerlei akute Erkrankung besteht, sondern von einer sich langsam entwickelnden chronischen Erkrankung auszugehen ist, wurde der Verdacht auf eine Gliomatosis cerebri geäußert (histologisch bestätigt).

Häufigste Fehldiagnosen und deren Vermeidung

Die häufigsten Fehldiagnosen bei der Untersuchung des kindlichen Kopfes sind „Hirnatrophie", „Hirnfehlbildung", „Hydrozephalus internus" und „Sinusitis". Neben medizinischen und fachlichen Punkten oder den Konsequenzen einer Fehlbehandlung sollten psychologische und psychosoziale Aspekte von Fehldiagnosen überlegt werden. Die Fehldiagnose einer Hirnatrophie kann für die Eltern und den behandelnden Kinderarzt zum Problem werden, vor allem, wenn zusätzlich eine Entwicklungsverzögerung vorliegt.

Fehldiagnose „Hirnatrophie"

Die Diagnose einer Hirnatrophie beruht häufig auf einer dysproportionalen Erweiterung der äußeren oder einer nicht obstruktionsverdächtigen kombinierten Erweiterung der inneren und äußeren Liquorräume. Dieser bildgebenden Konstellation liegen zahlreiche Ursachen zugrunde. Diese sind in Tab. 8.**5** aufgeführt. Wie lässt sich die so häufige Fehldiagnose einer Hirnatrophie vermeiden? Eine Interpretation weiter äußerer Liquorräume ohne Kenntnis der Kopfumfangsentwicklung ist nicht zulässig (Abb. 8.**36**). Ähnliches gilt für weitere klinische Daten wie ehemalige Frühgeburt, Steroidtherapie, neurologische Untersuchung und geistige und motorische Entwicklung. Bei der Interpretation vorliegender Befunde sind einige der aufgeführten Differenzialdiagnosen unterscheidbar – auch wenn klinische Daten nicht dafür sprechen (PVL beim Reifgeborenen). Dies erfordert jedoch eine große Erfahrungskompetenz. Mit einer engen Abstimmung von Kinderarzt/Neuropädiater und Kinderradiologe/Neuroradiologe sollte sich die Zahl der Fehldiagnosen wesentlich senken lassen.

> Eine Interpretation weiter äußerer Liquorräume ohne Kenntnis der Kopfumfangsentwicklung ist nicht zulässig.

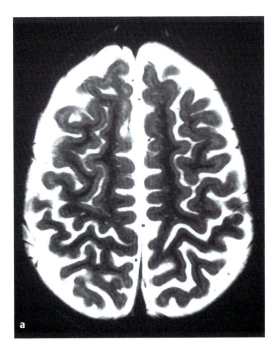
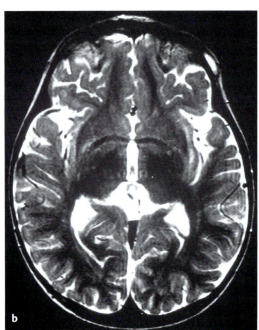

Abb. 8.36 a u. b **Fehldiagnose „Hirnatrophie".** 3 Jahre alter Junge mit geringer Entwicklungsverzögerung. T2w, 4 mm transversal. Aufgrund der erweiterten äußeren Liquorräume, vor allem in den oberen Schnitten (**a**), wurde die Diagnose einer Hirnatrophie gestellt, obwohl der Junge makrozephal war und sich im Verlauf eine normale Entwicklung und ein normaler Kopfumfang ergeben haben. Die Diagnose „Atrophie" kann ein erhebliches Stigma und Problem für Eltern darstellen.

Zentrales Nervensystem

Tab. 8.5 ⤑ *Differenzialdiagnose Hirnatrophie: dysproportional weite äußere, gering oder mäßig erweiterte innere Liquorräume*

Diagnose	Bildgebende Kriterien	Klinische Kriterien/Problematik (P)
Kommunizierende Liquorzirkulationsstörung	• proportionierte Erweiterung der inneren und äußeren Liquorräume einschließlich weiter zerebraler Aquädukt und meist weite, im Koronarschnitt rundliche Temporalhörner • verstärktes Liquorflussphänomen (z.B. 2 mm T2w TSE sagittal) im weiten Aquädukt, III. Ventrikel, IV. Ventrikel, Foramina Monroi, Foramen Magendi	• Kopfumfangsentwicklung oberhalb der Norm oder an der oberen Normgrenze • **P:** geringe kommunizierende Liquorzirkulationsstörung bei benignem (familiären) Makrozephalus? • normale Entwicklung oder geringe, in der Regel transiente Entwicklungsverzögerung
Benigner (familiärer) Makrozephalus	• wie kommunizierende Liquorzirkulationsstörung, jedoch in geringerer Ausprägung	• wie kommunizierende Liquorzirkulationsstörung
Corticosteroid-Therapie	• wie Hirnatrophie	• „Pseudoatrophie" kann bereits 1 Tag nach Beginn der Steroidtherapie sichtbar sein und mehrere Wochen (Monate?) nach Ende einer intensiven/lang dauernden Therapie anhalten
Anorexia nervosa/Mangelernährung	• wie Hirnatrophie	• auch bei Mangelernährung im Rahmen schwerer Vernachlässigung bzw. Kindesmisshandlung
Tumordissemination/Meningitis (TBC)	• ähnlich wie kommunizierende Liquorzirkulationsstörung, jedoch zusätzliche pathologische subarachnoidale/leptomeningeale KM-Aufnahme, bei TBC vor allem in den basalen Zisternen	• Tumordissemination (auf dem Liquorweg ohne nachweisbaren Primärtumor): chronische Kopfschmerzen evtl. Wesensveränderung oder Krampfanfälle • **P:** Tumorzellen im Liquor nicht immer nachweisbar; Biopsie, z.B. im sakralen Spinalsack • TBC: niedrige Glucosekonzentration im Liquor bei unwesentlich erhöhter Zellzahl • **P:** PCR im Liquor häufig negativ, sofortige Behandlung bis zum Eintreffen der Kultur
PVL	• wellenförmig begrenzte, dem anliegenden Kortex folgende, regional betonte Erweiterung der Hirnseitenventrikel aufgrund einer Reduktion der periventrikulären (und tiefen) weißen Substanz • signalgebender, z.T. fleckförmig verstärkter Randsaum im Bereich der Seitenventrikelerweiterung (häufig hintere Cella media, supraatrial und Okzipitalhörner). In FLAIR-Sequenz am einfachsten zu sehen, aber nicht obligat vorhanden • III. Ventrikel und äußere Liquorräume relativ gering erweitert oder im oberen Normbereich • typische Veränderungen in den vorausgehenden Sonographien (Bewertung und vergleichende Analyse der dokumentierten Bilder)	• Frühgeburt, vor allem in Verbindung mit Beatmung, Infektion/Sepsis • spastische Diplegie/Tetraplegie (Beine stärker betroffen als Arme) • bei Reifgeborenen relativ selten, eher subkortikale Leukomalazie oder bereits intrauterin erworbene PVL • **P:** bei oder nach (zusätzlichem) ausgeprägtem obstruktiven Hydrozephalus kann die Unterscheidung zwischen kompressions- und leukomalaziebedingter Reduktion der weißen Substanz schwierig sein • **P:** eine phasenweise schnelle Kopfumfangszunahme bei ehemaligen Frühgeborenen kann zur nicht indizierten Implantation eines Ableitsystems führen
Verzögertes Wachstum des Gehirns	• generalisierte Erweiterung der inneren und äußeren Liquorräume ohne Ballonierung der Seitenventrikel (Temporalhörner) oder bikonvexe Form des III. Ventrikels • keine indirekten Zeichen einer Obstruktion (Aquäduktstenose, inadäquat weite basale Zisternen/Foramina Luschkae) • keine pathologisch verstärkte Liquorpulsation	• Kopfumfangsentwicklung gegenüber Perzentilenkurven zu kleinen Grenzwerten absinkend, unterhalb der 3er-Perzentile liegend • stagnierende Kopfumfangsentwicklung • motorische/geistige Entwicklungsverzögerung • häufigste Ursachen: intrauterine Infektion, generalisierte (intrauterine) Hypoxie/Ischämie; genetischer Defekt
Hirnatrophie	• wie verzögertes Wachstum des Gehirns • eindeutig bei abnehmendem Volumen des Gehirns und vor allem des Kortex	• wie verzögertes Wachstum des Gehirns • nur bei abnehmendem Kopfumfang und Fehlen anderer Ursachen eindeutig • **P:** Eine Kombination von Hirnentwicklungsverzögerung und Atrophie ist schwer von einer ausschließlichen Hirnwachstumshemmung zu trennen
Degenerative oder metabolische Erkrankung	• wie Atrophie, evtl. dysproportionale Volumenabnahme der Hirnrinde • bei Leukodystrophien zusätzlich Signalveränderungen/zystische Defekte in der weißen Substanz	• im Stadium der „Atrophie" ist in aller Regel eine schwere progressive neurologische Erkrankung mit Verlust bereits erreichter motorischer und geistiger Fähigkeiten vorhanden

Fehldiagnose „Hydrocephalus internus" bei ausgedehnter PVL

Die typische Konstellation einer Fehldiagnose ist ein ehemaliges Frühgeborenes mit einem aus der Perzentilenkurve nach oben laufenden Kopfumfang und einem deutlich erweiterten Ventrikelsystem. Die Unterschiede zu einer wirklichen (posthämorrhagischen) Liquorzirkulationsstörung können gering sein, da der III. Ventrikel aufgrund einer thalamischen ischämiebedingten Entwicklungsverzögerung ebenfalls erweitert sein kann und sich die Schädigung der periventrikulären weißen Substanz in Einzelfällen auch in den Temporalbereich fortsetzt (weite Temporalhörner). Die periventrikuläre Signalanhebung im Rahmen der Leukomalazie kann eine periventrikuläre Liquorakkumulation vortäuschen. Kriterien, die diese Fehldiagnose vermeiden helfen, sind (Abb. 8.5):

- wellenförmig begrenzte, dem anliegenden Kortex folgende, regional betonte Erweiterung der Hirnseitenventrikel aufgrund einer Reduktion der periventrikulären (und tiefen) weißen Substanz,
- meist fleckförmig verstärkter signalgebender Randsaum im Bereich der Seitenventrikelerweiterung (häufig hintere Cella media, supraatrial und Okzipitalhörner). In FLAIR-Sequenzen am einfachsten zu sehen, aber nicht obligat vorhanden,
- III. Ventrikel und äußere Liquorräume relativ gering erweitert oder im oberen Normbereich,
- typische Veränderungen und ähnliche Größe der Ventrikel in den vorausgegangen (sonographischen) Untersuchungen.

Sequenzempfehlung. T2w TSE, 2 mm sagittal. Wenige Schichten durch die/an der Mittellinie ausreichend (III. und IV. Ventrikel, Liquorpulsationen), T2w TSE und FLAIR, 4 mm.

Fehldiagnose „Hirnödem" beim Neugeborenen

In der Neugeborenenperiode, bei Kleinkindern, gelegentlich auch bei älteren Kindern kann sich das Ventrikelsystem relativ eng darstellen. Dies ist eine Normvariante und kein ausreichendes Kriterium für das Vorliegen eines Hirnödems.

Fehldiagnose „Sinusitis"

Symptomlose Schleimhautverdickungen (Abb. 8.37) sind ein häufiger Nebenbefund (jahreszeitlich gehäuft z. T. bei mehr als der Hälfte der aus anderen Gründen untersuchten Kinder). Die meisten Schleimhautreaktionen finden sich im Rahmen eines harmlosen Virusinfekts (Schnupfen). Bei einem relevanten Prozentsatz von Kindern bestehen teils erhebliche symptomlose asymmetrische Schleim-

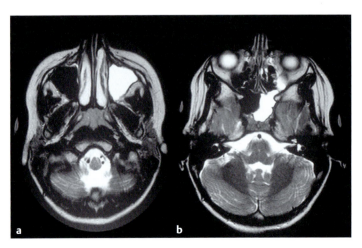

Abb. 8.37 a u. b Fehldiagnose „Sinusitis". 11-jähriges Mädchen zum Ausschluss eines pathologischen Befundes bei erstmaligem Krampfanfall, sonst asymptomatisch. T2w, 4 mm transversal. Flüssigkeitsäquivalentes Signal in der linken Kieferhöhle (**a**) und der linken Hälfte der Keilbeinhöhle (**b**). Auch einseitige Befunde sind bei Kindern nicht selten und können bei asymptomatischen Kindern nicht als Zeichen einer Sinusitis gewertet werden. Dies führt in vielen Fällen zu unnötiger Therapie oder falschen Schlüssen bei Trauma.

hautverdickungen. Die Diagnose einer Sinusitis beruht auf der Kombination von hinweisenden Symptomen und Schleimhautverdickung und ist ohne diese klinische Korrelation irreführend: Trotz der fehlenden klinischen Symptome (bei kleineren Kindern schwer feststellbar) wird eventuell eine unnötige antimikrobielle Therapie durchgeführt. Nach Unfällen kann eine einseitige, zufällig auf der Seite des Traumas bestehende Schleimhautverdickung zur Verdachtsdiagnose einer Orbitabodenfraktur führen, obwohl definitive Kriterien wie die Darstellung von Blut in der Kieferhöhle, einer Fraktur oder einer Einklemmung des orbitalen Fettkörpers fehlen.

Häufig übersehene Befunde oder Fehldeutungen

Myelinisierungsverzögerung oder Normalbefund?

Infektionsbedingte, genetische oder idiopathische Myelinisierungsverzögerungen ohne und mit Signalanhebungen in T2w Sequenzen werden nicht selten übersehen oder fehlinterpretiert. Dies kann durch Übung, Vergleich mit Referenzbefunden und Berücksichtigung einer vorgetäuschten Verzögerung durch Frühgeburt vermieden werden (Abb. 8.**3**).

Sequenzempfehlung. T2w TSE, 2 mm transversal, evtl. zusätzlich T1w-assoziierte „Inversion-recovery"-Sequenz in den ersten 8 Lebensmonaten.

PVL, Hydrozephalus oder Kolpozephalie?

Typisch für eine abgelaufene PVL sind symmetrische Erweiterungen der Hirnseitenventrikel, vor allem an der Cella media und zwischen hinterem Anteil der Cella media und dem Atrium. Gleichzeitig sind an den erweiterten Ventrikelanteilen eine ungewöhnlich ausgeprägte Volumenminderung der periventrikulären und meist auch tiefen weißen Substanz und streifig-fleckige periventrikuläre Signalanhebungen zu beobachten. Schwierigkeiten bei der Abgrenzung zum Hydrozephalus entstehen bei einem ehemaligen Frühgeborenen mit verstärkter Kopfumfangsentwicklung, Fehlen der periventrikulären Signalanhebung oder Einbeziehung der Temporalhörner und des III. Ventrikels in die Erweiterung bei einer mehr generalisierten, evtl. infektassoziierten Schädigung der weißen Substanz. Eine

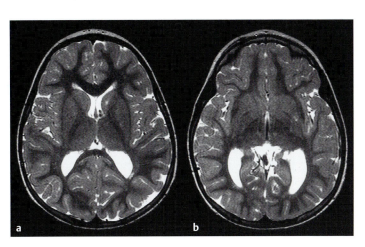

Abb. 8.38 a u. b **Kolpozephalie.**
3-jähriges Mädchen mit sprachlicher und motorischer Entwicklungsverzögerung. T2w, 4 mm transversal. Isolierte und dysproportionale Erweiterung der Okzipitalhörner, die in der hier vorliegenden isolierten Form als Kolpozephalie bezeichnet werden kann. Dieser Befund kommt auch bei normalen Kindern vor, ist jedoch gehäuft mit Problemen der geistigen und motorischen Entwicklung assoziiert.

zusätzliche Schwierigkeit kann sich ergeben, wenn es sich um eine Kombination von PVL-bedingter Erweiterung und posthämorrhagischem Hydrozephalus handelt. In diesen Fällen ist eine vergleichende interdisziplinäre Analyse aller vorliegenden bildgebenden und klinischen Daten erforderlich, um die Wahrscheinlichkeit von Fehleinschätzungen zu verringern. Bei okzipitaler Lage der PVL ist diese von einer Kolpozephalie (keine Volumenreduktion oder pathologische Signalanhebung der weißen Substanz) abzugrenzen (Abb. 8.**38**).

Grenzzoneninfarkt („watershed infarct")

Während klassische, einem arteriellen Versorgungsgebiet zuordenbare Infarkte nahezu immer richtig eingeordnet werden, werden Infarkte, die an der Grenzzone zwischen 2 oder 3 arteriellen Versorgungsgebieten liegen (Abb. 8.**10**) – vor allem außerhalb der parasagittalen Region – häufig nicht erkannt oder fehlinterpretiert (Tab. 8.**6**). Hypoxisch-ischämische Zustände, die zu Grenzzoneninfarkten führen, sind durch vorausgehende, länger dauernde oder rezidivierende Ischämien gekennzeichnet – oft in Verbindung mit hypotensiven Episoden, Hypovolämie oder Volumenmangelschock.

Wichtig ist nicht nur die Kenntnis des akuten Grenzzoneninfarkts, sondern auch die korrekte Diagnose seiner Folgezustände mit schneisenartigen oder bandförmigen Schädigungsarealen in der Grenzzonenregion. Typisch sind auch pilzkappenförmige, verschmälerte Rindenanteile mit schmaler subkortikaler Basis (Ulegyrie).

Tab. 8.6 ⇢ *Differenzialdiagnose Grenzzoneninfarkt („watershed infarct")*

Wesentliche DD	▪ virale Enzephalitis (vom Herpestyp) ▪ laminare kortikale Ischämie (z. B. nach Status epilepticus) ▪ hypertensive Enzephalopathie
Weitere (sehr seltene) DD	▪ metabolische infarktähnliche Erkrankungen (MELAS) ▪ mit einer Vaskulitis assoziierte Zustände (Antiphospholipid-Syndrom)

Sequenzempfehlung. T2w TSE, 2 mm transversal/gezielt koronar; FLAIR, 4 mm transversal, evtl. gezielt koronar.

Sinusvenenthrombose

MRT oder CCT können bei neurologischen Symptomen wie Kopfschmerzen, intermittierender Bewusstseinsminderung, Krampfanfällen oder Stauungspapille normal erscheinen, obwohl eine Sinusvenenthrombose vorhanden ist (Abb. 8.**39**). Oft wird von klinischer und von radiologischer Seite nicht an eine Sinusvenenthrombose gedacht. Die Sensitivität normaler MRT- und CCT-Untersuchungen ist gering. Bei KM-Anwendung wird dieses nicht selten vom Thrombus aufgenommen. Eine typische Aussparung (Delta-Zeichen) ist deshalb nur bei frischen und größeren Thromben sichtbar.

Sequenzempfehlung. Eine einfaches, schnelles und sensitives „Screening"-Verfahren liefert die venöse 2 D-Phasenkontrast-Untersuchung: Zeigt diese in den entsprechenden 3 Ebenen ein normales Flusssignal im Sinus sagittalis superior, Sinus rectus und den anderen mittsagittal gelegenen Venen, dem linken und rechten Sinus transversus, dem Sinus sigmoideus und dem in Schädelbasishöhe gelegenen Anteil der Jugularvenen, ist eine Sinusvenenthrombose ausgeschlossen. Erscheint das Flusssignal in einem oder mehreren Schnitten abnorm, muss die Frage beantwortet werden, ob es sich um einen falsch positiven Befund (Fluss unterhalb der Sensitivitätsschwelle der Sequenz), eine Normvariante oder um eine Sinusvenenthrombose handelt.

Zentrales Nervensystem

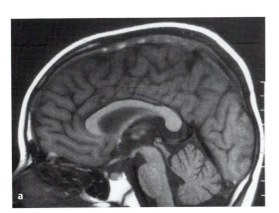

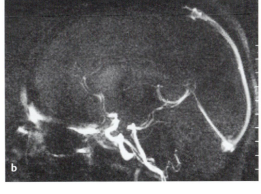

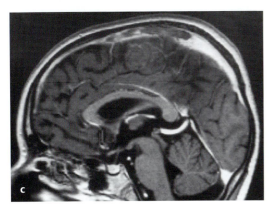

Abb. 8.39 a–c **Sinusvenenthrombose.** 6-jähriger Junge mit Kopfschmerzen, Schwindel und Stauungspapille. T1w sagittal vor (**a**) und nach (**c**) KM-Applikation und GE-Phasenkontrast-Dickschicht-MRA (**b**). Bereits in der Nativsequenz finden sich signalgebende Anteile entlang des Sinus sagittalis superior (intra- oder extrazelluläres Methämoglobin). Eine entsprechende Signalauslöschung in der Phasenkontrast-MRA und Aussparung nach KM-Gabe lässt eine längerstreckige Thrombosierung des Sinus sagittalis nachweisen. Venöse Infarkte auf Grundlage dieser Thrombosierung sind bei Kindern selten zu beobachten.

Kortikale Fehlbildungen

Fokale kortikale Fehlbildungen unterscheiden sich häufig nur wenig von der normalen Hirnrinde. Dies gilt in besonderem Maß für die Polymikrogyrie (PMG; Abb. 8.22) und die fokale kortikale Dysplasie (FCD; Abb. 8.40). Falsch negative und falsch positive Befunde sind im Rahmen von Routineuntersuchungen bei FCD die Regel. Dementsprechend gering ist die diagnostische Sicherheit. In Fällen richtig positiver Befunde wird die Ausdehnung der Veränderungen nahezu immer unterschätzt. Bei Kindern mit antiepileptika-refraktärer (fokaler) Epilepsie ohne klar erfassbare und abzugrenzende Ursache kann auch bei vorausgegangenem negativem Befund eine erneute MRT mit hoch auflösender, sensitiver und artefaktarmer Diagnostik bei etwa $2/3$ der Kinder eine Klärung herbeigeführt werden.

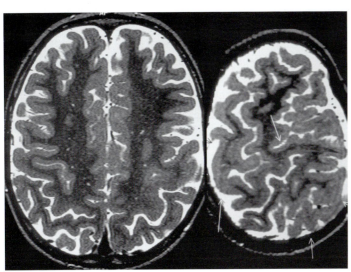

Abb. 8.40 **Fokale kortikale Dysplasie.** 3 Jahre alter Junge. Fokale Epilepsie der linken Hemisphäre seit dem Alter von 6 Monaten. Bis 50 Anfälle pro Tag. Psychomotorische Retardierung, keine Sprachentwicklung. Antiepileptika-Resistenz. T2w, 1 mm transversal, Matrix 300 × 512, FOV 23 cm und aus dem T2w 3 D-Paket rekonstruiert, schräg sagittal (dachförmig entlang der Zentralregion). Es findet sich sowohl prä- als auch postzentral eine verminderte Definition des kortikomedullären Übergangs und ein verplumpt wirkender Kortex unter Einbeziehung des Gyrus praecentralis und des Lobulus paracentralis als Ausdruck einer parazentralen fokalen kortikalen Dysplasie (Pfeile). Diese Dysplasien sind mit normalen Schichten häufig schwer zu entdecken. 3 vorangegangene MRT waren unauffällig bzw. als normal befundet worden.

Sequenzempfehlung. T2w TSE, 2 mm transversal und gezielt koronar mit Matrix ≥ 256×512; FLAIR, 2–4 mm transversal, evtl. koronar; bei schwer therapierbarer fokaler Epilepsie ohne morphologische Erklärung können diskrete kortikale Fehlbildungen mit hoch auflösender, lückenloser Dünnschichttechnik (T2w TSE, 1 mm transversal und gezielt koronar mit Matrix ≥ 256×512 und FOV ≤ 23 cm) nachgewiesen werden (sehr gute Ergebnisse erfordern einen erheblichen Zeitaufwand, Sedierung und Optimierung von Gerät und Sequenz).

Basales leptomeningeales Enhancement

Ein ausgeprägtes basales oder basal stark betontes leptomeningeales Enhancement ist bei intensivpflichtigen oder deutlich bewusstseinseingetrübten Kindern ohne Nachweis einer bakteriellen Meningitis (niedrige Glucosekonzentration im Liquor bei gering bis mäßig erhöhter Zellzahl) tuberkuloseverdächtig (Abb. 8.41). Differenzialdiagnostisch ist an einen primär auf dem Liquorweg disseminierten malignen Tumor zu denken (Tab. 8.7).

Sequenzempfehlung. Nach KM T1w 3 D-GE, 1 mm sagittal (bei der Auswertung auf abnorme häufig diskrete KM-„Beschichtung" von Fissuren, Zisternenbegrenzungen Hirnstamm und Hirnnerven achten).

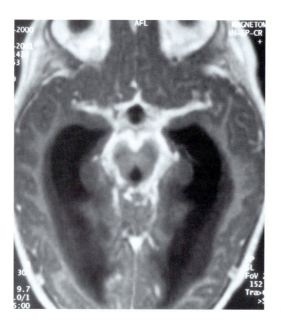

Abb. 8.41 **Tuberkulose.** 18 Monate alter Junge. Persistierendes Fieber, auch unter Antibiotikatherapie. Zunehmende Bewusstseinseintrübung und intensivmedizinische Behandlung. T1w, 1 mm nach KM-Gabe aus 3 D-GE-Sequenz. Ausgeprägt pathologische KM-Anreicherung in den basalen Zisternen. Da durch Liquorpunktion eine ausgeprägte bakterielle Meningitis ausgeschlossen ist, kommen eine tumorbedingte Disseminierung und eine Tbc infrage. Sofortige tuberkulostatische Mehrfachbehandlung nach Verdachtsdiagnose in der MRT und Bestätigung durch die Kultur (PCR negativ, jedoch zusätzliche Lungenmanifestation).

Tab. 8.7 ⤑ *Differenzialdiagnose meningeales Enhancement*

In den basalen Zisternen nicht wesentlich betont	• virale Meningitis oder Meningoenzephalitis • iatrogen (Lumbalpunktion, nach operativem Eingriff am ZNS) • Tumordissemination (mit oder ohne nachweisbaren Primärtumor; Verdacht auf Tumor, falls noduläre Komponente nachweisbar)
Dysproportionale Ausprägung in den basalen Zisternen	• bakterielle Meningitis (typischer Liquorbefund) • Tuberkulose – Meningitis oder Meningoenzephalitis (dysproportional geringe Zellzahl bei relativer ausgeprägter Glucoseerniedrigung im Liquor und Bewusstseinseintrübung. **Cave:** falsch negative PCR! Relativ spezifisch sind kleinste Abszesse im Subarachnoidalraum) • Tumordissemination ohne nachweisbaren Primärtumor

Literatur

Barkovich AJ. Pediatric Neuroimaging. Philadelphia: Lippincott, Williams 2000. (*unentbehrliche Grundlage, Ergänzung durch Zimmerman et al.*)

Zimmerman RA, Gibby WA, Carmody RF. Neuroimaging. New York: Springer; 2000. (*Erwachsenen- und Kinderneuroradiologie in einem Buch*)

Friede RL. Developmental Neuropathology. Berlin: Springer; 1989. (*trotz des "Alters" noch immer das weitaus beste Buch zum Verständnis der neuropathologischen Grundlagen des sich entwickelnden Gehirns*)

Van der Knaap MS, Valk J. Magnetic Resonance of Myelin, Myelination, and Myelin Disorders. Berlin: Springer; 1995. (*wichtige/empfehlenswerte Ergänzung: van der*

Knaap M.S. et al.: Leukencephalopathy with swelling and a discrepantly mild clinical course in eight children. Ann Neurol. 37: 324–334, 1995 und Schiffmann R., van der Knaap M.S.: The latest on leukodystrophies. Curr Opin Neurol 17: 187–192,2004)

Dell LA, et al. Physiological intracranial calcification with hyperintensity on MR imaging: case report and experimental model. AJNR. 1988;9: 1145–8. (*Es ist leider viel zu wenig bekannt, dass Verkalkungen in der T1w abnorm signalgebend sind und deshalb Blutungen oder andere signalgebende Läsionen oder eine KM-Anreicherung vortäuschen können*)

Körperstamm und Weichteile

B. Stöver

- Die MRT wird aus Gründen der Strahlenhygiene immer dann zur abdominalen Diagnostik eingesetzt, wenn der klinische Zustand des Kindes stabil ist und zumindest die gleichen oder aber zusätzliche diagnostische Informationen wie bei der CT zu erwarten sind.
- Die MRT dient als zusätzliche bildgebende Untersuchung zur Sonographie bei onkologischen Erkrankungen des Abdomens sowie bei analen und urogenitalen Fehlbildungen, nephrologischen und hepatobiliären Erkrankungen, seltener zur Abklärung entzündlicher Prozesse des Magen-Darm-Trakts.
- Im Verlauf, d. h. unter der Therapie onkologischer Erkrankungen wird die MRT zur Einschätzung des Therapieerfolgs eingesetzt.

Technische Besonderheiten

Untersuchungen bei niedrigen *Feldstärken* (0,2–0,5 Tesla) sind möglich. Gerade für das Kind ist jedoch aufgrund der Bildgüte der Einsatz höherer Feldstärken (1–1,5 Tesla) anzustreben.

Spulen

Die Spulenwahl ist abhängig von der Fragestellung. Das meist kleine Messvolumen muss mit der Spule optimal korrelieren. Das Abdomen des Säuglings wird entsprechend der Größe in der Kopf- oder in der Kniespule untersucht. Wickel-/Flexspulen, die insbesondere eine präzise Abbildung auch sehr kleiner Volumina ermöglichen, sind bei Säuglingen und Kleinkindern zur Untersuchung des Abdomens bzw. Retroperitoneums ebenfalls hilfreich. Eine sorgfältige Lagerung und ein gutes Fixieren sind Voraussetzung für alle Sequenzen, die frei von Bewegungsartefakten sein müssen.

Sequenzen

Sequenzen und Wichtungen. Die Mehrzahl aller Fragestellungen beantworten SE-Sequenzen in T1-, T2- und PD-Wichtungen. Sie werden ergänzt durch GE-Sequenzen. Inversionspräparierte T1w GE-Sequenzen tragen zur Abkürzung der Untersuchungszeiten ebenso bei wie sehr stark T2w Sequenzen, die insbesondere Flüssigkeit erfassen. Mit diesen Sequenzen sind mit Messzeiten von wenigen Sekunden differenzialdiagnostisch weiterführende Informationen zu erhalten.

„In-phase"-/„Out-of-phase"-Sequenzen. Bei größeren Kindern führen „In-phase"- und „Out-of-phase"-Sequenzen in Atemanhaltetechnik T1w zu sehr guten Gewebedifferenzierungen. Die „In-phase"-Echozeit und die Gegenphase-Echozeit sind abhängig von der Feldstärke. Bilder unterschiedlicher Aussagekraft entstehen durch Effekte, die aus Addition oder Subtraktion wässriger oder fetthaltiger Strukturen eines Volumenelements resultieren. Mit Fettsuppressionssequenzen lassen sich intraabdominal Bewegungsartefakte vermindern und Kontraste verbessern.

MR-Angiographie. Die MR-Angiographie dient dem Nachweis von Gefäßfehlbildungen bzw. angiomatösen Raumforderungen. Sie beschreibt präoperativ die Gefäßversorgung einer Raumforderung. Vor Transplantationen werden damit Gefäßanomalien ausgeschlossen. Für die genannten Fragestellungen kann die radiologische abdominale Angiographie vollständig ersetzt werden.

Sedierung

Probate Sedierungsschemata stehen zur Verfügung, sodass zur MRT nur im Ausnahmefall eine Narkose erforderlich ist. Die Sedierung kann mit Chloralhydrat oral, Diazepam oral oder Prodaktyl erfolgen.

Neugeborene benötigen selten eine Sedierung. Sie werden unmittelbar vor der Untersuchung gefüttert und müssen für die Untersuchung warm eingewickelt werden. Eine Sedierung ist jenseits des Neugeborenenalters bis etwa zum 4.–5. Lebensjahr erforderlich. Jedes sedierte Kind muss mit EKG- und Pulsmonitoring überwacht werden. Alle Kinder tolerieren die Untersuchung am besten, wenn eine Bezugsperson im Untersuchungsraum anwesend ist.

Voraussetzung für die i. v. Sedierung ist ein sicherer venöser Zugang. Sie kann erst unmittelbar im Untersuchungsraum nach der Lagerung vorgenommen werden. Problematisch ist sie dann, wenn die Untersuchung länger dauert, als ursprünglich geplant, da während oder nach der i. v. Sedierung erethische Reaktionen eintreten können. Tiefe i. v. Sedierungen erfordern die Anwesenheit eines Anästhesisten.

In der Regel ist eine Vorsättigung zur Unterdrückung der Darmmotilität erforderlich. Im Einzelfall kann die Motilität des Darms auch beim Kind für die MRT-Untersuchung medikamentös vermindert werden.

Kontrastmittel

Parenterale Kontrastmittel. Bisher ist über keine schweren KM-Reaktionen bei KM-MRT-Untersuchungen im Kindesalter berichtet worden. Dennoch muss die Indikation zur i. v. KM-Gabe in jedem einzelnen Fall eindeutig gegeben sein.

Das paramagnetische Gd-DTPA ist für alle Altersstufen zugelassen. Auch das Kind wird mit einer Dosierung von 0,1 mmol/kg KG untersucht. Von dieser Dosierung wird bisher ausschließlich bei der MR-Angiographie abgewichen und auf 0,2 mmol/kg KG gesteigert.

Orale Kontrastmittel. Orale KM optimieren auch beim Kind abdominale Untersuchungen. Sie sind für das Kindesalter jedoch nicht zugelassen. Dies gilt für die enterale Anwendung von Gd-DTPA ebenso wie für die negativen KM-Gruppen der Ferrite und Magnetite. Auch Chloralhydrat, das zur Sedierung verwendet wird, liefert häufig einen guten Kontrast von Darmanteilen. Fetthaltige Milch kann als positives KM eingesetzt werden und führt insbesondere in T2-Wichtungen zu einer guten Kontrastierung des Darms. Perfluoroctylbromid, das eine Signalauslöschung des Darms erzielt, ist jedoch ebenfalls nicht zugelassen. Zur Kontrastierung des oberen Magen-Darm-Trakts können größere Mengen von Orangensaft verabreicht werden, z. B. zur Untersuchung des Pankreas, da damit eine Signalauslöschung von Magen und Duodenum eintritt.

Da keine schweren Nebenwirkungen beim Erwachsenen beschrieben sind, kann ein orales KM im Einzelfall, insbesondere bei onkologischen Fragestellungen, auch bei der Untersuchung von Kindern eingesetzt werden.

Indikationen

Die MRT hat in der Diagnostik von Erkrankungen des Körperstamms und der Weichteile im Kindesalter eindeutige Indikationen:
- Abklärung von Fehlbildungen, insbesondere vor chirurgischer Intervention, wenn die Aussage der Sonographie nicht ausreicht,
- Darstellung benigner und maligner Raumforderungen im Kopf-Hals-Bereich, Thorax und Abdomen einschließlich des Retroperitoneums und des Beckens:
  - Klassifikation und Beziehung zu Nachbarorganen und Gefäßen,
  - Monitoring unter Chemotherapie,
  - Erkennen von Rezidiven.

Körperstamm und Weichteile

Kontraindikationen

Implantate. Eindeutige Kontraindikation zur MRT ist auch beim Kind ein implantierter Schrittmacher. Selten sind wirbelsäulenstabilisierendes Material oder ältere liquorableitende Shunt-Systeme ferromagnetisch. Drucksteuerbare Ventile müssen nach der Untersuchung kontrolliert und unter Umständen erneut justiert werden.

Interventionsmaterial. Auch die überwiegende Mehrzahl der interventionell applizierten Materialien ist nicht ferromagnetisch. Dies gilt nicht für einen Teil der älterer Okkluder, die intrakardial zum Verschluss eines Defekts appliziert wurden. Diese sind teils ferromagnetisch. Alle neu eingeführten, interventionell verwendeten Materialien sollten nicht ferromagnetisch sein. Handelt es sich um ein unbekanntes Produkt, muss dessen Beschaffenheit abgeklärt werden oder das Produkt muss am Magneten isoliert getestet werden, bevor ein Kind nach interventionellem Eingriff MR-tomographisch untersucht wird.

Metallsplitter. Metallsplitter können nach Unfällen zur Kontraindikation werden. Kinder aus Katastrophen- oder Kriegsgebieten müssen besonders sorgfältig auf Metallsplitter untersucht werden.

Darstellung der Körperregionen

Kopf-/Halsregion und Thorax

Kopf und Hals. Raumforderungen der Kopf-/Halsregion, z. B. *Lymphome* und *Karzinome des Nasopharynx*, sind ebenso wie die in dieser Region selteneren Teratome (Abb. 8.42) hinsichtlich Wachstum und Infiltration nur mit der MRT abzuklären. *Tumoren der Speicheldrüsen* können sonographisch diagnostiziert werden. In jeder Lokalisation ist die Bildgebung entscheidend zum Nachweis der Ausdehnung der Raumforderung bzw. der Alteration umgebender Strukturen. Beweisend für die Tumorart ist jedoch ausschließlich die Biopsie.

Thorax. Erstuntersuchung bei Raumforderungen des Thorax wie dem thorakalen *Rhabdomyosarkom* oder der primär vom Lungenparenchym oder den Bronchien ausgehenden Tumoren, z. B. *Pulmoblastom* und *Adenom*, ist die konventionelle Thoraxnativaufnahme. Im Verlauf werden diese Tumoren

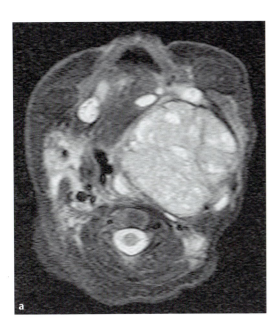
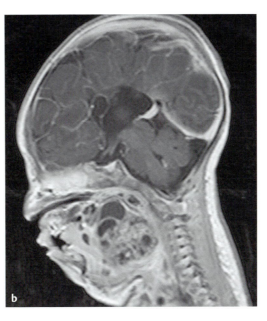

Abb. 8.42 a u. b Teratom. Neugeborenes.
a TIRM axial. Vorwiegend links gelegene, große multizystische Raumforderung. Sie reicht von der Schädelbasis bis zum Mundboden und oberer Thoraxapertur. Multiple Satellitenherde. Verdrängendes, infiltrierendes Wachstum über die Mittellinie. Einengung von Hypopharynx, Trachea und Gefäßen.
b T1w nach KM-Gabe, sagittal. Stark KM aufnehmende Areale, die abwechseln mit signallosen zystischen Nekrosen.

Abb. 8.43 a u. b Pulmoblastom. 12-jähriger Junge.
a T2w axial. Multizystische Raumforderung unterschiedlicher Signalintensität mit Nekrosen. Basale Anteile des Oberlappens links werden komprimiert, das Mediastinum nach rechts verlagert.
b T2w koronar. Dorsale Anteile des Mediastinums sind noch mittelständig, der linke Oberlappen teilbelüftet.

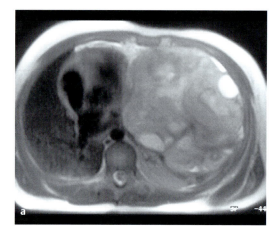
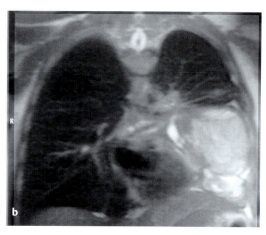

durch die MRT weiter abgeklärt (Abb. 8.43) und mit Nativ-Übersichtsaufnahmen und MRT überwacht. In der postoperativen Phase folgt der Übersichtsaufnahme die MRT nur in den Fällen, in denen ein Rezidiv vermutet wird.

Pleura. Pleurale Neoplasien und Metastasen erfasst die CT besser als die MRT.

Malformationen der großen Gefäße. Eindeutige MRT-Indikationen sind Malformationen der großen Gefäße. Kurze Sequenzen sind möglich und sollten der Multislice-CT vorgezogen werden.

Sequestrationskomplex. Insbesondere angeborene Fehlbildungen der Lunge und deren Gefäßversorgung wie die bronchopulmonale Sequestration lassen sich mittels MRT einfach abklären. Wird pränatal oder aufgrund einer Thoraxübersichtsaufnahme eine Sequestration vermutet, erfolgt präoperativ die MRT mit MRA. Die intralobäre Sequestration kennzeichnet eine der abdominalen Aorta entspringende Arterie, die sich magnetresonanztomographisch in aller Regel beweisen lässt, wie auch die Drainage des Sequesters, z. B. in die V. azygos erkennbar wird. Auch das ebenfalls dem Sequestrationskomplex zuzuordnende *Scimitarsyndrom* ist durch eine arterielle Versorgung aus dem Systemkreislauf gekennzeichnet. Diese partielle Lungenvenenfehlmündung in die V. cava inferior wird sonographisch nachgewiesen und kann in der MRT belegt werden.

Perikardtumoren und -defekte. Intrakardiale oder dem Perikard aufliegende Raumforderungen wie Thromben, Myome oder Rhabdomyosarkome sind in der Regel ergänzend zur Echokardiographie mittels MRT darzustellen. Dabei ist die SI von myxoidem, zystischem oder lipomatösem Gewebe diagnostisch aussagekräftig. Perikarddefekte lassen sich in der MRT nur dann darstellen, wenn es sich um größere Defekte handelt. Kleinere Defekte entgehen der Methode.

Mediastinale Lymphome. Häufigste Raumforderungen des Mediastinums sind *Leukämien* und *Morbus Hodgkin*, die im vorderen und mittleren Mediastinum liegen können. Bei diesen Erkrankungen erfasst keine Bildgebung Thymusinfiltrationen präzise. Weder die Übersichtsaufnahmen differenzieren aufgrund der Größe und Konfiguration noch die Sonographie und die CT aufgrund der Echogenität bzw. Dichtewerte eindeutig zwischen normalem Thymus und Tumorinfiltration. In der MRT hat der Thymus ein intermediäres Signal in der T1w Sequenz, eine angehobene Signalintensität in T2w Sequenzen. Zystisch-nekrotische Umbauzonen weisen eine stark angehobene Signalintensität innerhalb des Thymus auf.

Zur Diagnostik des Morbus Hodgkin sind die Sonographie und die MRT des Halses erforderlich, eine Thorax-CT zum Nachweis oder Ausschluss des Lungenbefalls. Der abdominale Befall wird mit Sonographie und MRT des Abdomens und Beckens abgeklärt (Abb. 8.51). Weder die CT noch die MRT vermögen derzeit in jedem Fall Lymphknoten bis zu 1 cm Größe als befallen oder nicht befallen zu differenzieren.

Neurogene Tumoren. Neurogene Tumoren des hinteren Mediastinums, wie *Neuroblastom*, *Ganglioneurom* und *Ganglioneuroblastom*, werden durch die MRT dargestellt, die insbesondere die Infiltration in den Spinalkanal nachweist und neurenterische Zysten von soliden Tumoren differenziert.

> Weder CT noch MRT können Lymphknoten bis zu 1 cm Größe sicher als befallen oder nicht befallen einstufen.

Knöcherne Destruktionen werden durch die CT dargestellt.

Thoraxwand. Die Übersichtsaufnahme erfasst Raumforderungen, die in der Thoraxwand wachsen, wie *Rhabdomyosarkom*, *Ewing-Sarkom*, *primitiver neuroektodermaler Tumor (PNET)* bzw. *Askin-Tumor*, *Synovialis-Sarkom* und *Neuroblastom*, nur unzureichend. Die CT beschreibt die knöcherne Destruktion. Mit der MRT lassen sich alle in den Tumor einbezogenen Gewebekomponenten darstellen (Abb. 8.44). Benigne Tumoren, wie *Hämangiome* oder *Neurofibrome*, erfordern je nach Ausdehnung nur die Sonographie. Die agressive *Fibromatose* ist in dieser Lokalisation seltener. Insbesondere ihr Verlauf wird mit MRT überwacht.

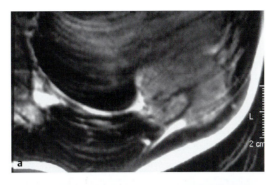

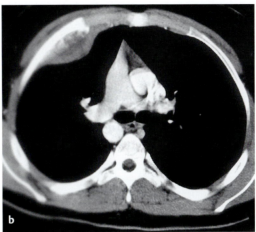

Abb. 8.44 a u. b **Ewing-Sarkom der Thoraxwand MRT und CT.** 12-jähriger Junge.
a MRT, T1w nach KM-Gabe, axial (Ausschnitt). Destruktion der Rippe und Nachweis eines intra- und extrathorakalen Weichteiltumors.
b CT nach KM-Gabe. Knöcherne Destruktion der Rippe. Intrathorakaler Weichteiltumor mit fehlender KM-Aufnahme dieses Tumoranteils.

Gastrointestinaltrakt

Fehlbildungen. Die Mehrzahl der angeborenen Fehlbildungen des Gastrointestinaltrakts ist bereits pränatal diagnostiziert. Postnatal erfolgt primär die Sonographie, mit der die überwiegende Anzahl der kongenitalen Fehlbildungen zuverlässig zu diagnostizieren ist. In einigen Fällen kann die Übersichtsaufnahme des Abdomens die einzige zusätzliche präoperative Untersuchungsmethode sein. Die MRT wird zur Fehlbildungsdiagnostik nur dann eingesetzt, wenn weiterführende Informationen zu erwarten sind.

Sind komplexe Fehlbildungen des Gastrointestinaltrakts abzuklären, so sind in der gleichen MRT-Untersuchung des Abdomens Informationen über zusätzliche Fehlbildungen des Urogenitalsystems und des Spinalkanals zu erhalten.

Die kongenitalen Malformationen des oberen Magen-Darm-Trakts sind keine Indikation zur MRT. Zur Abklärung der Darmduplikatur kann die MRT zusätzlich zur Sonographie und MDP eingesetzt werden, wenn die Beziehung zu benachbarten Abschnitten des Magen-Darm-Trakts abgeklärt werden soll (Abb. 8.45).

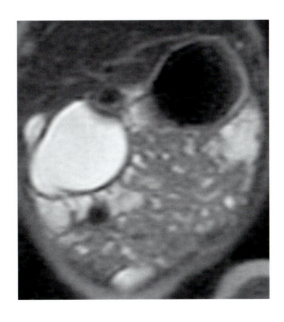

Abb. 8.45 **Darmduplikatur.** 8 Monate alter Säugling. MRT, T2w sagittal. Zystische Struktur in Höhe des Duodenums, zentral signalreich mit dunklem Randsaum. Intraoperativ dem Kolon anliegende Darmduplikatur, histologisch Magenschleimhaut enthaltend.

Analatresie. Bei anorektalen Malformationen liefert die MRT eine wichtige Zusatzinformation zur Sonographie hinsichtlich der Höhe der Analatresie, der Beziehung zur Levatorschlinge und der Ausbildung der externen Sphinktermuskulatur. Zur Abklärung dieser anatomischen Abweichungen dienen T1w SE-Sequenzen in allen 3 Raumebenen.

Die Analatresie wird durch axiale, pubokokzygeale Schichten untersucht. Die Pars puborectalis des M. levator ani sowie Prostata bzw. Zervix werden dabei vor dem Rektum dargestellt. Eine zusätzlich axiale Schicht wird durch den R. ischiadicus und die Tuberositas ischiadica gelegt, um den Sphincter ani externus zu erfassen. Der Nachweis oder der Ausschluss einer Fistel zum Urogenitalsystem erfordert u. U. den Einsatz von KM.

Nach *operativer Korrektur* einer Analatresie und nachfolgender Inkontinenz wird die MRT eingesetzt, die nicht nur die Anatomie der Muskulatur, sondern auch die Lage des Rektums beschreibt. Dieses kann außerhalb der Levatorschlinge oder anterior innerhalb der Muskelmasse des externen Sphinkters liegen. Beide Fehllagen bedingen eine Inkontinenz.

Entzündliche Darmerkrankungen. Bei den entzündlichen Darmerkrankungen sind Wandverdickungen und mesenteriale Lymphknoten sonographisch darstellbar. Im Kindesalter ist der Einsatz der MRT bei entzündlichen Darmerkrankungen begrenzt, nicht jedoch zur anatomischen Zuordnung bei Komplikationen wie Abszess und Fistelbildung bei Morbus Crohn. Für die Abklärung dieser Fragestellungen sind fettsupprimierte T1w GE und SE mit KM-Gabe oder stark T2w Sequenzen erforderlich.

Da auch für das Kindesalter Studien vorliegen, in denen eine positive Korrelation zwischen Aktivitätsindex des Morbus Crohn und Wandverdickung bzw. KM-Aufnahme der veränderten Darmabschnitte hergestellt werden konnte, wird die MRT bei dieser Fragestellung zunehmende Bedeutung erhalten.

Morbus Crohn und Colitis ulcerosa unterscheiden sich in der MRT nicht in den transmuralen Veränderungen, sondern ausschließlich durch die Lage der inflammatorisch veränderten Darmabschnitte.

Ist im Rahmen entzündlicher Darmerkrankungen ein Abszess abzuklären, ist die KM-Aufnahme abhängig von der Dauer seines Bestehens. Ein frischer Abszess ist gekennzeichnet durch eine entzündliche Reaktion seiner gesamten Umgebung. Er reichert ringförmig KM an. Ein älterer Abszess nimmt homogen KM auf.

Der Nachweis einer Fistel erfordert den Einsatz fettsupprimierter Sequenzen. Eine KM-Gabe ist meist entbehrlich. Flüssigkeitsgefüllte Fisteln sind T1w hyperintens. Eine Fistel, die keine Flüssigkeit enthält, grenzt sich kaum von der Umgebung ab, da sie hypo- oder isointens ist. Supralevatorisch gelegene Fisteln sind einfacher zu erkennen als solche mit infralevatorischer Lage. Eine Fistel, die den Anus erreicht, bewirkt eine Anhebung der Signalintensität des Analbereichs.

Bei der Hydro-MRT werden isoosmotisches Polyethylenglycol oral, 0,3 mmol/kg Gd-DTPA i.v. und Buscopan verabreicht. Die in Atemanhaltetechnik angefertigten fettsupprimierten Sequenzen einschließlich der 2 D-Sequenzen können im Vergleich zu konventionellen Durchleuchtungsmethoden, zur Sonographie und zur Farbduplexsonographie zwar Stenosen sowie die Verdickung der Darmwand und deren Hyperämie vergleichbar gut darstellen, nicht jedoch die oberflächlichen Schleimhautläsionen und Fisteln.

> Zum Fistelnachweis bei Morbus Crohn sind fettsupprimierte Sequenzen erforderlich.

Hepatobiliäres System

Leber

Kurze T1- und T2-Relaxationszeiten kennzeichnen die Leber in der MRT, die sich auch beim Kind im Normalfall T2w hypointens zur Milz darstellt.

Alle Leberläsionen beim Kind müssen auch dann, wenn typische bildmorphologische Charakteristika erfüllt sind, durch eine Biopsie abgeklärt werden, einzige Ausnahme sind Hämangiom, Leberzyste und i.d.R. Neuroblastommetastasen beim Neuroblastom Stadium 4 s.

Leberzysten. Benigne zystische Raumforderungen der Leber, angeborene umschriebene Leberzysten oder auch die Zystenleber, werden nur bei differenzialdiagnostischen Problemen zusätzlich zur Sonographie mit der MRT untersucht. Die Leberzyste ist glatt begrenzt und insbesondere mit stark T2w Sequenzen eindeutig vom Lebergewebe abzugrenzen. Differenzialdiagnostisch muss an eine Echinokokkuszyste gedacht werden, deren Ausdehnung in der MRT präzise zu erfassen ist. Insbesondere aber

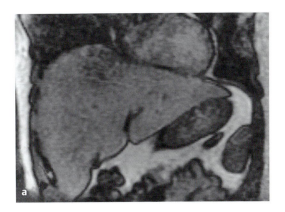

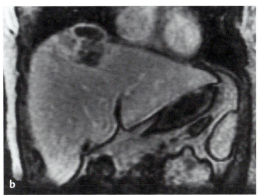

Abb. 8.46 a u. b **Septische Granulomatose.** 4-jähriger Junge. Koronare „In-phase"-/„Out-of-phase"-Sequenz. Nach KM-Gabe deutliche Abgrenzbarkeit zum rechten Leberlappen, irreguläre KM-Aufnahme (**b**).

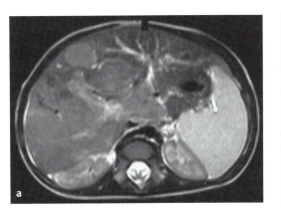

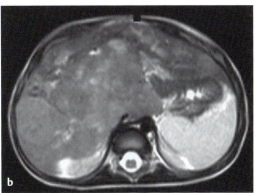

Abb. 8.47 a u. b **Hepatoblastom.** 2-jähriges Mädchen. T2w axial. Etwa $2/3$ der Leber sind befallen. Infiltration der V. portae sowie der zentralen Lebervenen. Kompression der rechten Niere sowie der VCI im intrahepatischen Anteil.

eignet sich die MRT zur Darstellung der Invasion einer Echinokokkuszyste in andere Organsysteme.

Leberhämangiom. Hämangiome der Leber und die Hämangiomatose sind initial sowohl sonographisch als auch mit MRT abzuklären. Im Verlauf ist die Sonographie ausreichend. Aufgrund der verlängerten T2-Zeit sind Hämangiome T2w stark hyperintens und T1w hypointens.

Handelt es sich um ein isoliertes Hämangiom, kann die Abgrenzung zur Zyste in der T2-Wichtung problematisch sein. In diesen Fällen sind stark T2w Sequenzen, die flüssigkeitsbetonte Strukturen darstellen, hilfreich. Große isolierte Hämangiome sind ebenso möglich wie multiple, die gesamte Leber durchsetzende Läsionen. Zur Diagnostik dieser Leberläsionen ist die KM-Gabe entbehrlich. Mit keinem Schnittbildverfahren gelingt es jedoch, die *Hämangioendotheliomatose* von der diffusen Hämangiomatose der Leber abzugrenzen. Die Sicherung dieser Diagnose ist nur histologisch möglich.

Leberabszesse und Granulome. Diese Läsionen, die im Rahmen einer septischen Granulomatose auch die Leber erfassen können, werden mit MRT und KM-Gabe initial untersucht (Abb. 8.46).

Benigne Lebertumoren. Das *Hamartom* grenzt sich vom Leberparenchym ab. Seine Signalintensität ist jedoch uncharakteristisch, sodass eine histologische Abklärung erforderlich ist. Ein *Adenom* lässt sich durch seine Signalintensität abgrenzen, da es T2w hypointens ist, T1w dagegen hyperintens.

Maligne Lebertumoren. $2/3$ der Raumforderungen der Leber im Kindesalter sind maligne. Das *Hepatoblastom* – das Malignom der Leber, das bei Kindern unter 5 Jahren auftritt – lässt sich vom normalen Leberparenchym gut abgrenzen (Abb. 8.47). Charakteristisch für diesen Tumor, der mit einer Erhöhung des α-Fetoproteins einhergeht, ist die Invasion in das Pfortader- und Lebervenensystem.

Das *hepatozelluläre Karzinom* (HCC) betrifft ältere Kinder. Es hat eine unspezifische Signalintensität. Primär verlagert der Tumor die Lebergefäße, erst sekundär tritt die Gefäßinvasion ein. Das HCC kennzeichnet eine unscharfe Begrenzung zum Lebergewebe, in 40% besteht eine Kapsel. Die zentrale Narbe grenzt das HCC in der MRT vom Hepatoblastom ab. Die Zunahme der Signalintensität nach KM-Gabe ist irregulär und sehr variabel (Abb. 8.48). Kinder mit zusätzlichen Fehlbildungen (Gallengangsatresie) oder Stoffwechselerkrankungen (Zystinose oder

> $2/3$ der Raumforderungen der Leber im Kindesalter sind maligne.

> Bei einem isolierten Hämangiom sind stark T2w Sequenzen oft hilfreich für die Abgrenzung zur Zyste.

8 Magnetresonanztomographie

Abb. 8.48 a u. b **Hepatozelluläres Karzinom.** 14-jähriger Junge.
a GE-Sequenz, axial. Der gesamte linke Leberlappen ist betroffen. Heterogene Signalintensität des Tumors, relativ scharf durch eine Kapsel vom rechtem Leberlappen abgegrenzt.
b T1w nach KM-Gabe. Irreguläre Anreicherung mit unschärferer Abgrenzung zur Umgebung.

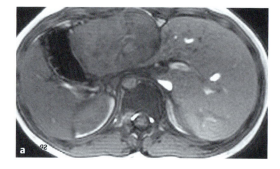
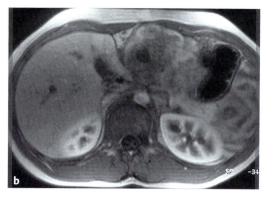

> Mitunter können Lebermetastasen in T1w Sequenzen nicht von normalem Gewebe unterschieden werden.

Morbus Wilson), die auch die Leber involvieren, entwickeln häufiger ein hepatozelluläres Karzinom.

Selten sind *mesenchymale Sarkome* der Leber. Dieser undifferenzierte embryonale Tumor, der zwischen dem 5. und 15. Lebensjahr auftritt, wächst rasch und er zeigt zystische Degenerationen, Blutung und Nekrosen. Die zystisch degenerierten Anteile sind typischerweise von fibrösen Septen durchzogen. Diese stellen sich in der T2-Wichtung in den hyperintensen Nekrosen hypointens dar. Eine hypointense Kapselbildung ist möglich, myxoide Anteile sind in der T2w Sequenz stark hyperintens. Trotz der relativ charakteristischen Merkmale dieses Tumors müssen differenzialdiagnostisch Metastasen, Lymphome und Granulome bedacht werden.

Metastasen. Lebermetastasen werden zunächst sonographisch vermutet, unter Umständen mit der MRT bestätigt, im Verlauf jedoch ausschließlich sonographisch überwacht. Ihre Signalintensität variiert erheblich. Im Einzelfall können sie T1w von normalem Gewebe nicht unterschieden werden. Insbesondere Neuroblastommetastasen weisen T2w eine angehobene Signalintensität auf. Differenzialdiagnostisch sind Hamartome, Hämangiome, Abszesse sowie Granulome zu bedenken.

MR-Angiographie. Die MR-Angiographie kann vor einer Lebertransplantation oder zur Darstellung von Kollateralen bei hepatischem Block eingesetzt werden, wenn die Aussage der Sonographie nicht ausreicht.

Hämosiderose. Bei der Hämosiderose wird Hämosiderin in den Zellen des myelopoetischen Systems (MPS), d. h. in Leber, Milz und Knochenmark abgelagert (S. 377). Eine Eisenüberladung des gesamten MPS, insbesondere der Leber, ist unvermeidbar bei allen Kindern, die z. B. aufgrund einer Thalassämie oder aufgrund anderer Knochenmarkerkrankungen (z. B. myelodysplastische Syndrome, dyserythropoetische oder aplastische Anämien) häufig Bluttransfusionen erhalten. Der paramagnetische Effekt des Hämosiderins führt T1w zu einer hypointensen Darstellung von Leber, Milz und Knochenmark. Anhand der Differenz der Signalintensität zwischen Leber und Muskel lässt sich die Eisenüberladung grob abschätzen. Dies kann zur Verlaufskontrolle einer eisenbindenden Therapie von Bedeutung sein, wozu eine Unterscheidung in Konzentrationen unter bzw. über 100 μg/mg möglich ist. Die Methode wird mit steigender Eisenüberladung allerdings ungenauer.

Die Eisenüberladung der Leber nichtinvasiv zu kontrollieren ist relevant bei Kindern, die mit Desferrioxamin therapiert werden, das frei werdendes Eisen bindet. Im Einzelfall besteht eine gute Korrelation zwischen dem Eisengehalt der Leber und der transfundierten Blutmenge bzw. dem Eisengehalt der Leber und Ferritin. Korrelationsänderungen unter Therapie sind erkennbar. Allerdings bestehen interindividuell erhebliche Unterschiede. MR-spektroskopische Befunde bei Eisenüberladung beziehen sich derzeit nur auf Erwachsene.

Lebertrauma. Traumen der Leber werden, wenn die Sonographie nicht ausreicht, durch die CT abgeklärt, wohingegen posttraumatische Folgen mit MRT einschließlich der MR-Angiographie untersucht werden.

Morbus Wilson. Beim Morbus Wilson werden aufgrund eines Defekts im Kupferstoffwechsel in den Hepatozyten Caeruloplasmin-Kupfer-Komplexe abgelagert, die zu entzündlichen Prozessen, Verfettung, Fibrose und Zirrhose führen. Die infolge der Zirrhose entstehenden Regeneratknoten speichern vermehrt Eisen. Sie werden in T2w Sequenzen als hypointense Areale erkennbar. Die Verfettung bewirkt eine umschriebene Signalintensitätserhöhung des Lebergewebes im Nativscan. Entzündliches Lebergewebe reichert verstärkt KM an. Regeneratknoten erscheinen gegenüber dem übrigen Lebergewe-

Körperstamm und Weichteile

be hypointens. Die Änderung der Signalintensität nach Ablagerung von Kupfer im Leberparenchym ist bildgebend derzeit noch nicht eindeutig erfassbar.

Bei Kindern mit Morbus Wilson, hepatolentikulärer Degeneration und neurologischen Auffälligkeiten ist eine kraniale MRT durchzuführen, die Veränderungen der Signalintensität insbesondere in den Basalganglien nachweist.

Gallenblase und Gallenwege

Gallenblase. Erkrankungen der Gallenblase sind sonographisch einfach nachzuweisen, insgesamt im Kindesalter jedoch selten. Eine MRT ist nur bei Komplikationen erforderlich.

Gallenwege. Insbesondere die Malformationen der größeren Gallenwege bzw. der Gallenblase sind durch die MR-Cholangiographie darstellbar. *Choledochuszysten* als umschriebene Gangerweiterungen sind einfach zu erfassen, wobei die tubuläre Erweiterung des Ductus hepatocholedochus die häufigste Form dieser Malformation ist. Die Erweiterung kann sich bis zur Gabelung im rechten und linken Ductus hepaticus erstrecken (Abb. 8.49). Beim *Caroli-Syndrom*, der zystischen Erweiterung der intrahepatischen Gallenwege, ist die Ausprägung der Veränderungen präzise lokalisierbar (S. 213). Die Assoziation beider Malformationen mit dem „Common-channel"-Syndrom ist nicht selten. Es ist mit der MR-Cholangiographie bewiesen, wenn die Einmündung des Ductus choledochus in den Ductus pancreaticus dargestellt ist.

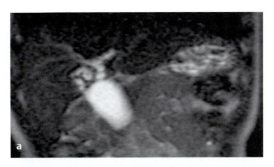
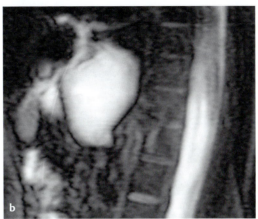

Abb. 8.49 a u. b **Choledochuszyste Typ 1 a.** 2-jähriges Mädchen.
a Koronare MRCP. Große Choledochuszyste und gering erweiterter Ductus hepaticus communis bis zur Gabelung.
b Sagittale MRCP. Die ventral anschließende Gallenblase ist weniger signalreich als die Choledochuszyste, Ductus cysticus nicht erweitert. Zwischen Zyste und Gallenblase miterfasster Darmanteil.

Pankreas

Die Signalintensität des Pankreas liegt auch beim Kind zwischen derjenigen von Leber und Milz. In der MRT gelingt die beste Darstellung des Pankreas in der axialen Schicht, wobei ein normaler, nicht erweiterter Pankreasgang nicht erkennbar ist.

Pankreatitis. Die Pankreatitis, die beim Kind meist auf dem Boden einer angeborenen Malformation entsteht, wird bei sonographisch unklarem Befund durch die MRT ergänzend untersucht, um den Nachweis der Malformation und der entzündlichen Veränderungen zu erbringen. Zudem wird bei jedem Kind nach Pankreatitis unklarer Genese zum Ausschluss oder Nachweis der assoziierten Fehlbildung eine MRCP durchgeführt. Durch die Möglichkeit der Nachverarbeitung mit MIP (maximum intensity projection) gelingt es, Gallenwegs- und Pankreasstrukturen überlagerungsfrei darzustellen.

Initial überwiegt bei der Pankreatitis das Ödem, sichtbar als eine Hypointensität in T1w bzw. eine Hyperintensität in T2w Sequenzen sowie als unscharfe Abgrenzung zu umgebenden Strukturen und eine Organvergrößerung. Peripankreatische Veränderungen sind besser in einfachen SE-Sequenzen ohne Fettunterdrückung darstellbar. Im Verlauf der Pankreatitis wird die Signalintensität des Organs unspezifisch heterogen. Komplikationen der Pankreatitis wie Einblutungen und *Pseudozysten* sind sonographisch erkennbar und bedürfen nur dann zusätzlich einer MRT-Untersuchung, wenn bei ausgedehnter, multilokulärer Pseudozystenbildung eine unklare Organbeziehung der Pseudozysten besteht, oder wenn eine Abszedierung zusammen mit einer Einblutung vermutet wird.

8 Magnetresonanztomographie

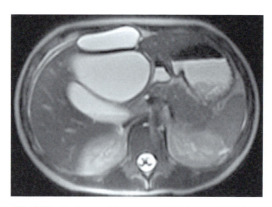

Abb. 8.50 **Pankreatoblastom.** 8-jähriges Mädchen. T2w axial. 2 zystische Tumorareale vor der Gallenblase. Der Pankreaskopf ist nicht erkennbar, der Ductus pancreaticus nicht erweitert.

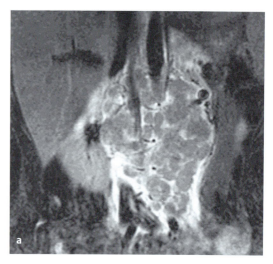

Abb. 8.51 a u. b **Morbus Hodgkin.** 15-jähriges Mädchen.
a Koronare STIR-Sequenz. Das aus multiplen knotigen Anteilen mittlerer Signalintensität bestehende Lymphom beginnt am unteren Leber- und Milzrand und ummauert die Gefäße.
b Axiale STIR-Sequenz. Wachstum der Tumormasse bis prävertebral, Ummauerung und Verlagerung der großen Gefäße.

Pankreastumoren. Tumoren des Pankreas sind im Kindesalter selten (Abb. 8.50). Bestehen schwere, therapeutisch kaum beherrschbare Hypoglykämien beim Neugeborenen, ist ein Hormon produzierender Inselzelltumor, das Insulinom, möglich. Der Einsatz der MRT kann von Bedeutung sein, da Insulinome von 8–10 mm Durchmesser T2w als stark hyperintense Läsionen innerhalb des Pankreas abgrenzbar sind. T1w sind die hypointensen Läsionen nicht vom übrigen Pankreasgewebe zu unterscheiden. Die genaue Lokalisierung eines Insulinoms in der MRT vereinfacht die chirurgische Intervention erheblich. Angaben über die Treffsicherheit der MRT zur Lokalisierung des Insulinoms variieren, größere Untersuchungsreihen fehlen. Da sich die Signalintensität des Lymphoms kaum von der des Pankreas unterscheidet, sind abdominale Lymphome, die auch das Pankreas mit einbeziehen, nur schwer zu erfassen. Insbesondere bei Vergrößerung des Organs wird ein Lymphombefall vermutet (Abb. 8.51).

Milz

Anlagestörungen. Eine Asplenie oder Polysplenie wird sonographisch vermutet, die Asplenie mit der Szintigraphie bewiesen.

Lageanomalien. Lageanomalien der Milz können eine erhebliche Variabilität aufweisen. Sie sind zu vermuten, wenn in der Milzloge kein Organ nachweisbar ist und eine Raumforderung im Abdomen besteht, die glatt begrenzt ist und deren Signalintensität der Milz entspricht.

Milzruptur. Die Milzruptur, die häufigste Organverletzung beim stumpfen Bauchtrauma im Kindesalter, wird nicht primär durch die MRT abgeklärt, sondern akut entweder nur sonographisch oder zusätzlich mit der CT untersucht.

Milzzysten. Milzzysten, in der Mehrzahl angeborene Epidermoidzysten, entstehen selten posttraumatisch. Differenzialdiagostisch sind Echinokokkuszysten auszuschließen.

Milzabszess/Milzinfarkt. Ein Milzabszess entsteht vorwiegend hämatogen, in 15 % der Fälle posttraumatisch. Die MRT sollte eingesetzt werden, wenn Milzinfarkt und Abszess klinisch und sonographisch nicht zu unterscheiden sind.

Ein akuter Milzinfarkt, der als Komplikation bei Sichelzellanämie auftreten kann, ist in der MRT kaum von normalem Milzparenchym zu unterscheiden. Bei Kindern, deren eisenüberladene Milz nach zahlreichen Transfusionen T1w hypointens erscheint, stellen sich infarzierte Areale T2w hyperintens zur Muskulatur dar.

Milztumoren. Primäre Tumoren der Milz, z. B. Hämangiolymphangiome, Teratome und Hamartome, sind eher selten. Ihre Signalintensität entspricht der anderer Lokalisationen.

Systemische Erkrankungen. Ist die Milz bei systemischen Erkrankungen (Morbus Hodgkin, Leukämie, Langerhans-Zellhistiozytose) mit befallen, wird dies im Rahmen des Stagings erkannt (Abb. 8.51).

Abdominale Gefäßdarstellung

Gefäßanomalien. Anomalien der abdominalen Gefäße können mit der MR-Angiographie bestätigt werden (Abb. 8.52). Vor jeder Nierentransplantation erfolgt dann eine MR-Angiographie, wenn die Farbduplexsonographie nicht ausreicht.

Prähepatischer Block. Bei der *Pfortaderthrombose*, der häufigsten Ursache des prähepatischen Blocks, kann eine Indikation zur MRT bestehen, wenn ein intraabdominal gelegener entzündlicher Prozess, z. B. ein *intraperitonealer Abszess,* als Ursache vermutet wird. Die Signalintensität des Portalvenenthrombus ist abhängig von seinem Alter. Ein Thrombus muss in der MRT in allen 3 Raumebenen eindeutig nachgewiesen sein.

Die teilweise Rekanalisierung der Pfortader nach Pfortaderthrombose führt zur *kavernösen Transformation*. Die paraportalen multiplen Kollateralen sind duplexsonographisch ausreichend darstellbar. In SE-Sequenzen weisen die Gefäßkonvolute eine niedrige Signalintensität auf. Mit der MR-Angiographie ist eine Aussage über die extrahepatischen, perisplenischen oder paraösophagealen *Kollateralen* bei kavernöser Transformation möglich.

Intrahepatischer Block. Die Folgen des intrahepatischen Blocks können mit der MRT dargestellt werden, wenn sie aufgrund einer idiopathischen Thrombose oder in der Folge einer Leberzirrhose, einer Gallengangsatresie, des Morbus Wilson oder anderer Stoffwechselerkrankungen entstanden sind. Auch der postoperative Einsatz der MR-Angiographie, z. B. nach splenorenalem Shunt, hat sich bewährt, da sie die Größe des Shunts wie auch den Fluss nachweist.

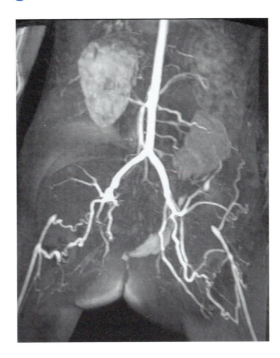

Abb. 8.52 **Blasenekstrophie.** 8-jähriger Junge. MR-Angiographie. Abbruch der A. femoralis beidseits in Leistenhöhe. Die Aa. iliacae werden über mutiple Kollateralen einschließlich der Lumbalarterien erreicht. Unterschiedliche Lage und KM-Ausscheidung beider Nieren.

Posthepatischer Block. Das *Budd-Chiari-Syndrom*, die meist angeborene Obstruktion der Lebervenen, führt zum posthepatischen Block. Erworben wird dieser nach Kompression durch Tumoren, Erkrankungen des MPS oder in der Folge von Gerinnungsstörungen. Der Einsatz der MRT ist selten erforderlich. Eine „venocclusive disease" nach Knochenmarktransplantation entgeht, da es sich um einen Verschluss auf der Ebene der Venolen bei offenen Lebervenen handelt, der MRT.

Retroperitoneum

Da sowohl die Bewegungsartefakte des Darms als auch die der Atmung keine Auswirkungen auf das Retroperitoneum haben, gelingt dessen Abbildung trotz geringer Fettanteile beim Kind sehr gut. Mit zusätzlicher Vorsättigung ist die Bildqualität noch zu optimieren.

Niere

Eine kortikomedulläre Differenzierung der Niere ist in T1w Sequenzen geringgradig besser als in T2w Sequenzen. Dagegen ist eine Abgrenzung des Organs zum umgebenden Fettgewebe als auch die Darstellung der Konturen des Pyelons in T2w Sequenzen exakter möglich.

Intrarenale Prozesse können mit KM-Gabe differenziert werden, dynamische KM-Serien liefern die besten Informationen.

Fehlbildungen. Fehlbildungen der Niere (Agenesie, Hypoplasie, Dysplasie, Ektopie, Drehungsstörung und Formvarianten) werden sonographisch erfasst – wie auch Nierenparenchymerkrankungen.

Selten kommt die MRT bei einer multizystischen Dysplasie zum Einsatz, und zwar bei großen Raumforderungen, die eine Beurteilung der Gegenseite nicht zulassen, oder wenn zusätzliche Veränderungen innerhalb der multizystischen Niere abgeklärt werden müssen (S. 248–249).

Die polyzystische Nierendegeneration (ARPKD) benötigt bei extrem großen Nieren ebenfalls eine MRT (S. 249–250).

Wilms-Tumor. Wilms-Tumoren (Nephroblastome) treten in ca. 15% der Fälle bilateral auf. Sie bestehen aus blastemischen, epithelialen und mesenchymalen Komponenten und werden zwischen dem 2. und 3. Lebensjahr diagnostiziert. Neonatale Formen sowie solche bei älteren Kindern sind selten. Dieser Tumor ist überzufällig häufig mit anderen kongenitalen Fehlbildungen assoziiert, wie z. B. dem Hemihypertrophiesyndrom, der Aniridie, dem Beckwith-Wiedemann-Syndrom oder der Neurofibromatose. Extrarenale Wilms-Tumoren, die perirenal oder im Becken liegen, sind extrem selten.

Da bei diesem Tumor allein klinische Parameter und das Ergebnis der Bildgebung dazu führen, dass eine präoperative Chemotherapie eingeleitet wird, hat die Bildgebung einen besonderen Stellenwert. Erst nach Ende des ersten Therapieblocks erfolgt mit der Tumorentfernung die histologische Klassifikation.

Subtypen des Wilms-Tumors sowie die für die Bildgebung entscheidende Stadieneinteilung (Tab. 6.3) wurden definiert durch internationale (SIOP) und nationale (GOPH) Therapiestudien. Eine korrekte Stadieneinteilung ist durch die Sonographie allein nicht möglich. Perinephritische Ausbreitung, Lymphknotenbefall und ein bilateraler Tumor werden evtl. nur unzureichend erkannt, womit die Stadienzugehörigkeit des Tumors unterschätzt würde.

Die MRT liefert insbesondere bei großen Tumoren zusätzliche Informationen. Die Volumenbestimmung ist bei großen Tumoren exakter als mit der Sonographie. Daher werden zur Therapiekontrolle großer Tumoren MRT-Untersuchungen eingesetzt, die auch deren Regression unter Chemotherapie belegen. Außerdem beschreibt die MRT wie auch die Sonographie die Inhomogenität des Tumors, differenziert zwischen vitalem Tumor und älteren Blutungen sowie Nekrosen, die in T1w Sequenzen als hypodense Areale bzw. in T2w Sequenzen hyperintens zu erkennen sind (Abb. 8.**53**). Der komprimierte Parenchymrest, die Pseudokapsel, ist im Nativscan hypointens, wird nach KM-Gabe stark hyperintens und ist beweisend für das Nephroblastom. Kontralateral gelegene kleine Malignome unter 4 mm entgehen jedoch auch der MRT. Gleiches gilt für die Invasion des Tumors in die Nierenkapsel.

Die MRT erfasst zudem die Verlagerung der V. cava im gesamten Verlauf in koronaren und sagittalen Schichten wie auch die Gefäßinvasion des Tumors in die Nierenvene oder die V. cava (Abb. 6.**38**). Auch eine Tumorinvasion in Nachbarorgane und ein Lymphknotenbefall sind zu beweisen.

Unter Chemotherapie ändert sich die Signalintensität innerhalb des Tumors. Es treten Nekrosen auf, die im T2w Bild als hyperintense Areale erkennbar werden.

In die *Differenzialdiagnose* müssen einbezogen werden: zystisches Nephroblastom, Neuroblastom, Nierenzellkarzinom, Lymphom, zystisches Adenom, Teratom und Hamartom.

Nephroblastomatose. Bei der Nephroblastomatose persistieren noduläre renale Blasteme, Knötchen aus unreifem metanephritischem Gewebe, bis in das Kleinkind- und Kindesalter und können u. U. die gesamte Nierenrinde diffus durchsetzen. Sie sind durch eine verminderte KM-Aufnahme ge-

> Der KM-aufnehmende komprimierte Parenchymrest (Pseudokapsel) ist beweisend für das Nephroblastom.

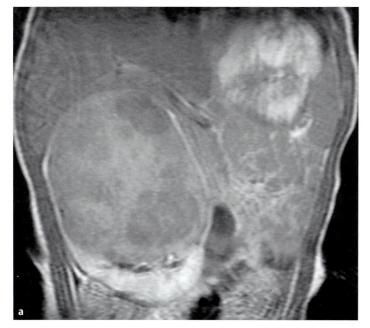 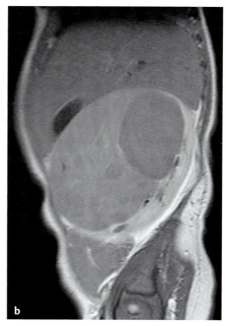

Abb. 8.53a u. b **Nephroblastom.** 2-jähriger Junge. T1w nach KM. Nachweis der peripheren Nekrosen. Dorsokaudal gelegene Reste der Niere nehmen KM auf, ebenso wie tumorbegrenzende Nierenreste (Pseudokapsel).
a Axial. **b** Sagittal.

kennzeichnet. Im Normalfall bilden sie sich spontan zurück, eine Transformation in einen Wilms-Tumor ist jedoch möglich.

Nephrome. Das *kongenitale mesoblastische Nephrom* ist primär benigne, weist jedoch infiltrative Wachstumstendenzen auf. Es ist vorwiegend zystisch und kann Tumorgefäße enthalten. Da die befallene Niere funktionslos ist, können alle Schnittbildverfahren lediglich einen soliden Tumor einer stummen Niere nachweisen.

Das *multilokuläre zystische Nephrom* besteht aus primitiven mesenchymalen Anteilen. Es enthält innerhalb fibröser Zystenwände Glomeruli und Tubuli. Die fokalen, unilateralen und nicht miteinander kommunizierenden Zysten wechseln mit normalem Parenchym ab. Eine Abgrenzung zum Wilms-Tumor ist durch kein bildgebendes Verfahren möglich.

Klarzelltumoren. Klarzelltumoren machen 4–6 % der renalen Tumoren des Kindesalters aus. Sie werden meist später als der Wilms-Tumor – zwischen dem 3. und 5. Lebensjahr – diagnostiziert und sind unilateral. Auch dieses Malignom ist mit der MRT vom Wilms-Tumor nicht zu unterscheiden. Im Unterschied zu den anderen Nierentumoren des Kindesalters kann der Klarzelltumor aufgrund osteosarkomatöser Anteile sowohl osteolytische als auch osteoblastische Metastasen im Knochen verursachen, sodass die Durchführung des Skelettszintigramms bei eindeutiger Histologie obligat ist.

Lymphome. Bei lymphoproliferativen Erkrankungen wird die MRT aufgrund der Nachweisbarkeit in der Sonographie selten zur Diagnostik eingesetzt, obgleich sie den fokalen Befall der Niere genauer erfasst.

Gefäßerkrankungen. *Nierenvenenthrombose* und *Niereninfarkt* treten am häufigsten als Folge einer Hypovolämie in der Neugeborenenperiode auf. Eine sonographische Abklärung ist ausreichend.

Beim älteren Kind gewinnt der Nachweis der *Nierenarterienstenose* mit der MR-Angiographie zunehmend an Bedeutung. Wenn diese duplexsonographisch vermutet wird, sollte sie beim Kind durch die MR-Angiographie verifiziert werden, bevor eine Angiographie mit dem Ziel einer Intervention durchgeführt wird.

Nach Nierentransplantation kann bei unklarem sonographischen Befund die MRT einschließlich der MR-Angiographie eingesetzt werden.

> Beim Klarzelltumor ist eine Skelettszintigraphie obligat.

Nebenniere

Nebennierenblutung. Häufigste Raumforderung der Nebenniere des Neugeborenen ist die Nebennierenblutung. In 70% ist die rechte Nebenniere betroffen. 5–10% der Nebennierenblutungen treten bilateral auf.

Treten sonographisch innerhalb der ersten 4 Wochen kein Größenrückgang und keine Änderung der Echogenität ein, kann die Abgrenzung zum Neuroblastom und eingebluteten Neuroblastom problematisch sein und der Einsatz der MRT diagnostisch weiterführen. Die frische Nebennierenblutung ist T1w hyperintens und die T2w Sequenz zeigt eine Abnahme der Signalintensität innerhalb der ersten 3 Wochen. Ein typischer Hämosiderinring – nachweisbar sowohl T1w als auch T2w – entsteht bei größeren, älteren Hämatomen.

Der Nachweis einer selten zu beobachtenden Thrombosierung der V. renalis oder der V. cava bei ausgedehnten Blutungen gelingt ebenso duplexsonographisch wie in der MRT.

Neuroblastom. Häufigster Nebennierentumor des Kindesalters und des 1. Lebensjahres ist das *Neuroblastom*, das in etwa 5–8% bereits im Neugeborenenalter vorhanden ist. Zu 60% findet man es im Abdomen. Das Neuroblastom kann ebenso im Thorax auftreten (Abb. 4.**52**) wie im Becken, im Halsbereich und intrakraniell. $^1/_3$ der Neuroblastome entsteht im Grenzstrang, $^2/_3$ gehen von der Nebenniere bzw. vom Nebennierenmark aus. Letzere haben die bessere Prognose. Der Ursprung ist jedoch mit der bildgebenden Diagnostik nicht in jedem Fall zu beweisen.

Da 76% der Neuroblastome Katecholamine sezernieren, ist der Tumor anhand der laborchemischen Daten einschließlich der LDH-Erhöhung und der sonographisch möglichen Lokalisierung bereits zu charakterisieren. In allen Fällen mit eindeutigen Tumormarkern wird die CT durch die MRT ersetzt. Die entscheidende Differenzierung zum Wilms-Tumor ist bereits laborchemisch erfolgt und die Aussage der CT hinsichtlich kalzifizierter Tumoranteile, die als Tumorcharakteristikum gelten, ist zur Klassifizierung ohne Belang.

Darüber hinaus muss mit der MRT eine mögliche Invasion des Neuroblastoms in den Spinalkanal in allen Schichten zweifelsfrei dargestellt bzw. ausgeschlossen werden.

Sonographisch und in der MRT verlagert das Neuroblastom, am oberen Nierenpol gelegen, als relativ homogene Raumforderung die Niere nach kaudal und lateral. Alle 4 Stadien dieses Tumors einschließlich des Stadiums 4 s sind darstellbar (Tab. 6.**4**).

Neuroblastome weisen in der Regel eine vorwiegend homogene Signalintensität auf, können jedoch – insbesondere bei Blutungen und Nekrosen – irreguläre interne Strukturen haben. Sie sind fettarm und daher in der STIR-Sequenz gut darstellbar. T1w ist das Neuroblastom muskelisointens, T2w hyperintens. Damit ist es in der T2w Sequenz am besten darstellbar. In axialen und vor allem koronaren Schichten sind die Beziehung zu den umgebenden Strukturen und die gesamte Tumorausdehnung in der MRT eindeutig möglich, insbesondere nach KM-Gabe und Fettsuppression. Bereits zum Zeitpunkt der Diagnosestellung kann eine erhebliche Tumorausdehnung vorliegen: Die großen Tumoren überschreiten häufig die Mittellinie und infiltrieren breit in Nachbarstrukturen.

Die befallenen Lymphknoten der Umgebung sind meist als Konglomerat erkennbar. In einem Untersuchungsgang ist das Ausmaß der Metastasierung eines Neuroblastoms im Abdomen vollständig darzustellen, einschließlich einer Metastasierung in die Leber. Gefäßverlagerung und eine Tumorinvasion in die Gefäße erfasst die MRT besser als die CT (Abb. 8.**54**).

Besteht ein Stadium 4 s, bei dem die Leber durchsetzt ist mit Metastasen, haben diese T1w eine niedrigere Signalintensität zur Leber, in T2w Sequenzen sind zur Leber hyperintense fokale Läsionen nachweisbar.

Bei ausgedehntem spinalen Befall sind sagittale oder axiale fettsupprimierte SE-Sequenzen am besten geeignet. Da das intraspinale Tumorwachstum variabel ist und der flach intraspinal einwachsende Tumor ihm anliegende Segmente überspringen kann, sollte der gesamte Spinalkanal dargestellt werden. Die Metastasierung in das Knochenmark ist in T1w SE-Sequenzen zu erfassen. Bei zerebralem Befall muss eine Beteiligung der Dura bewiesen oder ausgeschlossen werden.

Weist ein Säugling oder ein Kleinkind einen Opsoklonus auf, ist unbedingt ein Neuroblastom bildgebend auszuschließen. Auch ektop gelegene Neuroblastome können eine solche Symptomatik (Kinsbourne-Syndrom) auslösen. Bei 1–3% der Kinder mit Enzephalopathie liegt ein Neuroblastom vor. Größte Treffsicherheit haben bei kleinen ektopen Neuroblastomen MIBG-Scan und SPECT-Untersuchungen.

Im Verlauf der Erkrankung, d.h. zur Kontrolle unter Therapie, wird die Sonographie eingesetzt. Präoperativ wird die MRT zusätzlich zur Sonographie

> Das Neuroblastom ist in der T2w Sequenz am besten darstellbar.

> Tritt bei einem Säugling oder Kleinkind ein Opsoklonus auf, muss ein Neuroblastom ausgeschlossen werden.

durchgeführt. Die MRT erfasst sowohl die Verkleinerung des Tumors als auch dessen Änderung der Signalintensität, die als Hinweis auf eine Tumorregression gewertet wird. Im Stadium 4 oder bei klinischen Komplikationen während der Therapie ist eine MRT des ZNS erforderlich.

Ganglioneurom. Aus der benignen Form des Neuroblastoms, dem Ganglioneurom, das vom Grenzstrang ausgeht, kann durch Entdifferenzierung ein Neuroblastom entstehen. Bei älteren Kindern, die klinisch durch Wirbelsäulenveränderungen, vor allem durch eine Skoliose, auffällig werden, können u. U. bei der Erstdiagnose bereits ausgedehnte paravertebrale Ganglioneurome bestehen. Ein Ganglioneurom, das sowohl im Thorax liegen kann als auch im kleinen Becken, wächst meist unilateral, langsam verdrängend und selten infiltrativ. Es kann jedoch die großen abdominalen Gefäße ummauern. In der MRT ist ein Ganglioneurom an der Signalintensität und den Wachstumskriterien vom Neuroblastom nicht zu unterscheiden. Für das Ganglioneurom sprechen eine fehlende frühe KM-Aufnahme in dynamischen Studien und eine Gefäßverlagerung durch den Tumor ohne Invasion. Zeigt ein in aller Regel langsam wachsendes Ganglioneurom eine plötzliche Größenzunahme, ist an die Mischform Ganglioneuroblastom zu denken, das eine bessere Prognose hat als das Neuroblastom.

Ganglioneuroblastom. Ganglioneuroblastome enthalten maligne Neuroblastomzellen und reife Ganglienzellen. Sie befinden sich vorwiegend im Abdomen, können jedoch auch im Mediastinum, in der Halsregion und an den Extremitäten entstehen. Sie werden zwischen dem 2. und 4. Lebensjahr, sehr selten nach dem 10. Lebensjahr diagnostiziert. Ihr Erscheinungsbild ist in der MRT sehr variabel.

Phäochromozytom. Das Phäochromozytom ist im Kindesalter selten. Es wird meist bei Kindern jenseits des 10. Lebensjahres und überwiegend bei Jungen diagnostiziert. 70 % dieser Tumoren entstehen in der Nebenniere und sind in 30 % multipel und bilateral. Selten entstehen ektope Phäochromozytome im Becken, intrathorakal und am Hals. Weniger als 10 % dieser Tumoren sind maligne.

Kinder aus Familien mit multiplen endokrinen Neoplasien (MEN), Hippel-Lindau-Erkrankung oder bei familiärem Phäochromozytom müssen insbesondere dann, wenn sie eine Hypertonie aufweisen, kontinuierlich überwacht werden.

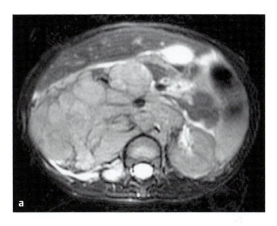

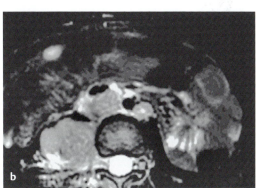

Abb. 8.54a u. b **Neuroblastom.** 2-jähriger Junge.
a T1w fettgesättigt, axial. Die große lobulierte Raumforderung verdrängt die Leber nach ventral und links, verlagert die Gefäße und überschreitet die Mittellinie.
b T1w axial, nach KM-Gabe, fettgesättigt. Starke KM-Aufnahme des Tumors, der in den Spinalkanal einwächst.

In der MRT wird ein Phäochromozytom als unterschiedlich große, ca. 2 cm messende Raumforderung erkennbar, die glatt begrenzt ist. Aufgrund der verlängerten T2-Relaxationszeit grenzt sie sich in T2-Wichtung stark hyperintens zur Umgebung ab. Das charakteristische Signalverhalten, ähnlich dem Neuroblastom, unterscheidet das Phäochromozytom von weiteren Nebennierentumoren. Während kleinere Tumoren eine homoge Signalintensität aufweisen und gegenüber ihrer Umgebung gut abzugrenzen sind, sind große Tumoren bereits im Nativscan von inhomogener Signalintensität. Eine KM-Aufnahme durch den Tumor ist nicht obligat.

Bei klinischem und sonographischem Verdacht auf ein Phäochromozytom sollte aus strahlenhygienischen Gründen beim Kind immer die MRT und keine CT durchgeführt werden. Die Untersuchung des gesamten Abdomens ist zum Ausschluss von multiplen bzw. von Zweittumoren erforderlich.

Seltene Nebennierentumoren. Andere Nebennierentumoren, wie *Adenome* und *Karzinome* oder *Metastasen* in den Nebennieren, sind im Kindesalter extrem selten. Adenome sind meist glatt begrenzte, rundliche, relativ kleine Raumforderungen, die auch bei dynamischen KM-Untersuchungen ein variables

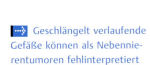 Geschlängelt verlaufende Gefäße können als Nebennierentumoren fehlinterpretiert werden.

Verhalten aufweisen. Bei Kindern mit portaler Hypertension können in der CT differenzialdiagnostische Probleme auftreten, indem geschlängelt verlaufende Gefäße als Nebennierentumoren fehlinterpretiert werden. Gefäße sind jedoch in der MRT von Raumforderungen der Nebenniere zu unterscheiden.

Becken

Genitalorgane

Sexuelle Differenzierungsstörungen. Bereits beim jungen Säugling mit *unklarer sexueller Differenzierung* gewinnt die MRT zunehmend mehr Bedeutung, da frühzeitige operative Korrekturen vorgenommen werden. In einem hohen Prozentsatz sind mit der MRT die Gonaden korrekt zu lokalisieren und die genannten Fehlbildungen einschließlich der Gonadendysgenesie exakt zu erfassen. Während bei der *testikulären Feminisierung* weibliche innere Genitalien nicht angelegt sind, bestehen beim *Hermaphroditismus* rudimentäre weibliche innere Genitalien.

Fehlbildungen. Malformationen der Müller-Gänge lassen sich in der MRT insbesondere bei größeren Kindern einfach und nichtinvasiv darstellen, wie bei Jungen der erweiterte *Utriculus prostaticus* und die *Hypospadie*, bei Mädchen ein *Uterus bicornis, vaginale Duplikaturen* oder *Atresien*, die auch mit der Sonographie erkannt werden.

Die Darstellung eines Uterus duplex mit einseitiger *Vaginalatresie* kann einschließlich der bestehenden *Hämatometra* sonographisch schwierig werden, in der MRT jedoch nachweisbar sein. Zudem besteht meist eine Nierenagenesie auf der betroffenen Seite. Beim *Mayer-Rokitansky-Küster-Syndrom* führt die fehlende Differenzierung der Müller-Gänge zur Uterus- und Vaginalaplasie, beide Ovarien sind normal angelegt. Wenn diese nicht eindeutig sonographisch darstellbar sind, wird eine MRT durchgeführt (Abb. 8.**55**).

Hydrometrokolpos und *Hämatosalpinx* sind ausschließlich sonographisch zu untersuchen und nur dann mit einer MRT ergänzend zu untersuchen, wenn zusätzliche Malformationen erwartet werden.

Hodenhochstand. Bei ca. 1% der männlichen Säuglinge liegt am Ende des 1. Lebensjahres eine Retentio testis vor. Bei 80% liegt der nicht deszendierte Hoden im Leistenkanal oder hoch im Skrotum. Allerdings ist nur bei den 20% der Kinder mit einem nicht palpablen Hoden eine bildgebende Diagnostik erforderlich. Spezifität und Sensitivität bei Lageanomalien des Hodens von Sonographie und MRT variieren in unterschiedlichen Studien erheblich. Der hoch im Leistenkanal liegende Hoden ist in der T2w MRT eindeutig hyperintens zu erkennen. Da jedoch die *Atopie*, d.h. die intraabdominale Lage des meist erheblich atrophierten Hodens, eine intermediäre Signalintensität aufweist, sind intraabdominal gelegene Rudimente auch in der MRT nicht erkennbar und in beiden Wichtungen von Lymphknoten nicht zu unterscheiden. Daher wird in diesen Fällen die Laparoskopie bevorzugt.

Dottersacktumoren. Nur 1% aller Tumoren des Kindesalters sind maligne germinale Dottersacktumoren, die als *embryonales Karzinom* oder *Entodermalsinustumor (Yolk-Sac-Tumor)* auftreten können.

Hodentumoren. 25% der soliden Hodentumoren sind beim Kind *Teratome*. Obwohl die MRT beim Nachweis des Hodentumors sensitiv ist, ist sie für diese Tumorart wie auch für die Dignität nicht spezifisch. Hodentumoren sind in T1w Sequenzen isointens oder hypointens zum normalen Hodengewebe. In der T2w Sequenz ist die Signalintensität niedriger als das normale Hodengewebe. Liegen jedoch ausgedehntere Blutungen vor, ist die Signalintensität der T2-Wichtung zur Charakterisierung des Hodentumors nicht verwertbar. Es wird stets das gesamte Abdomen untersucht.

Sekundäre Hodentumoren bei *Leukämie, Lymphom* oder *Neuroblastom*, seltener auch beim *Ewing-Sarkom*, treten einseitig oder doppelseitig auf und sind im Rahmen der Grunderkrankung eindeutig zu diagnostizieren. In der Regel ist zu ihrer Darstellung die Sonographie und Duplexsonographie ausreichend. Dies gilt auch für das akute Skrotum.

Erkrankungen des Ovars. Bei den weiblichen Genitalorganen werden entzündliche Erkrankungen des Ovars klinisch diagnostiziert. Eine *Ovarialtorsion* wie auch die *Ovarialzyste* werden sonographisch

Körperstamm und Weichteile

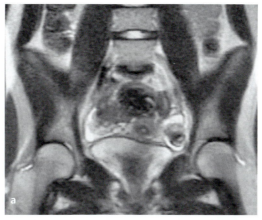
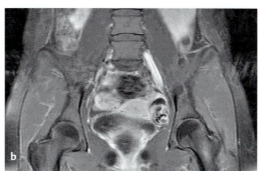

Abb. 8.56 a u. b **Teratom**. 13-jähriges Mädchen.
a T2w koronar. Im topographischen Bereich des linken Ovars Raumforderung unterschiedlicher Signalintensität.
b T1w fettgesättigt koronar. Die in T2-Wichtung hyperintensen kranialen und kaudalen Areale der Raumforderung sind hypointens, entsprechen somit Fett, zentral hypointense Tumoranteile (Verkalkungen).

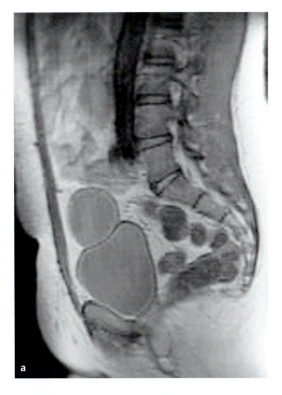

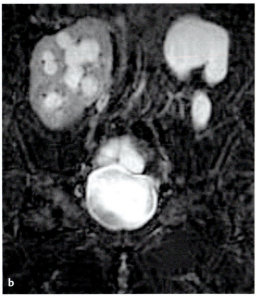

Abb. 8.55 a u. b **Komplexe urogenitale Fehlbildung**, nicht näher einzuordnen. Zustand nach Nierentransplantation. 16-jähriges Mädchen.
a T2w sagittal. Gedoppelte Harnblase, Uterus- und Vaginalaplasie.
b Stark T2w, koronar. Transplantatniere und dysmorphe Niere links, gedoppelte Harnblase.

dargestellt (S. 268). Nur bei Verdacht auf ein Teratom wird eine MRT erforderlich.

Tumoren des Ovars sind im Kindesalter selten und in weniger als 30 % maligne. Es überwiegen die *Keimzelltumoren*. Weniger häufig sind mesenchymale und epitheliale Tumoren. Keimzelltumoren sind *Dysgerminom*, *Teratom*, *Entodermalsinustumor*, *embryonales Karzinom* und *Chorionkarzinom*. Dysgerminome treten häufiger bilateral auf und haben eine bessere Prognose als der Entodermalsinustumor. Nur 10 % der Teratome sind maligne.

Nur das *Teratom* weist in der MRT ein typisches Intensitätmuster auf. Der meist erhebliche Fettanteil des Tumors ist durch fettsupprimierte Sequenzen beweisbar. Zystische Läsionen innerhalb des Teratoms sind wie auch Einblutungen in der MRT zu erkennen. Kalzifizierte Anteile sind in der MRT weniger deutlich erkennbar als in der CT (Abb. 8.**56**).

8 Magnetresonanztomographie

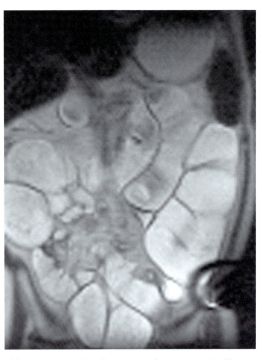

Abb. 8.57 **Zystadenokarzinom des Ovars**. 14-jähriges Mädchen. T2w koronar. Der multizystische Tumor erfasst das gesamte Abdomen.

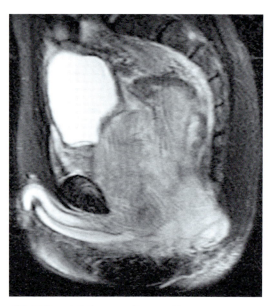

Abb. 8.58 **Rhabdomyosarkom**. 4-jähriger Junge. T2w, sagittal, fettgesättigt, nach KM-Gabe. Das kleine Becken ist ausgemauert durch die KM aufnehmende Raumforderung. Die Blase wird kranialwärts verlagert. Blasenhals, Prostata und proximale Anteile der Harnröhre sind nicht mehr abgrenzbar. Das Rektum ist komprimiert.

Die *mesenchymalen Tumoren*, insbesondere der *Granulosazelltumor*, produzieren Östrogene, d.h. die Kinder werden klinisch aufgrund einer Pubertas praecox auffällig. Alle übrigen Tumoren sind aufgrund ihrer Signalintensität nicht weiter zu differenzieren. Die im Kindesalter seltenen *Zystadenokarzinome* sind in der MRT charakterisiert durch zystische Areale. Diese sind durch Septen getrennt, deren verdickte Wand KM aufnehmen kann (Abb. 8.**57**).

Harnblase

Zur Darstellung der Harnblasenwand in der MRT eignen sich am besten PD-Wichtungen oder T1w Sequenzen, in denen die Harnblasenwand mit intermediärer Signalintensität zwischen Urin und perivesikalem Fett nachgewiesen wird. Die Harnblasenwand variiert in ihrer Dicke auch beim Kind entsprechend der Harnblasenfüllung.

Blasentumoren. Häufigster maligner Tumor, der von der Blase, der Urethra oder der Prostata ausgehen kann, ist das *Rhabdomyosarkom*, das Jungen häufiger als Mädchen innerhalb der ersten 4 Lebensjahre oder im Adoleszentenalter zwischen 15 und 20 Jahren betrifft. Das Rhabdomyosarkom der Harnblase geht in der Regel vom Blasenhals oder vom Trigonum aus und infiltriert die Harnblasenwand. Das von der Prostata ausgehende Rhabdomyosarkom infiltriert den Blasenhals, die posteriore Urethra und den perirektalen Raum (Abb. 8.**58**).

Bei Verdacht auf ein Rhabdomyosarkom ist die Durchführung der MRT unerlässlich, da nicht nur die Verdickung der Harnblasenwand, sondern die gesamte Infiltration der Blasenwandanteile eindeutig nachweisbar werden. Daher müssen obligat Schichten in allen 3 Raumebenen angefertigt werden. Der solide Tumor mit intermediärer Signalintensität in der T1w Sequenz und hoher Signalintensität in der T2w Sequenz nimmt stark KM auf und grenzt sich somit eindeutig von den umgebenden Strukturen ab. Im Verlauf der Therapie werden eine Regression des Tumors sowie ein mögliches Rezidiv erkannt.

Präsakrale Tumoren

Präsakral gelegene Raumforderungen lassen sich in der MRT optimal darstellen. Eine *ventrale Meningomyelozele* stellt sich als liquorhaltige Raumforderung dar, vergesellschaftet mit einem tiefen Konusstand und Wirbelsäulenfehlbildungen. Ein präsakrales *Lipom* ist aufgrund der Lage wie über seine Signalintensität mit MRT einschließlich Fettsuppression einfach zu diagnostizieren. Die beim Kind seltenen präsakralen *Chordome* sind ebenfalls aufgrund der angehobenen Signalintensität in T2w zweifelsfrei zu identifizieren. Auch extragonadale Keimzelltumoren, d.h. *entodermale Sinustumoren* und *Teratome*, können präsakral zu finden sein. Während das Signalintensitätsverhalten der entodermalen Sinustumoren in der MRT uncharakteristisch ist, weist das sakrokokzygeale Teratom unterschiedliche Gewebeanteile auf. Fetthaltigen Anteile sind gut erfassbar: Es besteht ein zystischer, solider oder gemischter Aufbau. Die Gesamtausdehnung sehr großer präsakraler Tumoren kann mit der MRT präzise bestimmt werden.

Weichteile

Weichteiltumoren. Benigne Raumforderungen wie *Lymphangiom* oder *Hämangiom* und Malignome (*Rhabdomyosarkom*, *PNET* oder ein *Ewing-Sarkom* der Weichteile) verhalten sich in den Weichteilen hinsichtlich ihrer Abgrenzbarkeit und Signalintensität identisch wie in den anderen, bereits erwähnten Lokalisationen (Abb. 8.59). Die Tumorreduktion durch die Chemotherapie wird mit der Sonographie und MRT nachgewiesen.

Der PNET ist bei gleicher oder annähernd gleicher Histologie hinsichtlich der Signalintensität nicht vom Ewing-Sarkom zu unterscheiden. Der PNET tritt im Kopf-Hals-Bereich und thorakal auf, ferner am Schultergürtel. Eine abdominale Lage ist selten.

Semimaligne, infiltierende Raumforderungen wie die *aggressive Fibromatose* sind nur mit der MRT in ihrer Gesamtausdehnung zu erfassen. Gleiches gilt für die *villonoduläre Synovitis*.

Im Gegensatz zu Aussagen erster Studien ist der Einsatz bei Kindern mit rheumatischen Erkrankungen der MRT begrenzt. Kinder mit Gerinnungsstörungen und häufigeren Gelenkblutungen werden nur dann mit der MRT untersucht, wenn ausgeprägte funktionelle Einschränkungen vorliegen.

Muskulatur. Erkrankungen der Muskulatur sowie umschriebene Infektionen werden nicht mit der MRT untersucht. Besteht jedoch der Verdacht auf eine generalisierte oder umschriebene Myositis, kommt die MRT zum Einsatz, mit deren Hilfe die Verdachtsdiagnose bestätigt werden kann (Abb. 8.60) oder die Differenzialdiagnosen Osteomyelitis und septische Arthritis auszuschließen sind.

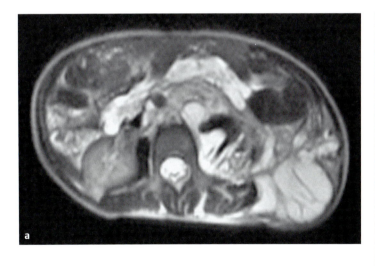
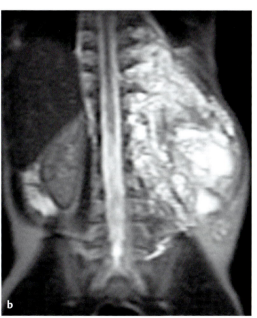

Abb. 8.59 a u. b   Lymphangiom. 3-jähriger Junge.
a T2w axial. Teile der Rückenmuskulatur und der Bauchwand sind infiltriert durch die signalreiche multizystische Raumforderung, die sich nach intraabdominal fortsetzt, muskukläre Strukturen infiltriert, die linke Niere nach kaudal verlagert und die Mittellinie überschreitet.

b T2w koronar. Dorsal setzt sich das Lymphangiom in den Thorakalraum fort und erweitert die Interkostalräume. Weit ausladende Flanke.

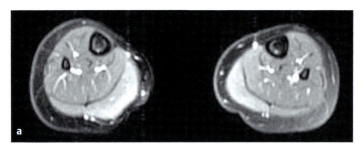
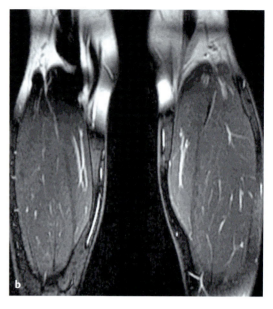

Abb. 8.60 a u. b **Juvenile Dermatomyositis**. 8-jähriges Mädchen.
a T1w nach KM-Gabe, axial. Starke, homogene KM-Aufnahme dieses Muskelanteils. Keine Beteiligung der Faszien und der Subkutis.
b STIR-Sequenz, koronar. Signalintensität-Anhebung des Caput mediale des M. gastrocnemius, links ausgeprägter als rechts.

Literatur

Durno CA, Sherman P, Williams T, Shuckett B, Dupuis A, Griffiths AM. Magnetic Resonance Imaging to distinguish the type and severity of pediatric inflammatory bowel diseases. J Pediatr Gastroenterol Nutr. 2000; 30(2):170–4.

Gylys-Morin V, Hoffer FA, Kozakewich H, Shamberger RC. Wilms tumor and nephroblastomatosis – Imaging characteristics at Gadolinium-enhanced MR-Imaging. Radiology. 1993;188:17–521.

Haddad MC, Birjawi GA, Hemadeh MS, Melhem RE, Al-Kutoubi AM. The gamut of abdominal und pelvic cystic masses in children. Eur Radiol. 2001;11:148–66.

Hirobashi S, Hirobashi R, Uchida H, Akira M, Itoh T, Haku E et al. Pancreatitis – evaluation with MR cholangiopancreatography in children. Radiology. 1997;203:411–5.

Helmberger T, Holzknecht N, Gauger J, Beuers U, Reiser M. MRT des Pankreas – Radiologisch-pathologische Korrelation. Radiologe. 1996;36:419–26.

Hochreiter W, Stenzl A, Altermatt H, Kraft R, Spiegel T. Urogenitaler Mißbildungskomplex mit Einbeziehung des Müller-Systems. Urologe (A). 1994;33:154–8.

Hörmann M, Puig S, Wandl-Vergesslich K, Prokesch R, Lechner G. Radiologisches Staging von thorakalen und abdominalen Tumoren im Kindesalter. Radiologe. 1999;39:538–45.

Jensen PD, Jensen FT, Christensen T, Ellegaard J. Evaluation of transfusional iron overload before and during iron chelation by magnetic resonance imaging of the liver and determination of serum ferritin in adult non-thalassaemic patients. Brit J Haematol. 1995;89:880–9.

Kern A, Schunk K, Kessler M, Oberholzer K, Thelen M. Hydro-MRI for abdominal diagnostics in children. Röfo. 2001;173(11):984–90.

Kisker O, Bastian D, Frank M, Rothmund M. Lokalisationsdiagnostik bei Insulinomen – Erfahrungen bei 25 Patienten mit sporadischen Tumoren. Med Klin. 1996;91:349–54.

Laghi A, Borrelli O, Paolantonio P, et al. Contrast enhanced magnetic resonance imaging of the terminal ileum in children with Crohn's disease. Gut. 2003;52:393–7

Lauszus F, Balslev T, Johansen A. The role of ultrasound scan in childhood ovarian tumors. Acta Obstret Gynecol Scand. 1994;73:67–9.

Marcos HB, Semelka RC. Evaluation of Crohn's disease using half-fourier RARE and gadolinium-enhanced SGE sequences – Initial results. Magnetic Resonance Imaging. 2000;18:263–8.

Mart-Bonmat L. MR imaging characteristics of hepatic tumors. Eur Radiol. 1997;7:249–58.

Mortele KJ, Ros PR. MR imaging in chronic hepatitis and cirrhosis. Sem Ultrasound CT MR. 2002;23:79–100.

Pfluger T, Leinsinger G, Sander A, et al. Kernspintomographische Diagnostik benigner und prämaligner abdomineller Tumoren im Kindesalter. Radiologe. 1999;39:685–94.

Rha SE, Byun JY, Jung SE, Chun HJ, Lee HG, Lee JM. Neurogenic tumors in the abdomen – Tumor types and imaging characteristics. Radiographics. 2003;23:29–43.

Shellock FG. Pocket guide to MR procedures and metallic objects – Update 1994 New York: Raven; 1994.

Siegel MJ. MR imaging of pediatric abdominal neoplasms. MRI Clinics of North America. 2000;8:837–51.

Siegel MJ. Pediatric liver magnetic resonance imaging. Magn Reson Imaging Clin N Am. 2002;10:253–73.

Stöver B, Laubenberger J, Niemeyer C, Stahl F, Brandis M, Langer M. Haemangiomatosis in children – value of MRI during therapy. Pediatr Radiol. 1995;25:123–6.

Stöver B. Magnetresonanztomographie des Abdomens beim Kind. Radiologe. 2001;41:418–26.

Strouse PJ. Magnetic resonance angiography of the pediatric abdomen and pelvis. Magn Reson Imaging Clin N Am. 2002;10:345–61.

Sung Eun Rha, Jae Young Byun, Seung Eun Jung, Ho Jong Chun, Hae Giu Lee, Jae Mun Lee. Neurogenic Tumors in the Abdomen – Tumor types and imaging characteristics. Radiographics. 2003;23:29–43.

Wang ZJ, Haselgrove JC, Martin MB, et al. Evaluation of iron overload by single voxel MRS Measurement of liver T2. J Mag Res Imag. 2002;15:395–400.

Knochentumoren und tumorähnliche Läsionen

T. von Kalle, P. Winkler

Untersuchungsverfahren

Die Röntgenaufnahme des betroffenen Knochens ist die wichtigste Maßnahme der Basisdiagnostik und Voraussetzung für alle weitergehenden diagnostischen Schritte.

Die erkennbaren Grenzen der Läsion und ggf. die Beziehung zu(m) benachbarten Gelenk(en) müssen in 2 Ebenen vollständig und in guter Qualität abgebildet sein. Entscheidend sind das Erkennen und die Einordnung typischer Destruktionsmuster und Knochenneubildungen sowie pathologischer Frakturen. Viele benigne Veränderungen lassen sich mit der Röntgenuntersuchung sicher eingruppieren. Ein Vergleich mit der Gegenseite ist bei entsprechender Erfahrung sehr selten erforderlich.

Sonographie. Bei unklaren Symptomen ist die Sonographie häufig die zuerst eingesetzte Methode. Eine ausreichende Erfahrung des Untersuchers und eine adäquate Geräteausstattung (hoch auflösender Linearschallkopf) vorausgesetzt, kann die Darstellung der Weichteilkomponente eines Tumors oder seiner Vaskularisierung erste wichtige Hinweise auf die Einordnung einer Läsion geben. Bis auf wenige Ausnahmen ist jedoch bei Raumforderungen mit Skelettbeteiligung eine ausreichend sichere Diagnosestellung sonographisch nicht möglich.

MRT. Die Methode der Wahl bei der Diagnostik röntgenologisch nicht zu klärender Knochenläsionen ist die MRT.

Fast alle relevanten Fragen zu Weichteilkomponente, zur Ausdehnung im Markraum, zum perifokalen Ödem sowie zu benachbarten Gefäßen und Nerven lassen sich mit der MRT beantworten. Tumoren sind bereits frühzeitig, d. h. vor Auftreten von Knochendestruktionen, zu erkennen. KM-Untersuchungen geben Auskunft über die Gefäßversorgung sowie die Lokalisation von Zysten und Nekrosearealen. Offene Biopsien lassen sich auf Grundlage des MR-Befundes exakt planen. Nadelbiopsien können sowohl MR- als auch CT-gesteuert durchgeführt werden.

CT. Vorteil der CT ist die gute Darstellung von Osteolysen, Sklerosen und Weichteilverkalkungen. Nachteil ist die eingeschränkte Erkennbarkeit des Weichteil- und Markraumanteils sowie des perifokalen Ödems. Kann eine MRT z. B. aufgrund von Kontraindikationen nicht durchgeführt werden, ist bei Verdacht auf einen malignen Tumor auch die CT-Untersuchung mit KM obligat. CT-Bilder sollten dann immer sowohl im Knochen- als auch im Weichteilfenster beurteilt werden.

Eine gute räumliche Auflösung und eine dynamische KM-Untersuchung sind jedoch nur um den Preis einer hohen Strahlenbelastung zu erhalten. Insbesondere bei der Darstellung wahrscheinlich benigner Läsionen ist daher die Indikation sehr streng zu stellen.

Angiographie. Die Angiographie (DSA) spielt bei der Diagnostik von Knochentumoren eine untergeordnete Rolle. Sie ist weitgehend durch die MR-Angiographie ersetzbar, sofern keine interventionelle Therapie geplant ist (Embolisation, gezielte Applikation von Chemotherapeutika).

Nuklearmedizinische Verfahren. Szintigraphie, Positronen-Emissions-Tomographie (PET) und „single photon emission computed tomography" (SPECT) werden als ergänzende Suchverfahren für Metastasen und „skip lesions" eingesetzt, wie in den jeweiligen Studienprotokollen angegeben.

> Die Röntgenaufnahme des betroffenen Knochens ist die wichtigste Maßnahme der Basisdiagnostik und Voraussetzung für alle weitergehenden diagnostischen Schritte.

> Die Methode der Wahl bei der Diagnostik röntgenologisch nicht zu klärender Knochenläsionen ist die MRT.

Technische Besonderheiten

Die Bedeutung der bildgebenden Diagnostik für die Therapieentscheidungen rechtfertigt bei Verdacht auf einen Knochentumor eine aufwendige Untersuchung mit hoher Bildqualität, die bei Säuglingen und Kleinkindern meist in Sedierung oder Narkose durchgeführt werden muss.

Planung des Untersuchungsablaufs. Wir empfehlen eine vorherige Planung des Untersuchungsablaufs anhand von Anamnese, Fragestellung und Voruntersuchungen, sodass während der MR-Untersuchung nur noch Adaptationen an den aktuellen Befund notwendig sind. Die Markierung einer vorhandenen Narbe durch Aufkleben flüssigkeitsgefüllter Kapseln (Nitroglycerin, Vitamin E, Nifedipin ö.Ä.) bei der Lagerung des Patienten erleichtert die Anpassung des „field of view" (FOV).

Spulenauswahl und Positionierung. Da Wahl und Positionierung der Spule erheblichen Einfluss auf die Bildqualität haben, ist dabei besondere Sorgfalt erforderlich. Eine exakt angelegte Oberflächenspule ist eindeutig zu bevorzugen, auch wenn sie im Verlauf der Untersuchung versetzt werden muss. Nur in Ausnahmefällen (z.B. Suche des pathologischen Areals in einem größeren Gebiet) oder für eine ergänzende Übersicht ist der Einsatz der geräteeigenen Spule ausreichend.

Sequenzen. Erforderlich sind Sequenzen mit:
- T2- oder kombinierter T2-T1-Wichtung und Fettunterdrückung (T2w TSE oder T2w GE mit frequenzselektiver Fettsättigung oder selektiver Wasseranregung sowie STIR bzw. SPIR),
- T1w vor KM (bevorzugt TSE),
- T1w mit kurzer Akquisitionszeit zur dynamischen Untersuchung vor, während und nach KM-Bolusapplikation (bevorzugt T1w GE, z.B. 13 Sequenzen im 30-Sekunden-Takt),
- T1w mit frequenzselektiver Fettsättigung nach KM, alternativ oder ergänzend Subtraktionsanalyse von T1w Sequenzen vor und nach KM.

Ergänzende Sequenzen:
- Die protonengewichtete TSE-Sequenz kann die Abgrenzung von Nerven und Gefäßen erleichtern.
- GE-Sequenzen mit hoher Sensitivität für Suszeptibilitätseffekte erleichtern den Nachweis von Desoxyhämoglobin oder Hämosiderin in Gewebeeinblutungen, die jedoch prinzipiell nicht sicher von Verkalkungen unterschieden werden können.
- Diffusionsgewichtete Sequenzen und MR-Spektroskopie sind Gegenstand der Forschung, in der Diagnostik von Knochentumoren aber bisher nicht etabliert.

Schichtorientierung und -dicke. Neben der Fragestellung bestimmen räumliche Anordnung und Größe der zu untersuchenden Strukturen die Auswahl der Schichtorientierung und -dicke. Beispielsweise gibt eine STIR-Sequenz mit 4–6 mm Schichtdicke in koronarer Orientierung einen guten Überblick über einen Extremitätenknochen (Tumorausbreitung, Markraumödem, „skip lesions"). Die Beziehung der Läsion zu benachbarten Strukturen kann nur in relativ enger Schnittführung (2–5 mm) jeweils senkrecht zu den relevanten Grenzflächen beurteilt werden (bevorzugt T1 mit Fettsättigung nach KM). Es empfiehlt sich, jede der 3 Raumebenen in mindestens 1 Sequenz abzubilden.

Eine gute Alternative sind *3D-Volumenakquisitionen* mit dünnen (1 mm) Schichtpartitionen. Der Nachteil der relativ langen Akquisitionszeit wird aufgewogen durch die Möglichkeit der multiplanaren Rekonstruktion in beliebiger Schichtorientierung. Diese erlaubt insbesondere bei Verlaufskontrollen kleiner Tumorrezidive den Vergleich mit einer Voruntersuchung in exakt gleicher Schnittführung sowie eine genaue Volumetrie.

Weitere Sequenzparameter. Weitere Sequenzparameter wie FOV, Matrix, Anzahl der Messungen (Akquisitionen), Signalrauschverhältnis (SNR) müssen der jeweiligen Fragestellung angepasst werden. Insbesondere bei kleinen Läsionen oder der Frage nach einem Tumorrezidiv ist eine hohe räumliche Auflösung bei gleichzeitig guter Kontrastauflösung anzustreben. Die Pixelgröße sollte dann bei 1 mm in Phasen- und 0,5 mm in Frequenzkodierrichtung liegen. Für ein ausreichendes SNR können mehrere Akquisitionen erforderlich sein.

Postoperative Verlaufskontrollen sind häufig durch *metallbedingte Artefakte* erschwert. Diese Signalauslöschungen können reduziert werden durch bevorzugte Verwendung von STIR-, SE- oder FSE-Sequenzen (d.h. Verzicht auf GE-Sequenzen), Vergrößerung der Bandbreite sowie den Ersatz der frequenzselektiven Fettsättigung durch eine Subtraktionsanalyse der KM-Untersuchung.

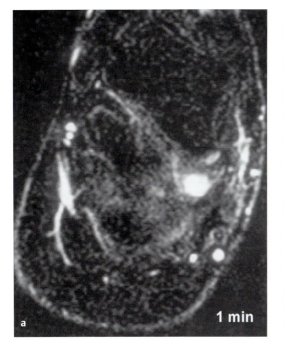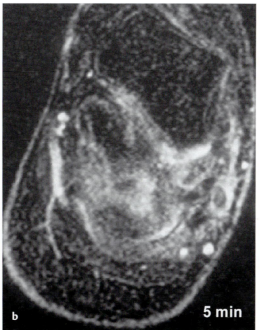

Abb. 8.61 a u. b Osteoidosteom des Kalkaneus im oberen Anteil. Subtraktionsbilder. Links in früher (a) und rechts in späterer (b) KM-Phase. Der Nidus ist nur in der frühen Phase eindeutig zu differenzieren.

Dynamische Untersuchung. Mit einer dynamischen Untersuchung kann die KM-An- und -abflutung im Gewebe beurteilt werden. Die resultierenden Zeit-/Intensitätskurven geben Hinweise auf unterschiedliche Gewebezusammensetzungen:
- früher Signalanstieg mit nachfolgendem Plateau oder Gipfel in zellreichem vitalen Gewebe mit eingeschränktem Extrazellulärraum,
- früher Gipfel und Auswascheffekt bei starker Vaskularisierung oder Gefäßmalformation,
- langsamerer kontinuierlicher Intensitätsanstieg bei weitem Interstitium in einer Ödemzone oder einer Narbe.

Eine sichere Unterscheidung von benignen und malignen Tumoren ist jedoch auch mit dieser Technik nicht möglich. Die Unterscheidung von Tumor und perifokalem Ödem bzw. Tumorrezidiv und Narbe wird jedoch erheblich zuverlässiger, insbesondere wenn die KM-Dynamik des Tumorgewebes aus Voruntersuchungen bekannt ist. Durch einen Vergleich der Zeit-/Intensitätskurven zweier Gewebe lässt sich der günstigste Zeitpunkt für eine Subtraktionsanalyse bestimmen und damit die Unterscheidbarkeit verbessern (z.B. Nekrose eines malignen Tumors, Nidus eines Osteoidosteoms; Abb. 8.61). Eingesetzt werden Sequenzen, die neben der zeitlichen auch eine ausreichend gute strukturelle Auflösung erlauben.

Ganzkörper-MRT. Mit der Ganzkörper-MRT mit fettunterdrückten Sequenzen als Methode zum Tumorstaging werden derzeit erste Erfahrungen gesammelt.

Maligne Knochentumoren

Untersuchungstechnik

Nicht alle malignen Knochentumoren werden auch unter dieser Fragestellung zur Untersuchung vorgestellt. Hier ist ein maßgeblicher Beitrag des Radiologen gefordert zur frühzeitigen Entdeckung, umfassenden Klärung und zum korrekten Staging als Voraussetzung für bestmögliche therapeutische Entscheidungen.

Ausgangsuntersuchung:

- Darstellung des Tumors mit Röntgenaufnahme und MRT *vor* einer Biopsie, Probenentnahme oder Entfernung, da operationsbedingter Knochendefekt, Ödem oder Hämatom schlecht oder gar nicht von Osteolyse, Tumorresten, tumorbedingtem Ödem oder Einblutung zu unterscheiden sind.
- Vollständige Abbildung der Tumorgrenzen in allen 3 Raumebenen einschließlich der Beziehung zu angrenzenden Organen, Nerven und Gefäßen mit ausreichend hoher Auflösung. Verlaufen wichtige Nerven- und Gefäßbündel durch den Weichteilanteil des Tumors, kann dies eine extremitätenerhaltende Operation ausschließen.
- Bestimmung der Ausbreitungsart (raumfordernd, destruierend oder strukturerhaltend). Normale Muskel- oder Knochenstruktur sowie Fettlamellen können zur Beurteilung genutzt werden.
- Osteosarkom und Ewing-Sarkom können sich unter Erhaltung der Kompakta über die Volkmann-Kanäle in die angrenzenden Weichteile ausbreiten (Abb. 8.**62**).

- Vollständige Abbildung (z. B. STIR) des betroffenen Knochens zur Bestimmung der Ausdehnung von Tumor oder Ödem im Markraum oder auf die Epiphyse sowie eventueller „skip lesions" (Satellitentumoren im selben Knochen ohne Verbindung zum Primärherd). Wichtig für die Operationsplanung, da die medulläre Tumorausdehnung die Dimension von Weichteilanteil und Osteolyse deutlich überschreiten kann und nur mit der MRT zu erfassen ist.
- KM-Untersuchung zur möglichst genauen Abgrenzung von Tumorgewebe, Tumornekrose und perifokalem Ödem (Lymphangiosis carcinomatosa bei Kindern selten) für die Planung der Entnahme einer aussagekräftigen Gewebeprobe. Grenzen von Tumornekrosen lassen sich in einer frühen KM-Phase exakter bestimmen, da Gadolinium zunehmend in die Nekroseareale diffundiert.
- Bei Bedarf (Operationsplanung) können versorgende Gefäße des Tumors oder auch eines Knochentransplantats mit KM-gestützter MR-Angiographie dargestellt werden.

Biopsie. Eine Biopsie erfolgt meist über einen offenen Zugang. Insbesondere bei MR- oder CT-gesteuerter Punktion muss auf eine ausreichende Gewinnung auswertbaren Materials geachtet werden. Die Umgehung von Nekroseareallen ist entscheidend für den Erfolg der histologischen Untersuchung und die korrekte Tumorklassifizierung. Der Zugangsweg muss bei der späteren Tumorresektion mit entfernt werden. Er sollte so gewählt werden, dass eine extremitätenerhaltende Maßnahme nicht gefährdet wird. Die Durchführung sollte spezialisierten Zentren vorbehalten bleiben, um eine optimale Entnahme und Auswertung des gewonnenen Materials zu gewährleisten (Referenzpathologie, Zytogenetik, Immunhistochemie, Molekularbiologie) und Hochrisikopatienten frühzeitig zu erkennen.

Nach neoadjuvanter Chemotherapie. Im Anschluss an eine neoadjuvante Chemotherapie muss vor einer geplanten Tumorresektion der Rückgang von Tumorgröße und/oder Ödemausdehnung dokumentiert bzw. eine Tumorprogression ausgeschlossen werden. Neben dem Größenvergleich sind die Verlaufsbeurteilung des perifokalen Ödems und der

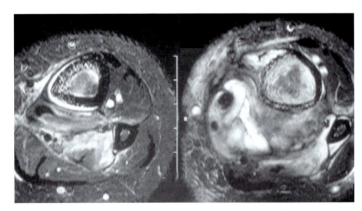

Abb. 8.62 **Osteosarkom der Tibia.** STIR-Sequenz. Tumorausbreitung über Volkmann-Kanäle. Kortikalis großenteils erhalten.

Ausdehnung der Tumornekrose zur Therapiekontrolle geeignet. Hinweise auf die Therapiewirkung geben auch Änderungen in der KM-Dynamik.

Nach Tumorresektion. Eine Untersuchung unmittelbar nach Tumorresektion ist aus radiologischer Sicht wünschenswert. Auch wenn diese Untersuchung aufgrund der unmittelbaren Operationsfolgen (Ödem, Hämatom, Serom) allein nicht aussagekräftig ist, so kann sie doch entscheidend sein für die Differenzierung von Operationsfolgen bzw. Narben einerseits und Tumorresiduen bzw. -rezidiven andererseits. Techniken zur Minimierung der Metallartefakte wurden bereits beschrieben (s. o.).

Verlaufskontrollen. Weitere Verlaufskontrollen während und nach der Therapie erfolgen entsprechend den Vorgaben der Studienprotokolle (z. B. COSS, EURO-E.W.I.N.G.). Aufgabe des Radiologen ist die Erkennung und Differenzierung von Tumorprogression, Tumoraussaat (auch mit Distanz zur ursprünglichen Lokalisation), Rezidiven, Metastasen, Granulomen, Narben, Bestrahlungsfolgen, Neurinomen oder traumabedingten Signalanhebungen bei Avulsionstrauma oder Sehnenanriss. Signalveränderungen im Knochenmark können neben perifokalem Ödem, Rezidiv oder Metastasen ebenfalls eine Reihe anderer Ursachen haben: Stimulation durch GCSF, Knochenmark-Rebound nach Abschluss der Therapie, Verfettung nach Bestrahlung oder veränderte biomechanische Kräfte.

Der Vergleich mit einem gut dokumentierten initialen und/oder postoperativen Befund erleichtert die Suche nach charakteristischen Tumormerkmalen in einem möglichen Rezidiv. Verlaufskontrollen bei langsamem oder fraglichem Tumorwachstum sollten eine ausreichend genaue Volumetrie beinhalten (Rekonstruktion aus 3 D-Daten s. o.).

Osteosarkom (osteogenes Sarkom)

Die WHO-Klassifikation von 1993 unterteilt die Osteosarkome in zentrale (Markraum) und periphere (Knochenoberfläche) Formen. Sekundäre Osteosarkome können auftreten nach Radiochemotherapie, bei Morbus Paget und im Zusammenhang mit Retinoblastomen. Zentrale oder medulläre Osteosarkome sind die häufigsten primären malignen Knochentumoren. Sie treten vorwiegend in der 2. Lebensdekade auf, einer Periode erhöhten Knochenwachstums. Multifokale Osteosarkome sind selten. Bei multiplen Knochenläsionen handelt es sich in der Regel entweder um „skip lesions" oder um Knochenmetastasen. Die Diagnosesicherung erfolgt histologisch.

Klinik. Meist länger bestehende, zunehmende Schmerzen, auch zusammen mit Bewegungseinschränkungen. Pathologische Frakturen kommen vor. Eventuell erhöhte Werte der alkalischen Phosphatase sollten nach Tumorresektion in den Normbereich zurückgehen, andernfalls muss nach Tumorresiduum, -rezidiv oder Metastasen gefahndet werden. Allgemeinsymptome wie Gewichtsverlust, Fieber und Blässe sind Hinweise auf eine Dissemination.

Lokalisation. Häufigste Lokalisation des Primärtumors in den Metaphysen der Extremitäten, insbesondere in der Knieregion (ca. 50 %) und im proximalem Humerus. Ausbreitung auf die Epiphyse ist möglich. Unter den platten Knochen ist bei Kindern das Os ilium am häufigsten und der Gesichtsschädel nur selten befallen.

Bildgebende Diagnostik:
- *Röntgen:* Typisch für das „klassische" medulläre Osteosarkom ist das gleichzeitige Vorkommen von unscharf begrenzten Osteolysen und Sklerosen sowie Spikulae, die sehr diskret sein können, und ein Codman-Dreieck. Bei der kleinzelligen Variante des Osteosarkoms kann die Osteolyse mottenfraßartig und die Periostabhebung lamellär (zwiebelschalenartig) wie bei einem Ewing-Sarkom sein. Beim teleangiektatischen Osteosarkom können Osteolysen überwiegen.
- In der *MRT* stellt sich das Tumorgewebe meist mit niedrigem Signal in der nativen T1-Wichtung und einem hohen Signal in der STIR-Sequenz oder T2-Wichtung dar. Ausnahme sind Einblutungen in den Tumor bei einer pathologischen Fraktur (Methämoglobin führt zu Signalanhebung in T1w) oder Sklerosierungen (signalarm). Das perifokale Ödem kann in den STIR-Sequenzen die Tumorgrenzen maskieren. Zur Darstellung der eigentlichen Tumorgrenzen ist eine Untersuchung mit KM erforderlich (Abb. 8.63). Bei dem im Kindesalter sehr seltenen peripheren

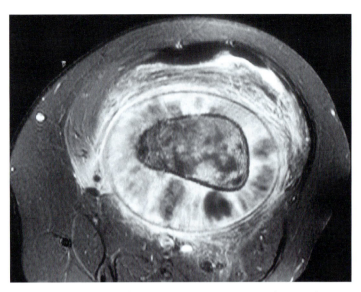

Abb. 8.63 **Osteosarkom des Femurs.** T1w TSE mit FS nach KM. Subperiostale Tumorausbreitung und zirkuläre Periostabhebung. Bildung von Spikulae.

(periostalen und parossalen) Osteosarkom ist eine Markraumbeteiligung nicht obligat (MRT!). Aufgabe der Bildgebung ist die Bestimmung des Tumorvolumens, die Definition der longitudinalen Ausdehnung einschließlich des Abstands zum Gelenk und präoperativ die Abschätzung des Ansprechens auf die Chemotherapie.

- *Zusätzliche Untersuchungen* sind entsprechend der typischen Metastasierungswege erforderlich: Die Knochenszintigraphie zeigt eine Mehrbelegung von Primärtumor, „skip lesions", ossifizierten Lungenmetastasen und Skelettmetastasen. Eine CT ist unbedingt erforderlich zum Nachweis oder Ausschluss pulmonaler Metastasen.

Wichtigste Differenzialdiagnosen. Ewing-Sarkom (bei rein osteolytischem Osteosarkom mit zwiebelschalenartiger Periostreaktion), aneurysmatische Knochenzyste (beim teleangiektatischen Osteosarkom), Osteitis, Osteoidosteom und Osteoblastom (bei Überwiegen der Sklerose), Myositis ossificans und Stressfraktur (Verwechslung histologisch möglich), fibröse Dysplasie, Riesenzelltumor und Chondrosarkom (bei Kindern selten), Chondroblastom (bei epiphysärem Befall).

Ewing-Sarkom

Zu der Gruppe der Ewing-Tumoren gehören Ewing-Sarkome des Knochens, periphere (primitive) neuroektodermale Tumoren (PNET) und Askin-Tumoren der Brustwand. Die folgenden Angaben beziehen sich auf Ewing-Sarkome und gelten auch für PNET bei allerdings deutlich schlechterer Prognose. Das Ewing-Sarkom ist der zweithäufigste maligne Knochentumor bei Kindern und Jugendlichen. Bevorzugt bei Jungen (3 : 2) zwischen 10 und 15 Jahren. Die Diagnosestellung erfolgt meist durch offene Biopsie.

Klinik. Schmerzen und Schwellung an der Tumorlokalisation, evtl. Gelenkerguss. Häufig Allgemeinsymptome wie Fieber, Krankheitsgefühl, Gewichtsverlust und Leukozytose. Als prognostisch ungünstige Faktoren bei Diagnosestellung gelten Metastasen, Tumorsitz am Stamm sowie ein großes Tumorvolumen (> 100 ml).

Lokalisation. Am häufigsten sind die Diaphysen bzw. Meta-/Diaphysen der langen Röhrenknochen betroffen (60 %), in 25 % das Femur, gefolgt von Tibia, Humerus und Fibula. Unter den platten Knochen ist das Becken am häufigsten befallen.

Bildgebende Diagnostik:

- Das *Röntgenbild* zeigt einen aggressiven Tumor mit permeativen oder mottenfraßartigen Osteolysen mit schlecht definiertem Rand sowie Ausdehnung auf die Weichteile. Gemischt osteolytisch-sklerotische Formen kommen vor und insbesondere im Becken auch vorwiegend osteosklerotische. Die Periostreaktion ist typischerweise lamellär, zwiebelschalenartig (Abb. 8.**64**). Häufig lassen sich aber auch Spikulae oder ein Codman-Dreieck nachweisen.
- Schnittbildverfahren weisen meist einen wesentlich größeren Weichteiltumor nach als radiographisch zu vermuten (Abb. 8.**65**). Aufgabe der *MRT* ist die Größenbestimmung von Tumor und Tumornekrosen im Verlauf mit Angabe der Tumorvolumenänderung in Prozent. Besser als andere Verfahren dokumentiert sie die Ausbreitung über Volkmann- und Havers-Kanäle auch ohne erkennbare kortikale Destruktion sowie die intramedul-

Knochentumoren und tumorähnliche Läsionen

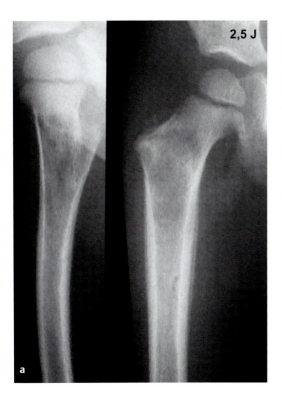

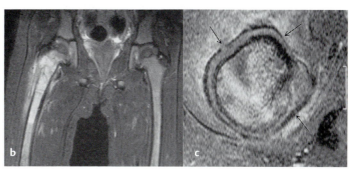

Abb. 8.64 a–c Ewing-Sarkom des Femurs bei einem 2½-jährigen Jungen. Röntgenbilder (**a**), STIR-Sequenz (**b**) und T1w mit FS nach KM (**c**). Unscharf begrenzte Osteolyse, lamelläre Periostabhebung. Periost bereits bei relativ kleinem Tumorvolumen durchbrochen. Ausgedehntes Markraumödem.

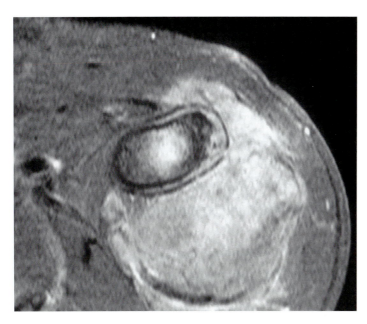

Abb. 8.65 Ewing-Sarkom des Humerus. T1w TSE mit FS nach KM. Großer Weichteiltumor mit vorwiegend extraperiostalem Wachstum, Periost durchbrochen.

läre Tumorausdehnung. Vergleichende Analysen der KM-Dynamik im Tumorgewebe können im Verlauf der Therapie als prognostisches Kriterium verwendet werden. Größenänderungen von Nekrosearealen lassen sich in Subtraktionsbildern eindeutiger bestimmen als in T2-Wichtungen.
- *Typische Metastasen:* Lungenmetastasen (CT-Thorax), Knochenmetastasen (Szintigraphie).

Wichtigste Differenzialdiagnosen. Unterscheidung von Osteosarkom und von eosinophilem Granulom nicht immer möglich. Aggressive Formen der Osteomyelitis. Abgrenzung zu Neuroblastommetastasen durch unterschiedliches Lebensalter der Patienten. Malignes Lymphom. Chondrosarkom (Verkalkungen), Fibrosarkom (Alter).

Knochenmetastasen

Knochenmetastasen sind im Kindesalter wesentlich seltener als bei Erwachsenen. Sie treten am häufigsten in gut vaskularisiertem, hämatopoetisch aktivem Knochenmark auf. Zu den Erkrankungen mit Skelettmetastasierung gehören Neuroblastom, Osteosarkom, Ewing-Sarkom, Medulloblastom, Weichteilsarkom und Rhabdoidtumor der Nieren sowie Leukämien und Lymphome.

Bildgebende Diagnostik. Screeningmethode ist die Skelettszintigraphie. Aufgabe der *MRT* ist die Darstellung der lokalen Ausbreitung in Markraum und Weichteilen sowie die Differenzierung von Frakturen und Entzündungen. Ggf. die Durchführung oder Planung einer Biopsie. Ausschlaggebend sind auch hier Sequenzen mit Fettsuppression vor (T2) und nach (T1) KM.

Beispiel: Ossäre Neuroblastommetastasen. 90% aller Neuroblastome werden vor dem Alter von 5 Jahren diagnostiziert. Es können sowohl fokale Skelettmetastasen als auch diffuse Markraumveränderungen auftreten. Typisch für eine diffuse Metastasierung sind Zeichen der Demineralisierung und metaphysäre Aufhellungsbänder im Röntgenbild, die meist symmetrisch in den langen Röhrenknochen zu finden sind. Lokalisierte Metastasen sind meist osteolytisch mit permeativer oder mottenfraßartiger Destruktion, seltener sind sklerotische oder gemischte Formen. Lamellierte Periostreaktionen. Diese Befunde können im gesamten Skelettsystem einschließlich des Schädels auftreten. Die MRT zeigt die Tumorausdehnung in Markraum und Weichteilen auch bei negativem MIBG-Szintigramm.

Wichtigste Differenzialdiagnosen. Bei diffusem Befall: akute Leukämie, Zytostatikatherapie, Reflexdystrophie, andere Ursachen der Osteopenie. Bei lokalisiertem Befall: Langerhanszell Histiozytose (eosinophiles Granulom), Osteomyelitis, (Ewing-Sarkom). Die Abgrenzung von inselförmigen Knochenmarkregeneraten kann schwierig sein.

Benigne Knochentumoren

Unter den benignen tumorähnlichen Knochenläsionen befinden sich radiologisch eindeutig zu diagnostizierende „leave me alone lesions", die keiner weiteren Diagnostik oder gar Therapie bedürfen. Mittel der Basisdiagnostik ist daher immer die Röntgenaufnahme in 2 Ebenen. Bei anderen benignen Läsionen muss eine invasive Therapie erwogen, ein maligner Tumor ausgeschlossen bzw. eine maligne Entartung erkannt werden.

Untersuchungstechnik

Bei Untersuchung wahrscheinlich benigner Läsionen ist eine vollständige Abbildung des gesamten Knochens nicht unbedingt erforderlich. Eine hoch auflösende Darstellung der gesamten Läsion mit der MRT vor und nach KM-Applikation ist notwendig, um einen malignitätsverdächtigen Weichteilanteil auszuschließen.

Benigne Knochenläsionen meist ohne weiteren Abklärungsbedarf

Diese Gruppe benigner Knochenläsionen führt häufig zu einer unnötig aufwendigen und invasiven Diagnostik. Biopsien sind bei diesen Erkrankungen jedoch in aller Regel nicht erforderlich.

Fibröser Kortikalisdefekt

Syn.: fibröser metaphysärer Defekt, nicht ossifizierendes Fibrom (NOF) (S. 97)

Klinik. Meist Zufallsbefund in den ersten 2 Lebensdekaden („leave me alone lesion"). Multiple nicht ossifizierende Fibrome bei Neurofibromatose und Jaffé-Campanacci-Syndrom. Schmerzen nur bei (seltener) pathologischer Fraktur.

Bildgebende Diagnostik. Bei typischem Befund ist die Diagnose im Röntgenbild zu stellen. Je nach Größe polyzyklische bis traubenartige Osteolyse mit Sklerosesaum, meist solitär in der metaphysären Kompakta der langen Röhrenknochen (meist der unteren Extremität) mit Ausdehnung in Richtung der Knochenachse. In seltenen Zweifelsfällen dient die MRT zur Abgrenzung gegenüber Knochentumoren. Der fibröse Kortikalisdefekt ist T1w und T2w vorwiegend signalarm und kann T2w inhomogen und mäßig signalreich sein. Ein Weichteilanteil kommt nicht vor. Typischerweise heilen fibröse Kortikalisdefekte im Laufe von Jahren spontan ab und sind daher im Erwachsenenalter selten.

Histologisch ähnlich ist das periostale Desmoid, das meist dorsal in der distalen Femurmetaphyse auftritt und als Reaktion auf ein Traktionstrauma gesehen wird (S. 372).

Wichtigste Differenzialdiagnosen. Das periostale Desmoid kann aufgrund der umgebenden Signalanhebung in der T2-Wichtung mit einem malignen Tumor verwechselt werden. Der Röntgenbefund in typischer Lokalisation führt zur Diagnose. Bei Lokalisation der Läsion in der Tibia: osteofibröse Dysplasie (Campanacci), Adamantinom, Chondromyxoidfibrom.

Fibröse Dysplasie

Syn.: Morbus Jaffé-Lichtenstein (S. 124–125)

Klinik. Monostotische und polyostotische Form. Typisch ist eine allmähliche Deformierung des befallenen Knochens über Jahre. Meist vor dem Alter von 30 Jahren, Frauen etwas häufiger betroffen. Nur selten Schmerzen durch pathologische Fraktur. Bei Befall der vorderen Schädelbasis kann eine Einengung des Canalis opticus zu Sehminderung führen. Die polyostotische Form (beim McCune-Albright-Syndrom und Mazabraud-Syndrom) verläuft aggressiver und symptomreicher.

Lokalisation. Intramedullär diaphysär, meist in Femur, Schädel und Rippen. Jede Lokalisation ist möglich. Bei multiplen Läsionen Bevorzugung einer Körperseite.

Bildgebende Diagnostik. Röntgenbefunde sind variabel. Typische milchglasartige Aufhellung des Knochens mit Skleroserand. Aufweitung des Markraums und des Knochens. Hirtenstabdeformität bei Befall des proximalen Femurs. Schnittbildverfahren und Biopsie bei entsprechender radiologischer Erfahrung nur selten notwendig. CT vor allem bei Befall der Schädelbasis indiziert. Die Matrix ist in der MRT T1w homogen signalarm und T2w signalreich. Ältere Läsionen werden zunehmend inhomogen durch Verkalkungen, Zysten und Verfettungen. Die fibrösen Anteile nehmen KM auf.

Wichtigste Differenzialdiagnosen. Monostotische Form: juvenile Knochenzyste, selten aneurysmatische Knochenzyste, Enchondrom, niedrig-malignes Osteosarkom.

Juvenile Knochenzyste

Syn.: einfache, einkammerige oder solitäre Knochenzyste (EKZ)

Klinik. Echte Zyste ossären Ursprungs. Weniger als 15 % werden nach dem Alter von 20 Jahren diagnostiziert. Akute Schmerzen durch pathologische Fraktur oder kleine Infraktion, sonst allenfalls geringe Beschwerden oder radiologischer Zufallsbefund.

> Ein Weichteilanteil kommt beim fibrösen Kortikalisdefekt nicht vor.

> Die juvenile (sog. einfache) Knochenzyste kann nach Einblutung auch septiert oder gekammert sein.

Lokalisation. Metaphysen der langen Röhrenknochen, an die offene Epiphysenfuge grenzend, am häufigsten in der proximalen Humerusmetaphyse am zweithäufigsten in der proximalen Femurmetaphyse. Vereinzelt mit epiphysärer oder apophysärer Beteiligung. Bei inaktiven Zysten und fortschreitendem Knochenwachstum mehr diaphysäre Lage möglich. Andere Lokalisationen sind bei Kindern selten. Bei Erwachsenen auch in Kalkaneus und Os ilium.

Bildgebende Diagnostik. Meist röntgenologisch zu diagnostizieren. Trotz der beschreibenden Synonyme kann die juvenile Knochenzyste nach Einblutung septiert oder gekammert erscheinen. Das „fallen-fragment"-Zeichen nach Fraktur gilt als pathognomonisch, ist aber mit 5% der Fälle eher selten. Es entspricht einem in der flüssigkeitsgefüllten Zyste liegenden Kortikalisfragment.

Unkomplizierte juvenile Knochenzysten haben in CT und MRT ein flüssigkeitsäquivalentes Aussehen. Ein erhöhtes T1w Signal ist Ausdruck eines erhöhten Proteingehalts oder einer Einblutung. Die dünnen Septen nehmen KM auf. Nach Frakturen können Flüssigkeit/Flüssigkeitsspiegel und eine Gewebevermehrung durch Heilungsvorgänge in der MRT gesehen werden, jedoch keine größeren „soliden" Anteile.

Wichtigste Differenzialdiagnosen. Aneurysmatische Knochenzyste, fibröse Dysplasie, Osteoblastom, intraossäres Lipom (MRT erlaubt eindeutige Differenzierung durch Fettsuppression), teleangiektatisches Osteosarkom (bei fehlender Randsklerose und/oder größeren „soliden" Anteilen).

Osteochondrom, kartilaginäre Exostose (S. 125)

Epidemiologie. Da die Läsionen pathogenetisch vom Knorpel der Wachstumsfuge ausgehen, kommt ihr Wachstum mit Schluss der Fuge meist zum Stillstand. Ein Wachstum nach Fugenschluss kann Hinweis auf eine maligne Entartung sein.

Klinik. Bewegungseinschränkung in Gelenken (Scapula alata). Schmerzen können durch Irritation von Nerven oder Bändern entstehen, selten auch Ausdruck einer malignen Entartung sein. Pathologische Frakturen sind selten.

> Ein Wachstum nach Fugenschluss oder eine Knorpelkappe über 2 cm (3 cm bei Kindern) können Hinweis auf eine maligne Entartung sein.

Lokalisation. Metaphyse der langen Röhrenknochen (häufig Femur oder Humerus). Wachstumsorientierung typischerweise dem Gelenk bzw. der Epiphysenfuge entgegengesetzt.

Bildgebende Diagnostik. Typisch ist die röntgenologisch erkennbare Fortsetzung der normalen Trabekel in den knöchernen Anteil der Exostose. Sehr breitbasige Exostosen sind gelegentlich schwer zu erkennen. In diesen Fällen kann die typische Knorpelkappe sonographisch und/oder mit der MRT nachgewiesen werden (T1w signalarm, T2w signalreich). Bei einer Breite des Knorpels von über 2 cm (über 3 cm bei Kindern) ist die Wahrscheinlichkeit einer seltenen malignen Entartung erhöht, sodass eine Resektion erwogen werden sollte.

Multiple Exostosen können durch Röntgenübersichtsaufnahmen oder in der Szintigraphie nachgewiesen werden. Sie haben ein höheres Entartungsrisiko als einzelne Osteochondrome. In der MRT erkennbare Hinweise auf Entartung sind rasche Größenprogredienz, Destruktion der Kortikalis, Weichteiltumor, Periostreaktion und septenartige KM-Anreicherung.

Wichtigste Differenzialdiagnosen. Chondrosarkom (s.o.), parossales Osteosarkom (keine spezifische Orientierung, keine normale Trabekulierung), Myositis ossificans (Distanz zum Periost).

Chondroblastom

Klinik. Lokale Schmerzen, je nach Sitz des Tumors auch Gelenkerguss. Erkrankungsgipfel im 2. Lebensjahrzehnt, Jungen häufiger als Mädchen. Rezidivrate mit 10% relativ hoch, benigne Lungenmetastasen möglich.

Lokalisation. Epiphysen oder Epi-/Metaphyse der langen Röhrenknochen, bevorzugt in der Knieregion und im proximalen Humerus, seltener in Talus und Kalkaneus.

Bildgebende Diagnostik. Im *Röntgenbild* sieht man eine exzentrisch in der Epiphyse gelegene Osteolyse mit gut abgrenzbarem sklerosierten Rand. Periostreaktion möglich. Verkalkungen in 50% erkennbar. Weitere Diagnostik nur wenn Zweifel an der Diagnose, z. B. bei Zeichen eines aggressiven Tumorwachstums. *MRT:* knorpeliger Tumor (T1w hypointens, T2w inhomogen hyperintens) mit geringem (selten mit ausgeprägtem) perifokalen Ödem. Selten Spiegelbildung zwischen 2 Flüssigkeiten.

Wichtigste Differenzialdiagnosen. Andere epiphysäre Tumoren sind im Kindesalter sehr unwahrscheinlich: Niedrig malignes Osteosarkom (Weichteiltumor und kortikale Destruktion), Riesenzelltumor (keine Verkalkungen, bei offener Epiphysenfuge meist meta/diaphysär gelegen), aneurysmatische Knochenzyste, Chondrosarkom (bei Kindern sehr selten).

Radiologisch malignomähnliche benigne Knochenläsionen

Benigne Knochenläsionen dieser Gruppe können in den bildgebenden Verfahren, aber nicht histologisch maligne Erkrankungen vortäuschen oder eine maligne Läsion begleiten. In diese Gruppe gehören auch die aggressiven Formen der Osteomyelitis.

Osteoidosteom

Klinik. Etwa 12 % aller benignen Skelettläsionen. Typisch sind die nächtlich auftretenden Schmerzen, die sich auf Gabe von Acetylsalicylsäure oder anderen Prostaglandinsynthesehemmern bessern.

Lokalisation. Vorwiegend kortikal in langen Röhrenknochen (proximaler Femur) und in Wirbelkörpern.

Bildgebende Diagnostik:
- Im *Röntgenbild* zeigt sich der Nidus bei intrakortikaler Lage als rundliche Aufhellung innerhalb einer ausgedehnten Sklerose, die bei medullären und gelenknahen Läsionen jedoch häufig fehlt.
- Die *CT* kann den Nidus in der Sklerose gut lokalisieren und gilt bisher als Methode der Wahl. Bei fehlender Sklerose oder bei Verkalkung des Nidus selbst ist dieser in der CT oft schwer zu erkennen. Die starke Vaskularisierung des Nidus kann in der Dreiphasenszintigraphie oder einer dynamischen KM-CT dargestellt werden. Beide Untersuchungen gehen jedoch mit einer erheblichen Strahlenbelastung einher.
- Die gleichzeitige Darstellung von Nidusmorphologie und -vaskularisierung gelingt mit der *MRT*. Das meist ausgeprägte Ödem kann in der STIR-Sequenz zur Lokalisierung genutzt werden. Die eigentliche Darstellung des Nidus erfordert ausreichend dünne Schichten (2–4 mm) sowie eine dynamische KM-Untersuchung mit ausreichender zeitlicher und räumlicher Auflösung. Die anschließende Analyse der Zeit-/Intensitätskurve (Abb. 8.**66**) zeigt eine rasche An- und Abflutung des KM im Nidus – ähnlich wie in einer Vene.

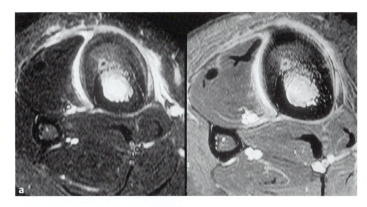

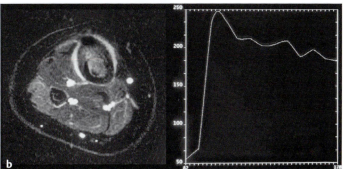

Abb. 8.66 a u. b **Osteoidosteom der Tibia.**
a STIR und T1w mit FS nach KM. Rundliche Läsion mit Ödem und ausgeprägter Sklerose perifokal.
b Dynamische KM-Untersuchung. Typisch vaskulärer Verlauf der Zeit-/Intensitätskurve im Nidus.

Daher ist der Nidus am eindeutigsten in Subtraktionsbildern aus der frühen KM-Phase (1–2 Minuten nach Injektion) zu identifizieren und unterscheidet sich später nicht mehr vom umgebenden Gewebe (Abb. 8.**61**).

Wichtigste Differenzialdiagnosen. Osteoblastome unterscheiden sich durch einen größeren, expansiveren Nidus von mehr als 1,5 cm. Osteomyelitis (Brodie-Abszess), Osteitis, eosinophiles Granulom, Stressfrakturen (keine vaskuläre KM-Anflutung). Verwechslung des Nidus mit einer dilatierten kortikalen Vene ist möglich.

Eosinophiles Granulom

Das eosinophile Granulom ist die häufigste, lokalisierte Form der Langerhans-Zell-Histiozytose (70% aller Fälle). Das Prädilektionsalter der Langerhans-Zell-Histiozytose liegt zwischen 5–15 Jahren. 10% der Patienten mit eosinophilem Granulom weisen im weiteren Verlauf multifokale oder extraossäre Läsionen auf. Die Möglichkeit einer generalisierten Form mit Komplikationen wie Diabetes insipidus bei Befall des Hypophysenstiels ist daher immer in Betracht zu ziehen.

Klinik. Die Symptome der fokalen Knochenläsionen ähneln denen der Osteomyelitis: lokale Schmerzen oder Berührungsempfindlichkeit, seltener Schwellung. Die Anamnesedauer ist meist kurz.

Lokalisation. Solitäre Läsionen treten am häufigsten in platten Knochen auf, vor allem in der Schädelkalotte. 25–35% betreffen die langen Röhrenknochen (häufig Femur) und ca. 6% die Wirbelsäule.

Bildgebende Diagnostik:
- Diagnose durch Kombination von *Röntgenaufnahme* und *MRT* häufig zu stellen. Histologische Absicherung aufgrund der Differenzialdiagnosen erforderlich. Typisch sind geographische Osteolysen im Röntgenbild. Die Beschaffenheit von Tumorrand und Periostreaktion hängt ab von Alter und Aktivität der Läsion. In der Frühphase findet man ein aggressiveres Muster mit unscharfen Osteolyserändern, lamellärer Periostreaktion und Kortikalisdestruktion sowie ein ausgeprägtes Knochenmarködem und eine diffuse KM-Aufnahme in der MRT.
- Osteolysen in der Kalotte sind typischerweise rund mit scharfen, nicht sklerosierten Rändern (wie ausgestanzt), manchmal mit zentralem Knochensequester (Knopfsequester, „button sequester"). Die typische Trichterform durch einen unterschiedlich ausgedehnten Befall von Tabula interna und externa ist mit der MRT gut darstellbar (Abb. 8.**67**). Der Befall eines Wirbelkörpers führt häufig zu einer typischen Vertebra plana, mit möglichem partiellen Höhenaufbau bei Abheilung.
- Die *Szintigraphie* kann multiple Läsionen aufdecken, ist aber bei inaktiven Läsionen (etwa $1/3$ der Fälle) negativ. Daher werden bei dieser Fragestellung weiterhin Röntgenübersichtsaufnahmen eingesetzt. Fortschritte sind durch die Weiterentwicklung der Ganzkörper-MRT zu erwarten.

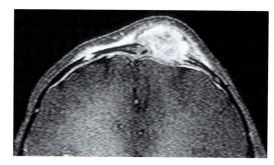

Abb. 8.67 Eosinophiles Granulom. T1w TSE mit FS nach KM. 2 Läsionen in der Kalotte mit jeweils unterschiedlich ausgedehnter Destruktion von Tabula interna und externa.

Wichtigste Differenzialdiagnosen. Osteomyelitis (oft nur histologisch zu klären), Ewing-Sarkom (bei lamellärer Periostreaktion und permeativer Osteolyse in Röhrenknochen), Knochenbefall bei Lymphom. Ewing-Sarkom oder CRMO kommen als seltene Ursachen einer Vertebra plana infrage.

Aneurysmatische Knochenzyste (AKZ)

Eine gut abgrenzbare osteolytische Läsion aus blutgefüllten Hohlräumen unterschiedlicher Größe, die den Knochen „aneurysmatisch" aufweitet (balloniert) und parossale Anteile ausbildet. Es handelt sich nicht um eine Zyste im eigentlichen Sinn. Sekundäre AKZ sind mit einem Knochentumor assoziiert.

Klinik. Anamnesedauer meist kürzer als 6 Monate mit Schmerzen und Schwellung. 80% werden vor dem Alter von 20 Jahren entdeckt. Pathologische Frakturen treten in bis zu 20% der Fälle auf. Hohe Rezidivneigung nach Kürettage.

Lokalisation. Prädilektionsstelle ist der metaphysäre Markraum der langen Röhrenknochen, häufiger zentrische als exzentrische Lage. Oberflächennahe AKZ neigen zur Ausbreitung auf die Diaphyse. Seltener sind Becken, Gesichtsschädel, Wirbelsäule (meist dorsale Wirbelkörperanhangsgebilde) und Skapula betroffen. AKZ des Beckens stehen meist in Verbindung mit der Y-Fuge.

Bildgebende Diagnostik:
- Die Läsion ist im *Röntgenbild* nicht immer eindeutig einzuordnen. Eine eher langsam wachsende AKZ expandiert den Knochen, kann parossale Anteile ausbilden, hat jedoch keine Weichteil-

> Aneurysmatische Knochenzysten haben nach Kürettage eine hohe Rezidivneigung.

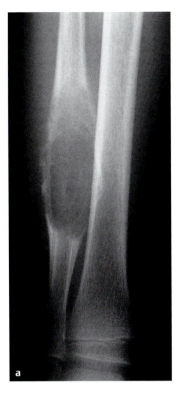
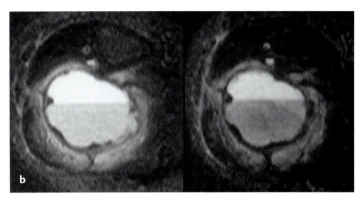

Abb. 8.68 a u. b **Aneurysmatische Knochenzyste der Fibula.** Röntgenbild (**a**), STIR-Sequenz (**b**). Typische Flüssigkeit/Flüssigkeitsspiegel im Transversalschnitt (in Rückenlage). Pathologische Fraktur und perifokales Ödem.

komponente. Ausnahme ist die seltene „solide" Variante der aneurysmatischen Knochenzyste, eine reaktive nicht neoplastische Läsion, die auch als reparatives Riesenzellgranulom bezeichnet wird. Für einen schnell wachsenden malignen Tumor spricht eine permeative Knochendestruktion und die Ausdehnung auf die umgebenden Weichteile. Ebenfalls von therapeutischer Bedeutung ist die Unterscheidung von einer juvenilen Knochenzyste.

- Zuverlässigste Beurteilung mit *MRT* (CT weniger sensitiv): Die T2-Wichtung zeigt in den Kammern der AKZ die typischen Spiegel zwischen 2 Flüssigkeiten unterschiedlicher Zusammensetzung (sedimentierende Erythrozyten und/oder Blutbestandteile unterschiedlichen Alters; Abb. 8.**68**). Angrenzendes Weichteilödem möglich. Die Septen der AKZ sind dünn, gut abgrenzbar und nehmen KM auf. Neben zystischen Anteilen können auch KM aufnehmende Gewebeanteile vorkommen, die unbedingt histologisch von assoziierten malignen Tumoren oder einem teleangiektatischen Osteosarkom unterschieden werden müssen. Zur gezielten Gewebeentnahme aus malignomverdächtigen Formationen ist die genaue Darstellung ihrer Lage erforderlich.

Wichtigste Differenzialdiagnosen. Flüssigkeit/Flüssigkeitsspiegel können selten auch bei der einfachen Knochenzyste, beim teleangiektatischen Osteosarkom, Lymphangiom des Knochens, Osteoblastom, Riesenzelltumor, Chondroblastom und bei Metastasen auftreten. Periostale Reaktionen (Codman-Dreieck) wie beim Osteosarkom werden auch bei einer AKZ gefunden.

Radiologisch und histologisch malignomähnliche benigne Knochenläsionen

Diese Gruppe, die in der bildgebenden Diagnostik und histologisch fälschlicherweise als maligne Erkrankungen angesehen werden kann, ist von besonderer Bedeutung. Eine nicht indizierte onkologische Therapie muss unbedingt vermieden werden. Zu diesen Läsionen gehören auch die Stressfrakturen.

Myositis ossificans

Syn.: heterotope Ossifikation

Neubildung von Knochen und Knorpel in Nähe der Knochenoberfläche, meist in der Muskulatur, immer mit Distanz zum Periost (häufig nur im Schnittbild zu erkennen). Unterschieden werden Myositis ossificans circumscripta (traumatica), Myositis ossificans neuropathica ohne Trauma in der Anamnese und die vererbliche, generalisierte, progressive Myositis ossificans.

Klinik. Schwellung und Schmerzen, Trauma nicht immer erinnerlich.

Bildgebende Diagnostik. Bei jungen Menschen finden sich Weichteilverkalkungen im Röntgenbild bereits in der 1. Woche nach Trauma. Die Struktur ist zunächst wolkig, später mehr lanzettförmig. Innerhalb von 2–5 Wochen trabekuläre Differenzierung mit Ausrichtung parallel zum Knochen oder entlang der Muskelachse. Verknöcherungen sind am Rand der Läsion stärker ausgeprägt als im Zentrum. In der MRT findet sich fast immer eine Raumforderung mit ausgeprägtem Ödem und starker Vaskularisierung (KM-Aufnahme). Im Verlauf Rückgang des Ödems und Zunahme signalarmer Areale durch Verkalkungen. Gelegentlich liquide Anteile mit Flüssigkeit/Flüssigkeitsspiegel.

Wichtigste Differenzialdiagnosen. Juxtakortikales Osteosarkom, vor allem in frühen Stadien der Myositis ossificans kommt es bei Biopsie aus zentralen Partien auch histologisch zu Verwechslungen mit Sarkomen. Abrissverletzungen (s. u.) können ebenfalls mit ausgeprägten Verkalkungen einhergehen.

Abrissverletzungen von Sehnen und Apophysen

Syn.: Avulsionstrauma, „avulsion injury", Sehnenanrissläsion

Klinik. Schmerzen, Trauma nicht immer erinnerlich.

Lokalisation. Bei Jugendlichen häufig Spina iliaca anterior superior, inferior und Tuberositas ossis ischii sowie Ansatz des M. adductor magnus am distalen Femur.

Bildgebende Diagnostik. Bei fehlender Fragmentdislokation bleibt das *Röntgenbild* ohne zunächst pathologischen Befund. In der *MRT* zeigt die STIR-Sequenz (alternativ T2w mit Fettsättigung) das angrenzende Ödem in Markraum und Weichteilen sowie bei ausreichend hoher Auflösung auch die Distanzierung der Sehnenplatte vom Knochen (Abb. 8.**69**). Die KM-Dynamik weist einen langsamen, kontinuierlichen Signalanstieg nach und trägt damit zur Abgrenzung von Tumor oder Metastase bei. Bei Dislokation des Knochenfragments und Hämatom kann die Abheilung mit ausgeprägten Verkalkungen einhergehen. Läsionen an der distalen Femurmetaphyse entsprechen dem periostalen Desmoid (S. 367).

Wichtigste Differenzialdiagnosen. Knochenmetastase, Myositis ossificans.

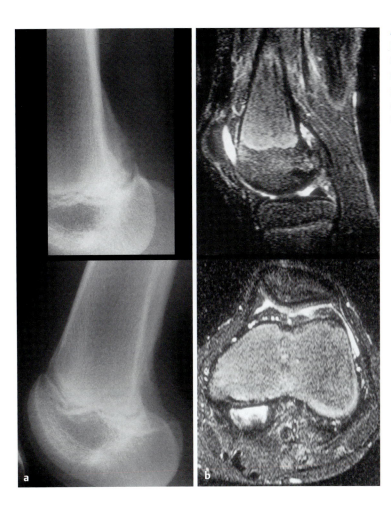

Abb. 8.69 a u. b **Sehnenrissläsion dorsal an der distalen Femurmetaphyse.** Röntgenbild (**a**), STIR-Sequenz (**b**). Sehnenplatte mit Distanz zum Knochen. Auch als periostales Desmoid bezeichnet.

Literatur

Freyschmidt J, Ostertag H, Jundt G. Knochentumoren – Klinik Radiologie Pathologie. Berlin, Heidelberg, New York: Springer; 2003.

Freyschmidt J. Skeletterkrankungen – Klinisch-Radiologische Diagnose und Differentialdiagnose. Berlin, Heidelberg, New York: Springer; 2003.

Hoffer FA. Primary Skeletal Neoplasms – Osteosarcoma and Ewing Sarcoma – Topics in Magnetic Resonance Imaging. 2002;13(4):231–40.

Ilaslan H, Sundaram M, Unni KK. A solid Variant of Aneurysmal Bone Cysts in Long Tubular Bones – Giant Cell Reparative Granuloma. AJR. 2003;180:1681–7.

Kransdorf MJ, Smith SE: Lesions of unkown Histiogenesis – Langerhans Cell Histiocytosis and Ewing Sarcoma. Sem Musculoskelet Radiol. 2000;4(1):113–25.

Maiya S, Davies AM, Evans N, Grimer RJ. Surface aneurysmal bone cyst – a pictorial review. Eur Radiol. 2003;12(1):99–108.

Miller SL, Hoffer FA. Malignant and benign bone tumors. Radiologic Clinics of North America. 2001;39(4):673–99.

Panicek DM, Schwartz LH. MR Imaging after Surgery for Musculoskeletal Neoplasm. Semin Musculoskelet Radiol. 2002;6(1):57–66.

Parman LM, Murphey MD. Alphabet Soup – Cystic Lesions of bone. Semin Musculoskelet Radiol. 2000;4(1):89–101.

Reiser M, Peters PE, eds. Radiologische Differentialdiagnose der Skeletterkrankungen. Stuttgart, New York: Thieme; 1995.

Spouge AR, Thain LMF. Osteoid Osteoma: MR imaging revisited. Journal of Clinical Imaging. 2000;24:19–27.

Shapeero LG, Vanel D. Imaging Evaluation of the Response of High-Grade Osteosarcoma and Ewing Sarcoma to Chemotherapy with Emphasis on Dynamic Contrast-Enhanced Magnetic Resonance Imaging. Semin Musculoskelet Radiol. 2000;4(1):137–46.

Vahlensieck M, Reiser M, eds. MRT des Bewegungsapparates. Stuttgart, New York: Thieme; 2002.

Woertler K. Benign bone tumors and tumor-like lesions – value of cross-sectional imaging. Eur Radiol. 2003;13(8):1820–35.

Van der Woude HJ, Egmont-Petersen M. Contrast-enhanced Magnetic Resonance Imaging of Bone Marrow. Semin Musculoskelet Radiol. 2001;5(1):21–33.

Knochenmark

G. Benz-Bohm

Aufgrund der relativ guten räumlichen Auflösung und dem sehr guten Weichteilkontrast in unterschiedlichen Sequenzen ist die MRT in der Lage, blutbildendes Knochenmark von Fettmark zu unterscheiden und die beiden Hauptkomponenten – Fett und Wasser – quantitativ zu analysieren. Deshalb ist sie eine hochsensitive Methode für die Beurteilung des Knochenmarks im Kindesalter.

Normales Knochenmark

Das Knochenmark ist ein dynamisches Organ, welches lebenslänglich Veränderungen unterworfen ist. Die „Zellularität" gilt als Maß für den relativen Gehalt an Zellen mit myeloiden, erythroiden und lymphoiden Elementen. Sie liegt im roten Knochenmark innerhalb der ersten 3 Lebensmonate bei ungefähr 100 % und nimmt etwa 10 % pro Lebensdekade ab, komplementär nehmen die Fettzellen zu. Rotes Knochenmark produziert alle Arten hämatopoietischer Elemente, gelbes Knochenmark ist inaktiv und besteht überwiegend aus Fettzellen. Daher ist die chemische Zusammensetzung unterschiedlich: Bei Erwachsenen enthält das rote Knochenmark etwa 40 % Wasser, 40 % Fett und 20 % Proteine. Demgegenüber enthält das gelbe Knochenmark etwa 15 % Wasser, 80 % Fett und 5 % Proteine. Ein weiterer wichtiger Unterschied ist die Gefäßversorgung: Die reichlich vorhandenen kapillar-venösen Sinus im roten Knochenmark sind im Fettmark ersetzt durch Kapillaren, Venolen und dünnwandige Venen.

Knochenmarkkonversion

Die Konversion von rotem, blutbildenden Mark in gelbes Fettmark beginnt bald nach der Geburt an den terminalen Phalangen der Hände und Füße und schreitet von peripher nach axial stetig fort. In den langen Röhrenknochen beginnt die Konversion zuerst in den Diaphysen, dann in den distalen Metaphysen und zuletzt in den proximalen Metaphysen. Obwohl ossifzierende Epiphysen, speziell um den Geburtszeitpunkt, etwas rotes Knochenmark enthalten, sind die Ossifikationszentren der Epiphysen und Apophysen charakterisiert durch Fettmark, sobald die Ossifikation beginnt (Abb. 8.**70**). Bei Erwachsenen befindet sich blutbildendes Knochenmark in der Schädelkalotte, in den Wirbelkörpern, in den flachen Knochen – mit Ausnahme des Azetabulum und des vorderen Ilium – und im proximalen Femur und Humerus. Die übrigen Skelettanteile weisen gelbes Mark auf.

Technische Besonderheiten und Darstellung

Hämatopoietische Zellen enthalten hauptsächlich Wasser, Fettzellen dagegen hauptsächlich Fett. Der unterschiedliche Gehalt an Fett und Wasser ist der Hauptgrund für die unterschiedliche Darstellung von rotem und gelbem Knochenmark. Das gemessene Signal des Knochenmarks beruht auf beidem, Wasser und Fett. Veränderungen der Relaxationszeit von einem der beiden Bestandteile führen zu Veränderungen der Signalintensität. Das heißt, der entscheidende Effekt auf den MRT-Bildern wird verursacht durch eine Veränderung des relativen Gehalts von Fett und Wasser. Daher kann rotes und gelbes Knochenmark mit der MRT unterschieden werden, sofern die richtigen Sequenzen gewählt werden. *SE-Sequenzen* sind die Standardsequenzen für die Darstellung des Knochenmarks, insbesondere T1w.

Rotes Knochenmark. Bei rotem Knochenmark ist die T1-Relaxationszeit länger aufgrund des höheren Gehalts an wasserhaltigen Zellen. Die T2-Relaxationszeit ist variabel, abhängig vom relativen Gehalt an Wasser und Fett. Deshalb hat auf dem T1w Bild blutbildendes Knochenmark eine geringere Signalintensität als Fettmark oder subkutanes Fettgewebe und ist ungefähr gleich oder minimal heller als Muskulatur. Auf dem T2w Bild ist die Signalintensität etwas geringer als die des subkutanen Fettgewebes, aber höher als die von Muskelgewebe. Bei Neugeborenen kann das Signal des roten Knochenmarks geringgradig niedriger sein als das des Muskelgewebes.

Gelbes Knochenmark. Gelbes Knochenmark hat eine relativ kurze T1-Relaxationszeit und eine längere T2-Relaxationszeit als die des Wassersignals beim roten Knochenmark. Daher ist die Signalintensität auf T1w Bildern isointens mit dem subkutanen Fettgewebe, auf den T2w Bildern ist sie etwas geringer. Der Unterschied in der Signalintensität zwischen blutbildendem Mark und Fettmark zeigt sich am deutlichsten auf T1w Bildern. Der Unterschied ist deutlich geringer oder kaum nachweisbar auf T2w Bildern. Dies gilt auch für die Gabe von KM (T1w KM).

Fettunterdrückung. Die Anwendung von T2w fettsupprimierten Techniken in Kombination mit TSE erhöht den Kontrast zwischen normalem Knochenmark und pathologischem Mark mit abnehmendem Fettgehalt ebenso, wie zwischen rotem und gelbem Mark.

2 Methoden der Fettunterdrückung sind im klinischen Alltag möglich:
- STIR-Sequenz,
- frequenzselektive Fettunterdrückung (unterschiedliche Namen je nach Hersteller).

Läsionen mit erhöhtem Wassergehalt können mit der STIR-Methode ausgezeichnet detektiert werden durch ihre hohe Signalintensität gegenüber dem umgebenden Fettgewebe mit niedriger Signalintensität (Abb. 8.71). Da jedoch T1- und T2-Relaxationszeiten die Signalintensität bestimmen, ist die Spezifität gering (Tab. 8.8).

MR-Spektroskopie. Die MR-Spektroskopie ist immer wieder Gegenstand der Forschung, hat sich aber bislang in der Knochenmarkdiagnostik nicht etabliert.

Epiphysen und Apophysen. Vor der Verknöcherung einer Epiphyse ist die *Epiphysenfuge* auf dem T1w Bild nicht erkennbar. Sie stellt sich als Linie mit

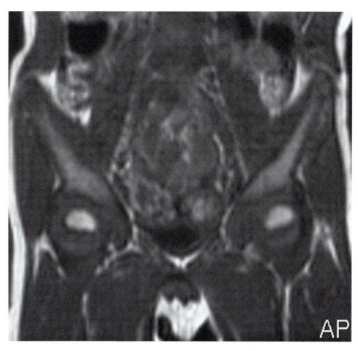

Abb. 8.70 **MRT des Beckens, T1w koronar, 2 3/4-jähriger Junge.** Signalintensität des Azetabulums und vorderen Iliums höher als die der Muskulatur, aber geringer als die des Fettgewebes. Hohe Signalintensität von Fettmark im ossifizierten Anteil der proximalen Femurepiphysen.

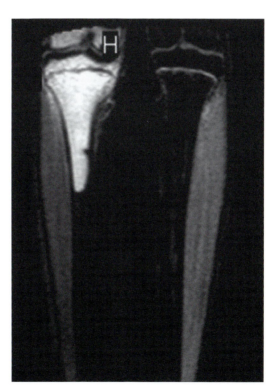

Abb. 8.71 **NHL Stadium IV.** 12-jähriges Mädchen. Koronare STIR-Sequenz beider Unterschenkel. Starker Signalverlust des Fettmarks, Muskulatur intermediär, pathologische Knochenmarkzellinfiltration hell.

8 Magnetresonanztomographie

Abb. 8.72 a u. b MRT der unteren Wirbelsäule, T1w sagittal.
a 7-jähriger Junge. Flecken hoher Signalintensität entlang der basivertebralen Vene bei annähernd gleicher Hypointensität der Wirbelkörper und Zwischenwirbelscheiben.
b 16-jähriger Junge. Signalintensität der Wirbelkörper höher als die der Zwischenwirbelscheiben.

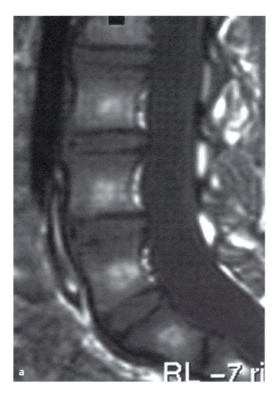
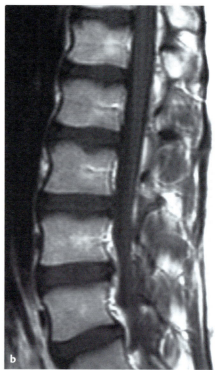

Tab. 8.8 Signalintensität in der STIR-Sequenz. Hohe Sensitivität, geringe Spezifität (nach Moore 1992)

Sehr gering	Intermediär	Hoch

• Fett
• Kortikalis
• Luft
• Fibrose (chronisch)
• Verkalkung
• paramagnetische Substanzen:
  – Gd-DTPA
  – Blutung
	• Muskel
	• rotes Knochenmark
	• geringe Knochenmarkinfiltration
		• muskuloskelettale Läsionen
		• Flüssigkeit
		• Ödem
		• Metastasen
		• rotes Knochenmark des Neugeborenen
		• Knochenmarkinfiltration

geringer Signalintensität dar, die die verknöcherte Epiphyse oder Apophyse von der Metaphyse trennt.

Die *Epiphysen* und *Apophysen* der langen Röhrenknochen sind bei Neugeborenen auf dem T1w Bild (Knorpel und einige hämatopoietische Zellen) hypointens. Die Umwandlung in gelbes Knochenmark mit einer hohen Signalintensität tritt innerhalb von 3–4 Monaten nach Verknöcherungsbeginn auf.

Konversionsablauf. Die Reihenfolge der Konversion ist gut dokumentiert:
Wirbelsäule: In den ersten 2 Lebensdekaden ist das Knochenmark der Wirbelsäule hämatopoietisch mit einer geringen Signalintensität auf dem T1w Bild. Mit zunehmendem Alter ersetzt gelbes Knochenmark rotes in unterschiedlicher Anordnung: diffus, umschrieben oder fleckig (Abb. 8.72 a). Bei Kindern über 10 Jahren sollte die Signalintensität des Knochenmarks der Wirbelköper auf dem T1w Bild höher sein als die der Zwischenwirbelscheiben (Abb. 8.72 b). Eine niedrigere Signalintensität spricht für eine Zellinfiltration durch Tumor oder eine Hyperplasie des roten Knochenmarks.

Becken: Das Knochenmark des Beckens ist in den ersten 2 Lebensdekaden überwiegend hämatopoietisch.

- *Im 1. Lebensjahr* zeigt das rote Knochenmark eine geringe bis intermediäre, homogene Signalintensität.
- *Zwischen dem 1. und 10. Lebensjahr* nimmt die Anzahl an Fettzellen im Azetabulum und vorderen Ilium zu, sodass sich eine Zunahme der Signalintensität in diesen Anteilen ergibt, die höher ist als die der umgebenden Muskulatur, jedoch noch deutlich geringer als die von Fettgewebe, oft leicht heterogen (Abb. 8.70).
- *Zwischen 11 und 20 Jahren* zeigt sich eine weitere Zunahme der Signalintensität des Knochenmarks im vorderen Ilium und Azetabulum, die aber immer noch unter der des subkutanen Fettgewebes liegt.
- *Zwischen 21 und 24 Jahren* ist das Erwachsenenmuster erreicht mit einem annähernd fettisointensen Knochenmarksignal im vorderen Ilium und Azetabulum.

Veränderungen des Knochenmarks

Knochenmarkveränderungen werden eingeteilt in:
- *Rekonversion*, z. B. bei Anämie oder Granulozytenkolonien stimulierender Therapie,
- *Infiltration* durch Tumorzellen, z. B. akute lymphatische Leukämie oder Neuroblastom,
- *Verlust des Knochenmarks*, z. B. bei aplastischer Anämie, Aplasie oder Strahlentherapie,
- *Myelofibrose* infolge Strahlen- oder Chemotherapie.

Rekonversion

Rekonversion oder Hyperplasie bedeutet Verdrängung von Fettmark durch blutbildende Zellen. Die Aktivierung von ruhenden blutbildenden Vorläuferzellen im Fettmark beginnt dann, wenn die vorhandenen roten Markreserven leer sind. *Hauptursachen* sind hämolytische Anämien (Sichelzellanämie, Thalassämie oder hereditäre Sphärozytose) und eine Therapie mit Granulozytenkolonien stimulierendem Faktor (GCSF).

Verlauf. Die Rekonversion verläuft in gegensätzlicher Reihenfolge zur Konversion: Sie beginnt in Wirbelsäule und flachen Knochen, schreitet fort zu den langen Röhrenknochen der Extremitäten und schließlich zu Händen und Füßen. Die Rekonversion in den langen Röhrenknochen beginnt zuerst in den proximalen Metaphysen von Femur und Humerus, dann in den distalen Metaphysen und schließlich in den Diaphysen. Nur bei schwerstem blutbildenden „Stress" betrifft die Rekonversion auch die Epiphysen und Apophysen der langen Röhrenknochen. Die Rekonversion kann homogen erfolgen oder fleckig mit Nestern von blutbildenden Zellen im Fettmark.

Chronische Hämolyse. Eine chronische Hämolyse bedingt eine vermehrte Blutbildung. Hyperplastische blutbildende Zellen führen zu einer hypointensen Darstellung des Knochenmarks auf den T1w Bildern in den Bereichen, die altersentsprechend gelbes Mark enthalten sollten. Die Signalintensität des blutbildenden Knochenmarks auf den SE-Sequenzen ist nicht spezifisch, sodass Tumorzellinfiltration oder andere Erkrankungen ein ähnliches Bild ergeben können (Tab. 8.9). Das Spektrum der Knochenmarkveränderungen auf dem MRT-Bild bei Patienten mit Sichelzellanämie reicht von einem normalen Befund in den ersten Lebensjahren über umschriebene bis zu mehr diffusen Knochenmarkveränderungen. Infarkt und Hämosiderose sind die beiden Hauptkomplikationen der hämolytischen Anämien.

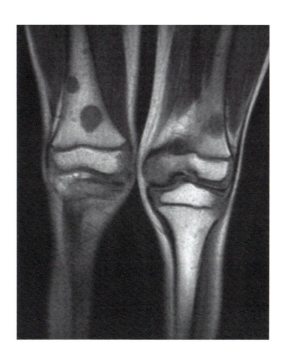

Abb. 8.73 **C-ALL.** 5-jähriger Junge. MRT des Knies, T1w koronar. Fleckiges Muster mit niedriger Signalintensität.

Hämosiderose. Wiederholte Bluttransfusionen führen zur Hämosiderose, wobei überschüssiges Eisen in Zellen des retrikuloendothelialen Systems abgelagert wird. Hämosiderinablagerungen finden sich auch im Knochenmark. Die paramagnetischen Suszeptibilitätseffekte von Hämosiderin führen zu einer hypointensen Signalintensität des Knochenmarks auf den T2w Bildern und insbesondere bei sehr starkem Eisenüberschuss auch auf den T1w Bildern. Der Grund für das dunkle Knochenmark sogar auf den T1w Bildern beruht – unabhängig davon, dass durch das Hämosiderin die T1-Zeit verkürzt ist – auf einer extremen Konzentration von paramagnetischem Eisen, welches zusätzlich die T2-Relaxationszeit so stark verkürzt, dass es sogar während der kurzen Echozeit, die für die T1w Darstellung benutzt wird, zu einem signifikanten Signalverlust durch die T2-Relaxation kommt. Daher ist das Knochenmarksignal bei Hämosiderose geringer als beim normalen blutbildenden Mark

Tab. 8.9 ⇢ Signalintensität des normalen und pathologischen Knochenmarks in T1w und STIR-Sequenz. Signalintensität im Vergleich zum vorhandenen Muskel, T1w: gering: wie Muskel, intermediär: höher als Muskel, aber geringer als Fett. STIR: intermediär: wie Muskel

Normales Knochenmark	T1w	STIR
Gelbes Knochenmark	hoch	gering
Rotes Knochenmark	gering – intermediär	intermediär
Rotes Knochenmark des Neugeborenen	sehr gering	hoch
Knochenmarkveränderungen	**T1w**	**STIR**
Rekonversion • Anämie: hämolytisch, megaloblastisch • GCSF-Therapie	gering	intermediär
Infiltration • Polycythaemia vera • Leukämie, Lymphom • Metastasen, Tumor	gering – intermediär	hoch
Verlust • aplastische Anämie, Aplasie	hoch	gering
Myelofibrose	gering	gering
Hämosiderose	sehr gering	gering
Ödem	gering – intermediär	hoch

(Tab. 8.9). So spiegelt die Darstellung des Markraums in der MRT sowohl die Transfusions- als auch die Chelat-Therapie wider.

Extramedulläre Blutbildung. Beim Nachweis einer extramedullären Blutbildung ist die MRT nützlich und sollte immer bei Symptomen einer spinalen Kompression durchgeführt werden.

GCSF-Therapie. Die Rekonversion von Fettmark in blutbildendes Mark in Metaphysen und Diaphysen der langen Röhrenknochen kann auch bei Kindern – mit GCSF therapiert – nachgewiesen werden. Dieser blutbildende Wachstumsfaktor stimuliert myeloische Vorläuferzellen und reduziert den myelosuppressiven Effekt der Chemotherapie.

Infiltration

Das normale Knochenmark kann durch Zellen verschiedener neoplastischer Erkrankungen, wie *Leukämie*, Lymphom, Tumor und Metastasen, verdrängt werden. Die Leukämie ist die häufigste maligne Erkrankung im Kindesalter und macht mehr als $1/3$ aller malignen Erkrankungen bei Kindern aus. Die Knochenschmerzen sind bedingt durch den erhöhten intraossären Druck infolge der Wucherung von Leukämiezellen im Markraum. Auf den T1w Bildern führt eine diffuse oder umschriebene leukämische Zellinfiltration im Knochenmark zu einer geringen bis intermediären Signalintensität (Abb. 8.73). Anhand der Signalintensität des Knochenmarks kann nicht zwischen leukämischen Zellen und Zellen normaler Blutbildung differenziert werden – insbesondere nicht bei jüngeren Kindern, bei denen eine geringe Signalintensität des blutbildenden Knochenmarks vorhanden sein kann. Nur durch die Bestimmung der T1-Relaxationszeit kann normales von pathologischem Knochenmark unterschieden werden. Die T1-Relaxationszeit des Knochenmarks ist bei Kindern mit akuter lymphatischer Leukämie (ALL) und ALL-Rezidiv verlängert, während die T1-Relaxationszeit des Knochenmarks bei Kindern in Remission der der normalen Altersgruppe entspricht. Die Ursache der T1-Relaxationszeitverlängerung ist unklar. Sie dürfte am ehesten auf der Abnahme von Fett und der Zunahme der Zellularität beruhen. Infiltrationen des Knochenmarks durch andere Tumorerkrankungen, wie Neuroblastom, Rhabdomyosarkom oder Hyperplasie der myeloischen Zellen bei Polycythaemia vera führen ebenfalls zu einer Verlängerung der T1-Relaxationszeit.

Unter Leukämietherapie können Osteonekroseherde auftreten. So können mit der MRT auch Knochenmarkveränderungen bei erfolgreich behandel-

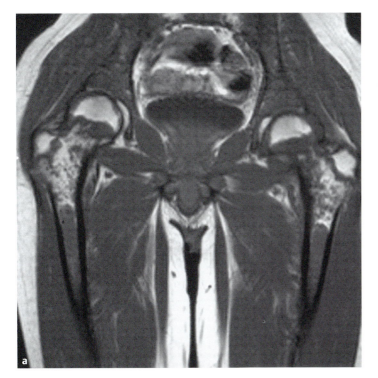 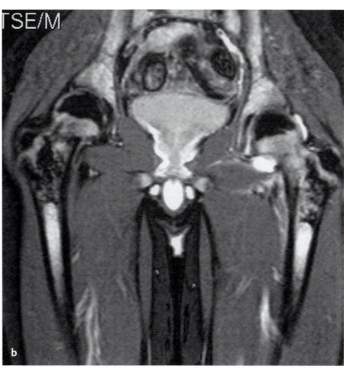

Abb. 8.74 a u. b **Rezidiv einer akuten lymphatischen Leukämie.** 19-jähriger Jugendlicher. Koronare MRT der proximalen Femora.
a T1w. Pathologische, hypointense Signalintensität der Diaphysen. b STIR. Pathologische, hohe Signalintensität der Diaphysen.

ten Leukämiekindern ohne klinische Symptome nachgewiesen werden.

Ein Rezidivnachweis mit MRT ist möglich (Abb. 8.74).

Die Ganzkörper-MRT mit fettsupprimierten Sequenzen wird als Staging-Methode derzeit noch überprüft. In der klinischen Routine ist die MRT als diagnostische Methode bei Verdacht auf Leukämie nur selten einzusetzen:
- bei erschwerter Diagnosefindung, um eine geeignete Biopsiestelle aufzuzeigen (Abb. 8.71),
- bei Komplikationen unter Therapie.

Aplasie

Die Aplasie des Knochenmarks ist Folge des Verlusts von blutbildendem Gewebe. Ursachen hierfür sind meist erworben:
- Infektion,
- Medikamente,
- Chemotherapie,
- Strahlentherapie,
- Immundefekt.

Blutbildende Zellen sind vermindert oder fehlen vollständig und Fettzellen füllen den Markraum aus. Aplastisches oder hypoplastisches Knochenmark zeigt eine hohe Signalintensität auf den T1w Bildern und eine geringe Signalintensität auf den STIR-Bildern, entsprechend dem Ersatz des roten Knochenmarks durch gelbes (Tab. 8.9). Fibrotische Veränderungen können zusätzlich vorhanden sein. Bei schweren Anämieformen ist nach 3 Monaten der Fettersatz vollständig.

Fettmark durch Strahlentherapie, z. B. bei Neuroblastom, tritt frühestens 6 Wochen nach Therapiebeginn auf und kann bis zu 2 Jahre, manchmal auch länger, fortbestehen (Abb. 8.75). Regenerierendes rotes Knochenmark nach Therapie zeigt sich umschrieben oder diffus mit einer deutlichen Abnahme der Signalintensität auf den T1w Bildern.

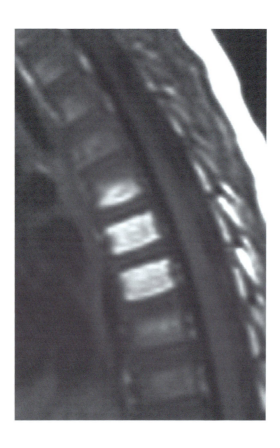

Abb. 8.75 **Neuroblastom Stadium 4 und Zustand nach Strahlentherapie.** 4-jähriges Mädchen. MRT der mittleren BWS. T1w sagittal. Hohe Signalintensität des Fettmarks.

Myelofibrose

Die Myelofibrose ist charakterisiert durch den Ersatz des normalen Knochenmarks durch fibrotisches Gewebe. Bei Kindern ist dies in der Regel Folge einer Strahlen- oder Chemotherapie bei Leukämie, Lymphom, metastatischen Erkrankungen oder Morbus Gaucher. Das fibrotische Knochenmark zeigt eine niedrige Signalintensität sowohl in der T1w als auch der STIR-Sequenz (Tab. 8.9).

Ischämie

Die Osteonekrose findet sich nur im Fettmark aufgrund der spärlicheren Gefäßversorgung.

Knocheninfarkt. Knocheninfarkte im roten Knochenmark sind selten. Ausnahmen sind Patienten mit Sichelzellanämie oder verwandten Hämoglobinopathien. Ein Sauerstoffmangel infolge Sichelzellanämie ist Ursache für den Knochenmarkinfarkt und auch den periartikulären Infarkt. Hierbei sind die langen Röhrenknochen am häufigsten betroffen. In der MRT zeigt sich ein *akuter Infarkt* als umschriebene Knochenmarkveränderung mit geringer Signalintensität auf den T1w Bildern und mit hoher Signalintensität auf den T2w Bildern. Der *chronische Infarkt* zeigt sich als umschriebene Läsion mit zentralem Fettmarksignal und umgebendem hypointensen Ring auf den T1w Bildern entsprechend der Knochenreaktion.

Avaskuläre Nekrosen. Avaskuläre Nekrosen des Femurkopfs treten in 15–30% der Patienten mit Sichelzellanämie und bei Leukämie unter Therapie auf. Häufigste Ursache der avaskulären Nekrose des Femurkopfs ist der *Morbus Perthes*. Eine akute avaskuläre Nekrose des Femurkopfs hat eine geringe Signalintensität auf den T1w Bildern und eine hohe Signalintensität auf den T2w Bildern, später eine geringe Signalintensität in beiden Sequenzen. Die Sensitivität der MRT im Nachweis von ischämischen Nekrosen des Femurkopfs liegt bei annähernd 90%. Dennoch ist der Einsatz der MRT in der Frühphase des Morbus Perthes nur in Einzelfällen erforderlich (S. 108).

Ödem

Das Knochenmarködem – verletzungs- oder stressbedingt – repräsentiert eine Zunahme des extrazellulären Wassers innerhalb des Knochenmarks. Hypervaskularität und Hyperperfusion werden dabei vermutet.

Das Knochenmarködem hat eine geringe bis intermediäre Signalintensität auf den T1w Bildern. In der STIR-Sequenz und anderen fettsupprimierten Sequenzen ist die Signalintensität hoch (Tab. 8.9). Der Grad der Signalintensität variiert mit dem Gehalt an extrazellulärem Wasser. Das Signal des Knochenmarködems ist weitgehend homogen. Die Ursache des Ödems – Infektion, Tumor oder Ischämie mit unterschiedlichen pathophysiologischen Mechanismen – ist nicht differenzierbar.

Literatur

Babyn PS, Ranson M, McCarville ME. Normal Bone Marrow – Signal Characteristics and Fatty Conversion. MRI Clinics of North America. 1998;6:473–95.

Benz-Bohm G, Gross-Fengels W, Bohndorf K, Gückel C, Berthold F. MRI of the Knee Region in Leukemic Children. Part II: Follow up – Responder, non responder, relapse. Pediatr. Radiol. 1990;20:272–6.

Benz-Bohm G, Widemann B, Gross-Fengels W, Linden A. Knochenmarkmetastasierung bei Neuroblastom – MRT im Vergleich zur Knochenmarkzytologie und MIBG-Szintigraphie. Fortschr Röntgenstr. 1990;152:523–7.

Bohndorf K, Benz-Bohm G, Gross-Fengels W, Berthold F. MRI of the Knee Region in Leukemic Children. Part I: Initial Pattern in Patients with untreated Disease. Pediatr Radiol. 1990;20:179–83.

Custer RP. Studies on the structure and function of bone marrow: I. Variability of the hemopoietic pattern and consideration of method for examination. J Lab Clin Med. 1932;10:951–9.

Custer RP, Ahlfeldt FE. Studies on the Structure and Function of Bone Marrow: II. Variations in cellularity in various bones with advancing years of life and their relative response to stimuli. J Lab Clin Med. 1932;17:960–2.

Dawson KL, Moore SG, Rowland JM. Age-related Marrow Changes in the Pelvis – MR and Anatomic Findings. Radiology. 1992;183:47–51.

Deely DM, Schweitzer ME. MR imaging of bone marrow disorders. Radiologic Clinics of North America. 1997;35:193–212.

Dwek JR, Shapiro F, Laor T, Barnewolt CE, Jaramillo D. Normal Gadolinium-Enhanced MR Images of the Developing Appendicular Skeleton: Part 2. Epiphyseal and Metaphyseal Marrow. AJR. 1997;169:191–6.

Foucar K. Bone Marrow Pathology. Chicago: ASCP Press, American Society of Clinical Pathologists; 1995.

Hernandez RJ, Teo E-LHJ. Diffuse Marrow Disorders in Children. MRI Clinics of North America. 1998;6:605–26.

Jaramillo D, Connolly SA, Mulkern RV, Shapiro F. Developing Epiphysis – MR Imaging Characteristics and Histologic Correlation in the Newborn Lamb. Radiology. 1998;207:637–45.

Jaramillo D, Laor T, Hoffer FA, Zaleske DJ, Cleveland RH, Buchbinder BR et al. Epiphyseal Marrow in Infancy – MR Imaging. Radiology. 1991;180:809–12.

Jensen KE, Grube T, Thomsen C, Soerensen PG, Christoffersen P, Karle H et al. Prolonged bone marrow T1-relaxation in patients with polycythemia vera. Magnetic Resonance Imaging. 1988;6:291–2.

Kricun ME. Red-yellow marrow conversion – Its effects on the location of some solitary bone lesions. Skeletal Radiol. 1985;14:10–9.

Kujat C, Jost W, König J. Altersabhängige MR-Darstellung der Tibia bei Kindern bis zu zwei Jahren – Befunde bei Kindern ohne knochenmarksrelevante Erkrankungen oder Therapien. Fortschr Röntgenstr. 1996;165:470–4.

Levin TL, Sheth SS, Hurlet A, Comerci SC, Ruzal-Shapiro C, Piomelli S et al. MR marrow signs of iron overload in transfusion-dependent patients with sickle cell disease. Pediatr Radiol. 1995;25:614–9.

Levin TL, Sheth SS, Ruzal-Shapiro C, Abramson S, Piomelli S et al. MRI marrow observations in thalassemia – the effects of the primary disease, transfusional therapy, and chelation. Pediatr Radiol. 1995;25:607–13.

Mankad VN, Williams JP, Harpen MD, Manci E, Longenecker G, Moore RB et al. Magnetic Resonance Imaging of Bone Marrow in Sickle Cell Disease – Clinical, Hematologic, and Pathologic Correlations. Blood. 1990;75:274–83.

Moore SG. Pediatric Musculoskeletal Imaging. In: Stark DD, Bradley WG jr, eds. MRI. St. Louis, Baltimore, Boston, Chicago, London, Philadelphia, Sydney, Toronto: Mosby: Year Book 1992:2223–330.

Ojala AE, Lanning FP, Pääkkö E, Lanning BM. Osteonecrosis in Children Treated for Acute Lymphoblastic Leukemia – A Magnetic Resonance Imaging Study After Treatment. Medical and Pediatric Oncology. 1997;29:260–5.

Ojala AE, Pääkkö E, Lanning FP, Harila-Saari AH, Lanning BM. Bone Marrow Changes on MRI in Children With Acute Lymphoblastic Leukaemia 5 Years After Treatment. Clinical Radiology. 1998;53:131–6.

Papavasiliou C, Gouliamos A, Vlahos L, Trakadas S, Kalovidouris A, Pouliades GR. CT and MRI of Symptomatic Spinal Involvement by Extramedullary Haemopoiesis. Clinical Radiology. 1990;42:91–2.

Rao VM, Mitchell DG, Rifkin MD, Steiner RM, Burk jr. DL, Levy D et al. Marrow infarction in sickle cell anemia – correlation with marrow type and distribution by MRI. Magnetic Resonance Imaging. 1989;7:39–44.

Rao VM, Mitchell DG, Steiner RM, Rifkin MD, Burk jr. DL, Levy D et al. Femoral head avascular necrosis in sickle cell anemia – MR characteristics. Magnetic Resonance Imaging. 1988;6:661–7.

Ricci C, Cova M, Kang YS, Yang A, Rahmouni A, Scott WW jr et al. Normal Age-related Patterns of Cellular and Fatty Bone Marrow Distribution in the Axial Skeleton – MR Imaging Study. Radiology. 1990;177:83–8.

Rosenthal H, Kolb R, Gratz KF, Reiter A, Galanski M. Ossäre Manifestionen beim Non-Hodgkin-Lymphom im Kindes- und Jugendalter. Radiologe. 2000;40:737–44.

Ryan SP, Weinberger E, White KS, Shaw DW, Patterson K, Nazar-Stewart V et al. MR Imaging of Bone Marrow in Children with Osteosarcoma – Effect of Granulocyt Colony-Stimulating Factor. AJR. 1995;165:915–20.

Siegel MJ, Luker GD. Bone Marrow Imaging in Children. MRI Clinics of North America. 1996;4:771–96.

States LJ. Imaging of metabolic bone disease and marrow disorders in children. Radiologic Clinics of North America. 2001;39:749–72.

Vahlensieck M, Schmidt HM. Normales Knochenmark und seine Variationen in der MRT. Radiologe. 2000;40:688–93.

Vogler JB, Murphy WA. Bone Marrow Imaging. Radiology. 1988;168:679–93.

Waitches G, Zawin JK, Poznanski AK. Sequence and Rate of Bone Marrow Conversion in the Femora of Children as Seen on MR Imaging – Are Accepted Standards Accurate? AJR. 1994;162:1399–406.

Herz

G. Alzen, M. Lüdemann

Die MRT des kindlichen Herzens hat in den vergangenen Jahren zunehmend an Bedeutung gewonnen. Sie ist nichtinvasiv und stellt bei der Mehrzahl der Fragestellungen nach der Echokardiographie die zweitwichtigste morphologische Untersuchungsmethode dar. Durch Zusatzinformationen und die Unabhängigkeit von Schnittebenen ist sie in manchen Fällen den übrigen bildgebenden Verfahren überlegen. Eingeschränkt wird sie bei Säuglingen und Kleinkindern zurzeit noch durch deren hohe Herzfrequenz und die fehlende Kooperationsfähigkeit mit der sich daraus ergebenden Notwendigkeit zur Sedierung oder Beatmung. Die Stärke der Herzkatheteruntersuchung gegenüber der MRT ergibt sich aus der Möglichkeit der direkten Druckmessung und Oxymetrie und der Bestimmung damit zusammenhängender Parameter wie des pulmonalen Widerstands und der einfachen Shunt-Volumenberechnung. Nicht zuletzt sind MR-gesteuerte Interventionen heute noch im Anfangsstadium der Entwicklung.

Technische Besonderheiten

Technische Voraussetzungen. Gerätetechnische Voraussetzungen zur Untersuchung des kindlichen Herzens sind MR-Ganzkörpertomographen mit 1,5 Tesla Feldstärke mit einer schnellen Gradientenschaltung von mindestens 30 mT/m und einer „slew rate" von mindestens 80 mT/m/ms. Die parallele Bildgebung (SENSE- oder SMASH-Technologie) ermöglicht eine erhebliche Verringerung der Messdauer pro Sequenz.

Spulenauswahl. Es werden *Mehrkanalspulen* („phased array coils") eingesetzt, die sowohl am Rücken als auch an der vorderen Thoraxseite angebracht werden. Bei Säuglingen kann eine Kopf- oder Kniespule verwendet werden.

Datenakquisition und Auswertung. Zur Auswertung stehen Workstations mit spezieller Software der verschiedenen Anbieter zur Verfügung. Besondere Bedeutung kommt einer guten EKG-Ableitung und Atemtriggerung zu, da die Datenakquisition meist in definierten Herz- und Atemphasen erfolgt. Üblicherweise wird ein Vektor-EKG abgeleitet (Abb 8.**76**).

Sedierung und Überwachung. Nicht kooperationsfähige Patienten müssen sediert und bei speziellen Fragestellungen beatmet werden. Hierzu ist eine für MR-Räume zugelassene Überwachungs- und Beatmungsausrüstung erforderlich. Zur Senkung hoher Herzfrequenzen (> 100/min) werden Betablocker eingesetzt.

Problemfälle. Ausgeprägte Arrhythmien schränken die Bildqualität erheblich ein oder machen die Untersuchung gar unmöglich. *Herzklappenersatz*, *Stents* und *Coils* stellen keine Kontraindikation zur MRT dar, jedoch treten lokale Auslöschungsphänomene auf, die die Aussage der Untersuchung einschränken. In diesen Fällen sollte alternativ die MSCT eingesetzt werden.

Schrittmacher und *implantierbare Defibrillatoren* (ICD) sind heute noch eine Kontraindikation zur MRT. Gründe hierfür sind eine myokardschädigende Temperaturerhöhung in Abhängigkeit vom Verlauf der Schrittmachersonde, eine Änderung des Stimulationsmodus während der Untersuchung in eine starre, asynchrone Frequenz und eine Entladung der Batterie.

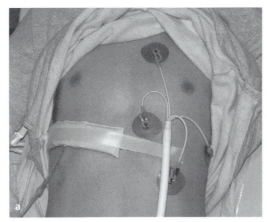
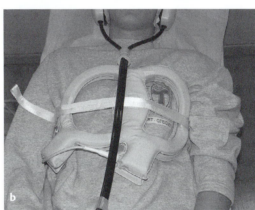

Abb. 8.76 a u. b Vorbereitung des Patienten.
a EKG-Ableitung und Atemsensor.
b Anordnung der ventralen „Cardiac"-Spulen. Ein gleiches Spulenpaar liegt dem Rücken des Patienten an (nicht abgebildet).

Untersuchungstechnik und Indikationen

Grundlegende Darstellungsformen

Anatomische Darstellung. Die *morphologische Darstellung* des Herzens beginnt mit Orientierungsschnitten des Thorax (Survey/Scout) entlang der orthogonalen Raumachsen, auf die entsprechend der Anatomie Einzelschichten oder schnelle Cine-GE-Sequenzen geplant werden (Tab. 8.**10**). Hierzu werden 20–25 Herzzyklen erfasst, bei denen das Blut hell („white blood" [WB]) und das Myokard dunkel dargestellt ist (Abb. 8.**77**). Die genaue Berücksichtigung der aktuellen Herzfrequenz bei der Planung und die Datenakquisition in Exspiration führen in etwa 15 Sekunden pro Sequenz zu einer Darstellung mit hoher Orts- und Zeitauflösung.

Funktionelle Darstellungen. Neben der anatomischen Darstellung des Herzens werden Vierkammerblick und die Schnitte der kurzen Herzachse morphometrisch z. B. zur Berechnung der Auswurffraktion und allgemein zur Abschätzung der Herzfunktion genutzt (Abb. 8.**78**– 8.**84**). Ergänzende Aufnahmen des rechts- und linksventrikulären Ausflusstrakts (Abb. 8.**85**), die auf dem Survey und Kurzachsenschnitten oder mit Dreipunktplanung erstellt werden, dienen der qualitativen Beurteilung von Obstruktionen und Klappeninsuffizienzen. Die quantitative Bestimmung der Schlagvolumina, Regurgitationsvolumina und die vergleichende Messung der rechts- und linksventrikulären Volumina zur Shunt-Berechnung werden mit Phasenkontrast-Flussmessung (Q-flow) durchgeführt (Abb. 8.**86**, Tab. 8.**11**).

8 Magnetresonanztomographie

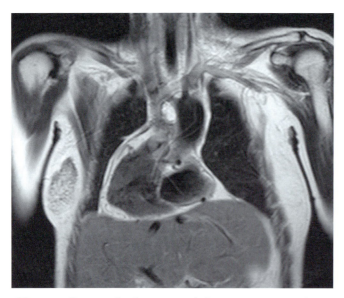
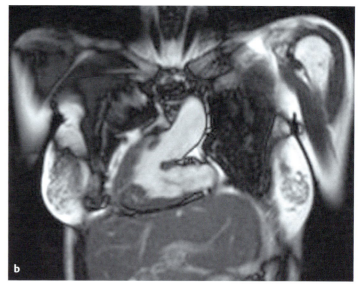

Abb. 8.77 a u. b Dextrokardie, univentrikuläres Herz, Koronarschnitte.
a T2w. „black blood" (BB).
b T1w. „white blood" (WB).

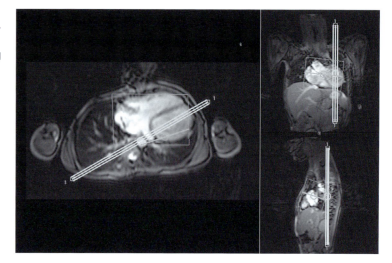

Abb. 8.78 Erster Planungsschritt für RAO-Hilfsschnitt, anhand eines Transversal- (links), eines Koronar- (rechts oben) und eines Sagittalschnitts (rechts unten) entlang der gelben Linien. Der grüne Kasten markiert das Shim-Volumen. Alle Hilfsschnitte sind WB Cine-Sequenzen.

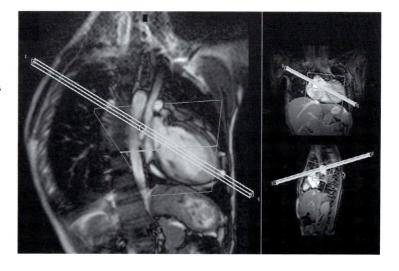

Abb. 8.79 Zweiter Planungsschritt für den Semi-Vierkammer-Hilfsschnitt, anhand des enddiastolischen RAO-Schnitts (links), eines Koronar- (rechts oben) und eines Sagittalschnitts (rechts unten).

Herz

Tab. 8.10 ⇢ **Übersicht der gebräuchlichen Sequenzbezeichnungen bei den verschiedenen Geräteherstellern**

Einheitliche Sequenzbezeichnungen	
SE	Spin-Echo, 90°- bis 180°-Pulsfolge
GE	Gradienten-Echo
IR	„inversion recovery" SE mit vorgeschaltetem 180°-Puls
STIR	„short tau inversion recovery" SE mit vorgeschaltetem 180°-Puls, Darstellung des Absolutsignals
FLAIR	„fluid attenuated inversion recovery" SE mit vorgeschaltetem 180°-Puls, lange Inversionszeit zur Flüssigkeitssignalunterdrückung
EPI	„echo planar imaging" multiple GE nach einer Anregung; oft alle Rohdaten in einem Pulszug
HASTE	„half Fourier single shot turbo spin echo" TSE mit Half-Fourier-Akquisition, alle Rohdaten in einem Pulszug
SSFP	„steady state free precession" künstliches Magnetisierungsgleichgewicht durch eine Folge von HF-Pulsen mit unterschiedlicher Polarität
SENSE	„sensitivity encoding SE" parallele Bildgebung unter Verwendung von Multielementspulen („synergy-coils")
Multiplanare Bildgebung	Verwendung mehrerer Echos zur Füllung des k-Raums (FSE, TSE, RARE)
„black blood"	SE, TSE, IR
„white blood"	FFE, bFFE, FLASH

Generische Bezeichnung	GE	Philips	Siemens
Fast-(Turbo-)Spin-Echo SE mit mehreren 180°-Pulsen, pro Echo 1 Rohdatenzeile	FSE	TSE	RARE
Fast-Field-Echo GE mit Kleinwinkelanregung (Flip-Winkel α = 45°) TE = 35 ms, TR = 300 ms	FFE		FISP („fast imaging with steady precession")
balanced FFE GE mit Ausnutzung der Gleichgewichtsmagnetisierung, alle Gradienten symmetrisch	FIESTA	bFFE	True FISP
Turbo-Field-Echo Turbo-GE-Sequenz, schnelles FLASH mit Präparationspulsfolge zur Kontrastverbesserung		TFE	Turbo-Flash
Phasenkontrastmessung (Flussquantifizierung)		Q-Flow	RACE (nur eindimensional)

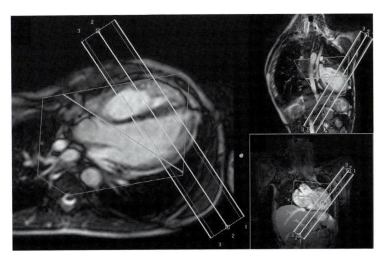

Abb. 8.80 **Dritter Planungsschritt für 3 Kurzachsenschnitte,** anhand des Semi-Vierkammerblicks (links), des RAO-Hilfsschnitts (rechts oben) und eines Koronarschnitts (rechts unten).

8 Magnetresonanztomographie

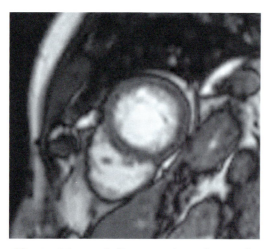

Abb. 8.81 **Mittventrikulärer Kurzachsenschnitt in der Diastole.** Einzelschicht einer Cine-Sequenz.

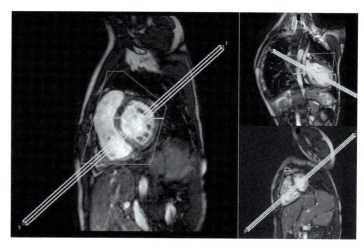

Abb. 8.82 **Vierter Planungsschritt für den Vierkammerblick,** anhand des mittventrikulären Kurzachsenschnitts (links).

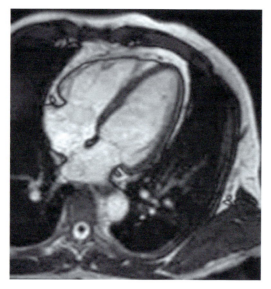

Abb. 8.83 **Vierkammerblick in der Diastole.** Einzelschicht einer Cine-Sequenz.

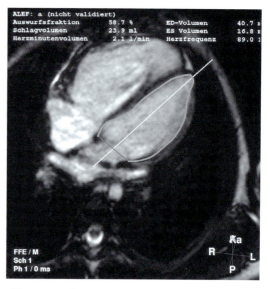

Abb. 8.84 **Enddiastolischer Vierkammerblick zur Berechnung der linksventrikulären Ejektionsfraktion nach ALEF.**

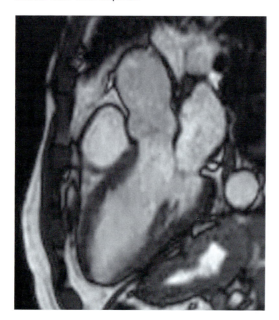

Abb. 8.85 **Dreikammerblick mit linksventrikulärem Einfluss- und Ausflusstrakt.** Einzelschicht einer Cine-Sequenz.

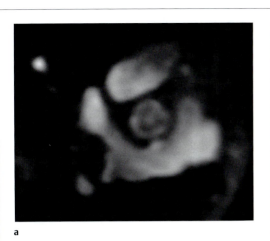
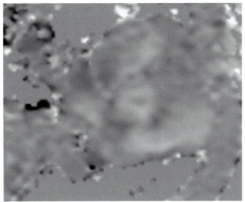

a

b

Q-Fluss: a (nicht validiert)　　　　　　── Vessel 1
Fluss-Ergebnisse (Schicht 1)
R-R-Intervall: 690 ms (aus Herzfrequenz)

c　　Uhrzeit (ms)

Q-Fluss: a (nicht validiert)		
Herzfrequenz	: 87	1/min
R-R-Intervall	: 690	ms
Schicht 1		Vessel 1
Schlagvolumen (ml)		18,9
Vol. Vorwärtsfluss (ml)		36,2
Vol. Rückfluss (ml)		17,3
Regurg. Frakt. (%)		47,7
Schlagvol. absolut (ml)		53,5
Mittlerer Fluss (ml/s)		27,4
1-Schlag-Weite (cm)		4,3
Mittlere Geschwindigkeit (cm/s)		6,2

d

Abb. 8.86 a–d Quantifizierung einer Pulmonalklappeninsuffizienz mit Phasen-Fluss-Kodierung.
- **a** Magnitudenbild in perpendikularer Schnittführung zur Pulmonalklappe.
- **b** Phasenkontrastbild.
- **c** Flussvolumenkurve.
- **d** Rohdatentabelle.

Indikationen

Aufgrund der umfangreichen Informationen, die mit der Farb-Doppler-Echokardiographie gewonnen werden, besteht in der Primärdiagnostik von *kongenitalen Vitien* im Neugeborenen- und Säuglingsalter nur selten eine Indikation zur MRT. Ergibt sich nach primärer Diagnostik die Notwendigkeit zur Intervention oder Operation, ist eine Herzkatheter-Untersuchung indiziert.

Bei älteren Kindern besteht am häufigsten die Indikation zur MRT, wenn methodische Probleme bestehen und z.B. aufgrund eines ungünstigen Schallfensters die Grenzen der Echokardiographie erreicht sind. Dies ist häufig postoperativ der Fall, insbesondere bei der Darstellung des *rechtsventrikulären Ausflusstrakts* (z.B. nach Fallot-Korrektur), der peripheren Pulmonalarterien, bei chirurgisch hergestellten Verbindungen (z.B. aortopulmonale Shunts, Fontan-Tunnel, Vorhof-Baffle nach Mustard- und Senning-OP) und Korrektur des Aortenisthmus (Abb. 8.**87**– 8.**92**). Auch die Bestimmung insbesondere der rechtsventrikulären Größe und Funktion, die Beurteilung der Myokardstruktur und -masse sowie die Quantifizierung von Klappeninsuffizienzen sind Domäne der MRT (Abb. 8.**93**– 8.**95**). Sowohl kongenitale als auch erworbene myokardiale Erkrankungen, die mit einer strukturellen und/oder funktionellen Veränderung einhergehen, sind mit der MRT gut zu beurteilen (Abb. 8.**96**, Tab. 8.**12**).

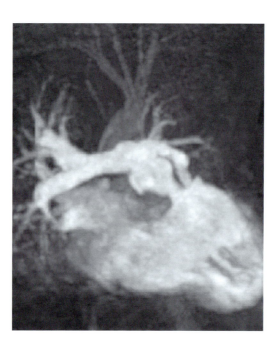

Abb. 8.87 **MR-Angiographie mit MIP des RVOT** nach Homograft-Implantation bei DORV mit TGA und postoperativer Pulmonalstenose nach arterieller Switch-OP. Ausgeprägte Homograftstenose.

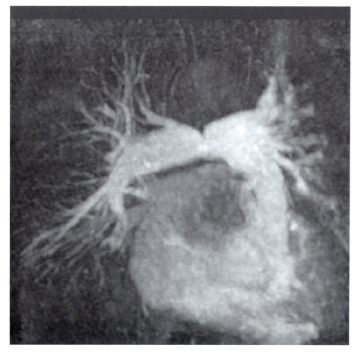

Abb. 8.88 **MR-Angiographie mit MIP der Pulmonalarterien.** Stenose der rechten Pulmonalarterie nach Korrektur eines Truncus arteriosus communis Typ Ia.

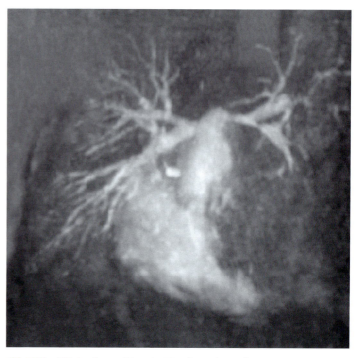

Abb. 8.89 **MR-Angiographie mit MIP der Pulmonalarterien.** Ausgeprägte Pulmonalarterienaststenose der linken Unterlappenarterie bei Hypoplasie der linken Pulmonalarterie.

Herz

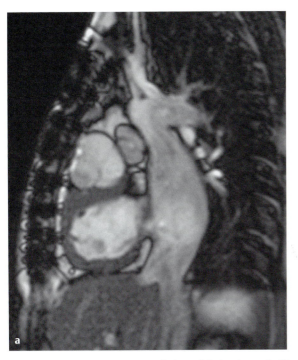
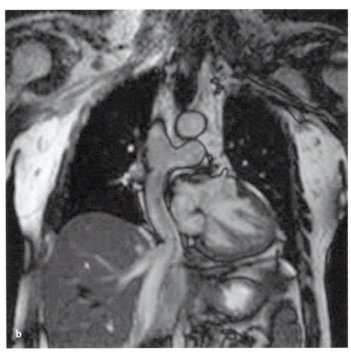

Abb. 8.90 a u. b   TCPC (Fontan-Zirkulation) bei univentrikulärem Herz vom rechtsventrikulären Typ. Einzelschicht einer Cine-Sequenz.
a Sagittal.   **b** Koronar.

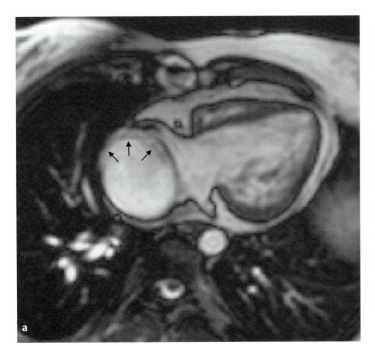
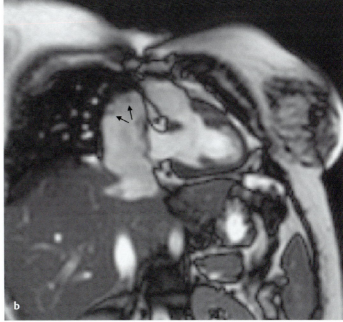

Abb. 8.91 a u. b   TCPC-Tunnel mit wandständigen Thromben (Pfeile). Univentrikuläres Herz vom linksventrikulären Typ. Einzelschicht einer Cine-Sequenz.
a Transversal.   **b** Koronar.

389

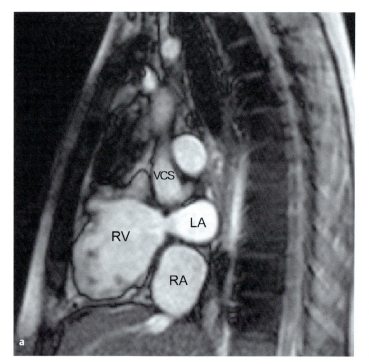
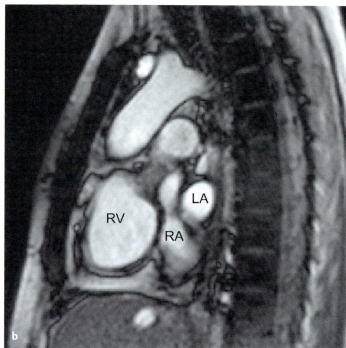
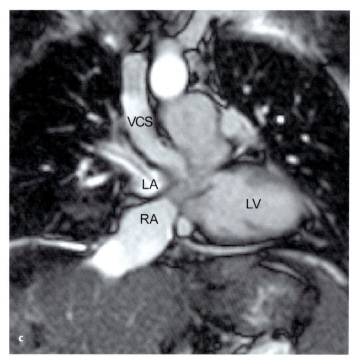

Abb. 8.92 a–c **TGA mit Zustand nach Vorhofumkehr nach Mustard.** Überkreuzungsstelle des atrialen Baffles. Einzelschichten einer Cine-Sequenz.
a Pulmonalvenöser Vorhof im Sagittalschnitt.
b Systemvenöser Vorhof im Sagittalschnitt.
c Systemvenöse Konnektion zum morphologisch rechten Systemventrikel in der Systole mit Trikuspidalinsuffizienz im Koronarschnitt.
LA linker Vorhof
LV linker Ventrikel
RA rechter Vorhof
RV rechter Ventrikel
VCS V. cava superior

Herz

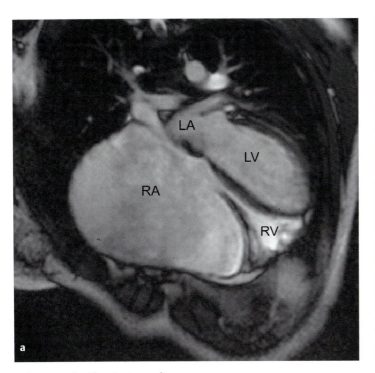
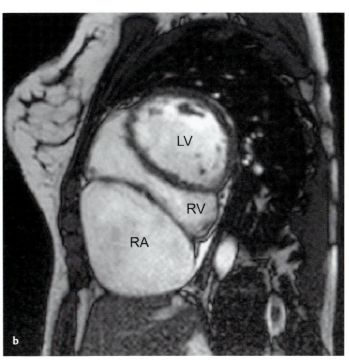

Abb. 8.93 a u. b   Ebstein-Anomalie.
a Vierkammerblick mit riesigem rechten Vorhof und atrialisiertem kleinen rechten Ventrikel. Normale Dimensionen der linksseitigen Herzabschnitte.

b Kurze Achse. Der rechte Ventrikel wird zwischen linkem Ventrikel und dilatiertem rechten Vorhof komprimiert.
Abkürzungen s. Abb. 8.**92**.

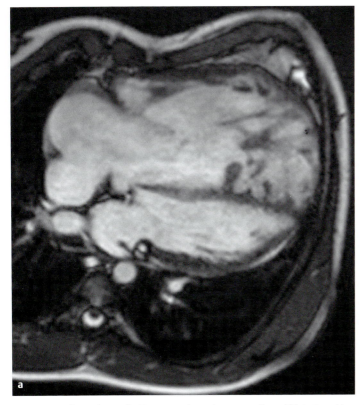

Abb. 8.94 a u. b   Pulmonale Hypertension mit ausgeprägter Dilatation, Hypertrophie und Trabekulierung des rechten Ventrikels und Dilatation des rechten Vorhofs.
a Vierkammerblick in der Diastole.

b Kurze Achse mit Septumabflachung als Hinweis auf eine sekundäre linksventrikuläre Funktionsstörung.

Abb. 8.95 **Marfan-Syndrom** mit Dilatation des Sinus Valsalvae (50 mm Durchmesser) und der Aorta ascendens. Linksventrikulärer Ausflusstrakt (Dreikammerblick).

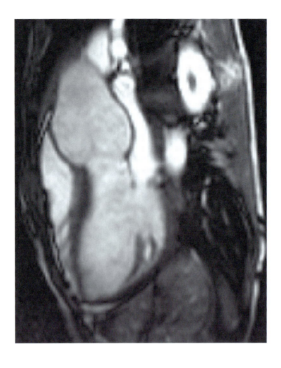

Abb. 8.96 a u. b **Restriktive Kardiomyopathie mit biventrikulärer Hypertrophie** und ausgeprägter Dilatation der Vorhöfe. Einzelschichten einer Cine-Sequenz im Vierkammerblick.
a Systole.
b Diastole.

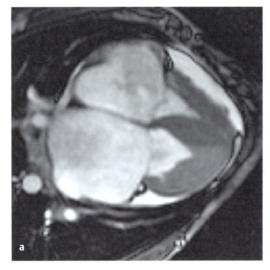 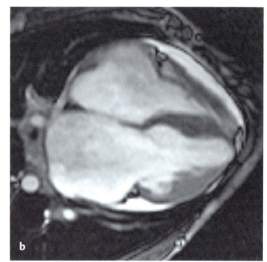

Tab. 8.11 ⋯⇢ *Übliche Messungen in der MRT des Herzens*

Herzstruktur	Parameter	Messverfahren
Linker Ventrikel	Durchmesser	• enddiastolisch lange Achse (LV-LAX-ED) • endsystolisch lange Achse (LV-LAX-ES) • enddiastolisch kurze Achse (LV-SAX-ED) • endsystolisch kurze Achse (LV-SAX-ES)
	diastolische Wanddicken	• Interventrikularseptum und Hinterwand im 2-Kammer-Blick • Interventrikularseptum und Seitenwand im 4-Kammer-Blick
	Ausflusstrakt (LVOT), mittsystolischer Durchmesser	
	Ejektionsfraktion (LVEF) nach ALEF oder Simpson	
Rechter Ventrikel	Durchmesser	• enddiastolisch lange Achse (RV-LAX-ED) • endsystolisch lange Achse (RV-LAX-ES) • enddiastolisch kurze Achse (RV-SAX-ED) • endsystolisch kurze Achse (RV-SAX-ES)
	Ausflusstrakt (RVOT), mittsystolischer Durchmesser	
	Ejektionsfraktion (RVEF) nach Simpson	
	Shunt-Berechnung (Q_P/Q_S)	Quantifizierung des rechtsventrikulären Schlagvolumens zum linksventrikulären Schlagvolumen durch quantitativen Q-Flow im RVOT und LVOT
Vorhöfe	Durchmesser	• enddiastolisch lange Achse (LA-LAX-ED) bzw. (RA-LAX-ED) • endsystolisch lange Achse (LA-LAX-ES) bzw. (RA-LAX-ES) • enddiastolisch kurze Achse (LA-SAX-ED) bzw. (RA-SAX-ED) • endsystolisch kurze Achse (LA-SAX-ES) bzw. (RA-SAX-ES)
Klappen	Durchmesser	
	Öffnungsflächen	
	Stenosegradient	mit quantitativem Q-Flow senkrecht zur Flussrichtung
	Insuffizienzquantifizierung	durch Bestimmung der Relation des Regurgitationsvolumens zum Schlagvolumen
Gefäße	Durchmesser (vor, in und nach Stenosen/Aneurysma)	
	Stenosegradient	mit quantitativem Q-Flow senkrecht zur Flussrichtung

Tab. 8.12 Indikationskatalog und häufige Fragestellungen für die MRT des Herzens im Kindes- und Jugendalter

Kongenitale Vitien	Fragestellungen
Isomerismus (z. B. Vorhofanatomie, V. azygos Kontinuität, links persistierende obere Hohlvene)	Situs
Lungenvenenfehlmündung	Typ (total, partiell), ASD
Klappenanomalien (z. B. Morbus Ebstein, Pulmonalatresie)	Klappenmorphologie, Ventrikelgröße, membranöse Atresie, Distanz zum Pulmonalarterienstamm, genuine Pulmonalarterien, MAPCA
Shunt-Vitien (ASD, VSD, AVSD; PDA), Septumdefekte	Shunt-Volumen, Lokalisation, balancierte Ventrikel, Klappenmorphologie
Double-Outlet-Ventrikel	Lage des VSD (Fallot-Typ, TGA), assoziierte Coarctatio
Double-Inlet-Ventrikel	Situs, atrialer Isomerismus, AV-Klappenmorphologie, Morphologie des dominanten Ventrikels, ventrikuloarterielle Konnektion
Hypoplastisches Linksherzsyndrom	Coarctatio, PDA-Stenose, Linksherzobstruktion, RV-Größe und -Funktion
Zentrale und periphere Pulmonalstenosen	Lokalisation, Ausdehnung, Gradient
Aortopulmonale Kollaterale (MAPCA)	Lokalisation, Stenosen
Transposition der großen Gefäße	atrioventrikuläre/ventrikuloarterielle Diskordanz, VSD, ISTA, Koronaranomalie, ASD
Aortenbogenanomalie (Isthmusstenose, Aortenhypoplasie, doppelter Aortenbogen)	Topographie, Stenosegradient, Durchmesser
Koronaranomalie (Bland-White-Garland, Fehlabgänge, Fistel)	Koronararterienverlauf, Ventrikelfunktion und -größe
Kollagenerkrankungen (z. B. Marfan-Syndrom)	Aorteninsuffizienz, Mitralklappenprolaps, Ventrikelfunktion
Postoperative/erworbene Erkrankungen	**Fragestellungen**
Glenn-Anastomose	Anastomosenstenose, Pulmonalarterienaststenose
Totale kavopulmonale Anastomose (TCPC)	Tunnelobstruktion, Thromben, Anastomosenstenosen, Pulmonalarterienaststenose
Vorhofumkehr nach Mustard/Senning bei TGA	systemvenöse/pulmonal-venöse Baffle-Obstruktion, Funktion des morphologisch rechten Systemventrikels, Koronaranomalien, evtl. Ischämiediagnostik
Arterielle Switch-Operation bei TGA	Koronararterien, Ventrikelfunktion, Neo-Aorteninsuffizienz, Neo-Aortenwurzeldilatation, Pulmonalstenose
Ross-Operation	Anastomosenstenosen der Koronararterien, Ventrikelfunktion, Quantifizierung Neo-Aorteninsuffizienz, Homograftstenose/-insuffizienz, PA-Aststenose
Fallot-Korrektur	RV-Größe und Funktion, RVOT-Aneurysma, Quantifizierung der Pulmonalinsuffizienz, Pulmonalstenosen
Korrektur Lungenvenenfehlmündung	Pulmonalvenöse Obstruktion
Pulmonale Hypertonie	RV-Größe und Funktion, Durchmesser PA-Stamm und -Äste, begleitende Vitien
Resektion Aortenisthmusstenose	Restenose, Aneurysma
Koronaropathie (z. B. TGA, Kawasaki-Erkrankung, Eisenmenger-Reaktion)	Koronaraneurysmen, Ventrikelfunktion, Stress-MRT
Klappeninsuffizienzen	Quantifizierung, Morphologie, Größe und Funktion des dazugehörigen Ventrikels/Vorhofs
Klappenstenosen	Stenosemorphologie, Gradient, Durchmesser
Hypoplastisches Linksherzsyndrom	RV-Funktion (Systemventrikel), Anastomosenstenose der Aorta nach Norwood-Operation, TCPC
Myokarderkrankungen	**Fragestellungen**
Hypertrophe Kardiomyopathie (HCM)	Morphologie des Myokards, Wanddicke, Ausflusstraktobstruktion, Funktion
Dilatative Kardiomyopathie (DCM)	Funktion, regionale Kontraktilität, Signalverhalten nach KM
Myokarditis	Lokalisation entzündlicher Areale zur Vorbereitung der Biopsie, LV-Größe und -Funktion
Spongiformes Myokard (non compaction)	Struktur und Ausdehnung, Ventrikelgröße und Funktion
Arrhythmogene rechtsventrikuläre Dysplasie (ARVD)	myokardiale Fetteinlagerungen, RV-Funktionsstörung, RV-Wandaneurysmen
Transplantatabstoßung	Narbe, Ventrikelfunktion
Infarkt	Infarktausdehnung, Narbe, Vitalität, koronare Flussreserve
Tumoren	**Fragestellungen**
	Ausdehnung, Signalverhalten nativ und nach KM, Obstruktion, DD: Thrombus

Spezielle Untersuchungsverfahren

Ventrikelfunktion. Gängige Verfahren zur Bestimmung der Ventrikelfunktion sind die Methoden nach Simpson und ALEF („area length ejection fraction") aus Aufnahmen schneller Cine-GE-Sequenzen (Abb. 8.84). Bei der Bestimmung nach Simpson sind 12 Atemanhaltephasen in der kurzen Achse zur Datenakquisition erforderlich. Die Bestimmung nach ALEF erfolgt in einer Atemanhaltephase im Vierkammerblick und setzt zur Berechnung eine ovale Ventrikelform voraus. Vorteil der aufwendigeren Methode nach Simpson ist die höhere Genauigkeit des ermittelten Werts auch bei veränderter Ventrikelgeometrie und insbesondere bei Messung des sichelförmigen rechten Ventrikels, der bei angeborenen Herzfehlern von vorrangiger Bedeutung ist (Tab. 8.11).

Motilitätsstörungen. Lokale Wandbewegungsstörungen sind meist Ausdruck einer Koronarinsuffizienz, die in ausgeprägten Fällen bereits in Ruhe und sonst durch eine pharmakologische Stressuntersuchung erkannt und quantifiziert werden. Die Beurteilung der regionalen Wandbewegung in Ruhe erfolgt zum einen subjektiv anhand der Cine-Sequenzen in der kurzen Achse und im Vierkammerblick. Geeignete Techniken sind die getriggerte Cine-GE-Sequenzen ohne Atemanhaltemanöver oder Cine-TFE und bFFE (True-FISP) in Exspiration (Tab. 8.10). Des Weiteren stehen semiquantitative Verfahren wie das myokardiale Tagging und die farbkodierte Darstellung der Wandbewegung zur Verfügung.

Belastungsuntersuchungen. Zur Beurteilung der regionalen Wandbewegung werden Belastungsuntersuchungen mit Dobutamin in steigender Dosierung (10–40 µg/kg KG/min) durchgeführt (Stress-MRT). Dabei wird das Erreichen der maximalen Herzfrequenz (Herzfrequenz/min = 220 – Lebensalter) angestrebt. Die Sensitivität und Spezifität bei der Diagnostik belastungsinduzierter Wandbewegungsstörungen liegt mit 86 % signifikant höher als bei der Stressechokardiographie. Da die Untersuchung jedoch häufig als belastend empfunden wird, wird die Stressechokardiographie mit der Möglichkeit, sie beim sedierten Patienten durchzuführen, in der Kinderkardiologie gelegentlich bevorzugt.

Koronare Flussreserve. Mit der Perfusions-MRT erfolgt die Überprüfung der koronaren Flussreserve in ischämischen Randgebieten unter Verwendung von Adenosin (140 µg/kg KG über 6 Minuten). In einer „First-pass"-Bolustechnik werden nach Injektion des unspezifischen extrazellulären KM Gd-DTPA (0,05 mmol/kg KG, Flussrate 8 ml/s) 4 Minuten nach der Adenosingabe mindestens 3 Schichten in der kurzen Achse mit T1w schnellen Sequenzen (Tab. 8.10) untersucht, deren Planung auf den enddiastolischen Vierkammerblick erfolgt. Die Myokardperfusion wird qualitativ und semiquantitativ analysiert. Infarktgebiete schließen stets den Subendokardialraum ein und stellen sich gegenüber dem perfundierten Myokard signalfrei (schwarz) dar. Spätaufnahmen mit der „Inversion-Recovery"-Sequenz (IR) 10 Minuten nach KM-Gabe zeigen Infarktnarben, die sich als extrazelluläre KM-Anreicherungen signalreich darstellen (Abb. 8.97). Dieses „late enhancement" beruht auf einer Vergrößerung des Extrazellularraums aufgrund des Verlusts vitaler Myokardzellverbände und ist somit nicht infarktspezifisch.

> Das „late enhancement" ist nicht infarktspezifisch.

Koronararterien. Die Darstellung der Koronararterien ist indiziert beim klinischen Verdacht auf eine Koronaranomalie, der sich bei pektanginösen Beschwerden mit ischämietypischen EKG-Veränderungen oder verdächtigen echokardiographischen Befunden ergeben kann. Beispiele sind der Verlauf einer Koronararterie zwischen Aorta und Truncus pulmonalis (Bland-White-Garland-Syndrom) und monostische Koronararterien. Auch postoperativ nach Reimplantation der Koronararterien bei der Ross-OP und der arteriellen Switch-OP entstehende Anastomosenstenosen können identifiziert werden. Weitere Indikationen sind Verlaufsuntersuchungen von Koronaraneurysmen bei Kawasaki-Erkrankung. Periphere Koronarabschnitte sind mit der MRT nicht sicher darstellbar, es sei denn, es handelt sich um größere Koronarfisteln.

Die kleinen, stark pulsierenden und pro Herzzyklus sehr lageveränderlichen Gefäßstrukturen sind stets in derselben Herzposition aufzunehmen. Dies wird durch Sequenzen ohne Atemanhaltemanöver EKG-getriggert auf die Mittdiastole in Navigator-gestütztem Echtzeit-Atemgating erreicht. Nach Anfertigung transversaler Schnitte (90° zur Aorta ascendens) erfolgt eine Dreipunktplanung auf den angeschnitten Abschnitten der einzelnen Koronararterien und eine erneute Darstellung in derselben Technik mit höchstmöglicher Ortsauflösung.

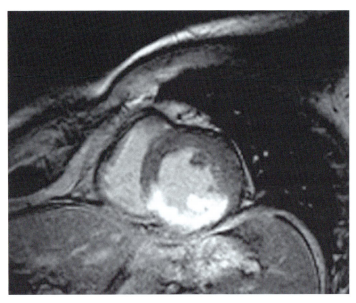

Abb. 8.97 **Transmurale linksventrikuläre Narbe** im mittleren Segment inferior mit Beteiligung eines Papillarmuskels. „Late enhancement" (IR-Sequenz) nach Gd-Gabe in einem Kurzachsenschnitt.

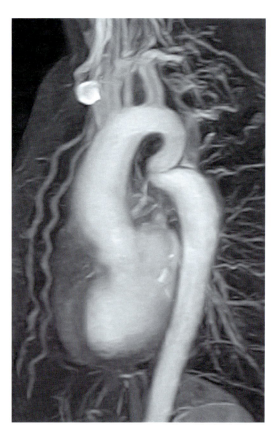

Abb. 8.98 **Rezidiv einer Aortenisthmusstenose** mit poststenotischer Dilatation der Aorta descendens. MR-Angiographie mit MIP des Aortenbogens.

Abb. 8.99 a u. b **Turner-Syndrom.** MR-Angiographie mit MIP des Aortenbogens.
a A. lusoria.
b Umschriebene Ektasie der Aorta ventral in Höhe der Abgänge beider Aa. subclaviae.

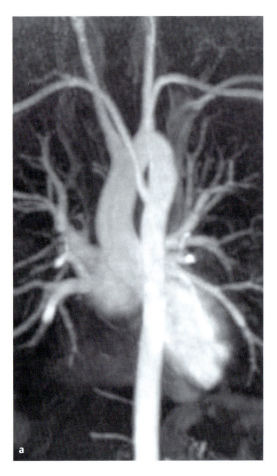
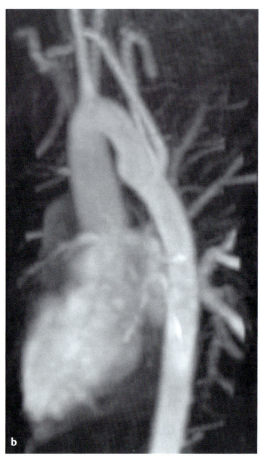

Aortenbogen. Die Aortenbogendarstellung basiert auf T1w transversalen Aufnahmen in „black-blood"- (BB-) Technik. Selbst wenn ein ausgeprägtes Kinking der Aorta vorliegt, erlauben diese Schnitte eine gute topographische Orientierung. Darauf aufbauend lassen sich mit Dreipunktplanung alle weiteren Sequenzen planen, die in einer parasagittalen Ebene die Aorta möglichst langstreckig von der Aortenklappe bis zur Aorta descendens abbilden. Zunächst werden bis zu 3 parallele T1w oder T2w Parasagittalschnitte zur Orientierung erstellt– ebenfalls in BB-Technik. Bei der Frage nach einer *Aortenisthmusstenose* sollte dabei die Stenose im Gefäßverlauf abgebildet sein, da so die Bestimmung des Stenosedurchmessers und der poststenotischen Dilatation sowie die *Quantifizierung des Druckgradienten* mit Q-flow ermöglicht wird. In Analogie zur Doppler-Echokardiographie wird hierzu die modifizierte Bernoulli-Gleichung verwendet: $4 \times V_{max}^2$ [m/s]. Die Abklärung der Aortenbogenpathologie wird mit einer Kontrastdarstellung (Gd 0,5 ml/kg KG) komplettiert. Dabei werden ca. 50 dünne Schichten einer „maximum intensity projection" (MIP) zur 3 D-Datenakquisition genutzt (Abb. 8.**98**– 8.**99**).

Weitere funktionelle Messungen. Analog zu der geschilderten Technik der Aortendarstellung, kann mit den Pulmonalarterien, Pulmonalvenen, einem Fontan-Tunnel und einem Baffle nach Vorhofumkehroperation verfahren werden. Neben der geeigneten Schichtorientierung ist die zeitliche Koordinierung von entscheidender Bedeutung für die Qualität der Darstellung. Eine zeitlich hoch aufgelöste MR-Angiographie erlaubt nach Gabe eines KM-Bolus die getrennte Darstellung der venösen, der pulmonal-arteriellen, pulmonal-venösen und schließlich der arteriellen KM-Passage.

Literatur

Aboolmali ND, Esmaeili A, Feist P, Ackermann H, Requardt M, Schmidt, Vogl TJ. Referenzwerte der MRT-Flussmessung imTruncus pulmonalis gesunder Kinder. RoFo. 2004;176:[in press].

Beekmana RP, Roest AA, Helbing WA, et al. Spin echo MRI in the evaluation of hearts with a double outlet right ventricle – usefulness and limitations. Mag Reson Imaging. 2000;18:245–53.

Beerbaum P, Körperich H, Gieseke J, Barth P, Peuster M, Meyer H. Rapid left-to right shunt quantification in children by phase-contrast magnetic resonance imaging combined with sensitivity encoding. Circulation. 2003;108:1355–61.

Cem Balci N, Yalcin Y, Tunaci A, Balci Y. Assessment of the anomalous pulmonary circulation by dynamic contrast-enhanced MR angiography in under four seconds. Magn Reson Imaging. 2003;21:1–7

Chung T. Assessment of cardiovascular anatomy in patients with congenital heart disease by magnetic resonance imaging. Pediatr Cardiol. 2000;21:18–26

Dodge-Khatami A, Tulevski II, Bennink GB, Hitchcock JF, de Mol BA, van der Wall EE, Mulder BJ. Comparable systemic ventricular function in healthy adults and patients with unoperated congenital corrected transposition using MRI dobutamine stress testing. Ann Thorac Surg. 2002;73:1759–64.

Fogel MA. Assessment of cardiac function by magnetic resonance imaging. Pediatr Cardiol. 2000;21:59–69.

Fogel MA, Hubbard A, Weinberg PM. A simplified approach for assessment of intracardiac baffles and extracardiac conduits in congenital heart surgery with two- and three-dimensional magnetic resonance imaging. Am Heart J. 2001;42:1028–36.

Fogel MA, Weinberg PM, Haselgrove J. Flow volume asymmetry in the right aortic arch in children with magnetic resonance phase encoded velocity mapping. Am Heart J. 2002;145:154–61.

Fogel MA, Hubbard A, Weinberg PM. Mid-term follow-up of patients with transposition of the great arteries after atrial investigation using two- and three-dimensional magnetic resonance imaging. Pediatr Radiol. 2002;32:440–6.

Fratz S, Hess J, Schwaiger M, Martinoff S, Stern HC. More accurate quantification of pulmonary blood flow by magnetic resonance Imaging than by lung perfusion scintigraphy in patients with Fontan circulation. Circulation. 2002;106:1510–3.

Geva T. Introduction – Magnetic resonance imaging. Pediatr Cardiol. 2000;21:3–4.

Geva T, Greil GF, Marshall AC, Landzberg M, Powell AJ. Gadolinium-enhanced 3-dimensional magnetic resonance angiography of pulmonary blood supply in patients with complex pulmonary stenosis or atresia (comparison with x-ray Angiography). Circulation. 2002;106:473–8.

Gulati G, Sharma S. A rare form of supracardiac total anomalous pulmonary venous drainage-evaluation by computed tomography and magnetic resonance imaging. Clin Radiol. 2003;58:172–5.

Gutberlet M, Abdul-Khaliq H, Stobbe H, et al. Einsatz moderner Schnittbildverfahren in der Diagnostik von Herzklappenerkrankungen. Z Kardiol. 2001;90:VI/2–12.

Gutberlet M, Abdul-Khaliq H, Stiller B, et al. Giant fibroma in the left ventricle of an infant – imaging findings in magnetic resonance imaging, echocardiography and angiography. Eur Radiol. 2002;12:143–8.

Gutberlet M, Abdul-Khaliq H, Grothoff M, et al. Vergleich der transthorakalen 3D-Echokardiographie mit der MRT zur Bestimmung linksventrikulärer Volumina bei Patienten mit pathologischer Ventrikelgeometrie aufgrund angeborener Herzfehler. RoFo. 2003;175:942–51.

Helbing WA, de Roos A. Clinical applications of cardiac magnetic resonance imaging after repair of tetralogy of fallot. Pediatr Cardiol. 2000;21:70–9.

Hjortdal VE, Emmertsen K, Stenbog E, et al. Effects of exercise and respiration on blood flow in total cavopulmonary connection. Circulation. 2003;108:1227–31.

Keller DI, Osswald S, Bremerich J, et al. Arrhythmogenic right ventricular cardiomyopathy – diagnostic and prognostic value of the cardiac MRI in relation to arrhythmia-free survival. Int J Cardiovasc Imaging. 2003;19:537–43.

Kim TH, Yoo SJ, Ho SY, Anderson RH. Twisted atrioventricular connections in double inlet right ventricle – evaluation by magnetic resonance imaging. Cardiol Young. 2000;10:567–73.

Lardo AC. Real-time magnetic resonance imaging – Diagnostic and interventional applications. Pediatr Cardiol. 2000;21:80–98.

Lorenz CH. The range of normal values of cardiovascular structures in infants, children, and adolescents measured by magnetic resonance imaging. Pediatr Cardiol. 2000;21:37–46.

Manning WJ, Pennell DJ. Cardiovascular magnetic resonance. Philadelphia: Churchill Livingstone; 2002.

Mayo JR, Roberson D, Sommerhoff B, Higgins CB. MR imaging of double outlet right ventricle. J Comput Assist Tomogr. 1990;14:336–9.

Mulkern RV, Chung T. From signal to image – Magnetic resonance imaging physics for cardiac magnetic resonance. Pediatr Cardiol. 2000;21:5–17.

Paelinck BP, Lamb HJ, Bax JJ, van der Wall EE, de Roos A. Assesment of diastolic function by cardiovascular magnetic resonance. Am Heart J. 2002;144:198–205.

Petersen SE, Voigtländer T, Kreitner KF, et al. Quantifikation of shunt volumes in congenital heart diseases using a breath-hold MR phase contrast technique-comparison with oximetry. Int J Cardiovasc Imaging. 2002;18:53–60.

Powell AJ, Geva T. Blood flow measurement by magnetic resonance imaging in congenital heart disease. Pediatr Cardiol. 2000;21:47–58.

Reid SA, Walker PG, Fisher J, Nagy Z, Ridgway JP, Watterson, KJ, Sivanathan U. The quantification of pulmonary valve haemodynamics using MRI. Int J Cardiovasc Imaging. 2002;18:217–25.

Rickers C, Seethamaraju RT, Jerosch-Herold M, Wilke NM. Magnetic resonance imaging guided cardiovascular interventions in Congenital heart disease. J Interv Cardiol. 2003;16:143–7.

de Roos A, Roest AA. Evaluation of congenital heart disease by magnetic resonance imaging. Eur Radiol. 2000;10:2–6.

Tulevski II, Lee PL, Groeninck M, et al. Dobutamine-induced increase of right ventricular contractillity without increased stroke volume in adolescent patients with transposition of the great arteries – evaluation with magnetic resonance imaging. Int J Card Imaging. 2000;16:471–8.

Tulevski II, Romkes H, Dodge-Khatami A, van der Wall EE, Groeninck M, van Veldhuisen DJ, Mulder BJ. Quantitative assessment of the pressure and volume overloaded right ventricle – imaging is a real challenge. Int J Cardiovasc Imaging. 2002;18:41–51.

Tulevski II, van der Wall EE, Groeninck M, Dodge-Khatami A, Hirsch A, Stoker J, Mulder BJ. Usefulness of magnetic resonance imaging dobutamine stress in asymptomatic and minimal symptomatic patients with decreased cardiac reserve from congenital heart disease (complete and corrected transposition of the great arteries and subpulmonic obstruction). Am J Cardiol. 2002;89:1077–81.

Vick GW. Three- and four-dimensional visualization of magnetic resonance imaging data sets in pediatric cardiology. Pediatr Cardiol. 2000;21:27–36.

Vrachliotis TG, Bis KG, Sajady N. Aorto-mitral valvular evaluation with MRI using the left parasternal long axis (angled-vertical long axis) plane. Int J Cardiovasc Imaging. 2002;18:61–6.

Van der Wall EE, Schalij MJ. MR imaging in arrhythmogenic right ventricular dysplasia/cardiomyopathy [editorial comment]. Int J Cardiovasc Imaging. 2003;19:549–52.

Weiss F, Habermann CR, Lilje C, Sasse K, Kühne T, Weil J, Adam G. MRT in der postoperativen Diagnostik bei funktionell univentrikulärem Herz – Korrelation zu Echokardiographie und Kardangiographie. RoFo. 2002;174:1537–43.

Weiss F, Habermann CR, Lilje C, Razek W, Sievers J, Weil J, Adam G. MR-Tomographie in der morphologischen Darstellung der isolierten non-compaction des linksventrikulären Myokards (NCVM). RoFo. 2003;175:1214–9.

Wittlinger T, Voigtländer T, Rohr M, Meyer J, Thelen M, Kreitner KF, Kalden P. Magnetic resonance imaging of coronary artery occlusions in the navigator technique. Int J Cardiovasc Imaging. 2002;18:203–11.

Yoo SJ, Lim TH, Park IS, Song MG, Kim SH, Lee HJ. MR anatomy of ventricular septal defect in double-outlet right ventricle with situs solitus and atrioventricular concordance. Radiology. 1991;181:501–5.

Yoo SJ, Kim YM, Choe YH. Magnetic resonance imaging of complex congenital heart disease. Int J Card Imaging. 1999;15:151–60.

9 Computertomographie

H. Tschäppeler, W.A. Kalender

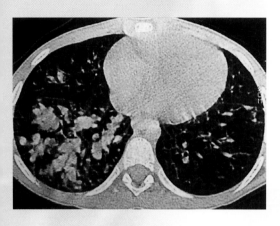

Allgemeine Richtlinien ⋯▸ 400

Muskuloskelettale Computertomographie ⋯▸ 404

    Trauma ⋯▸ 404

    Infektion ⋯▸ 405

    Neoplasie ⋯▸ 405

    Weitere Indikationen ⋯▸ 405

Computertomographie des Thorax ⋯▸ 405

    Thoraxwand, Pleura ⋯▸ 406

    Lungenparenchym, Luftwege ⋯▸ 406

    Mediastinum ⋯▸ 407

Computertomographie des Abdomens ⋯▸ 408

    Trauma ⋯▸ 408

    Appendizitis – Abszess ⋯▸ 409

    Neoplasie ⋯▸ 410

    Urolithiasis ⋯▸ 410

Kraniofaziale Computertomographie ⋯▸ 411

    Neurokranium ⋯▸ 411

    Gesichtsschädel ⋯▸ 411

Computertomographie des Spinalkanals ⋯▸ 412

9 Computertomographie

Allgemeine Richtlinien

Invasivität

Die CT hat sich seit ihrer klinischen Verfügbarkeit auch in der pädiatrischen Radiologie rasch einen festen Platz gesichert. Charakteristische diagnostische Eigenschaften sind die weitgehend untersucherunabhängige anatomische Querschnittdarstellung, das hohe örtliche und das ausgezeichnete Dichteauflösungsvermögen. Die i.v. Kontrastverstärkung ermöglicht die Beurteilung von Organperfusion und Blutgefäßen. Allerdings muss bei jeder Untersuchung berücksichtigt werden, dass die CT für das Kind eher eine *verhältnismäßig wenig invasive* als eine nichtinvasive diagnostische Methode ist. Belastend für Kinder können sein:

- *Strahlenbelastung:* Die organrelevante Äquivalenzdosis einer einzelnen, ohne adaptierte Parameter durchgeführten CT-Serie kann beim Kind durchaus 20 mSv erreichen. Referenzdosiswerte sind, anders als bei Erwachsenen, bisher nicht etabliert. Zur Orientierung werden derzeit vom Bundesamt für Strahlenschutz die Ergebnisse einer britischen Studie empfohlen, die effektive Dosen von 2–20 mSv ausweist. Epidemiologische Daten von Langzeitüberlebenden 50 Jahre nach den A-Bombenexplosionen in Japan deuten darauf hin, dass bereits im „Niedrig-Dosis"-Bereich von 50–100 mSv ein erhöhtes Karzinomrisiko besteht.
- Die *Radiosensitivität* frühkindlicher Organe ist generell größer als diejenige Erwachsener; Mädchen sind strahlensensitiver als Jungen.
- Für die Mehrzahl der Untersuchungen ist eine i.v. Verabreichung von iodhaltigem KM erforderlich.
- Der unumgängliche Transport zur Untersuchungseinheit.
- Die gelegentlich notwendige Sedierung oder Vollnarkose.

Insbesondere die Tatsache, dass jede CT-Untersuchung im Vergleich zu konventionellen radiologischen Maßnahmen mit einer viel höheren Strahlenbelastung verbunden ist, verpflichtet jeden Untersucher, in Absprache mit der zuweisenden Stelle den patientenrelevanten Informationsgewinn gegen das Risiko für das Kind abzuwägen.

Indikationen

Es gibt absolute und relative CT-Indikationen (Tab. 9.1). Für die Letzteren wird in zunehmendem Maß die MRT als alternative Methode angewendet.

Gerätetechnik und Untersuchungsparameter

Seit ihrer klinischen Einführung vor etwa 30 Jahren als damals revolutionäres axiales Schnittbildverfahren hat die CT zwischenzeitlich 2 wesentliche Innovationen erlebt.

Spiral-CT. Mit dem ab 1989 verfügbaren und seitdem weit verbreiteten Volumen-CT-Scanverfahren (Spiral-CT) wurden die Scanzeiten signifikant verkürzt, und sekundäre Rekonstruktionen wurden möglich. Dank des immer größer werdenden Strahlenbewusstseins hat sich unter Federführung der pädiatrischen Radiologen für Untersuchungen im Kindesalter die „Niedrig-Dosis"-CT durchgesetzt, was die Anpassung der die Dosis beeinflussenden Geräteparameter an die kleineren kindlichen Körpervolumina bedeutet:

- Reduktion des Röhrenstroms bzw. des mAs-Produkts und der Röhrenspannung,
- Pitch-Wert von 1,5–2.

Allgemeine Richtlinien

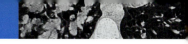

Tab. 9.1 ⤏ *CT-Indikationen*

Region	Absolut	Relativ
Muskulatur, Skelett	▪ Trauma: v. a. komplexe Anatomie (Wirbelsäule, Becken, Schulter, Sprunggelenk) ▪ komplexe ossäre Fehlbildung	▪ ossäre Neoplasie (z. B. Osteoidosteom)

Thorax	▪ Lungenparenchym:
	  – Metastasen
	  – Lungenerkrankung
	  – Bronchiektasie
	  – vor Lungentransplantation bei Mukoviszidose
	  – Abszess
	▪ Punktion/Drainage
	▪ schweres Thoraxtrauma
	▪ kardiovaskulär:
	  – zentrale Thromben
	  – Koronararterien
	  – anstelle MRT
	  – postoperative Blutung
		▪ mediastinale Massenläsion von Thoraxwand und Pleura, z. B. Empyem, primäre/sekundäre Neoplasie
		▪ virtuelle Bronchoskopie

Abdomen	▪ Trauma ▪ komplexer Abszess	▪ Neoplasie ▪ Pankreatitis ▪ Punktion/Drainage ▪ Urolithiasis

Schädel, Spinalkanal	▪ akutes Schädel-Hirn-Trauma
	▪ Gesichtsschädel:
	  – Fraktur
	  – Fehlbildung
	▪ postoperative Frühkontrolle bei Hirntumor
	▪ intrakranielle Verkalkung
		▪ Verlauf eines drainierten Hydrozephalus
		▪ Tumor mit Kalottenbeteiligung
		▪ Diastematomyelie, ossärer Anteil
		▪ komplizierte Sinusitis

Wichtigste Voraussetzung ist die Bereitschaft des Untersuchers, eine ausreichende, d. h. *diagnostisch aussagekräftige Bildqualität* zu akzeptieren und bewusst auf eine maximale Bildqualität zu verzichten, denn die Letztere lässt sich nur mit einer höheren Strahlenbelastung erkaufen.

Mehrschicht-Spiral-CT. Die zweite, mindestens ebenso bedeutende Innovation war 1998 die Einführung der Mehrzeilendetektoren und der daraus resultierenden Möglichkeit zu Mehrschicht-Spiral-CT (MSCT). Anfänglich wurde mit 4, später mit 16 und derzeit bereits mit 64 Schichten gearbeitet. Die sehr schnelle Bildakquisition mit drastischer Verkürzung der Scanzeiten und effektive Schichtdicken im Sub-Millimeter Bereich, welche eine sehr hohe örtliche Auflösung sowie unbeschränkte 3 D-Rekonstruktionen ermöglichen, sind die herausragenden Eigenschaften der MSCT.

Die neueste Gerätegeneration (64-Schicht-CT) bringt auch für die CT-Diagnostik im Kindesalter Vorteile. Scanzeiten von unter 10 s pro Körperregion (Thorax; Abdomen; Schädel) sind selbstverständlich auch für Kinder attraktiv:

- Eine Sedierung oder Vollnarkose wird seltener notwendig, da mit solch kurzen Scanzeiten Atem- und/oder Bewegungsartefakte die Bildqualität kaum mehr beeinträchtigen.
- Die i. v. Kontrastverstärkung wird effizienter genutzt, was eine Reduktion der KM-Gesamtmenge möglich macht.
- Die Echtzeit-Bildgebung erlaubt die *sofortige Bildbeurteilung*, sodass im Bedarfsfall die Serie sofort abgebrochen werden kann. Sie schafft die Voraussetzung für die CT-Fluoroskopie, deren Einsatz für Interventionen beim Kind derzeit allerdings noch nicht denselben Stellenwert hat wie beim Erwachsenen.

Die kurzen Scanzeiten dürfen aber keineswegs dazu verleiten, die CT-Indikationen im Kindesalter bedenkenlos auszuweiten, d. h. die Methode für unkritische Untersuchungen „von Kopf bis Fuß" oder sogar zum Screening zu missbrauchen.

Neuere Weiterentwicklungen. Die Forderung der Anwender, die Vorteile der komplexen Mehrzeilen-Detektor-Technologie mit größtmöglicher Strahleneffizienz zu nutzen, das zunehmende Strahlenbewusstsein in einer breiteren Öffentlichkeit sowie die Erkenntnis, dass die CT-Diagnostik inzwischen den größten Anteil zur medizinisch bedingten Strahlenexposition beiträgt, haben die CT-Hersteller zu weiteren, innovativen Lösungen veranlasst:

- Körpergewichts- und/oder körperlängenbezogene Protokolle für verschiedenste Körperregionen:

⤏ Die Durchführung einer CT-Untersuchung eines jüngeren Kindes mit Geräteparametern, wie sie für einen Erwachsenen verwendet werden, muss als Kunstfehler bezeichnet werden.

9 Computertomographie

Zur Vermeidung von Fehlmanipulationen sind diese vielfach farbkodiert. Die variablen Parameter umfassen den Röhrenstrom mit der Röhrenrotationsgeschwindigkeit (mAs-Produkt), die Röhrenspannung (80–120 kV), Tischvorschub und Detektorkonfiguration (Pitch).
- Filter zur Verbesserung der Bildqualität und Verminderung des Weichstrahlanteils.
- Angabe der zu erwartenden, aufgrund von Phantommessungen ermittelten Strahlendosis (gewichteter CT-Dosis-Index oder Dosis-Längen-Produkt) auf der Bedienkonsole nach Anwahl der gewünschten Parameter mit der Möglichkeit zum Vergleich nach deren Änderung. Größenangepasste Erfahrungswerte für den CTDI(vol):
  - Thorax: Säugling, Kleinkind bis 2 mGy; Schulkind bis 3,5 mGy; Jugendlicher 6 mGy,
  - Abdomen: Säugling, Kleinkind bis 3 mGy; Schulkind bis 6 mGy; Jugendlicher 8 mGy.
- An die Anatomie angepasste Modulation des Röhrenstroms (aufgrund des Topogramms und/oder online): Kontinuierliche Anpassung des Röhrenstroms für jede Winkelposition an die Strahlenschwächung, wobei der mA-Wert um bis zu einem Faktor 10 variiert wird. Die Dosis pro Schicht kann dabei ohne Bildqualitätsverlust um bis zu 50% reduziert werden.
- Automatische Expositionskontrolle (aufgrund des Topogramms und/oder online): Kontinuierliche Anpassung des für eine vorgegebene Bildqualität (Kontrast-Rausch-Verhältnis) erforderlichen Röhrenstroms an die wechselnde Strahlenschwächung der jeweils durchstrahlten Körperregion. Das mAs-Produkt pro Röhrenrotation kann dadurch beispielsweise zwischen Schulterregion und Thoraxmitte um mehr als den Faktor 2 variieren, indem der Sollwert für jede einzelne Schicht angepasst wird. Dank dieser neuesten Errungenschaft kann aufgrund bisheriger Erfahrungen im Vergleich mit „Niedrig-Dosis"-Protokollen der Spiral-CT die Strahlendosis der Gesamtuntersuchung um 25% und mehr reduziert werden.

Pitch-Faktor. Die Wahl des Pitch-Faktors wirkt sich auch bei der MSCT sowohl auf die Strahlenexposition als auch auf die Bildqualität aus. Beim derzeitigen Erfahrungsstand fehlen jedoch noch verbindliche Empfehlungen. Grundsätzlich ist ein möglichst großer Pitch-Wert (1,5 oder mehr) erwünscht. Aufgrund der Pitch-Definition für die MSCT (Verhältnis Tischvorschub pro Röhrenrotation zu totaler nominaler Schichtdicke) ist z. B. bei gleich bleibender Schichtdicke ein größerer Pitch durch Erhöhung der Tischvorschubgeschwindigkeit möglich. Zudem wird das Phänomen der „Überstrahlung" und damit unnötiger Strahlung bei einem 16-Schicht-Gerät kleiner, sodass die Strahleneffizienz in der z-Achse besser wird.

Röhrenspannung. Komplex ist die Beziehung der Röhrenspannung hinsichtlich Bildqualität und Strahlenexposition. Einerseits braucht der kleinere Körperquerschnitt des Kindes weniger Penetration, andererseits nimmt bei abnehmender Spannung sowohl der Bildkontrast, aber auch das Bildrauschen zu. Maßgeblich ist schließlich das resultierende Kontrast-Rausch-Verhältnis, welches die Bildqualität bestimmt. Die Tendenz weist eindeutig in Richtung Reduktion der Röhrenspannung für die kindliche CT-Diagnostik auf Werte von 120 kV und weniger (bis 80 kV). Durch diese Optimierungsmaßnahmen ergeben sich weitere Möglichkeiten zur Reduktion der Strahlenbelastung.

Sedierung

Trotz der sehr kurzen Scanzeiten ist in Einzelfällen die Ruhigstellung kindlichen Patienten unumgänglich. Die Wahl der Fixierungsmethode richtet sich nach dem Alter und der momentanen Kooperationsfähigkeit des Kindes sowie den örtlichen Gepflogenheiten:
- Im günstigsten Fall genügt bei einem älteren Kind etwa ab dem 4. Lebensjahr eine gut verständliche Erklärung des Untersuchungsablaufs. Anstelle der Apnoe reicht auch eine ruhige, kontinuierliche Atmung. Die Anwesenheit von vertrautem Pflegepersonal oder eines Elternteils in der fremden und beängstigend wirkenden Umgebung ist hilfreich.
- Der *junge Säugling* kann in der Regel mit straffem Einwickeln in Tücher genügend immobilisiert werden, wobei eine vorausgegangene Flaschenmahlzeit und die Berücksichtigung der Ruhephase die Untersuchungsbedingungen verbessern helfen.
- *Dem Kleinkind* unter 2 Jahren wird mit gutem Erfolg Chloralhydrat p.o. in einer Dosis von

Allgemeine Richtlinien

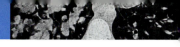

50–100 mg/kg KG etwa 30 Minuten vor Untersuchungsbeginn verabreicht. Die Maximaldosis beträgt 2 g.
- *Ab dem 2. Lebensjahr* wird die i.v. Sedierung (z.B. Pentobarbital) bevorzugt. Die Patientenüberwachung (vorzugsweise durch einen Kinderanästhesisten) muss mit Pulsoxymetrie während der gesamten Untersuchungsdauer gewährleistet sein.
- Der logistische Aufwand für eine *Intubationsnarkose* ist beträchtlich größer und beinhaltet auch die Prämedikation und Nachbetreuung des Patienten. Gegenseitige Absprachen zwischen Zuweiser, Anästhesist und Untersucher sind für einen befriedigenden Untersuchungsablauf unbedingt erforderlich. *Iatrogene, posterobasale Lungenbelüftungsstörungen,* welche die Beurteilung einer Lungen-CT-Untersuchung beträchtlich erschweren können, lassen sich durch eine kurze Hyperinflation unmittelbar vor der Aufnahmeserie vermindern.

Bei voraussichtlicher i.v. Sedierung und geplanter i.v. KM-Verabreichung legt bereits die zuweisende Stelle oder ein spezielles Anästhesie-Team einen sicheren venösen Zugang, z.B. peripher an einem Arm mit einer Venenverweilkanüle der Größe 20–24 G oder zentralvenös mit Venenkatheter.

Kontrastmittel

Intravenöses Kontrastmittel

Indikationen. CT-Abklärungen des Mediastinums, des Abdomens (Ausnahme: Frage nach Urolithiasis) sowie spezielle Fragestellungen im Schädelbereich erfordern eine i.v. KM-Gabe. Der Verzicht auf die Nativserie sollte außer bei speziellen Fragestellungen die Regel sein. Dasselbe gilt für Mehrphasen-Untersuchungen nach KM-Verabreichung. Die Beschränkung auf eine einzige, kontrastverstärkte Serie des Mediastinums oder des Abdomens trägt wesentlich zur Reduzierung der Strahlenbelastung bei. Für die Fragestellung nach Lungenmetastasen oder bei Schädel-Hirn-Trauma ist üblicherweise keine KM-Verabreichung erforderlich.

Dosierung. Die Verwendung eines *nichtionischen, niedrig- oder isoosmolaren KM* ist beim Kind Standard. Die KM-Menge ist abhängig vom Körpergewicht und Alter:
- Kinder bis 1 Jahr: 2 ml/kg KG.
- Kinder ab 1 Jahr: 1,5 ml/kg KG; maximale Einzeldosis 100 ml.

Applikation. Im Ganzkörperbereich wird die Bolusinjektion (ohne oder mit Druckinjektor) in Abhängigkeit von der verwendeten Kanüle mit einem Flow von 1–2 ml/s bevorzugt.

Bei fehlender Möglichkeit zum Bolustracking muss zur Vermeidung einer suboptimalen Organkontrastierung eine *genügend lange Zeitspanne* zwischen Ende der Kontrastinjektion und Beginn der MSCT eingehalten werden. Im Einzelfall müssen Variablen wie Injektionsdauer (KM-Menge/Flow), Ort der Injektion und Kreislaufzeit mitberücksichtigt werden. Zur Untersuchung mehrerer Regionen (Hals bis Becken) – z.B. bei Mehrfachverletzungen oder erstmaligem Staging bei Lymphom – ist eine *Einzeldosis* (2 ml/kg KG, maximal 100 ml) ausreichend. Der Scanbeginn nach Injektionsende liegt dann in der Halsregion, die Thorax-Region (nach Arm-Neuplatzierung) folgt nach 5–10 s, das Abdomen mit Becken nach 20–30 s. Diese Zeiten nach Injektionsende sind auch bei Untersuchungen nur einer Region anwendbar.

Orales Kontrastmittel

Indikationen. Die orale KM-Verabreichung ist grundsätzlich für jede Abdomen- und/oder pelvine CT-Untersuchung anzustreben. Alternativ und als Kompromiss kann Wasser allein ausreichen. Ausnahmen: Gefahr der Aspiration bei bewusstseinsgestörten Kindern oder geplante Intubationsnarkose.

Die Menge des verdünnten (1,5%) wasserlöslichen KM ist altersabhängig:
- Säugling: 100–200 ml,

> Bei schwer kranken Kindern wird KM am besten fraktioniert in Rechtsseitenlage gegeben.

- Kleinkind: 200–400 ml,
- älteres Kind: 400–800 ml.

Die Flüssigkeit wird 30–60 Minuten vor Untersuchungsbeginn getrunken oder ggf. durch eine Ernährungssonde in den Magen instilliert. Bei schwer kranken Kindern bewährt sich die fraktionierte Verabreichung in Rechtsseitenlage.

Muskuloskelettale Computertomographie

Je komplexer die knöcherne Anatomie einer zu untersuchenden Region ist, umso eher wird die CT wesentliche Zusatzinformationen zur Diagnose und Therapieplanung liefern. Befunde vorangegangener bildgebender Methoden ebenso wie laborchemische und klinische Daten sind in die Untersuchungsplanung einzubeziehen. Im Beckenbereich einschließlich Hüftgelenk, Sakrum und Iliosakralgelenk sowie an der Wirbelsäule und am Rückfuß (oberes und unteres Sprunggelenk) ist die MSCT der konventionellen Tomographie zur Beurteilung der knöchernen Strukturen – nicht zuletzt wegen den Rekonstruktionsmöglichkeiten – eindeutig überlegen. In der Abklärung von Weichteil- und Knochenmarkerkrankungen hat die MRT die CT ersetzt.

Die Wahl der Detektorkonfiguration – insbesondere die Verwendung von Schichtdicken im Sub-Millimeter-Bereich, welche die isotrope Bildgebung ermöglichen – richtet sich nach der konkreten Fragestellung, z.B.: Ist eine höchste örtliche Auflösung notwendig oder sind multiplanare Rekonstruktionen erforderlich?

Trauma

Die CT zeigt einwandfrei und überlagerungsfrei die genaue Ausdehnung und evtl. Dislokation einer Fraktur einschließlich intraartikulärer osteokartilaginärer Fragmente. Zur Festlegung der zu untersuchenden Skelettregion sind vorherige konventionelle Röntgenaufnahmen meist unentbehrlich.

Wirbelsäule. An der Wirbelsäule hat der CT-Nachweis eines intraspinal dislozierten Fragments unmittelbare therapeutische Konsequenzen. Zervikale Verletzungen (z.B. Jefferson-Fraktur, atlantoaxiale Subluxation) werden patientenschonend dargestellt. Allerdings lässt erst die ergänzende MRT eine begleitende Rückenmarkverletzung konklusiv beurteilen.

Beckenfrakturen. Komplizierte Beckenfrakturen mit Beteiligung der Iliosakralgelenke oder des Azetabulums (Abb. 9.1) sowie das Ausmaß begleitender intrapelviner Weichteilhämatome zeigt die MSCT einwandfrei. Aufgrund des hohen Knochenkontrasts sind für die Untersuchung des kindlichen Beckens 80–100 mAs (Richtwert) ausreichend.

Komplexe Frakturen. Tibiaplateau- oder distale Tibiaepi-/-metaphysenfrakturen (z.B. Triplane-Fraktur) ebenso wie komplexe Verletzungen des Talus, des Kalkaneus, des Schultergelenks oder des Sternoklavikulargelenks sind auch beim Kind nicht seltene Indikationen zur CT-Abklärung.

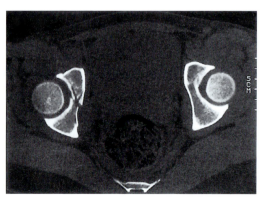

Abb. 9.1 **Azetabulumfraktur rechts.** 14-jähriges Mädchen.

Infektion

Zur Frühdiagnostik einer Osteomyelitis werden neben der Projektionsradiographie (zwecks Dokumentation des Ausgangbefundes) die Sonographie (Nachweis eines subperiostalen Abszesses), die Skelettszintigraphie und/oder zur Beurteilung der Knochenmarkbeteiligung die MRT eingesetzt. Bei den im Kindesalter selten vorkommenden Komplikationen (z.B. Sequester) hat die CT eine relative Indikation.

Neoplasie

Routinemäßig wird für die Evaluierung eines Knochentumors zur Therapieplanung (einschließlich exakter Volumenbestimmung) die MRT anstelle der CT eingesetzt. Ihre diagnostische Aussagekraft hinsichtlich der intraossären und parossalen Tumorausdehnung wie auch der Beziehung zu Gefäßen und Nerven ist umfassend. Bei einem Osteoid-Osteom oder einem Osteoblastom (Abb. 9.2) kann die CT z.B. sowohl für die Diagnostik als auch für die CT-geführte Ausfräsung hilfreich sein. Primäre Weichteiltumoren werden grundsätzlich mit der MRT abgeklärt.

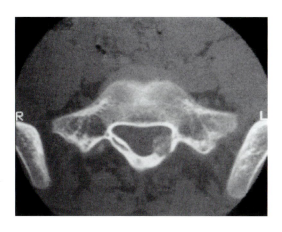

Abb. 9.2 **Osteoblastom im linken Wirbelbogen von S1.** 12-jähriger Junge.

Weitere Indikationen

Obwohl mit axialen CT-Einzelschnitten auf einfache und objektive Weise die Bestimmung der *femoralen Antetorsion* möglich ist, bleibt deren Einsatz Ermessensfrage. Die *talokalkaneare Koalition* lässt sich mit der CT eindeutig beweisen.

Computertomographie des Thorax

Indikationen. Für die Bildgebung der kindlichen Thoraxorgane ist die CT kaum mehr entbehrlich. Tatsächlich ist die CT nach der konventionellen Röntgenaufnahme die zweithäufigste Untersuchungsmodalität des Thorax. Als einzige liefert die CT hervorragende anatomische Informationen über das Lungenparenchym und Interstitium, das Mediastinum einschließlich der kardiovaskulären Strukturen sowie über die Thoraxwand. Die hauptsächlichen Indikationen der Thorax-MSCT sind:
- Nachweis von Lungenmetastasen,
- mediastinale Raumforderung,
- schweres Thoraxtrauma, insbesondere bei instabilen Patienten (S. 181).
- kardiovaskulär:
  - notfallmäßig: Thrombosierung (z.B. zentrale Lungenembolie, nach totaler kavopulmonaler Connection, nach Glenn-OP),
  - Darstellung der Koronararterien, insbesondere bei postoperativen Fragestellungen (z.B. Zustand nach Ross-OP, Switch-OP, Koronarreimplantation, Homograft),
  - MRT nicht aussagekräftig durchführbar aufgrund von Artefakten durch Stents, Schrittmacher, Defibrillator, Occluder (S. 341 u. 383),
  - postoperative Blutung.

9 Computertomographie

Untersuchungsparameter. Üblicherweise schließt die Untersuchung die obere Thoraxapertur (wenn immer möglich unter Aussparung der Schilddrüse) und die Lungenbasen ein. Die Vorteile der MSCT kommen voll zum Tragen. Dank der sehr kurzen Scanzeit kann die Serie während einer weniger als 10 s betragenden, willkürlichen Apnoe oder auch bei ruhiger, fortgesetzter Atmung durchgeführt werden: Die derzeit mit der neuesten Gerätegeneration realisierten Rotationszeiten im Bereich von 0,5 s, eine Kollimation von 1–1,5 mm und ein rascher Tischvorschub bis 36 mm/Rotation minimieren atembedingte Artefakte, eine aussagekräftige Bildqualität bleibt erhalten. Wie bei der Einzel-Detektor-Volumen-CT soll auch für die MSCT das kleinstmögliche mAs-Produkt gewählt werden: Richtwerte sind für Säuglinge 15–20 mAs und für 10 Jahre alte Kinder 45–60 mAs. Die Röhrenspannung kann für diese Altersgruppe auf Werte bis 80 kV reduziert werden. Die jeweilige Beurteilung des Mediastinums, der ossären Strukturen sowie des Lungenparenchyms muss in der entsprechenden Fenstereinstellung erfolgen.

Strahlenschutz. Die Verwendung eines Wismut enthaltenden, keine störenden Artefakte bewirkenden Mammaschutzes bei Mädchen und/oder eines Schilddrüsenschutzes ist in manchen Kliniken etabliert.

Thoraxwand, Pleura

Komplexe, von den Weichteilen der Thoraxwand oder den Rippen ausgehende, nach innen oder außen infiltrierende (z. B. Ewing-Sarkom) oder vom Mediastinum in die Thoraxwand einwachsende, meist neoplastische Läsionen (z. B. malignes Lymphom) werden bevorzugt mit der MRT abgeklärt. Allerdings kann auf die ergänzende Lungen-CT zum Metastasennachweis in der Regel nicht verzichtet werden.

Während im Kindesalter sowohl die primäre wie auch die sekundäre pleurale Neoplasie (Ausnahme: metastasierendes Neuroblastom) ungewöhnlich ist, ist die für die Festlegung des Behandlungsplans relevante Unterscheidung einer infektiösen entzündlichen Pleuraerkrankung (umschriebenes Empyem) von einer pulmonalen Pathologie (peripherer Lungenabszess) eine Indikation zur kontrastverstärkten CT.

Lungenparenchym, Luftwege

> Die CT ist die beste Methode zum Nachweis kleinster pulmonaler Rundherde.

Lungenmetastasen. Die häufigste Indikation zur nativen, nicht kontrastverstärkten Thorax-CT ist der Nachweis von Lungenmetastasen (Abb. 9.**3**) eines bekannten kindlichen Primärtumors (insbesondere Nephroblastom, maligner Knochentumor, Rhabdomyosarkom, embryonale Tumoren). Wie beim Erwachsenen ist die bevorzugte Lokalisation subpleural. Mit keiner anderen Untersuchungsmethode sind kleinste Rundherde besser erkennbar.

Parenchymatöse/interstitielle Erkrankungen. Für die Abklärung diffuser Erkrankungen des Parenchyms und/oder des Interstitiums (z. B. unter Immunsuppression, bei Intensivpflegepatienten, Verlaufskontrollen und präoperativ bei Mukoviszidose; Abb. 9.**4**) bleibt es Ermessensfrage, ob eine hoch auflösende Lungen-CT mit 1–1,5 mm dünnen axialen Einzelschichten im 5–10 mm Abstand durchgeführt werden soll.

Tracheobronchialbaum. Die sehr kurzen Röhrenrotationszeiten und eine hohe Auflösung in der z-Achse, welche dank einer Kollimation im Sub-Millimeter-Bereich (z. B. 0,75 mm bei 16-Zeilen-Geräten) erreicht wird, liefern hochwertige Datensätze für multiplanare Rekonstruktionen zur anatomischen (und funktionellen) Beurteilung der Trachea und größeren Bronchien. Bei Beschränkung der MSCT auf die interessierende Region und bei altersgemäßer Wahl der Röhrenspannung und des Röhrenstroms ist die virtuelle Bronchoskopie auch im Kindesalter eine mögliche Alternative zur konventionellen Bronchoskopie, wobei sie zudem eine hohe Aussagekraft hat hinsichtlich einer Kompression der Luftwege von außen durch eine Raumforderung.

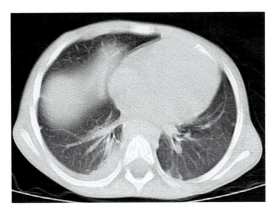

Abb. 9.3 **Bilaterale, subpleurale Lungenmetastasen eines Hepatoblastoms.** 4-jähriges Mädchen.

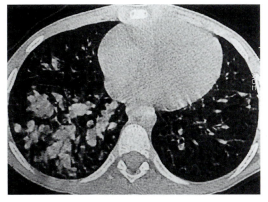

Abb. 9.4 **Vorwiegend rechtsseitige Bronchiektasien bei Immotile-cilia-Syndrom.** 7-jähriger Junge.

Mediastinum

Die Sonographie und die immer kürzeren MRT-Sequenzen in Ergänzung zur konventionellen Thoraxuntersuchung sind sehr hilfreiche Methoden zur weiteren Abklärung einer *mediastinalen Raumforderung* hinsichtlich Kompartiment, Beziehung zu großen Gefäßstrukturen und innerem Aufbau. Insbesondere Massenläsionen im hinteren Mediastinum (in der Regel neurogenen Ursprungs) werden routinemäßig mit der MRT abgeklärt.

Malignes Lymphom. Im Rahmen des Stagings beim malignen Lymphom, welches in der Regel den gesamten Körperstamm mit einschließt (Hals bis Becken), ist die MSCT aufgrund der kurzen Gesamt-Scanzeit (um 30 s) eine zur MRT zu diskutierende, attraktive Alternativmethode (Abb. 9.5). Trotz der notwendigen i. v. KM-Verabreichung ist sie für das Kind in der Regel leichter zu ertragen. Eine Ermessensfrage bleibt allerdings die Gewichtung der diagnostischen Strahlenexposition, welche im Einzelfall auch eine geplante (Radio-) Therapie berücksichtigen soll.

CT-Angiographie. Die sehr kurze Abtastzeit, mit welcher vorzugsweise unter Verwendung des Bolus-Trackings das i. v. KM optimal genutzt wird, ist durchaus ein Argument für die mediastinale MSCT-Angiographie anstelle der MRT (z. B. bei Aortenbogenanomalie). Abhängig vom Patientenalter kann unter Umständen auf eine sonst notwendige Sedierung oder Narkose verzichtet werden. Für eine ausreichende Bildqualität genügt eine KM-Menge von 1,5 ml/kg KG. Da es sich um eine kontrastverstärkte Gefäßdarstellung handelt, kann die Röhrenspannung beim Säugling und Kleinkind auf 80 kV reduziert werden.

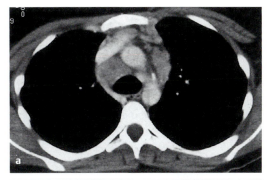
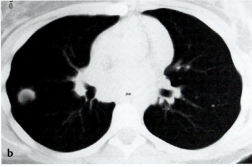

Abb. 9.5 a u. b **Morbus Hodgkin mit mediastinalen und hilären Lymphomen (a) sowie rechtsseitigem pulmonalem Befall (b).** 12-jähriges Mädchen.

Computertomographie des Abdomens

Stellenwert der CT. Im Gegensatz zur Thoraxdiagnostik stehen beim Abdomen v. a. die Sonographie – aber auch die MRT – als sehr wertvolle, primäre und/oder ergänzende Methoden zur Verfügung. Der Einsatz bzw. der Stellenwert der abdominalen CT-Diagnostik variiert von Klinik zu Klinik, von Land zu Land und von Kontinent zu Kontinent. Die bereits erwähnten Vorteile der MSCT gelten auch für Untersuchungen des kindlichen Abdomens: rasche Scanzeit, optimale Nutzung des i. v. KM sowie Möglichkeit der Bildrekonstruktion. In der Regel wird eine kontrastverstärkte MSCT-Serie ohne vorherige Nativ-Serie angefertigt. Die intestinale Kontrastierung ist grundsätzlich anzustreben, ein Verzicht darauf muss im Einzelfall begründet sein.

Indikationen. Die hauptsächlichen Indikationen haben sich seit der Einführung der MSCT nicht wesentlich geändert:

- schweres Bauchtrauma (insbesondere mehrfach verletztes Kind),
- komplizierter intraabdominaler Abszess (gegebenenfalls mit CT-unterstützter Drainage),
- Pankreatitis.

Die Indikation zur MSCT im Abklärungsgang einer abdominalen Neoplasie erfolgt vielerorts an den Einzelfall angepasst (s. u.).

Grundsätzlich sollen auch bei der abdominalen MSCT die Geräteparameter dem kindlichen Körpervolumen angepasst werden. Um eine ausreichend aussagekräftige Bildqualität zu erhalten, kann das mAs-Produkt jedoch nicht im gleichen Ausmaß wie bei der Thoraxuntersuchung reduziert werden. Richtwerte sind: Säugling und Kleinkind 30–50 mAs, 100–120 kV; 10 Jahre altes Kind (ca. 30 kg KG) 60–80 mAs, 120 kV.

Trauma

Bei Verletzten mit schwerem stumpfen Bauchtrauma, jedoch stabiler Hämodynamik, also keiner sofortigen Operationsindikation, ist die Kontrast-CT die verlässlichste und am schnellsten durchführbare Untersuchung. Der Informationsgehalt ist relevant und umfassend hinsichtlich Morphologie und funktioneller Organintegrität. Bei fast $1/3$ der untersuchten Traumapatienten werden zudem weitere, klinisch nicht vermutete Organverletzungen entdeckt.

Beim komatösen Kind, bei welchem meist gleichzeitig auch eine Schädel-CT durchgeführt wird, muss auf die intestinale Kontrastierung verzichtet werden. In den übrigen Fällen ist eine KM-Gabe oft hilfreich zur besseren Unterscheidung des Pankreas und der Mesenterialwurzel von intestinalen Strukturen.

> Bei fast $1/3$ der Traumapatienten werden mit der CT klinisch nicht vermutete Organverletzungen entdeckt.

Nierenverletzung

Das Ausmaß einer Organverletzung und eines begleitenden peri- oder pararenalen Hämatoms werden exakt dokumentiert. Eine fehlende Kontrastaufnahme spricht für eine Gefäßstielverletzung (Abriss, Thrombose) und erfordert eine notfallmäßige chirurgische Intervention. Zum Nachweis eines Urinlecks bei erhaltener Organfunktion kann eine spätere, auf die interessierende Region beschränkte Serie (alternativ auch eine Abdomen-Übersichtsaufnahme) dienlich sein.

> Eine fehlende KM-Aufnahme durch die Niere spricht für eine Gefäßstielverletzung.

Milz-, Leberverletzung (Ruptur, Hämatom)

Die Milz ist das am häufigsten verletzte Bauchorgan. Wann immer möglich wird eine konservative Therapie (keine Intervention oder organerhaltender Eingriff) angestrebt, die Splenektomie sollte die Ausnahme bleiben. In Kombination mit klinischen Parametern (Kreislaufstabilität) ist die Kontrast-CT ein wertvolles und objektives Kriterium zur Therapieentscheidung, indem komplexe Organrupturen, das Ausmaß eines subkapsulären Hämatoms und eines Hämaskos oder eine zweizeitige Ruptur rasch und vollständig dokumentiert werden. Gleiches gilt für Organrupturen der Leber (Abb. 9.**6**), bei denen die Planung eines notwendigen chirurgischen Eingriffs aufgrund der genauen anatomischen Lokalisation erleichtert wird.

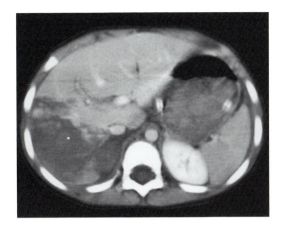

Abb. 9.6 **Leberruptur mit großem Hämatom.** 4-jähriges Mädchen.

Pankreasverletzung

Die sonographische Organbeurteilung ist bei dieser eher seltenen Verletzung oft wegen des begleitenden paralytischen Ileus erheblich erschwert und nicht konklusiv. Bei laborchemischem Hinweis auf eine Organverletzung ist die ergänzende Kontrast-CT aussagekräftig. Unter Umständen ist auch eine begleitende intestinale Verletzung (Wandhämatom) erkennbar. Eine posttraumatische Pseudozyste ist unschwer sonographisch zu erfassen. Allerdings ist bei großen, gekammerten und/oder sich retropankreatisch ausdehnenden Veränderungen die CT überlegen und kann auch die therapeutische Punktion oder Drainage unterstützen.

Appendizitis – Abszess

Appendizitis. Nach wie vor ist die Sonographie die Methode erster Wahl zum Nachweis einer unkomplizierten Appendizitis. Die zunehmende Verfügbarkeit der MSCT könnte allerdings auch in der pädiatrischen Altersgruppe zu einer großzügigeren Indikationsstellung führen. Dieser Trend ist in den USA bereits deutlich erkennbar. Man geht davon aus, dass ein negativer MSCT-Befund die Patientenkosten insgesamt senkt (Verzicht auf Laparoskopie, kein oder kürzerer Klinikaufenthalt). Auf der andern Seite profitiert der Patient von einer frühen und eindeutigen Diagnose einer Appendizitis oder dem CT-Nachweis einer andern Ursache seiner Bauchsymptomatik.

Abszess. Unbestritten erweist sich jedoch die Kontrast-CT als wertvolle Zusatzuntersuchung bei einem komplexen (postoperativen) oder multilokulären Abszess inner- oder außerhalb der Parenchymorgane, z. B. im Rahmen einer Sepsis (Abb. 6.**12**). Inwieweit auch beim Kind zur perkutanen Abszessdrainage standardmäßig die CT-Fluoroskopie durchgeführt werden soll, ist eine offene Frage.

Neoplasie

Aufgabe der bildgebenden Diagnostik bei einer Neoplasie ist die genaue Lokalisierung, die Charakterisierung und das Staging (u.a. Beziehung zur Umgebung, regionäre und entfernte Metastasen). Ihr Einsatz soll patienten- und problemorientiert sein. Die Wahl einer weiterführenden Untersuchung soll aufgrund ihrer diagnostischen Aussagekraft und der sich daraus ergebenden therapeutischen Konsequenzen getroffen werden. Ein weiteres Entscheidungskriterium ist die Invasivität für das Kind. Die Strahlenexposition einer MSCT kann bei vorgesehener Radiotherapie relativiert werden. Der zeitliche Aufwand (Notwendigkeit einer Sedierung bzw. Narkose) ist für die MSCT wesentlich geringer als für die MRT. Der „Komfort" für den Patienten ist unzweifelhaft größer, falls mit einer einzigen raschen MSCT-Untersuchung sowohl die Lungen (Metastasennachweis) als auch das gesamte Abdomen einschließlich Becken beurteilt werden können.

Diese Überlegungen treffen bei folgenden Erkrankungen zu:

- *Nephroblastom:* In manchen Fällen ist eine sorgfältige sonographische Untersuchung diagnostisch ausreichend hinsichtlich des Lokalbefundes einschließlich eines bilateralen Organbefalls, der regionären Lymphknotenmetastasierung, der vaskulären Kompromittierung (Thrombose bzw. Tumorausbreitung in die V. renalis und V. cava inferior) sowie möglicher Lebermetastasen. Die MRT als Ergänzungsuntersuchung ist vielerorts die Methode der Wahl. Einzelne Protokolle anerkennen nach wie vor die CT als geeignete Untersuchungsmethode (Abb. 6.37 u. 9.7).
- *Neurogener Tumor:* Ähnlich wie beim mediastinalen ist auch beim suprarenalen oder retroperitonealen neurogenen Tumor nach initialer Sonographie die MRT die Methode erster Wahl, welche die Beziehung zum Spinalkanal zweifelsfrei dokumentiert.
- *Lebertumor:* Die MRT als weiterführende Methode hat bis jetzt aufgrund der multiplanaren Schnittebenen ihre Bedeutung insbesondere zur Beurteilung der Operabilität behalten und wird routinemäßig eingesetzt.
- *Malignes Lymphom* (Abb. 9.8): Die zum Staging erforderliche Untersuchung von der Hals- bis zur Beckenregion (insbesondere Morbus Hodgkin) lässt sich ohne großen Aufwand in einer einzigen kontrastverstärkten MSCT-Studie durchführen. Für Verlaufskontrollen einzelner Regionen bietet sich alternativ die MRT an. Weder mit der MRT noch mit der CT kann jedoch die gewebliche Feinmorphologie nicht signifikant vergrößerter Lymphknoten beurteilt werden.

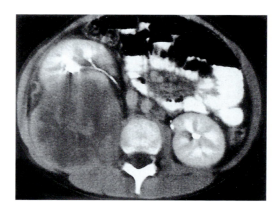

Abb. 9.7 **Rechtsseitiges Nephroblastom.** 5-jähriges Mädchen.

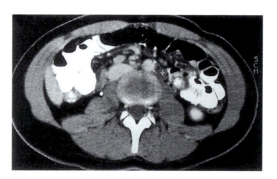

Abb. 9.8 **Morbus Hodgkin des Mediastinums mit histologisch verifiziertem Befall eines linksseitigen, paraaortalen Lymphknotens.** 14-jähriges Mädchen.

Urolithiasis

Beim Erwachsenen bereits seit längerem etabliert, wird zunehmend auch beim Kind die native CT zur raschen Abklärung einer Urolithiasis propagiert. Da es sich in der Regel um verkalkte Steine handelt, können zur Verminderung der Strahlenbelastung sowohl die Röhrenspannung als auch der Röhrenstrom reduziert werden. Zudem ist die Untersuchung auf die interessierende Abdominalregion (ohne Oberbauch) zu beschränken.

Kraniofaziale Computertomographie

Neurokranium

Schädel-Hirn-Trauma. Die überwiegende Zahl nicht-traumatischer Hirnveränderungen wird heute entweder sonographisch (solange der Zugang durch die Fontanellen möglich ist) und mit der MRT abgeklärt. Dagegen bleibt als hauptsächliche und sehr häufig notfallmäßige Indikation zur CT das Schädel-Hirn-Trauma. Die typische CT-Morphologie umfasst:

- extrazerebrales (epi-, subdurales, subarachnoidales) Hämatom,
- intrazerebrale Blutung ohne/mit Ventrikeleinblutung (Abb. 9.**9**),
- Hirnkontusion/Ödem mit Masseneffekt,
- (imprimierte) Kalottenfraktur.

Üblicherweise ist keine i.v. KM-Gabe nötig. Mit der MSCT erfolgt die Datenakquisition in wenigen Sekunden. Aufgrund der im Vergleich zum älteren Kind und Erwachsenen unterschiedlichen Dichte des frühkindlichen Hirngewebes ist eine Reduzierung der Röhrenspannung auf 120 kV und des mAs-Produkts auf 150 mAs (Richtwert) ohne signifikante Qualitätseinbuße möglich. Die Anpassung der Parameter zur Verminderung der Strahlenexposition ist umso wichtiger, als sich beim jungen Kind bis zu 30% des Knochenmarks in der Kalotte befinden und die im Strahlengang liegenden Linsen besonders strahlensensibel sind.

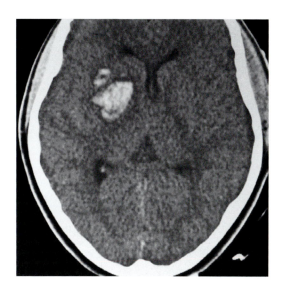

Abb. 9.9 **Rechtsseitige Hirnblutung nach Trauma.** 4-jähriger Junge.

Krampfanfall. Manchenorts wird die CT als notfallmäßig durchgeführte Vorfeld-Untersuchung bei erstmaligem Krampfanfall eingesetzt. Einer Ausweitung zur eigentlichen „Screening"-Abklärung könnten tatsächlich die sehr kurzen Scanzeiten Vorschub leisten. Daher ist es von größtem strahlenhygienischen Interesse, die Indikation zur Schädel-CT nach wie vor streng zu stellen bzw. alternative Methoden einzusetzen.

Gesichtsschädel

Wie im Ganzkörperbereich können die bekannten Vorteile auch bei MSCT-Untersuchungen des Gesichtsschädels in vollem Umfang genutzt werden. Je nach Fragestellung sollte allerdings die individuelle Anpassung des Röhrenstroms Routine sein. Typische Indikationen sind:

- *Gesichtsschädelverletzungen* (Abb. 9.**10**),
- *kraniofaziale Fehlbildungen:*
  - Frage der OP-Indikation (Abb. 9.**11**),
  - präoperative Planung mit 3 D-Rekonstruktion. Im gleichen Untersuchungsgang werden sowohl die knöchernen wie auch begleitende intrakranielle Anomalien definiert,
- *Nasennebenhöhlen:* Mit der CT lassen sich Übergriffe auf benachbarte Regionen und Komplikationen (Orbital-, Hirnabszess) einer Sinusitis nachweisen.

9 Computertomographie

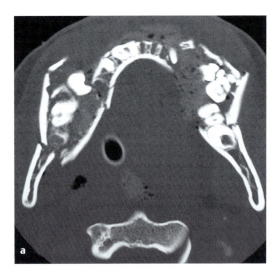
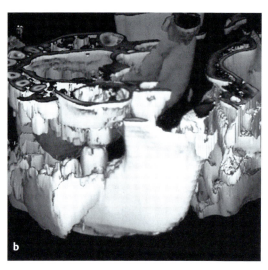

Abb. 9.10 a u. b **Unterkiefertrümmerfraktur.** 3 D-Rekonstruktion (**b**). 14-jähriges Mädchen.

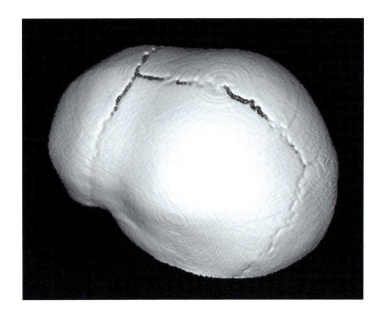

Abb. 9.11 **Unklare Schädeldeformität.** MSCT mit 3 D-Rekonstruktion. Nur geringer Ausprägungsgrad der Schädelwachstumsstörung. Keine OP-Indikation. 17 Monate altes Mädchen.

Computertomographie des Spinalkanals

Die MRT ist für den gesamten Spinalkanal einschließlich des Myelons die unumstrittene Methode der Wahl und hat die CT weitgehend verdrängt. Eine Ausnahme ist z.B. die Diastematomyelie, bei welcher präoperativ der knöcherne Anteil präziser untersucht werden kann.

Literatur

Altes TA. Multislice computed tomography scanning: technological innovation bring new indications in pediatric chest CT. Pediatr Ann. 2000;31:671–5.

Ball WS Jr. Pediatric neuroradiology. Philadelphia: Lippincott-Raven; 1997.

Barkovich AJ. Pediatric neuroimaging. New York: Raven; 1995.

Brenner DJ, Doll R, Goodhead DT, Hall EJ, Land CE, Little JB et al. Cancer risks attributable to low doses of ionizing radiation – assessing what we really know. Proc Natl Acad Sci USA. 2003;100:13.761–6.

Brenner DJ. Estimating cancer risks from pediatric CT – going from qualitative to the quantitative. Pediatr Radiol. 2002;32:228–31.

Callahan MJ, Rodriguez DP, Taylor Ga. CT of appendicitis in children. Radiology. 2002;224:325–32.

Donnelly LF, Frush DP. Pediatric multidetector body CT. Radiol Clin N Am. 2003;41:637–55.

Donnelly LF, Emery KH, Brody AS, et al. Minimizing radiation dose for pediatric body applications of single-detector helical CT. AJR. 2001;176:303–6.

Donnelly LF, Frush DP, Nelson RC. Multislice helical CT to facilitate combined CT of the neck, chest, abdomen and pelvis in children. AJR. 2000;174:1620–2.

Eshed I, Witzling M. The role of unenhanced helical CT in the evaluation of suspected renal colic and atypical abdominal pain in children. Pediatr Radiol. 2002;32:205–8.

Fricke BL, Donnelly LF, Frush DP, Yoshizumi T, Varchena V, Poe S, Lucaya J. Inplane bismuth breast shields for pediatric CT – effects on radiation dose and image quality using experimental and clinical data. AJR. 2003;180:407–11.

Frush DP, Donnelly LF, Chotas HG. Contemporary pediatric imaging. AJR. 2000;175:841–51.

Frush DP, Slack CC, Hollingsworth CL, et al. Computer-simulated radiation dose reduction for abdominal multidetector CT of pediatric patients. AJR. 2002;179:1107–13.

Frush DP, Soden B, Frush KS, Lowry C. Improved pediatric multidetector body CT using a size-based color-coded format. AJR. 2002;178:721–6.

Frush DP. Radiation safety and dose-Pediatric CT. Pediatr Radiol. 2003;33[Suppl 1]:56–8.

Gress H, Nömayr A, Wolf H, et al. Dose reduction in CT of children by attenuation-based on-line modulation of tube current (CARE Dose). Eur Radiol. 2002;12:1571–6.

Hall EJ. Lessons we have learned from our children – cancer risks from diagnostic radiology. Pediatr Radiol. 2002;32:700–6.

Hojreh A, Kainberger F, Puig S. Low-dose-Multislice-CT beim pädiatrischen Patienten. Radiologe. 2003;43:1051–5.

Hollingsworth CL, Frush DP, Cross M, Lucaya J. Helical CT of the body: survey of pediatric techniques. AJR. 2003;180:401–6.

Huda W. Dose and image quality in CT. Pediatr Radiol. 2002;32:709–13.

John SD. Trends in pediatric emergency imaging. Radiol Clin N Am. 1999;37:995–1034.

Kalender WA, Seissler W, Klotz E, Vock P. Spiral volumetric CT with single-breath-hold technique, continuous transport, and continuous scanner rotation. Radiology. 1990;176:181–3.

Kalender WA, Wolf H, Suess C, Gies M, Greess H, Bautz WA. Dose reduction in CT by on-line tube current control – principles and validation on phantoms and cadavers. Eur Radiol. 1999;9:323–8.

Kalender WA, Wolf H, Suess C. Dose reduction in CT by anatomically adapted tube current modulations. II. Phantom measurements. Med Phys. 1999;26:2248–53.

Kalender WA. Computertomographie. Erlangen: Publicis MCD; 2000.

Kottamasu SR, Kuhns LR, Stringer DA. Pediatric musculosceletal computed tomography. Pediatr Radiol. 1997;27:563–757.

Pappas JN, Donnelly LF, Frush DP. Reduced frequency of sedation of young children with multisecion CT. Radiology. 2000;215:897–9.

Preston DL, Shimizu Y, Pierce DA, Suyama A, Mabuchi K. Studies of mortality of atomic bomb survivors. Report 13: Solid cancer and noncancer disease mortality 1950–1997. Radiat Res. 2003;160:381–407.

Prokop M. Multislice CT – technical principles and future trends. Eur Radiol. 2003;5:M3–13.

Rydberg J, Linag Y, Teague SD. Fundamentals of multichannel CT. Radiol Clin N Am. 2003;41:465–74.

Shrimpton PC, Wall BF. Reference doses for paediatric computed tomography. Radiation Protection Dosimetry. 2000;90(1–2):249–50.

10 Angiographie und Interventionen

G. Alzen

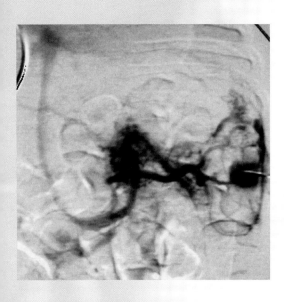

Allgemeine Richtlinien ⇢ 416

Aufklärung ⇢ 416

Narkose, Sedierung ⇢ 417

Strahlenschutz ⇢ 417

Lagerung ⇢ 418

Materialien ⇢ 418

Untersuchungsarten und Indikationen ⇢ 419

    Diagnostische Eingriffe ⇢ 419

    Therapeutische Eingriffe ⇢ 420

Allgemeine Richtlinien

Arterielle Punktionen im Kindesalter sind aufgrund der kleineren Gefäßkaliber und des leicht auslösbaren Gefäßspasmus (Abb. 10.1) erschwert. Die i.v. DSA ist auch bei Kindern keine echte Alternative. Bei Säuglingen und Kleinkindern stehen nur selten weitlumige periphere Venen für eine i.v. DSA zur Verfügung. Frühestens ab dem 8. Lebensjahr kann eine Kooperationsfähigkeit erwartet werden, die es erlaubt, bei Kathetereingriffen auf eine Narkose oder Sedierung zu verzichten. Bei jüngeren Patienten ist selbst zu einer i.v. DSA im Körperstammgebiet eine Narkose erforderlich, da die Untersuchung in Atemstillstand durchgeführt wird.

Die *Indikation* zur rein diagnostischen Angiographie ist deshalb streng zu stellen und sollte immer erst dann durchgeführt werden, wenn die unter guten technischen Voraussetzungen durchgeführte MR-Angiographie zu keinem ausreichenden Ergebnis führte.

Generell ist auf Folgendes zu achten:
- keine Gerinnungsstörung (bei Neugeborenen Ausschluss einer Hirnblutung),
- keine Funktionseinschränkung der Nieren,
- Sonographie der zu untersuchenden oder zur Intervention benötigten Gefäße (Hickman-, Port-A-Cat-Anlage) zum Ausschluss von Fehlbildung oder Thrombosierung bei Wiederholungsuntersuchung.

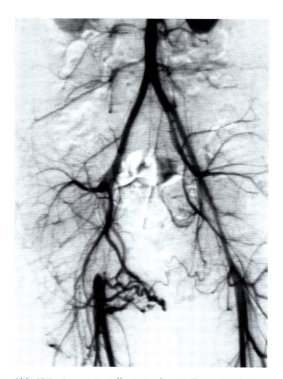

Abb. 10.1 **Intraarterielle DSA des Beckens.** 7-jähriges Mädchen. Gut kollateralisierter, langstreckiger Verschluss der A. iliaca externa und der A. femoralis rechts nach Herzkatheteruntersuchung im Säuglingsalter. Die Kaliberreduktion der A. iliaca links ist durch einen vorübergehenden Gefäßspasmus bedingt, der durch Punktion und Katheter ausgelöst wurde.

Aufklärung

Bei elektiven Eingriffen sind beide Erziehungsberechtigte mindestens 24 Stunden vor der Untersuchung aufzuklären. Die Gesprächsinhalte werden in Stichworten auf einem juristisch evaluierten Einwilligungsbogen dokumentiert, da die Verwendung von Vordrucken ohne individuelle Ergänzungen auf jeden Fall juristisch anfechtbar ist.

Punktionsrisiko. Bei arteriellen Eingriffen ist das Punktionsrisiko hervorzuheben. Bei dem üblichen femoralen Zugang besteht die Gefahr einer retroperitonealen Blutung und eines Gefäßverschlusses. Ein dauerhafter Gefäßverschluss kann durch Embolie verursacht werden, z.B. infolge eines Gefäßspasmus oder durch eine Intimaeinrollung an der Punktionsstelle. Auf die möglicherweise folgende Notwendigkeit zur Operation oder zur Lysetherapie muss hingewiesen werden. Folge der therapieresistenten Durchblutungsstörung nach femoraler Punktion kann eine Wachstumsstörung des betroffenen Beines sein.

KM-Unverträglichkeit. Das Risiko einer KM-Unverträglichkeit ist bei Kindern unter Verwendung von nichtionischen KM äußerst gering und erlangt erst mit zunehmendem Alter an Bedeutung.

Infektionsgefahr. Bei ausschließlicher Verwendung von Einmalartikeln und steriler Arbeitsweise ist die Infektionsgefahr ebenfalls sehr gering. Jedoch ist eine Septikämie als sehr seltene Komplikation im Aufklärungsgespräch zu nennen.

Spezifische Risiken. Bei Dilatationen und Embolisationen ist analog der Aufklärung erwachsener Patienten auf die spezifischen Risiken der Untersuchungen hinzuweisen. Vor *Embolisationen* werden die Eltern über die Gefahr der Embolisatverschleppung und über deren Konsequenzen aufgeklärt. Es muss darauf hingewiesen werden, dass kein im Handel befindliches Embolisat eine Zulassung für Kinder hat. Die Anwendung unterliegt deshalb alleine der persönlichen Verantwortung des behandelnden Arztes. Auch hierzu bedarf es der ausdrücklichen Einwilligung der Eltern.

Narkose, Sedierung

Bei nicht kooperationsfähigen oder sehr ängstlichen Kindern besteht die Gefahr von Bewegungsartefakten. Durch die Wiederholung einzelner Serien erhöhen sich Strahlenbelastung und KM-Dosis. Um dies zu vermeiden, ist die Narkose einer Sedierung vorzuziehen. Die Intubationsnarkose oder Larynxmaskennarkose erfordert zwar einen größeren personellen und apparativen Aufwand, bietet jedoch ein höheres Maß an Sicherheit für den Patienten und gewährleistet qualitativ bessere angiographische Ergebnisse. Bei älteren Kindern kann durch ein einfühlsames Gespräch ermittelt werden, ob eine Narkose vermieden werden kann und eine Sedierung ausreichend ist.

Strahlenschutz

Für angiographische Untersuchungen gilt – wie für alle anderen Röntgenuntersuchungen – die Strahlenbelastung durch kurze Durchleuchtungszeiten (ggf. gepulste Durchleuchtung), gute Feldeinblendungen und kurze DSA-Serien gering zu halten. Durchleuchtungsuntersuchungen an Säuglingen und Kleinkindern sollten grundsätzlich nur mit Geräten durchgeführt werden, die kein Streustrahlenraster haben oder bei denen das Raster bei Bedarf entfernt werden kann. Wenn möglich, sind ein Gonadenschutz sowie Schilddrüsen- und Orbitaabdeckungen vorzunehmen. Einen wirksamen Mammaschutz gibt es hingegen nicht.

Die Anzahl der Bilder in der Maske ist – wenn möglich – von 5 auf 3 zu begrenzen. Die Dosis der einzelnen DSA-Aufnahme kann bei geringer Objektdicke durch die Wahl eines Extremitätenprogramms oder durch Kupferfilter erheblich abgesenkt werden. Eine weitere Dosisreduktion kann durch DSA-Blenden erreicht werden. Nachteil dieser halbtransparenten Blenden ist an älteren Geräten die zur richtigen Platzierung benötigte Durchleuchtungszeit. Aufgrund der kürzeren Kreislaufzeit des Kindes ist beim Start der DSA-Serie eine kürzere Verzögerungszeit als bei einer vergleichbaren Untersuchung am Erwachsenen zu wählen.

Bei manchen Fragestellungen kann auf die DSA-Technik verzichtet werden, wenn eine digitale Durchleuchtung und Bildspeicherung vorhanden ist. Die Durchleuchtungsdosis beträgt dann nur etwa $1/10$ einer gleich langen DSA-Serie. Weitere Vorteile sind die Vermeidung von Bewegungsartefakten und die Möglichkeit, Bildserien bei normaler Atmung anfertigen zu können. Je nach Untersuchung (z.B. Nierenarteriendarstellung) ist der arterielle Kontrast selbst bei venöser KM-Applikation diagnostisch ausreichend.

Lagerung

Zur Verringerung der Strahlenexposition des blutbildenden Marks der Wirbelsäule sollte im a.-p. Strahlengang untersucht werden. Die bei der üblichen Rückenlagerung patientenfern positionierte Röhre erlaubt einen größeren Bewegungsspielraum des Untersuchers. Nachteilig ist eine höhere Strahlenexposition des Untersuchers, was durch entsprechende Strahlenschutzmaßnahmen kompensiert werden muss.

Die Punktion der A. femoralis wird bei Säuglingen und Kleinkindern durch eine geringe Hochlagerung des Beckens erleichtert. Durch Lagerung auf einer Wärmedecke (WarmTouch, Fa. Mallinckrodt) oder durch Einwickeln in eine Isolierfolie wird das Auskühlen verhindert. Die Verwendung von erwärmten Gelkissen (Coolpacks) verbietet sich, da diese selbst Strahlung absorbieren und damit die Strahlenbelastung des Patienten erhöhen!

Materialien

Transfemoraler Zugang. Die Punktion der A. femoralis wird bei Säuglingen und Kleinkindern mit einer 22-G-Venenverweilkanüle vorgenommen. Ein 3-F-Katheter wird in Seldinger-Technik über einen 18"-Führungsdraht in das Gefäß eingelegt. In der Altersgruppe der 4- bis 8-Jährigen wird ein 4-F-Katheter verwendet. Bei den sehr dünnlumigen Gefäßen haben sich bei Säuglingen und Kleinkindern aufgrund ihrer geringeren Reibung hydrophil beschichtete Katheter bewährt. Erst bei älteren Kindern und Jugendlichen sollten wie bei Erwachsenen eine 18-G-Verweilkanüle zur Punktion, ein 32"-Führungsdraht und ein 5-F-Katheter verwendet werden.

Transbrachialer und transaxillärer Zugang. Von einer Katheteruntersuchung über einen transbrachialen Zugang ist bei Kindern aufgrund der sehr kleinen Gefäßverhältnisse und der damit verbundenen erhöhten Komplikationsgefahr möglichst Abstand zu nehmen. Geeigneter ist die Punktion der A. axillaris, wenn kein transfemoraler Zugang möglich ist.

Selektive Sondierung. Ist eine selektive Sondierung erforderlich, so kann der Katheter durch Wasserdampf mit einer leichten Krümmung an der Spitze versehen werden. Übersichtsangiographien werden etwa bis zu einem Alter von 4 Jahren mit geraden Kathetern, bei älteren Kindern wie üblich mit Pigtail-Kathetern vorgenommen.

Auch zur selektiven Gefäßsondierung werden hydrophil beschichtete Katheter und Führungsdrähte verwendet. Bei der superselektiven Angiographie (z.B. Embolisation von Bronchialarterien) wird ein 5-F- oder 7-F-Führungskatheter eingelegt, über welchen koaxial ein Trecker-Katheter vorgeschoben werden kann.

Untersuchungsarten und Indikationen

Diagnostische Eingriffe

Diagnostische Angiographie. Die Indikation zur diagnostischen Angiographie wird heute nur noch selten gestellt (Tab. 10.1). Sie beschränkt sich auf wenige präoperative Fragestellungen. Ergibt sich aus einer diagnostischen Angiographie die Notwendigkeit zu einer Intervention, dann sollte diese – wann immer möglich – direkt im Anschluss durchgeführt werden, um eine erneute Punktion und Narkose zu vermeiden. So sollten z.B. die Eltern vor einer Angiographie der Nierenarterien auch über die Möglichkeit der Dilatation einer Nierenarterienstenose aufgeklärt werden. Einschränkungen und Kontraindikationen (z.B. KM-Verbrauch) sind im Einzelfall zu beachten.

Venöse Gefäßdarstellungen. Häufiger sind venöse Gefäßdarstellungen der Extremitäten zur Diagnostik von Komplikationen zentraler Venenkatheter oder bei der Thrombose der V. subclavia (Paget-von-Schroetter-Syndrom) indiziert (Tab. 10.1).

Direkte Splenoportographie. Im Gegensatz zu dem heute üblichen diagnostischen Vorgehen bei Erwachsenen hat sich bei Säuglingen und Kleinkindern zur Darstellung von Fundus- und Ösophagusvarizen – z.B. infolge eines durch einen Nabelvenenkatheter bedingten Verschlusses der V. portae – die direkte Splenoportographie als schnelles und sicheres Verfahren bewährt (Abb. 10.2). Die vergrößerte Milz wird zur KM-Injektion mit einer 1er-Kanüle perkutan punktiert. Der Gefäßkontrast ist bei einer direkten Splenoportographie besser als der einer venösen Phase im Mesenterikozöliakogramm.

Vor einer direkten Splenoportographie ist über das Blutungsrisiko, die Gefahr des Pneumothorax und einer möglichen Infektion aufzuklären.

Tab. 10.1 Indikationen zur diagnostischen Angiographie im Kindesalter

- Arteriell:
    - präoperative Planung bei Tumoren
    - Gefäßfehlbildungen
    - Mikroangiopathie (z.B. Morbus Moschcowitz)
    - posttraumatische und iatrogene Gefäßveränderungen (Abb. 10.**1**)
    - Blutungen
- Venös:
    - portale Hypertension (direkte Splenoportographie)
    - Komplikationen zentraler Venenkatheter
    - Thrombose
    - selektive Blutentnahme (Morbus Cushing, Phäochromozytom, ektopes Nebenschilddrüsenadenom, Insulinom)

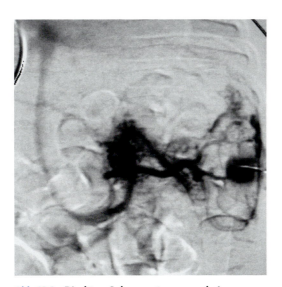

Abb. 10.2 Direktes Splenoportogramm bei sonographisch gesicherter Pfortaderthrombose. 8 Monate alter Säugling. Über das KM-Depot im Milzparenchym kontrastiert sich die Milzvene. Vor der Einmündung der V. mesenterica superior bricht die Gefäßdarstellung vollständig ab. Es stellt sich ein KM-Abstrom über die linke Nierenvene und die V. cava inferior bis in den rechten Vorhof dar.

Therapeutische Eingriffe

Intravasale Interventionen

Das Indikationsspektrum interventioneller Eingriffe bei Kindern unterscheidet sich grundlegend von dem im Erwachsenenalter (Tab. 10.2).

Dilatation

Dilatationen herzferner Gefäße werden im Kindesalter selten durchgeführt. Indikation ist die – meist durch eine fibromuskuläre Dysplasie bedingte – Nierenarterienstenose. Der Eingriff ist nur dann gerechtfertigt, wenn eine geeignete medikamentöse Therapie nicht möglich war oder zu keiner ausreichenden Blutdrucksenkung geführt hat.

Nach einer Übersichtsangiographie wird die betroffene Nierenarterie selektiv mit einem Renalis- bzw. Kobrakatheter sondiert und ein gerader Führungsdraht eingelegt, über welchen der Dilatationskatheter eingewechselt werden kann. Ein Y-Konnektor am Katheterende erlaubt es nach der Dilatation, den Katheter über den Führungsdraht zurückzuziehen und KM-Injektionen bei liegendem Katheter vorzunehmen. Bei Bedarf kann der Katheter zu einer erneuten Dilatation vorgeschoben werden, ohne die Nierenarterie nochmals mit dem Führungsdraht sondieren zu müssen.

Durch eine Arteriitis, wie z.B. Moya-Moya und Takayasu, kann es zum dilatationsbedürftigen Mid-Aortic-Syndrom bzw. zu Stenosen der Kopf- und Halsgefäße kommen. Die Kawasaki-Erkrankung führt hingegen eher zu Gefäßaneurysmen, die gelegentlich nicht auf die Koronararterien beschränkt sind.

Stent-Implantation

Bei der Stent-Implantation im Kindesalter ist Zurückhaltung geboten. Eine Indikation ist die Behandlung einer Dissektion, die im Rahmen einer Dilatation aufgetreten ist.

Embolisation

Häufiger ist bei Kindern die Indikation zur Embolisation gegeben (Tab. 10.2). Zu nennen sind der Verschluss von *arteriovenösen Shunts* auf dem Boden von „High-flow-Hämangiomen", zerebrale arteriovenöse Malformationen, pulmonale arteriovenöse Fisteln bei Morbus Osler, posttraumatische arteriovenöse Fisteln und Aneurysmen (Abb. 10.3). Weitere Indikationen sind akute Blutungen aus den Bronchialarterien bei chronischen Infektionen der Lunge, z.B. im Rahmen der Mukoviszidose, der Verschluss traumatisch entstandener Blutungsquellen im Becken und iatrogene Blutungen (z.B. nach Nierenbiopsie).

Wahl des Embolisats. In jedem Einzelfall müssen die geeignete Embolisationstechnik und das geeignete Embolisat gewählt werden, von denen der Erfolg der Intervention entscheidend abhängt. Je selektiver das zu embolisierende Gefäß sondiert werden kann, umso geringer ist das Ausmaß der Ischämie. Mit dem verwendeten Material wird die Embolisationsebene, auf der sich der Gefäßverschluss vollziehen soll, bestimmt. Arteriovenöse Malformationen verfügen über keine kapillaren Flusswiderstände. Daher müssen bereits die zuführenden Arterien verschlossen werden. Dies gelingt am sichersten mit Gianturgo-Anderson-Wallace-Spiralen *(Coils),* die in unterschiedlichsten Größen, Entfaltungsformen und Ablösemodi zur Verfügung stehen. Die geeignete Coil-Größe wird nach dem kleinsten Gefäßquerschnitt bemessen, der möglichst nur noch die arteriovenöse Fistel versorgt. In kritischen Situatio-

Tab. 10.2 ⇢ *Indikationen zur intravasalen Intervention im Kindesalter*

- Dilatation/Stent-Implantation:
  - Nierenarterie
  - Arteriitis (z.B. Moya-Moya, Takayasu, Mid-Aortic-Syndrom)
  - Anastomose nach Organtransplantation (auch venös)
- Embolisation/Sklerosierung:
  - arteriovenöser Shunt
  - Hämangiom
  - Aneurysma
  - Blutung (Lungenblutung bei Mukoviszidose, traumatisch, iatrogene Blutung, z.B. nach Nierenbiopsie)
  - Teilembolisation der Milz bei Hyperspleniesyndrom
  - Verödung der V. spermatica interna
- Sonstiges:
  - Fremdkörperextraktion (abgerissene Katheter)
  - Implantation eines zentralvenösen Zugangs (Broviac, Hickman, Port-A-Cat)

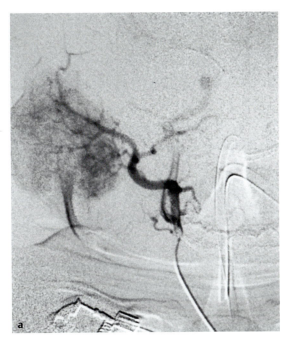 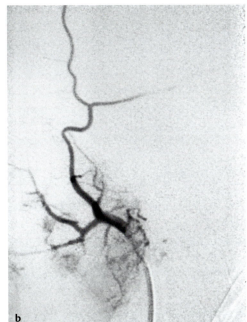

Abb. 10.3 a u. b **"High-flow"-Hämangiom der rechten Parotisregion.** 4 Monate alter Junge.
a DSA der A. carotis externa vor Embolisation des Hämangioms.
b Selektive Darstellung des Hämangioms nach Embolisation. Es stellen sich nur noch wenige Tumorgefäße dar.
Aufgrund der veränderten Durchblutung (aufgehobenes Steal-Phänomen) stellt sich jetzt die A. temporalis superficialis dar, woran die Gefahr einer Embolisatverschleppung verdeutlicht wird.

nen sind Coils zu verwenden, die erst dann abgelöst werden, wenn sichergestellt ist, dass sie sich im Gefäß verhakt haben und keine zusätzlichen Abgänge mit verschlossen wurden. Zeigt sich eine ungünstige Lage des Coils, dann kann dieser gefahrlos in den Katheter zurückgezogen werden.

Eine spezielle Technik bieten die galvanisch ablösbaren Coils, die besonders beim Verschluss zerebraler Aneurysmen eingesetzt werden. Ihre Länge kann individuell der Größe des Aneurysmas angepasst werden.

Soll sich der Gefäßverschluss auf präkapillarer und kapillarer Ebene vollziehen, so ist *Histoacryl* ein geeignetes Embolisat. Histoacryl wird zusammen mit dem öligen KM Lipiodol in das zu verschließende Gefäßsystem appliziert. Durch unterschiedliche Mischungsverhältnisse kann die Verschlussebene teilweise mitbestimmt werden. Durch unterschiedliche Blutfluss- und Injektionsgeschwindigkeiten gelingt dies leider nicht immer in der gewünschten Weise. Eine Embolisatverschleppung in die Lunge oder in benachbarte Gefäßareale sowie das Ankleben der Katheterspitze sind Risiken dieser Embolisationstechnik.

Die Embolisation ausschließlich auf kapillarer Ebene erfolgt mit *Mikrosphären*. Diese aus dem völlig inerten Polyvinylalkohol bestehenden Substanzen stehen in unterschiedlichen Partikelgrößen zur Verfügung und lassen sich in KM aufgeschüttet über den Katheter in das zu embolisierende Kapillarnetz injizieren. Gute Ergebnisse lassen sich hiermit bei der Milzteilembolisation erzielen.

"High-flow"-Hämangiome. Mit der Embolisation von "High-flow"-Hämangiomen können 2 unterschiedliche Strategien verfolgt werden. Ein Ziel der Embolisation kann der weitgehende Verschluss der Shunts ohne weitere Maßnahmen sein. Hierzu muss der "Nidus" des Hämangioms ausgeschaltet werden, ohne benachbartes gesundes Gewebe zu schädigen. Am besten wird dieses Ziel erreicht, wenn es gelingt, in Koaxialtechnik zuführende arterielle Äste des Hämangioms superselektiv zu sondieren und z. B. mit Histoacryl zu embolisieren. Dieses Ziel ist auch durch Embolisation über eine perkutane Punktion zu erreichen. Hierzu sind jedoch meist mehrfache Punktionen bzw. Sitzungen erforderlich.

Eine andere Technik zielt darauf ab die Durchblutung eines Hämangioms vollständig zum Erliegen zu bringen, um es dann in gleicher Sitzung ohne Blutungsrisiko chirurgisch entfernen zu können.

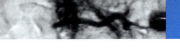

Diese Technik lässt sich bei oberflächlich gelegenen, vorzugsweise erhabenen Hämangiomen anwenden. Unter Drosselung des venösen Abstroms wird perkutan 96%iger Alkohol injiziert. Die hierdurch einsetzende Endothelschädigung führt zu dessen Aufquellen und zur vollständigen Ischämie. Da sich das Gewebe hiervon nicht mehr erholen und nekrotisch würde, muss es chirurgisch entfernt werden. In Körperregionen, in denen keine zufrieden stellende Deckung der Haut erreicht werden kann, verbietet sich diese Vorgehensweise.

„Low-flow"-Hämangiome. „Low-flow"-Hämangiome werden im Gegensatz zu „High-flow"-Hämangiomen günstiger sklerosiert als embolisiert. Sie bestehen aus variskösen venösen Ektasien. Ihr Blutfluss ist dopplersonographisch kaum nachweisbar. Erst durch manuellen Druck in der Umgebung lässt sich die Verschiebung des Blutes farbdopplersonographisch nachweisen. Die Abgrenzung des „Low-flow"-Hämangioms zum Lymphangiom ist deshalb oft erst MR-tomographisch nach Gd-Gabe möglich.

Die Sklerosierung erfolgt mit Aethoxysklerol (Fa. Kreusler), einem Polyalkohol, der über eine Endothelschädigung die Thrombosierung der ektatischen Venen fördert. Auch hier sollte durch Anlegen eines venösen Staus das Abströmen verhindert und das Sklerosierungsmittel nach ca. 15 Minuten Expositionsdauer wieder aspiriert werden.

Blutstillung. Wird die Embolisation zur Blutstillung eingesetzt, so ist das geeignete Embolisat abhängig von der Lage und der Ausdehnung der Blutungsquelle individuell zu wählen. Bei dieser Anwendung können auch Materialien verwendet werden, die sich nach einer Latenz wieder abbauen.

Teilembolisation der Milz. Die Teilembolisation der Milz ist beim Hyperspleniesyndrom mit ausgeprägter Zytopenie, z. B. im Rahmen der Thalassämie, bei Infektions- oder bei Speicherkrankheiten indiziert (Abb. 10.4). Entscheidender Vorteil ist die Aufrechterhaltung der Milzfunktion bei immunologisch noch nicht vollständiger Ausreifung. Aufgrund der bei diesen Patienten erheblich vergrößerten Milzarterie ist der Eingriff technisch einfach. Die Sicherstellung einer ausreichenden Analgesie und die Beherrschung evtl. auftretender Komplikationen stellt hingegen wesentlich höhere Ansprüche an die intensivmedizinische Nachbetreuung. Bei allen Embolisationen, bei denen größere Gewebeareale (Hämangiom, Milz) ausgeschaltet werden, ist mit teils septischem Fieber und einer CRP-Erhöhung über mehrere Tage zu rechnen, was neben der symptomatischen Behandlung stets den diagnostischen Ausschluss einer Septikämie erforderlich macht.

Alle Embolisationen und in besonderem Maß die Teilembolisation der Milz erfordern aufgrund der großen Masse an anschließend nicht mehr ausreichend durchblutetem Gewebe eine absolut sterile Arbeitsweise während der Angiographie. Zusätzlich wird bei der Teilembolisation der Milz die Embolisat-KM-Mischung mit Antibiotika versetzt (Penicillin 1 Mio. IE, Gentamicin 80 mg), damit trotz verringerter Perfusion ein noch ausreichend hoher Gewebespiegel erreicht wird.

Verödung der V. spermatica interna. Die Verödung der V. spermatica interna wird zur Behandlung der Varikozele testis durchgeführt. Durch die Injektion von Aethoxysklerol in die V. spermatica interna kommt es zu einer lokalen Thrombophlebitis und durch nachfolgende Organisation des Thrombus zu einem dauerhaften Venenverschluss. Vorteil der perkutanen transfemoralen Verödung gegenüber einem operativen Eingriff ist neben ihrer wesentlich geringeren Invasivität die zwangsläufige Mitbehandlung eventueller Kollateralvenen.

Die selektive Sondierung der linken Nierenvene und der V. spermatica interna gelingt bei Jugendlichen mit einem 7-F-Kobrakatheter oft besser als mit dem V.-spermatica-Katheter, der bei Erwachsenen verwendet wird. Als Sondierungshilfe hat sich ein leicht gekrümmter, hydrophil beschichteter Führungsdraht (Fa. Terumo) bewährt. Der Okklusionskatheter lässt sich jedoch nur über einen unbeschichteten, geraden Führungsdraht einwechseln. Wird die Einmündung der V. spermatica interna durch den Führungskatheter ausreichend verlegt, so ist es günstiger, einen 3-F-Katheter koaxial bis zum Beckenkamm vorzuschieben, als einen Okklusionskatheter einzuwechseln. Das Sklerosierungsmittel verbleibt für 15 Minuten im Gefäß und wird anschließend wieder aspiriert. Der Vorgang kann bei fehlender Gefäßreaktion mehrmals wiederholt werden. Bei extrem dickem Kaliber der V. spermatica interna und dem in 40% vorliegenden Typ I nach Bähren (ein Hauptstamm der V. spermatica interna) bestehen aufgrund der Verdünnung des Aethoxysklerols wenig Erfolgsaussichten. Es empfiehlt sich deshalb in diesen Fällen die dauerhafte Okklusion der Vene mit einer Gianturco-Anderson-Wallace-Spirale.

Bei der Verödung der V. spermatica interna ist über die Gefahr einer Thrombose bzw. Thrombo-

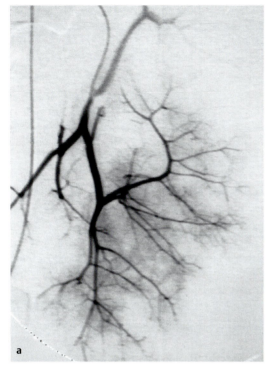
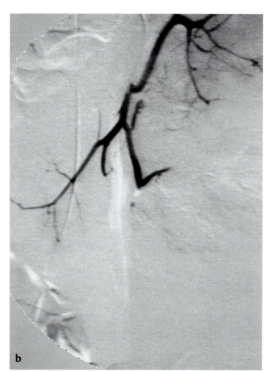
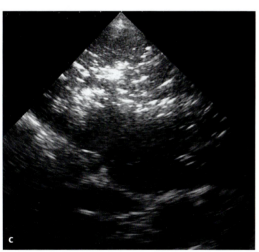
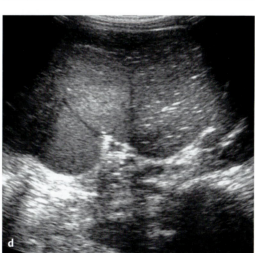

Abb. 10.4 a – d **Splenomegalie und splenogene Markhemmung aufgrund einer chronischen Epstein-Barr-Virusinfektion.** 2-jähriger Junge.

a Darstellung des unteren Milzpols nach selektiver Sondierung.
b Darstellung des unteren Milzpols nach Teilembolisation mit Ivalonpartikeln (Polyvinylalkohol).
c Sonogramm der Milz wenige Stunden nach Teilembolisation mit stark verringerter Echogenität des Milzparenchyms, in dem sich die Ivalonpartikel als echoreiche Reflexe hervorheben.
d Sonogramm der Milz 2 Jahre nach Teilembolisation. Es haben sich knotige Regenerate gebildet, deren Binnenstruktur dem Milzparenchym ähnlich ist. Ohne weitere Transfusionen bestehen weiterhin Normalwerte für rotes und weißes Blutbild.

phlebitis des Plexus pampiniformis und einer Hoden- und Nebenhodenentzündung mit möglicher Einschränkung der Fertilität *aufzuklären*. Von einer Perforation der V. spermatica interna geht meist keine Gefahr für den Patienten aus. Seltene Risiken der Femoralvenenpunktion und der venösen Katheterisierung sind Bein-, Becken- und Nierenvenenthrombose mit der Gefahr einer Lungenembolie.

Anlage implantierbarer zentralvenöser Zugänge

Die Anlage implantierbarer zentralvenöser Zugänge erfordert bei geringem chirurgischen Aufwand ein Höchstmass an Präzision bezüglich der Lage des Katheters. Diese ist zuverlässig nur durch Durchleuchtungskontrolle, am besten in DSA-Bereitschaft, zu erreichen. Es empfiehlt sich deshalb zur Vermeidung von Katheterfehllagen und -dislokationen, Port-A-Cat-, Broviac- und Hickman-Katheter interventionell radiologisch oder gemeinsam mit dem Chirurgen anzulegen.

Fremdkörperextraktion

Fragmente abgerissener zentralvenöser Katheter befinden sich meist instabil in der V. cava superior oder werden in einen Pulmonalarterienast verschleppt. Bevor es zu einem Einwachsen des Fremdkörpers in die Gefäßwand kommt, ist die *perkutane transvasale Extraktion* mit einer Schlinge oder mit einem kleinen Dormiakörbchen indiziert. Das Katheterfragment wird, nachdem es gefasst ist, als Schleife durch die Punktionsstelle entfernt. Durch Aufweitung mit einem Dilatator wird ohne zusätzliche Blutungsgefahr eine genügend große Durchtrittsstelle geschaffen.

Thrombektomie

Die Diagnose frischer Thrombosen und peripherer Embolien wird heute überwiegend duplexsonographisch gestellt. Hiermit lassen sich bei Venenthrombosen die fehlende Komprimierbarkeit, der fehlende Blutfluss, wandständige und flottierende Thromben nachweisen. Die klassische Phlebographie ist als ergänzende Untersuchung nur noch in Ausnahmefällen erforderlich.

Der Verdacht auf eine *Lungenembolie* wird abhängig vom klinischen Schweregrad (Grosser-Stadium I–IV) unterschiedlich abgeklärt. Die fulminante Lungenembolie erfordert eine sofortige Pulmonalisangiographie mit der Möglichkeit zur Intervention. Aufgrund der raschen Durchführbarkeit und der hohen Sensitivität empfiehlt sich bei Patienten ohne Kreislaufschock eine CT-Angiographie, alternativ auch eine MR-Angiographie. Die Abklärung kleinerer, peripherer Lungenembolien ist noch immer Domäne der Lungenperfusionsszintigraphie.

Bei frischen thromboembolischen zentralen Gefäßverschlüssen wird der systemischen *Lysebehandlung* im Kindesalter der Vorzug gegeben. Im Einzelfall ist auch eine *mechanische Thrombektomie* zu erwägen. Periphere venöse Thrombosen (tiefe Beinvenenthrombose, Paget-von-Schroetter-Syndrom, Sinusvenenthrombose) werden überwiegend durch eine i.v. Antikoagulation mit Heparin behandelt. Da sich die meisten thrombotischen und thromboembolischen Ereignisse postoperativ nach kardiochirurgischen Eingriffen ereignen, erfolgt deren Behandlung daher überwiegend durch Kinderkardiologen und Kardiochirurgen.

Transjuguläre Leberbiopsie

Bei erhöhtem Blutungsrisiko verbietet sich die perkutane Leberbiopsie. Als eine weniger riskante Möglichkeit bietet sich die transjuguläre Leberbiopsie an. Über die rechte V. jugularis wird durch den rechten Vorhof hindurch eine Lebervene sondiert und mit der Biopsiezange eine Probe entnommen. Die Blutungsgefahr ist gering, da das Leberparenchym nur zum Gefäß hin verletzt wird.

Extravasale Interventionen (Tab. 10.3)

Biopsie

Zur Abklärung von entzündlichen und unklaren tumorösen Prozessen bietet sich die sonographisch oder CT-gesteuerte Biopsie an.

Feinnadelaspiration. Liquide Prozesse sowie kleine Raumforderungen in stark durchbluteten Organen und in der Lunge sind nur der Feinnadelaspiration (FNP) zugänglich, deren diagnostischer Aussagewert jedoch eingeschränkt ist.

Grobstanzbiopsie. Wann immer möglich sollte eine Grobstanzbiopsie (Tru-Cut) durchgeführt werden. Durch kontrastverstärkte CT-Schnitte lassen sich ggf. unterschiedliche Gewebe innerhalb einer Raumforderung erkennen und so gezielt bioptisch gewinnen. Aus solidem Gewebe können beliebig viele Stanzzylinder gewonnen werden, deren diagnostische Qualität meist nicht schlechter als die einer offenen Biopsie ist.

Bohrerpunktion. Ist die Biopsie aus kompaktem Knochen zu entnehmen, wird eine Bohrerpunktion durchgeführt. Durch den so geschaffenen transossären Zugang lassen sich Material, z.B. für eine mikrobiologische Untersuchung, gewinnen oder weitere Grobstanzbiopsien durchführen. Da Knochenbiopsien sehr schmerzhaft sind, ist eine alleinige Lokalanästhesie nie ausreichend.

Hochfrequenzablation

Zur Behandlung des *Osteoidosteoms* hat sich zusätzlich zu der CT-gesteuerten Bohrerbiopsie die Hochfrequenzablation bewährt. Die zuvor ebenfalls mit hoher Zuverlässigkeit durchgeführte Alkoholinjektion ließ sich weniger gut steuern, was die vereinzelten Therapieversager erklärte.

Abszessdrainage

Auch bei Kindern sind alle bekannten Techniken der Abszessdrainage in präformierten Körperhöhlen und innerhalb parenchymatöser Organe möglich. Zur Ableitung dickflüssigen Eiters sollten keine zu dünnlumigen Katheter gewählt werden. Zur Vermeidung einer Septikämie hat der Eingriff unter ausreichender Antibiose zu erfolgen.

Sklerotherapie von Lymphangiomen und Organzysten

Klinischer Befund. Lymphangiome befinden sich vorzugsweise in der Hals- und Thoraxregion und imponieren als bläulich schimmernde, prallelastische oder schwammig weiche Geschwülste (Syn.: zystisches Hygroma colli). Bereits durch den Tastbefund lassen sich so großzystische mit einzelnen prall gefüllten Zysten von kleinzystischen Lymphangiomen unterscheiden. Obwohl Lymphangiome von Geburt an bestehen, können sie in jedem Alter plötzlich erheblich an Größe zunehmen. Diese Größenzunahme kann durch eine stärkere Füllung der einzelnen Zysten, durch Einblutung oder Infektion bedingt sein. Klinisch können deshalb akut Schmerzen, Schwellung und Rötung eines vorher symptomlosen Lymphangioms auftreten.

Bildgebende Diagnostik. Bei den kleinzystischen Lymphangiomen kann ein so dichter Besatz kleinster Zysten vorliegen, dass sonographisch nur noch ein sehr echoreiches Gewebe vorliegt, in dem bestenfalls einzelne größere Zysten abgegrenzt werden können. Großzystische Lymphangiome unterscheiden sich von „Low-flow"-Hämangiomen durch die fehlende Gd-Aufnahme im T1w MRT-Bild. Durch Einblutung können einzelne Zysten echogenen Inhalt aufweisen.

Therapie. Die Therapie der großzystischen Lymphangiome zielt darauf ab, die Oberfläche der Zystenwand zu schädigen, damit es durch Eiweißausschwitzung zur Verklebung der Zyste kommt. Seit Jahrzehnten hat sich hierzu reiner 96%iger Alkohol mit Einschränkungen bewährt. Neben Therapieversagern wurde auch über kosmetische und durch Nervenschädigung funktionell unbefriedigende Ergebnisse berichtet. Da die Sklerosierung in den meisten Fällen postoperativ eingesetzt wird, ist der Erfolg oder Misserfolg der Behandlung nur schwer auf eines der Verfahren zurückzuführen. Seit einigen Jahren wird in der Literatur über vorwiegend positive Ergebnisse mit OK-432 (Picibanil) berichtet, mit dem ebenfalls eine entzündliche Reaktion induziert wird.

Die Sklerotherapie mit Alkohol erfolgt durch Aspiration einzelner Zysten und den vorübergehenden Ersatz des Zysteninhalts durch 96%igen Alkohol. Dabei werden 10% des aspirierten Inhalts für etwa 15 Minuten in der Zyste belassen und anschließend wieder aspiriert. Der Vorgang kann wiederholt durchgeführt werden. Da Alkohol in diesen Konzentrationen sehr toxisch ist, muss zuvor sichergestellt sein, dass die punktierte Zyste dicht ist, kein Extravasat auftritt und die Punktionsnadel zwischenzeitlich nicht disloziert. Zur Punktion kleinerer Zysten sind 22-G-Verweilkanülen geeignet. Bei sehr großen Zysten kann man ein Pleurapunktionsbesteck für Säuglinge verwenden, das bis zum nächsten Tag belassen werden kann. Die Therapie wird unter Durchleuchtungskontrolle durchgeführt. Dem Alkohol kann Lipiodol als KM zugemischt werden. Wasserlösliches KM würden den Alkohol hingegen verdünnen und damit den Therapieerfolg verhindern. Der Erfolg der Sklerosierung ist meist bereits an der Beschaffenheit des aus den Zysten aspirierten Alkohols ablesbar. Bleibt dieser klar und weist keine Ausflockungen auf, so wird es nicht zu der gewünschten Verklebung der Zystenwand kommen.

Solitäre Organzysten. Analog zu der Behandlung von großzystischen Lymphangiomen lassen sich solitäre Organzysten in Leber, Milz oder Nieren behandeln. Auch hier ist gewissenhaft auf die Dichtheit der Zyste während der Alkoholinjektion zu achten.

Eingriffe am Gastrointestinaltrakt

Perkutane Eingriffe am Gastrointestinaltrakt wie die transluminale Dilatation von Ösophagusstenosen und die perkutane Gastrostomie (PEG) oder Jejunostomie sind bei Kindern in nahezu gleicher Weise wie im Erwachsenenalter interventionell radiologisch möglich.

Dilatation von Ösophagusstenosen. Die Dilatation von Ösophagusstenosen ist postoperativ nach Ösophagusatresie, nach Laugenverätzung, in der Folge schwerster Ösophagitiden sowie bei der im Kindesalter seltenen Achalasie indiziert. Die Dilatationen werden im Intervall von einigen Wochen mehrfach wiederholt. Zur Beurteilung der Schleimhautverhältnisse des Ösophagus ist es ratsam, sie teilweise kombiniert mit der Ösophagoskopie durchzuführen.

PEG-Anlage. Mit speziell hierzu entwickelten Bestecken lässt sich durchleuchtungsgezielt eine perkutane Gastrostomie (PEG) anlegen. Gerade bei Kindern bestehen große Erfahrungen, da der Eingriff insbesondere bei neuropädiatrischen Patienten häufig durchzuführen ist.

Zökostomie-Anlage. Im angloamerikanischen Schrifttum wird über die perkutane Anlage von Zökostomien bei Patienten mit Mukoviszidose und bei chronischer Obstipation immobiler Patienten berichtet. Obwohl hiermit gute Ergebnisse erzielt werden, hat sich die Methode hier bisher nicht durchsetzen können.

Tab. 10.3 *Häufige extravasale Interventionen im Kindesalter*

- Biopsie:
  - Feinnadel
  - Grobstanze (Tru-Cut)
  - Bohrerpunktion
- Hochfrequenzablation:
  - Osteoidosteom
  - Lebermetastase (palliativ)
- Sklerosierung:
  - Lymphangiom/solitäre Organzyste
- Abszessdrainage
- Dilatation/Stent-Implantation:
  - Ösophagusstenose/-striktur
  - Larynxstenose
  - Trachea-/Bronchusstenose
- Gastrointestinale Zugänge:
  - PEG, Jejunostomie
  - perkutane Zökostomie

Literatur

Abernethy LJ. Classification and imaging of vascular malformations in children. Eur Radiol. 2003;13:2483–97.

Alzen G, Günther RW, Keulers P, Eschmann SM. Perkutane Sklerotherapie der Varikozele – Ergebnisse bei Kindern und Jugendlichen. Klin Pädiatr. 1993;205:357–62.

Bähren W, Lenz M, Porst H, Wierschin W. Nebenwirkungen, Komplikationen und Kontraindikationen der perkutanen Sklerotherapie der V. spermatica interna zur Behandlung der idiopathischen Varikozele. Fortschr Röntgenst. 1983;138:172–9.

Literatur

Boeck EG, Schreyer T, Schild H, Schramm P. Strahlenbelastung der Gonaden bei der Sklerosierungsbehandlung der Varikozele. Fortschr Röntgenst. 1984;141:220–3.

Brandt CT, Rothbarth LJ, Kumpe D, Karrer FM, Lilly JR. Splenic embolization in children – long-term efficacy. J Pediat Radiol. 1989;24:642–5.

Christensen R. Invasive Radiology for Pediatric Trauma. Seminars in Pediatric Surgery, Vol 10, No 1. 2001:7–11.

Deutsche Krankenhausgesellschaft. Empfehlungen für Richtlinien zur Aufklärung der Krankenhauspatienten über vorgesehene ärztliche Maßnahmen. Dtsch Arztebl. 1985;82:1272–4.

Ellengast HH, Cordoba-Coré F, Ninol G. Indikation und Aussagekraft der renalen Angiographie im Kindesalter. Wiener Med Wschr. 1978;15:447–51.

Fasulakis S, Andronikou S. Balloon dilatation in children for oesophageal strictures other than those due to primary repair of oesophageal atresia, interposition or restrictive fundoplication. Pediatr Radiol. 2003;33:682–7.

Gomes A. Embolization therapy of congenital arteriovenous malformations – use of alternate approaches. Radiology. 1994;190:191–8.

Günther RW, Thelen M. Interventionelle Radiologie. Stuttgart, New York: Thieme; 1996:12–4.

Hall N, N Ade-Ajayi, C Brewis, DJ Roebuck, EM Kiely, DP Drake, L Spitz, A Pierro. Is intralesional injection of OK-432 effective in the treatment of lymphangioma in children? Surgery. 2003;133:238–42.

Kumpe D, Rumack CM, Pretorius DH, Stoecker TJ, Stellin GP. Partial splenic embolization in children with hypersplenism. Radiology. 1985;155:357–62.

Miller SF, Chait PG, Burrows PE, et al. Posttraumatic Arterial Priapism in Children – Management with Embolization. Radiology. 1995;196:59–62.

Pringle KC, Spigos DG, Tan WS, Politis C, Pang EJ, Reyez HM, Georgiopoulou P. Partial splenic embolization in the management of thalassemia minor. J Pediat Surg. 1982;17:884–90.

Puig S, Aref H, Chigot V, Bonin B, Brunelle F. Classification of venous malformations in children and implications for sclerotherapy. Pediatr Radiol. 2003;33:99–103.

Racadio JM, AKM Agha, ND Johnson, BW Warner. Imaging and Radiological Interventional Techniques for Gastrointestinal Bleeding in Children. Seminars in Pediatric Surgery, Vol 8, No 4. 1999:181–92.

Rieger HJ. Aufklärung über die Gefährlichkeit diagnostischer Eingriffe. Dtsch Med Wschr. 1980;105:1490–1.

Rieger HJ. Zur Aufklärungspflicht des Arztes über Behandlungsalternativen. Dtsch Med Wschr. 1987;112:278–9.

Schrempp K, Müller G, Günther D. Komplikationen bei Angiographien. Radiologe. 1980;20:135–40.

Sigmund G, Bähren W, Gall H, Thon W. Die perkutane Sklerotherapie zur primären Behandlung der Testicularisinsuffizienz bei idiopathischer Varikozele. Fortschr Röntgenst. 1986;144:255–62.

Smith PL. Umbilical catheter retrieval in the premature infant. J Pediat. 1978;93:499–502.

Stargardt A, Alzen G. Zur Strahlenschutzsituation bei angiographischen Untersuchungen. Z Med Phys. 1992;2:42–6.

Weber J. Embolisationstherapie arteriovenöser Mißbildungen. Radiol Diagn. 1987;28:513–9.

Woo VL, Geber AM, Scheible W, Seo KW, Bookstein JJ, Leopold GR. Real-time ultrasound guidance for percutaneous transluminal retrieval of nonopaque intravasal catheter fragment. Amer J Roentgenol. 1979;133:760–1.

Sachverzeichnis

A

Abdomen
– akutes 213
– CT 408
– Durchleuchtung 195
– MRT 339
– Übersichtsaufnahme 194
– Untersuchungsvorbereitung 195
Abrissfraktur, epikondyläre 65
Absprengung, metaphysäre 55
Abszess
– abdominaler 409
– entzündliche Darmerkrankung 344
– interventionelle Drainage 425
– Niere 255
– perinephritischer 255
– retropharyngealer 159
Achondrogenesis 112
Achondroplasie 115
Adenoide 158
Adoleszentenkyphose 110
Adrenogenitales Syndrom 263
Adrenoleukodystrophie 325
AIDS
– Pneumocystis-carinii-Pneumonie 166
– Pneumomykose 170
– Pneumonie 170
– Tuberkulose 170
Air Crescent Sign 167
Air Leak 153
Air-Block-Phänomen 153
Akromelie 111
Akroosteolyse, renale Osteopathie 105
Akzelerationsindex 229
ALARA-Prinzip 2
ALEF, Ventrikelfunktionsbestimmung 395
Anämie, hämolytische 46
Analatresie 210, 344
Aneurysma, Embolisation 420
Angiographie 416
– Aufklärung 416
– Indikation 416, 419
– Katheter 418

– Splenoportographie 419
– Strahlenschutz 417
– Zugangsweg 418
Angiomyolipom 260
Anorchie 263
Antiepileptika, Kalottenveränderungen 46
Aortenbogen
– doppelter 178
– MRT 397
– rechter 175
Aplasie
– Adenoide 159
– Klavikula 120
– Knochenmark 379
– Lunge 161
– Ösophagus 197
– Rippen 180
– Thymus 187
– Vagina 354
Apophysenabriss 71, 372
Apophysenvariation 100
Appendikolith 217–218
Appendizitis
– CT 409
– Sonographie 217
Artefakte, metallbedingte 360
Arteria lusoria 177
– pulmonalis, Fehlabgang 179
– subclavia, Fehlabgang 177
Arteriitis, Gefäßstenose 420
Askin-Tumor 364
Aspergillose 167
– AIDS 170
Aspiration
– Ertrinken 174
– Fremdkörper 171
Aspirationssyndrom 143
Asplenie 348
Astrozytom 327
Atemnotsyndrom, idiopathisches 141
Atlasfraktur 69
Aufklärung, Angiographie 416
Auge
– Sonographie 287
– weißes 288
Ausscheidungsurographie 233

Ausstellungslinie 293
Avulsionstrauma 372
Axisfraktur 69
Azetabulumfraktur 72

B

Babixhülle 138
Balkenmangel 320
Bandscheibe, Verkalkung 96
Bare Area Sign 157
Barotrauma 153
Basedow-Struma 290
Basisphenoid 18
Battered Child Syndrome 77
Bauchhängelage 194
Bauchtrauma, stumpfes 348, 408
Beatmung, maschinelle 153
Beckenfraktur 70
– CT 404
– Kindesmisshandlung 80
Beemer-Langer-Kurzrippen-Polydaktylie-Syndrom 114
Belichtungszeit 6
Bennett-Fraktur 68
Biegungsfraktur 52
Biopsie 425
Bland-White-Garland-Syndrom 395
Blase 356
Blasendivertikel 247
Blasenekstrophie 246
Blasenentleerungsstörung, neurogene 260
Bleiabdeckung 15
Bleiintoxikation 97
Blount-Deformität 74
Blow Out Fracture 63
Blutung
– Auge 288
– Embolisation 422
– epidurale 88, 316
– intrakranielle 277
– intrazerebrale 411
– Nebenniere 261, 352
– subarachnoidale 88
– subdurale 87
– subperiostale 78, 83

Bochdalek-Hernie 149
Bohrerpunktion 425
Bowing Fracture 52
Boxerfraktur 68
Brachymesophalangie 100
Brachytelephalangie 100
Brachyzephalus 40
Bronchialsystem, Fehlbildungen 146
Bronchitis 164
Bronchopneumonie 164
Bronchoskopie, virtuelle 406
Brückenkallus 59
Bucket Handle 211
Bucky-Raster 7
Budd-Chiari-Syndrom 349
Bulbus duodeni, Anatomie 202
Bull Eye Sign 167
Burkitt-Lymphom, Zahnbefund 47
Bursa omentalis 23
Bürstenschädel 40, 46
Butterfly-Zeichen 184, 189
Button Sequester 370

C

Caffey-Syndrom 84
Candida-Pneumonie 167
– AIDS 170
Candidiasis, Niere 255
Caput succedaneum 56
Caroli-Syndrom 213
Catterall-Einteilung 108
Cauda equina, Sonographie 285
Chassaignac-Lähmung 57
Cherubismus 125
Chlamydienpneumonie 165
Choanalatresie 158
Choledochuszyste 213
Chondroblastom 368
Chondrodysplasia punctata 115
Chordom, präsakrales 357
Chorionkarzinom 265
Chronic Lung Disease 142

Sachverzeichnis

Clementschitsch-Aufnahme 63
Codman-Dreieck 363
Coil, Embolisation 420
Common Channel Syndrome 213
Computertomographie 404
Condylus radialis, Fraktur 66
Congenital Cystic Adenomatoid Malformation 148
Corner Sign 79
Coronal Cleft 118
Coxitis fugax 296
Cranium bifidum 38
Cronqvist-Index 33
Crus Sign 157
CT
- Abdomen 408
- Beckenfraktur 404
- Gerätetechnik 400
- Indikation 400
- Invasivität 400
- Knochentumor 359, 405
- Kontrastmittel 403
- muskuloskelettale 404
- Niere 236
- Osteomyelitis 405
- Pitch 402
- Pleura 406
- Röhrenspannung 402
- Schädel-Hirn-Trauma 411
- Strahlenbelastung 400
- Thorax 405
- Untersuchungsparameter 400
- Wirbelsäule 404

D

Dandy-Walker-Komplex 320
Darm
- Anatomie 24
- Duplikatur 343
- Fehlbildung 343
- Fremdkörper 219
- intramurales Hämatom 91
- Malrotation 206
- Non-Hodgkin-Lymphom 222
- Nonrotation 206
- Perforation 91
- Schleimhauthyperplasie 221
Darmerkrankung, chronisch entzündliche 344
Darmgasverteilung 202
Dekubitus-Aufnahme 139, 173
Delta-Zeichen 336

Denonvillier-Faszie 23
Dermalsinus 286
Dermoid
- Schädel 42
- spinales 286
Desmoid, periostales 372
Diastematomyelie 412
Differenzierungsstörung, sexuelle 354
Dilatation, interventionelle 420
Disruption 111
Diurese-Sonographie 230
Divertikel
- A. subclavia 177–178
- Duodenalstenose 203
- Harnblase 247
- Meckel- 217
Dolichozephalus 40
Doppelgleisphänomen 221
Double Cortex 323
Drusenpapille 287–288
DSA 416
Ductus arteriosus
- persistierender 145
- pränataler Kreislauf 144
Ductus Bump 22, 135
Dünndarm
- Atresie 205
- fraktionierte Darstellung 195
- Lageanomalie 206
- Peristaltik 203
- Stenose 206
Duodenalatresie 203
Duodenalstenose 203
Duplikatur, intestinale 212
Durchleuchtung
- Abdomen 195
- Fluoroskopie 10
- gepulste 9
- Immobilisierung 8
- Indikation 139
- Strahlenbelastung 4
- Strahlenschutz 8
Dyskoordination, pharyngeale 159
Dysostose 111
Dysostosis multiplex 129
Dysplasie
- bronchopulmonale 142
- chondroektodermale 116
- fibröse 125, 367
- fibromuskuläre 420
- fokale kortikale 323, 337
- kampomele 114

- kleidokraniale 120
- Kniest- 118
- kongenitale spondyloepiphysäre 118
- mesomele 119
- metaphysäre 121
- metatrope 117
- multiple epiphysäre 122
- renale zystische 249
- septooptische 318
- spondylokostale 111
- spondylometaphysäre 122
- thanatophore 113

E

Echinokokkuszyste 344
Eigenfilterung 6
Einschwemmkatheter, Lagekontrolle 152
Eisenüberladung 346
Elfenbeinepiphyse 100
Ellenbogenfraktur 65
Ellis-van-Creveld-Syndrom 116
Embolisation
- Aufklärung 417
- Blutung 422
- Hämangiom 421
- Milz 422
- Technik 420
Emons-Aufnahme 195
Emphysem
- interstitielles 153
- kongenitales lobäres 146
Enchondromatose 123
Endgrößenbestimmung 102
Endotrachealtubus, Lagekontrolle 151
Engelsflügelzeichen 184, 189
Enteroklysma 195
Enterokolitis, nekrotisierende 214
Enuresis 260
Enzephalitis 280, 317
Enzephalomalazie, zystische 315
Enzephalopathie, ischämische 313
Epicondylus
- radialis 66
- ulnaris 65
Epidermoid
- Schädel 42
- spinales 286

Epididymitis 265
Epiduralblutung 88, 278, 316
Epiglottitis 159
Epipharynx
- Anatomie 158
- Obstruktion 158
Epiphyse
- atypische 99
- Elfenbein- 100
- Marmor- 100
- Pseudo- 99
- Sklerose 100
- Zapfen- 100
Epiphysenverletzung 53
- geburtstraumatische 54
- Übergangsfraktur 54
Epiphyseolyse
- distaler Radius 67
- Fibula 75
- Hüftkopf 72, 296
- Kindesmisshandlung 80, 83
- Tibia 74
Epiphyseolysis capitis femoris 72, 296
Erguss
- Mediastinum 188
- Pleura 144, 157
Ermüdungsfraktur 56
Ertrinken 174
Eventration 150
Ewing-Sarkom 364
- Sonographie 299
Exostose
- kartilaginäre 368
- multiple kartilaginäre 123

F

Fallen-Fragment-Zeichen 368
Falling Lung Sign 181
Fanconi-Anämie 111
Fat Pad 65
Fehlintubation 151
Feinnadelaspiration 425
Feldgröße 5
Feldstärke 339
Feminisierung, testikuläre 354
Femurfraktur 72
Femurkopfnekrose 108, 380
Fibrom, nicht ossifizierendes 367
Fibromatose, M. sternocleidomastoideus 297
Fibrose, zystische 162

429

Sachverzeichnis

Fibrothorax 157
Fibula
– Epiphyseolyse 75
– Fraktur 74
– Stressfraktur 56
Film-Folien-System 8
Filterung 6
Fingerfraktur 68
Fistel
– arteriovenöse 174, 420
– entzündliche Darmerkrankung 344
– H-Fistel 198
– ösophagotracheale 198
– vesikorektale 210
Fixierungshilfen 194
Flachdetektor, digitaler 8
Flexspule 339
Floating Teeth 47
Fluoroskopie, digitale 10
Flussreserve, koronare 395
Fontanelle 33
– akzessorische 35
Football Sign 157
Foramen parietalis permagnum 35
Fossa hypophysialis 47
Fraktur
– Aufnahmetechnik 48
– Azetabulum 72
– Becken 70
– Bennett-Fraktur 68
– Biegungsfraktur 52
– Boxer-Fraktur 68
– Condylus radialis 66
– Ellenbogen 65
– epikondyläre 65
– Epiphysenfuge 53
– Ermüdungsfraktur 56
– Femur 72
– Fibula 74
– Finger 68
– Frakturheilung 59
– Fuß 75
– Galeazzi-Fraktur 58
– geburtstraumatische 54
– Grünholz-Fraktur 52
– Halswirbelsäule 69
– Handwurzel 68
– Hangman-Fraktur 69
– Humerus 64
– Jefferson-Fraktur 69
– Kalkaneus 75
– Kindesmisshandlung 83

– Luxationsfraktur 57
– Mittelhand 68
– Monteggia-Fraktur 57
– Olekranon 67
– Patella 73
– pathologische 58
– Pingpongball-Fraktur 55
– Querfraktur 52
– Radiusköpfchen 67
– Refraktur 59
– Rippen 70
– Schenkelhals 72
– Schrägfraktur 52
– Spiralfraktur 52
– Sprunggelenk 74
– Sternum 70
– Stressfraktur 56
– Talus 75
– Tibia 74
– Übergangsfraktur 54, 75
– wachsende 60
– Wulstfraktur 51
– Zehen 76
Frakturdiagnostik
– CT 49
– Frakturzeichen 50
– Lagerung 49
– Lumineszenz-Radiographie 49
– MRT 50
– Sonographie 49
Frakturzeichen 50
Frankfurter Horizontale 273
Fremdkörper
– Darm 219
– Magen 219
– Ösophagus 219
– Schädel 46
– Trachea 219
Fremdkörperaspiration 160, 171
– Mediastinalverlagerung 189
Frühgeborenes
– Hirnblutung 277
– Lungentransparenz 134
Fußwurzelfraktur 75
Funktionsszintigraphie, Niere 234
Furosemid-Pyelographie 234

G

Gabelrippe 94
Galeazzi-Fraktur 58
Gallengangsatresie 212
Ganglioneuroblastom, Nebenniere 353
Ganglioneurom 353
Gastrostomie, perkutane 426
Geburtstrauma
– Epiphysenverletzung 54
– Kalottenhämatom 56
– Kindesmisshandlung 91
– Klavikulafraktur 54
– Schädelfraktur 55
Gefäßfehlbildung 177
Gefäßstenose, Dilatation 420
Gehirn
– Anatomie 19
– Atrophie 332
– Balkenmangel 320
– Blutung 277
– Enzephalitis 317
– Hirnoberfläche 308
– Infarkt 316
– MRT-Sequenzen 306
– Myelinisierung 309
– Ödem 334
– Pseudozyste 277, 280
– Sonographie 272
– Tuberkulose 338
Gelenkkörper, freier 110
Gelenkmaus 110
Genitalfehlbildung 354
Germinolyse 280
Germinom 327
Gesichtsschädelfraktur 63
Gianturgo-Anderson-Wallace-Spirale 420
Glaskörpereinblutung 288
Glioblastom 327
Gliose 279
Glomerulonephritis 257
Gorlin-Goltz-Syndrom 94
Granulom, eosinophiles 45, 370
Granulosazelltumor 356
Grenzzoneninfarkt 315, 336
Grobstanzbiopsie 425
Grundlinie, Hüftgelenk 293
Grünholzfraktur 52

H

Haarnadelphänomen 213
Hämangiom
– Embolisation 421
– Leber 345
– Sonographie 299
Hämatom
– epidurales 316, 411
– Fraktur 50
– intrakranielles 56
– intrazerebrales 411
– Kalotte 56
– Kephal- 56
– skrotales 92
– subdurales 87, 411
Hämolyse, chronische 377
Hämosiderose 346, 377
Hahn-Spalten 95
Hair On End Pattern 46
Hals, Anatomie 20
Halsrippe 94
Halswirbelsäule
– Fraktur 69
– Luxation 69
Halszyste 299
Hamartom
– Darm 221
– Leber 345
– Niere 260
Hangman-Fraktur 69
Harnblase
– Anatomie 26
– Blasenohr 247
– Divertikel 247
– Ekstrophie 246
– MRT 356
– Sonographie 227
– Tannenbaumblase 260
– Tumor 356
– Zystitis 255
Harnwegsinfekt 255
Hashimoto-Thyreoiditis 290
Hautfalten 137
Head-at-Risk-Zeichen 108
Hemimegalenzephalie 321
Hepatoblastom 345
Hermaphroditismus 354
Hernie
– Hiatus- 200
– Leisten- 264
– Ovarial- 269

Sachverzeichnis

Herz
– Anatomie 135
– Größe 174
– MRT 382
Herz-Thorax-Quotient 135, 174
Herzfehler
– angeborener 146
– Pneumonie 168
H-Fistel 198
Hiatushernie 200
Hirnödem 89, 278, 334
Hirnabszess 281
Hirnatrophie 332
Hirnblutung 277
– Kindesmisshandlung 316
Hirndruck
– erhöhter 41
– Stauungspapille 288
Hirninfarkt 89
– Stammganglien 278
– territorialer 316
Hirntumor 283, 327
Histoacryl, Embolisation 421
Histogenesestörung, Gehirn 281
Hochfrequenzablation 425
Hochfrequenzventilation 153
Hoden 24
– Ektopie 263
– Entzündung 265
– Hochstand 354
– Hydatidentorsion 265
– Hydrozele 263
– Maldescensus 263
– Mikrolithiasis 264
– Sonographie 263
– Torsion 264
– Tumor 265, 354
– Varikozele 266, 422
Hodenkapsel 15
Holoprosenzephalie 318
Hufeisenlunge 161
Hufeisenniere 244
Hüftgelenk
– Dysplasie 291
– Koxitis 296
– Luxation 72, 291
– Morbus Perthes 296
– Sonographie 291
Hüftschnupfen 296
Hühnerbrust 180
Humerusfraktur 64
Hybrid-Läsion 146
Hydantoinsyndrom, fetales 100
Hydatidentorsion 265
Hydro-MRT 344

Hydromyelie 286
Hydrozele 263
Hydrozephalus 311, 334–335
Hygrom 278
– zystisches 425
Hymenalatresie 267
Hyperostose, infantile kortikale 128
Hyperspleniesyndrom 422
Hypertension
– persistierende pulmonale 144
– portale 26
Hypochondroplasie 120
Hypoparathyreoidismus, Pseudo- 104
Hypopharynx, Anatomie 158
Hypophosphatasie 103
Hypophyse
– MRT 310
– Tumor 327
Hypospadie 246, 254

I

Idiopathic Respiratory Distress Syndrome 141
Ileitis terminalis 220
Immobilisierung 8, 138
Immunthyreopathie 290
Impressionsfraktur 62
Indikation
– Angiographie 416, 419
– CT 400
– Embolisation 420
– Intervention 420
– Lungensonographie 139
– Mediastinalsonographie 187
– Pleurasonographie 139
– Röntgenuntersuchung 3
– rechtfertigende 3
– Zwerchfellsonographie 140
Inkabein 35
Inselzisterne 308
Insuffizienz, gastroösophageale 200
Insulinom 348
Intervention
– Abszessdrainage 425
– Aufklärung 416
– Biopsie 425
– Dilatation 420
– Embolisation 420
– Fremdkörperextraktion 424
– Hochfrequenzablation 425

– Indikation 420
– perkutane Leberbiopsie 424
– Port-Anlage 424
– Stent-Implantation 420
– Thrombektomie 424
– Zystensklerosierung 425
Invagination 214
Iodmangelstruma 290
IRDS 141

J

Jansen, metaphysäre Dysplasie 121
Jefferson-Fraktur 69
Jeune-Syndrom 117
Joubert-Syndrom 320

K

Kalkaneusfrakturen 75
Kallus 59
– Brücken- 59
– Kugel- 59
Kalottenfraktur 62
– wachsende Fraktur 60
Kalottentumor 42
Kantendefekt, anteriorer 95
Kantenfilter 7
Kardia
– Achalasie 200
– Insuffizienz 200
– Säuglingsalter 197
Katheter
– Abriss 424
– Angiographie 418
Kawasaki-Erkrankung, Gefäßstenose 420
Kawasaki-Syndrom 395
Kehlkopf, weicher 160
Keimlager, subependymales 276
Kephalhämatom 56
Kieferfraktur 63
Kindesmisshandlung 77
– Beckenfraktur 80
– Epiphyseolyse 80
– Hand- und Fußfraktur 80
– Hirnblutung 316
– metaphysäre Verletzung 78
– Rippenfraktur 70, 80
– subperiostale Blutung 78
– Wirbelfraktur 82
Kinsbourne-Syndrom 352

Klarzelltumor 351
Klavikula
– angeborene Pseudarthrose 60
– Fraktur 63
– geburtstraumatische Fraktur 54
– Pseudarthrose 63
Kleinwuchs, dysproportionierter 112
Klinodaktylie 100
Kniest-Dysplasie 118
Knochenbruch 48
Knocheninfarkt 380
Knocheninsel, fibröse 97
Knochenkern, akzessorischer 100
Knochenmark
– Aplasie 379
– Infiltration 378
– Ischämie 380
– Konversion 374, 376
– Myelofibrose 380
– Ödem 381
– Physiologie 374
– Rekonversion 377
Knochenmetastase 366
Knochennekrose
– aseptische 107
– avaskuläre 380
Knochentumor
– Angiographie 359
– Bohrerpunktion 425
– CT 359, 405
– MRT 359
– Sonographie 299, 359
– Untersuchungstechnik 360
– Verlaufskontrolle 363
Knochenzyste
– aneurysmatische 370
– juvenile 367
Knopfsequester 370
Knorpel-Haar-Dysplasie 121
Knorpeldachlinie 293
Kohlenwasserstoffpneumonitis 174
Kohn-Por 164
Kokarde
– Invagination 215
– Morbus Crohn 221
Kolloidzyste 290
Kolon
– Megakolon 209
– Mikrokolon 209
– Schleimhaut 208
Kolonpolyp, juveniler 221
Kolpozephalie 336

431

Sachverzeichnis

Kompaktainsel 97
Kompression 15
Kontrastmittel
– Aufklärung 416
– CT 403
– dynamische Untersuchung 361
– MRT 340
– orale Gabe 195
– rektale Gabe 196
Korbhenkel-Phänomen 79
Koronararterien, MRT 395
Koronarinsuffizienz 395
Kortikalisdefekt, fibröser 367
Kotstein 217–218
Koxitis 296
Kozlowski, spondylometaphysäre Dysplasie 122
Krampfanfall, CT 411
Kraniopharyngeom 327
Kranioschisis 38
Kraniostenose 40
Kraniosynostose, prämature 39
Kreislauf, pränataler 144
Kreuzbandläsion 73
Kryptorchismus 263
Kuchenniere 244
Kugelkallus 54, 59
Kurzrippen-Polydaktylie-Syndrom 114

L

Lagekontrolle 152
– Einschwemmkatheter 152
– Endotrachealtubus 151
– Nabelarterienkatheter 26, 152
– Nabelvenenkatheter 26, 152
– pH-Metrie-Sonde 200
– Pleuradrainage 153
– Trachealtubus 21
Lagerung 194, 418
Lambert-Kanäle 164
Langer, mesomele Dysplasie 119
Langerhans-Zell-Histiozytose 45, 327, 370
– Zahnbefund 47
Laryngomalazie 160
Leave Me Alone Lesion 366

Leber
– Anatomie 23
– Hämangiom 345
– Hamartom 345
– Hämosiderose 346
– Hepatoblastom 345
– hepatozelluläres Karzinom 345
– Metastasen 346
– Ruptur 409
– Trauma 346
– Trauma bei Kindesmisshandlung 92
– Zirrhose 346
– Zyste 344
Leberbiopsie, perkutane 424
Leigh-Syndrom 326
Leistenhernie 264
Leukämie 378
Leukenzephalopathie, infantile 324
Leukodystrophie 324
Leukomalazie, periventrikuläre 279
Lipom
– intraspinales 286
– präsakrales 356
Lissenzephalie 323
Looser-Umbauzone 102
Lückenschädel 38
Lumineszenz-Radiographie 49
Lunge
– Agenesie 161
– Anatomie 22, 164
– Aplasie 161
– Embolie 424
– Hufeisen- 161
– Hypoplasie 149, 161
– kollabierte 181
– Kontusion 181
– Perfusionsszintigraphie 424
– Sonographie 139
– Stauung 176
– weiße 141, 144
Lungendurchfluss
– vermehrter 176
– verminderter 176
Lungengefäßzeichnung
– vermehrte 176
– verminderte 176
Luxation 57
– Hüftgelenk 72
– Halswirbelsäule 69
– Patella- 73

– Radiusköpfchen- 57
– Schultergelenk 64
Luxationsfraktur 57
Lymphadenitis 299
Lymphangiom 297
– Sklerosierung 425
Lymphknotenvergrößerung 299
Lymphocytic Interstitial Pneumonitis 170
Lymphom
– CT 410
– CT-Staging 407
– Knochenmark 378
– mediastinales 191
– Mediastinum 342
– Milz 349
– Niere 351
– Pankreas 348
– Sonographie 299
– Zahnbefund 47

M

Maffucci-Syndrom 123
Magen
– Anatomie 201
– Entleerungszeit 201
– Fremdkörper 219
– Hyperperistaltik 202
Magenschleimhaut, ektope 217
Majewski-Kurzrippen-Polydaktylie-Syndrom 114
Makrozephalus 40
Maldescensus testis 263
Malformation, zystisch-adenomatoide 148
Malrotation
– Darm 206
– Niere 244
Markschwammniere 250
Marmorepiphyse 100
Masernpneumonie 166
Mastoidzellen 35
Matrix, germinale 276
Mausbett 110
Mayer-Rokitansky-Küster-Syndrom 354
Mazabraud-Syndrom 367
McCune-Albright-Syndrom 125, 367
McKusick, metaphysäre Dysplasie 121

Meckel-Divertikel 217
Mediastinum
– Anatomie 135
– anatomische Einteilung 187
– CTA 407
– Diagnostik 186
– Erguss 188
– gefäßbedingte Veränderung 189
– Lymphom 191, 342
– MRT 342
– Pneumo- 155, 189
– Tumor 190
– Verkalkung 192
– Verlagerung 189
Medulloblastom 327
Megakolon 209
Megaureter 245, 253
Mehrschicht-Spiral-CT 401
Mekoniumaspiration 143
Mekoniumileus 209
Mekoniumpfropf-Syndrom 208
MELAS-Syndrom 326
Membranen, hyaline 141
Meningeom 327
Meningitis 281
Meningoenzephalitis 281
Meningomyelozele, ventrale 356
Meniskusläsion 73
Menkes-Syndrom 84
Mesomelie 111
Mesopharynx, Anatomie 158
Metakarpalfraktur 68
Metastase
– Knochen 366
– Leber 346
– Lunge 180, 406
– Nebenniere 353
– Pleura 157
Meyer-Dysplasie 108
Meyer-Weigert-Regel 241
Mid-Aortic-Syndrom, Gefäßstenose 420
Mikrokolon 209
Mikrolithiasis, Hoden 264
Mikrosphären, Embolisation 421
Mikrozephalus 40 f.
Miktionszystourethrographie 231
Milz
– Abszess 349
– Infarkt 349

Sachverzeichnis

- Lymphom 349
- MRT 348
- Ruptur 348
- Teilembolisation 422
- Tumor 349
- Verletzung bei Kindesmisshandlung 92
- Zyste 348

Milzruptur 409
Mitteldarmvolvulus 204
Mittelfußfraktur 75
Mittellinienstörung 283
Moller-Einteilung 146
Monteggia-Fraktur 57
Morbus
- Abt-Letterer-Siwe 45
- Albers-Schönberg 127
- Alexander 324
- Bourneville-Pringle, Nierenbeteiligung 260
- Caffey 128
- Canavan 324
- Crohn 220
- – MRT 344
- Crouzon 111
- Duchenne 301
- Hand-Schüller-Christian 45, 327
- Hirschsprung 210
- Hodgkin 342
- – CT 410
- – Mediastinalbefund 191
- Jaffé-Lichtenstein 125, 367
- Köhler I 109
- Leigh 326
- Möller-Barlow 104
- Morquio 130
- Ollier 123
- Osgood-Schlatter 109
- Osler 420
- Pelizaeus-Merzbacher 309, 326
- Perthes 108, 296, 380
- Pfaundler-Hurler 129
- Scheuermann 110
- Wilson 346

Morgagni-Hernie 149
Morison-Tasche 23
MR-Angiographie 339
- ZNS 307

MR-Cholangiographie 347
MRT
- Darm 343
- Genitalorgane 354

- Harnblase 356
- Herz 382
- Hydro-MRT 344
- Hypophyse 310
- Indikation 340
- Knochentumor 359
- Kontraindikation 341
- Kontrastmittel 340
- Kopf/Hals 341
- Leber 344
- Mediastinum 342
- Milz 348
- MR-Angiographie 339
- MR-Cholangiographie 347
- MR-Urographie 237
- Nebenniere 352
- Niere 350
- Pankreas 347
- Perfusions-MRT 395
- Sequenzen 339, 383
- Spulen 339
- Stress-MRT 395
- Technik 339
- Thorax 341
- Thoraxwand 343
- Weichteile 357
- Wichtung 339

Mucor-Pneumonie 167
Mukopolysaccharidose 129
Mukoviszidose 162
- Nasennebenhöhlen 47

Mukozele, Nasennebenhöhle 46
Muskeldystrophie, spinale 301
Myelinisierung 309
Myelinisierungsverzögerung 326, 335
Myelofibrose 380
Mykoplasmenpneumonie 166
Myositis ossificans 372

N

Nabelarterienkatheter 26, 152
Nabelkolik 218
Nabelvenenkatheter 26, 152
Nadelreflex 219
Nahtknochen 35
Nahtschluss, primärer 40
Narkose 417
Nasenbeinfraktur 63
Nasennebenhöhle 34
- Mukozele 46

- Spiegelbildung 46
- Verschattung 46

Nasennebenhöhlen
- CT 411
- Mukoviszidose 47

Nasopharynxtumor 341
Nebenhoden, Entzündung 265
Nebenniere
- Adenom 353
- adrenogenitales Syndrom 263
- Anatomie 26
- Blutung 261, 352
- Ganglioneuroblastom 353
- Ganglioneurom 353
- Metastase 353
- MRT 352
- Neuroblastom 261, 352
- Phäochromozytom 262, 353
- Sonographie 227
- Trauma bei Kindesmisshandlung 92

Nephritis, fokale 255
Nephroblastom 251, 258, 350
- CT 410

Nephroblastomatose 259, 350
Nephrokalzinose 256
Nephrom 351
- benignes zystisches 251

Nephronophthise, juvenile 250
Nephrotisches Syndrom 257
Netzhautablösung 288
Neugeborenes
- akutes Abdomen 213
- Geburtstrauma 54
- Hirnblutung 278
- Schädelnähte 33
- Thoraxuntersuchung 140
- transitorische Tachypnoe 140

Neuralrohrdefekt 282
Neuroblastom 366
- Nebenniere 261, 352
- Schädelbefall 44

Neurofibromatose, ZNS-Befall 323
Niere
- Abszess 255
- Agenesie 242, 247
- akute Pyelonephritis 255
- Anatomie 25
- Ausscheidungsurographie 233
- Candidiasis 255
- chronische Pyelonephritis 256
- CT 236
- Diurese-Sonographie 230

- Doppler-Sonographie 228
- Entwicklung 240
- Fehlbildung 350
- fokale Nephritis 255
- Funktionsszintigraphie 234
- Gefäßversorgung 245
- Größe 227
- Hamartome 260
- Hufeisen- 244
- Hypertrophie 247
- Hypoplasie 243
- immunologische Erkrankung 257
- Infarkt 351
- juvenile Nephronophthise 250
- Karbunkel 255
- Kuchen- 244
- Lymphom 351
- Malrotation 244
- Markschwammniere 250
- Miktionszystourethrographie 231
- MR-Urographie 237
- MRT 350
- multizystisch dysplastische 248
- Nephroblastom 258
- Nephroblastomatose 259
- Nephrokalzinose 256
- pelvin-dystope 246
- Perfusionsszintigraphie 235
- polyzystische 249
- – Degeneration 350
- Refluxszintigraphie 235
- renale zystische Dysplasie 249
- Sonographie 226
- statische Szintigraphie 235
- Trauma 408
- – bei Kindesmisshandlung 92
- Tumor 350
- Verschmelzungsanomalie 246
- Wilms-Tumor 258
- xanthogranulomatöse Pyelonephritis 256
- Zyste 243, 248

Nierenarterienstenose 351
- Dilatation 420
- Sonographie 229

Nierendegeneration, polyzystische 243
Nierenvenenthrombose 351
Nievergelt, mesomele Dysplasie 119

433

Non-Hodgkin-Lymphom
- Darm 222
- Lymphknoten 299
- Mediastinum 191
Nonrotation 206

O

Olekranonfraktur 67
Optikusgliom 288
Orbita
- Bodenfraktur 63
- Raumforderung 44
- Sonographie 287
Orchitis 265
Organogenesestörung, Gehirn 282
Os interparietale 35
Ösophagus
- Anatomie 22, 197
- Fremdkörper 219
- Perforation 152
- Peristaltik 22, 197
- Spasmus 199
- Stenose 199
- Stenosendilatation 426
Ösophagusatresie 197
Ösophagusenge 22, 197
Os styloides ulnae 100
Ossifikation
- heterotope 372
- subperiostale 78
Ossifikationszentren, multiple 99
Osteochondrodysplasie 111
Osteochondrom 368
Osteochondronekrose 107
Osteochondropathia deformans coxae juvenilis 108
Osteochondrose
- Os naviculare pedis 109
- Tuberositas tibiae 109
Osteochondrosis deformans juvenilis vertebrae 110
- dissecans 110
Osteogenesis imperfecta 126
- DD Kindesmisshandlung 85
Osteoidosteom 369, 425
Osteolyse
- Osteomyelitis 107
- Schädel 44
Osteomalazie 102
Osteomyelitis
- akute 105

- chronisch rekurrierende multifokale 107
- chronische 106
- chronische plasmazelluläre 107
- CT 405
- Kindesmisshandlung 84
- Schädel 42
Osteonekrose 380
Osteopathie, renale 105
Osteopetrose, infantile 127
Osteoporose
- idiopathische juvenile 127
- Skorbut 104
Osteosarkom 363
- Sonographie 299
Ovar
- Anatomie 268
- Hernie 264
- Stein-Leventhal-Syndrom 269
- Torsion 268, 354
- Tumor 269, 355
- Zyste 268, 354
Ovarialhernie 269
Ovarialmaske 15

P

Pacchioni-Granulationen 36
Pankreas
- Lymphom 348
- MRT 347
- Pankreatitis 347
- Trauma 409
- Trauma bei Kindesmisshandlung 92
- Tumor 348
Panoramatechnik 297
Patella
- Fraktur 73
- Luxation 73
Pectus carinatum 180
- excavatum 180
PEG 426
Perfusions-MRT 395
Perfusionsszintigraphie, Niere 235
Perinephritis 255
Periostose 98
Periostreaktion, physiologische 98
Peritoneum
- Anatomie 23

- Pneumo- 157
- Verkalkung 209
Pertussispneumonie 165
Peutz-Jeghers-Syndrom 222
Peyer-Plaques 203
Pfannendachlinie 293
PFC-Syndrom 144
Pflastersteinrelief 220
Pfortaderthrombose 349
Phäochromozytom 262, 353
pH-Metrie 200
Phakomatose 323
Pharynx
- Dyskoordination 159
- Perforation 152
Phenylhydantoin, Kalottenveränderungen 46
Phosphatdiabetes 103
Pierre-Robin-Sequenz 158
Pigmentation, mukokutane 222
Pigtail-Katheter 418
Pilzpneumonie 167
Pingpongball-Fraktur 55
Pit-Fall 76
Pitch 402
Plagiozephalus 40
Pleura
- CT 406
- Metastasen 157
- Sonographie 139
Pleuradrainage, Lagekontrolle 153
Pleuraerguss 157
- Säugling 144
PNET 357, 364
Pneumatosis intestinalis 214
Pneumatozele 165
- Pneumonitis 174
Pneumocystis-carinii-Pneumonie 166
- AIDS 170
Pneumomediastinum 155, 189
Pneumomykose 167
- AIDS 170
Pneumonie 164
- AIDS 170
- B-Streptokokken 144
- bei Herzfehler 168
- Broncho- 164
- Candidiasis 167
- Chlamydien 165
- Masern 166
- Mykoplasmen 166
- Mykose 167

- neonatale 143–144
- Pertussis 165
- Pneumocystis-carinii- 166
- Staphylokokken 165
- Tuberkulose 168
- Varizellen 166
- virale 164
- Zytomegalievirus 166
Pneumonitis
- Kohlenwasserstoffe 174
- Mekoniumaspiration 143
Pneumoperikard 156
Pneumoperitoneum 23, 157
Pneumoportogramm 214
Pneumothorax 153, 155, 181
Polyhydramnion 213
Polymikrogyrie 323, 337
Polyposis, familiäre gastrointestinale 222
Polysplenie 348
Port-Anlage 424
Potter-Sequenz 243, 249
Power-Doppler 228
Prostata, Sonographie 263
Pseudarthrose 60
Pseudo-Hypoparathyreoidismus 104
Pseudoachondroplasie 121
Pseudodislokation 69
Pseudoepiphyse 99
Pseudoparalyse 55
Pseudozyste
- Gehirn 277, 280
- Pankreas 92, 347, 409
Pulmonalisangiographie 424
Pulmonalsegment 175
Pulmonary Lymphoid Hyperplasia 170
Pulmonary Sling 179
Punktion, arterielle 416
Purpura Schoenlein-Henoch, Nierenbeteiligung 257
Pyelonephritis
- akute 255
- chronische 256
- xanthogranulomatöse 256
Pyknodysostose 128
Pylorusstenose, hypertrophe 202
Pyonephrose 255

Q

Querfraktur 52

R

Rachenmandel 35
Rachitis
– antiepileptica 102
– hypophosphatämische 103
– Schädelbefund 45
– Vitamin-D-abhängige 103
– Vitamin-D-Mangel- 102
– Vitamin-D-resistente 103
Radionuklidzystographie 235
Radiusköpfchen
– Fraktur 67
– Luxation 57
– Subluxation 57
Raster 7
Recessus umbilicalis 26
Referenzdosiswert 14
Reflux
– gastroösophagealer 197
– vesikoureteraler 230, 241, 253
Refluxszintigraphie 235
Refraktur 59
Reinigungseinlauf 196
Rekonversion 377
Rektumatresie 210
Relaxatio diaphragmatica 150
Retinablutung 86, 91
Retinoblastom 288
Retinopathia praematurorum 288
Retropharyngealabszess 159
Reversal Sign 90
Rex-OP 26
Rhabdomyosarkom, Harnblase 356
Rhizomelie 111
Rhombenzephalosynapsis 320
Riesenzellgranulom, reparatives 371
Rippenanomalie 180
Rippenfraktur 70, 181
– Kindesmisshandlung 80
Röhrenspannung 6
Rosenkranz, rachitischer 102

S

Sakralisation 96
Saldino-Noonan-Kurzrippen-Polydaktylie-Syndrom 114
Sanduhrtumor 261
SAPHO-Syndrom 107
Sarkom, osteogenes 363
Säugling
– Herz 135
– Interlobien 134
– Lungentransparenz 134
– Pleuraerguss 144
– Thoraxuntersuchung 140
Schädel
– Anatomie 18
– Aufnahmetechnik 32
– Dermoid 42
– Epidermoid 42
– Fontanelle 33
– Form 33
– Fremdkörper 46
– Inkabein 35
– Kalottenfraktur 62
– Knochentumor 42
– Langerhans-Zell-Histiozytose 45
– Mastoidzellen 35
– Nasennebenhöhlen 34
– Normalbefund 33
– Osteomyelitis 42
– Rachitis 45
– Röntgenindikation 32
– Schaltknochen 35
– Sella turcica 35
– Sellaveränderungen 47
– Synchondrose 33
– Zähne 47
Schädel-Hirn-Trauma 32, 61
– CT 411
– Kindesmisshandlung 86
Schädelbasisfraktur 63
Schädelfraktur
– geburtstraumatische 55
– Gesichtsschädel 63
– Kiefer 63
– Kindesmisshandlung 85
– Nasenbein 63
Schädelnähte 35
– Erweiterung 41
– Rachitis 46
Schaltknochen 35
Schenkelhalsfraktur 72
Schienenphänomen 164
Schilddrüse
– Adenom 290
– Karzinom 290
– Sonographie 290
Schizenzephalie 323
Schleimhautrelief
– Dünndarm 203
– Magen 201
Schmid, metaphysäre Dysplasie 121
Schmorl-Knötchen 110
Schrägfraktur 52
Schüller-Aufnahme 32
Schultergelenkluxation 64
Schütteltrauma 86
Scimitarsyndrom 161
Sedierung 304, 340, 402, 417
Segment, leeres 171
Sehnenanriss 372
Sella turcica 35
– Aufweitung 47
Seminom 265
Sentinel Loop 218
Sequenzen 339, 383
– Knochentumor 360
– ZNS 304
Sequestration, pulmonale 149
Shaken Baby Syndrome 86
Sharp Edge Sign 155
Short Rib Polydactyly Syndrome 114
Shwachman, metaphysäre Dysplasie 121
Sichelzellanämie 46, 377
Simpson, Ventrikelfunktionsbestimmung 395
Sinusitis 46, 334
– CT 411
Sinusvenenthrombose 336
Skapula, Anatomie 137
Skelettalterbestimmung 101
Skelettdysplasie 111
Skip Lesion 220
Sklerose, tuberöse 321, 323
Sklerosierung
– Lymphangiom 425
– V. spermatica interna 422
– Zyste 426
Skorbut 104
Skrotum, Sonographie 263
Small Left Colon Syndrome 208
Sonographie
– Auge 287
– Diurese- 230
– Enzephalitis 280
– Flussprofil 275
– Frakturdiagnostik 49
– Gehirn 19
– Harnblase 227
– Hirnblutung 277
– Hirntumor 283
– Hoden 263
– Knochentumor 359
– Meningitis 281
– Nebenniere 227
– Niere 226
– Panoramatechnik 297
– Prostata 263
– Schilddrüse 290
– Skrotum 263
– Spinalkanal 284
– Thorax 139
– Ureter 227
– Weichteile 297
– zerebrale Schnittebenen 272
– zerebrale Fehlbildung 281
Speicheldrüsentumor 341
Speicherfolie, digitale 8
Sphärozytose 46
Sphinkterachalasie 210
Spikula 99
Spina bifida 286
– occulta 95
Spinalkanal
– MRT-Sequenzen 307
– Sonographie 284
– Tumor 286
Spinnakerzeichen 184, 189
Spinous Tip 69
Spiral-CT 400
Spiralfraktur 52
Splenoportographie 419
Sprunggelenkfraktur 74
Staphylokokkenpneumonie 165
Stauungspapille 288
Stein-Leventhal-Syndrom 269
Stenose, subpelvine 245, 252
Stent-Implantation 420
Sternokleidohämatom 297
Sternumfraktur 70
Stimmbänder, Anatomie 158
Strahlenschutz 2
– ALARA-Prinzip 2
– Angiographie 417
– digitale Fluoroskopie 10
– Durchleuchtung 8
– Einblenden 5

435

Sachverzeichnis

Strahlenschutz
– Filterung 6
– Hodenkapsel 15
– Kompression 15
– Ovarialmaske 15
– Referenzdosiswert 14
– Röhrenspannung 6
– Strahlengang 14
– Streustrahlenraster 7
Streptokokkenpneumonie 144
Stress-MRT 395
Stressfraktur 56
Streustrahlenraster 7
Stridor 159–160
Struma 290
Sturge-Weber-Syndrom 324
Subarachnoidalblutung 88, 278
Subduralblutung 87, 278
Subduralerguss 88
Subluxation, Radiusköpfchen 57
Subtraktionsangiographie 416
Swischuk-Linie 69
Synchondrose 33
Synchondrosis
– intrasphenoidalis 35
– ischiopubica 97
Synostose 100
Syringomyelie 286
Szintigraphie
– abdominale Zyste 212
– Frakturnachweis 80
– kartilaginäre Exostose 123
– Leber 212
– Niere 234
– Osteomelitis 106
– statische 235
– vesikoureteraler Reflux 235

T

Tachypnoe, transitorische 140
Talusfraktur 75
Tannenbaumblase 260
Target Sign 167
Teratokarzinom 265
Teratom
– Mediastinum 190
– Ovar 355
– Sonographie 297
Tethered Cord 286
Thalassämie 46, 422

Thorax
– Anatomie 21
– MRT 341
Thoraxaufnahme
– Aufnahmeposition 138
– lordotische 139
– Technik 138
Thoraxdeformität 180
Thoraxdysplasie, asphyxierende 117
Thoraxskelett, Anatomie 136
Thoraxtrauma 181
Thoraxwand
– CT 406
– Tumor 180, 343
Thrombektomie 424
Thymus 135
– Anatomie 21, 135
– Größe 183
– Infiltration durch Lymphom 191
– MRT 342
– Normalbefund 184
Tibiafraktur
– metaphysäre 74
– Schaftfraktur 74
– Stressfraktur 56
Tiger Face 281
Toddler's Fracture 52
Tonsillen 159
Towne-Aufnahme 32
Tränendrüse 288
Trachea
– Anatomie 21, 135, 158
– CT 406
– Fremdkörper 219
– Kompression 135
– Stenose 160
Trachealtubus, Lagekontrolle 21
Tracheobronchialverletzung 181
Tracheomalazie 159
Tram Lines 164
Transformation, kavernöse 349
Trecker-Katheter 418
Tree In Bud Sign 163
Trichterbrust 180
Trigonozephalus 40
Triplane Fracture 54, 75
Tuberkulose 168
– AIDS 170
– Gehirn 338

Tubus, endotrachealer 151
Twoplane Fracture 54, 75

U

Übergangsfraktur 54, 75
Ulegyrie 336
Unterarmfraktur 67
Untersuchungsplanung 304
Urachusanomalie 248
Ureter
– duplex 244
– ektoper 242
– fissus 243
– Megaureter 245, 253
– Sonographie 227
– subpelvine Stenose 245
Urethra
– Hypospadie 246, 254
– Utrikuluszyste 254
Urodynamik 260
Urolithiasis 256
– CT 410
Uropathie, obstruktive 252
Uterus
– Anatomie 267
– Anomalie 268
Utrikuluszyste 254

V

VACTERL-Assoziation 210
Vaginalatresie 267
Vakuumphänomen 137
Van-der-Knaap-Syndrom 324
Van-Neck-Syndrom 97
Varikozele 266
– Embolisation 422
Varizellenpneumonie 166
Venenkatheter, zentraler 152
Venoocclusive Disease 349
Ventilmechanismus, Fremdkörperaspiration 171
Ventriculus terminalis 286
Ventrikelfunktion, MRT-Bestimmung 395
Ventrikulomegalie 279
Verdichtungsband, metaphysäres 97
Verfahrenswahl, Grundsätze 3
Vergleichsaufnahme 49

Vergrößerung, elektronische 12
Verkalkung
– heterotope Ossifikation 372
– intrakraniale 34, 46
– Mediastinum 192
– Peritoneum 209
Verma-Naumoff-Kurzrippen-Polydaktylie-Syndrom 114
Viellinienraster 7
Viruspneumonie 164
Vitamin-D-Mangel-Rachitis 102
Volvulus, Mitteldarm 204, 207

W

Wachstumsstillstandslinie 97
Watershed Infarct 336
Weichteile
– MRT 357
– Sonographie 297
Weichteiltumor 357
Wet Lung Disease 140
Whiplash Injury 86
Whirlpool Sign 204
Wichtung 339
Wickelspule 339
Widerstandsindex 229
Wilms-Tumor 258, 350
Wimberger-Ring 104
Wimberger-Zeichen 84
Wirbelfraktur
– BWS 69
– HWS 69
– Kindesmisshandlung 82
– LWS 69
Wirbelkörper
– numerische Variation 96
– Sakralisation 96
Wirbelsäule, MRT-Sequenzen 307
Wirbelsäulentrauma 404
Wolff-Gang 240
Wolkenschädel 38
Wormian Bones 35
Wulstfraktur 51

Y

Yersiniose 221

Z

Zähne 47
Zapfenepiphyse 100
Zehenfraktur 76
Zervikallinie, posteriore 69
Zirkulation, persistierende fetale 144

Zökostomie, interventionelle 426
Zusatzfilter 6
Zwerchfell
– Buckel 135
– Duplikatur 150
– Hernie 149
– Relaxation 150
– Sonographie 140

Zwischenwirbelscheibe 96
Zystadenokarzinom 356
Zyste
– bronchogene 147
– leptomeningeale 60
– Niere 243, 248
– Ovar 268
– Sklerosierung 426

Zystenleber 344
Zystenniere 243
Zystitis 255
Zytogenesestörung, Gehirn 281
Zytomegalieviruspneumonie 166